U0263697

助产士门诊理论与实践

Theory and Practice of Midwife Clinic

主　编　余桂珍　黄丽华　王　芳

副主编　梁　曼　陈　慧　黄伟嫦

科学出版社

北　京

内 容 简 介

本书综合了编者 10 余年临床经验，对助产士门诊理论与实践、方法与内容、流程与技巧进行了系统阐述。围绕助产士门诊人员应该掌握的理论知识及实践技能，主要内容由 9 章组成，包括助产士门诊背景、现状与前景的概述，助产士门诊的构建与管理，门诊助产士的素质要求与培养，孕前期相关理论与实践，孕期相关理论与实践，孕期疼痛相关理论与实践，产褥期相关理论与实践，围产期心理相关理论与实践，围产期母乳喂养的相关理论与实践。

本书阐述系统、图文并茂，适于各级助产士、妇产科护士、妇产医院管理者等阅读参考。

图书在版编目（CIP）数据

助产士门诊理论与实践 / 余桂珍，黄丽华，王芳主编. —北京：科学出版社，2022.10
ISBN 978-7-03-073371-9

Ⅰ.①助… Ⅱ.①余… ②黄… ③王… Ⅲ.①助产学 Ⅳ.①R717

中国版本图书馆 CIP 数据核字（2022）第 188029 号

责任编辑：郭 颖 / 责任校对：郭瑞芝
责任印制：李 彤 / 封面设计：龙 岩

科 学 出 版 社 出版
北京东黄城根北街 16 号
邮政编码：100717
http://www.sciencep.com

北京建宏印刷有限公司 印刷
科学出版社发行 各地新华书店经销
*

2022 年 10 月第 一 版 开本：787×1092 1/16
2023 年 1 月第二次印刷 印张：26 3/4
字数：638 000
定价：198.00 元
（如有印装质量问题，我社负责调换）

编委名单

主 编

余桂珍　东莞市妇幼保健院　助产专业主任，主任护师

黄丽华　东莞市妇幼保健院　护理部主任，主任护师

王　芳　浙江大学医学院附属妇产科医院　产科护士长，副主任护师

副主编

梁　曼　东莞市妇幼保健院　主管护师

陈　慧　暨南大学附属第六医院　护理部主任，主任护师

黄伟嫦　东莞市第八人民医院　护士长，主任护师

参 编

张馥绯　东莞职业技术学院　助产专业负责人，讲师

聂巧乐　北京悦迪孕产　音乐治疗师

朱凤明　东莞市妇幼保健院　孕妇学校校长，副主任护师

梁洁贞　东莞市妇幼保健院　护士长，主管护师

丘　丹　东莞市妇幼保健院　副护士长，主管护师

袁慧敏　东莞市妇幼保健院　主管护师

叶美欣　东莞市妇幼保健院　主管护师

石晓婷　东莞市妇幼保健院　护师

黄玉枚　东莞市妇幼保健院　护师

欧阳宁慧　东莞市妇幼保健院　护师

李苑娴　东莞市妇幼保健院　护士

蒋慧艳　东莞市妇幼保健院　护士

骆玉华　东莞市第八人民医院　护士长，副主任护师

李正俭　东莞市第八人民医院　副主任护师

黄小斐　东莞市第八人民医院　主管护师

邓金霞　东莞市第八人民医院　主管护师

莫希玲　暨南大学附属第六医院　主管护师

黄莉珊　暨南大学附属第六医院　护士长，副主任护师

刘华琴　暨南大学附属第六医院　主管护师

☆☆☆ 前　言

国际助产士联盟（International Confederation of Midwives，ICM）将助产士定义为接受了正规助产学教育，且熟悉掌握助产相关实践能力，并获得所在国家合法从事助产工作注册或资质认证的专业人员，其工作场所可以是医院、社区、诊所和家庭。《世界助产士状况报告》指出：助产士在实现降低儿童死亡率和改善孕产妇健康方面发挥着关键作用，在运转良好的卫生系统中，符合国际标准的训练有素的助产士可以向妇女和新生儿提供大约90%的基本护理，可使孕产妇和新生儿死亡人数减少三分之二。

随着《中华人民共和国母婴保健法》的颁布与《孕前和孕期保健指南》《母婴安全行动提升计划（2021—2025年）》、国家三孩政策出台，母婴健康和安全越来越受到重视，助产士工作模式受到前所未有的挑战。在传统的医疗环境中，助产士的工作仅仅局限于产房，虽然能发挥助产士的专业技能，但很难发挥其在整个分娩过程管理中的主导作用，而专业的助产服务应该适用于所有妇女，助产士能为孕产妇提供整个孕期、分娩期和产褥期连续性的全方位的教育指导和护理服务。近年来，随着助产士门诊的出现及发展，逐渐使助产士的服务从产中延伸到了产前和产后，使助产工作取得了巨大的进步，为确保母婴安全发挥了重要作用。

助产士门诊作为助产士为孕产妇提供服务的新型模式，可有效弥补传统的产科医师主导模式的不足，实现助产士为孕产妇提供产前、产时、产后连续性、无缝隙的全程护理，是为有自然分娩意愿和条件的孕妇提供高质量、人性化孕前、孕期、分娩期及产后保健和咨询的工作单元。

国际上助产行业发展迅速，这对我国的助产行业来讲具有良好的借鉴作用。通过借鉴其他国家的经验与实证，我国助产学者们探讨助产士在围产医学保健中发挥作用，参与低危孕产妇围产期保健指导和妇婴卫生指导的可行性。经过了十几年的探索，我国内地助产士门诊也呈现蓬勃发展之势，助产士门诊的开设也越来越多，开设助产士门诊的医院不仅有三级甲等综合医院或省、市妇幼保健院，也有部分基层医院。助产士门诊迎来了良好的发展机遇，这对助产士执业范围提供了发展机会、平台和挑战。多个研究团队对助产士门诊的开展进行评价研究，也证实了助产士门诊的开设对促进自然分娩、改善分娩结局、减少围产期并发症、提高孕产妇满意度等各个方面都有良好的促进作用。

但是，目前我国助产士门诊的开展仍未形成较为统一的开展模式、有指导性的共识，多数缺乏系统化、专业性、规范化及连续性，各地区各级医院的水平存在较大的差异，服务质量及出诊人员素质参差不齐，且我国也缺乏助产士门诊的相关指南及教科书，使助产士门诊出诊及管理人员无法及时得到更专业更前沿的临床实践指引。为了推动及协助我国各地助产士门诊的规范开展，我们借鉴国内外资料，结合作者10余年来开展助产士门诊的经验和临床实践的体会编写了本书。这本书综合了助产士门诊理论与实践、方法与内容、流程与技巧，内容比较全面，涉及整个围产期的内容，希望本书对各地各级医院助产士门诊的开展有所借鉴与帮助。

　　本书围绕助产士门诊出诊人员应该掌握的理论知识及实践技能展开阐述，主要内容由9章组成：第1章是助产士门诊概述；第2章是助产士门诊的构建与管理；第3章是助产士门诊助产士的素质要求与培养；第4章是孕前期相关理论与实践；第5章是孕期相关理论与实践；第6章是孕期疼痛相关理论与实践；第7章是产褥期相关理论与实践；第8章是围产期心理相关理论与实践；第9章是围产期母乳喂养相关理论与实践。

　　本书的编写得到了中国妇幼保健协会助产士分会徐鑫芬主任委员、熊永芳副主任委员及广东省东莞市妇幼保健院领导的大力支持与悉心指导，谨致谢意！

　　限于水平，书中若有不妥之处，殷切希望广大读者和同行批评指正。

余桂珍　黄丽华　王　芳

于东莞

目 录

☆★☆☆

第1章

助产士门诊概述

第一节 助产士门诊产生背景

一、助产士门诊定义

助产士门诊是以具备一定资质和条件的助产士为主导，在医疗保健机构门诊开展的、为低危孕产妇提供正式有组织的卫生保健服务形式。作为我国助产行业服务的新模式，助产士门诊弥补了我国传统的产科医师主导围产期保健模式的不足，实现助产士为孕产妇提供产前、产时、产后，连续性、无接缝的全程护理。

二、助产士工作范畴

（一）国内助产士工作范畴

回顾我国近现代助产行业的发展历程，助产士的工作实践，一直缺乏国际上推荐的助产士独立工作的自主权，并且工作范畴有所偏颇。1952年，原卫生部颁布《医士、药剂士、助产士、护士、牙科技士暂行条例》，确定了"助产士在接生之业务范围限于处理正常产"，该条例限定了助产士的工作范畴仅限于正常分娩接生。直到1982年，卫生部颁发的《医院工作人员岗位职责》，将助产士的工作范围从正常分娩扩展到整个孕期，至此助产士的工作范畴有了突破。但是该条文也明确了助产士的工作需要在护士长和医师的指导下工作，助产士不但丧失了专业的自主权，也被限定为医院内工作的医务人员。在我国

以产科医师为主导的围产期照顾模式的影响下，助产士的工作职责仍然是围绕产房为工作地点，主要为分娩妇女提供产时护理。2012年，卫生部医管司修订颁布了《医院工作制度与人员岗位职责》，该规定与1982年相比，助产士的工作责任依然没有改变。

以医师为中心地位的传统医疗模式，使助产士的实际职责范围一直局限在产时，缺乏对孕产妇整个围产期的连续性照顾，未能充分发挥助产士的作用，履行其全部的职责。也促使我国国民形成一种传统观念，认为助产士的工作等同于分娩接生。

（二）国外助产士工作范畴

国际上助产士的角色职能有着更广泛的定义。20世纪中后期，助产士执业范畴在不断延伸，助产士工作领域已经从涉及分娩扩大到产前、产后照护、计划生育指导、准父母教育、妇女保健及儿童照护。2017年，国际助产联盟（ICM）发布最新的助产士执业范围：助产士是可靠的、负责任的专业人士，通过与妇女建立伙伴关系，为妇女孕期、产时和产后提供必要的支持、照护和咨询，在其职责范围内进行助产接生，提供新生儿、婴儿护理。这种照护包括预防措施、促进正常分娩、发现母婴并发症、获得医疗护理或其他适当援助及采取紧急措施。助产士对妇女、家庭及社区在健康咨询和教育方面有着重要的工作。这项工

☆☆☆☆

作应包括产前教育和准父母准备，并延伸到妇女健康、性和生殖健康以及儿童照护。助产士可以在家庭、社区、医院、诊所、保健单位任何一个医疗服务机构工作。

目前国际助产领域实行独立的注册准入制度，助产士有独立执业资格，甚至一些国家的助产士注册后享有处方权。

三、内外需求推动助产士门诊发展

母婴健康是人类健康持续发展的前提和基础，母婴健康的相关指标是国际上公认的最基础的健康指标。联合国前秘书长潘基文曾说，在一个支持性的卫生系统里，助产队伍能够帮助妇女及女孩避免意外妊娠，在妊娠和分娩的全过程为其提供协助，并挽救早产儿的生命。国际上大量的循证实践已经证实助产士主导的照护可以起到提高自然分娩率，减少分娩干预，提高母乳喂养率，改善孕产妇、新生儿的不良围产结局等作用，可以说助产士的专业知识和技术水平关系着母婴的安全。

（一）助产专业发展需求

国际上助产行业发展迅速，这对我国的助产行业来讲具有良好的借鉴作用。近些年来，我国的助产行业有志人士不断探索助产行业的发展。助产学者们早已看到国内"助产士"这一职业与国际上提倡的"助产士"相差甚远，助产专业内涵的拓展、助产士职业的认同与追求，让助产队伍迫切寻求专业领域上更广泛的发展。通过借鉴其他国家的经验与实证，我国助产学者们探讨助产士在围产医学保健中发挥作用、参与低危孕产妇围产期保健指导和妇婴卫生指导的可行性，助产士门诊这种新型服务模式应运而生。

（二）孕产妇需求

从孕产妇需求的角度来讲，助产士门诊的出现也有其必然性。我国采用以产科医师为主导的孕产妇保健模式，长期以来由于产科医师人力资源的匮乏，妇女在接受围产期的保健时常常因短暂的接诊时间得不到充分的指导，或者在整个孕期中接受来自较多不同医师的照护等，待入院分娩时在产房接触到的是素未谋面的助产士，种种问题的存在使我国孕产妇的围产期保健明显出现碎片化。然而，随着医学模式的转变及公众健康意识的增强，国民逐渐认识到科学的围产期保健的重要性，对孕产妇保健的需求日益增加。国内有不少学者针对围产期保健需求展开调查，显示妇女对产前、分娩期、产后健康教育咨询无论是在知识的广度、深度还是开展模式都有不同程度的需求。特别是随着中国科学文化与世界的接轨，妇女对国际上自然、人性化、个性化的分娩观念有更多的接纳与要求。孕产妇不再满足书籍、网络、杂志等提供围产期保健知识信息的途径，希望有更多的机会与产科医师、助产士等专业医护人员面对面交谈咨询，得到详细的个体化分析与指导；甚至希望能在产前接触到接生的助产士，与助产士建立信任的伙伴关系，提高分娩的安全感，也能像国外一样按照自己的分娩意愿来实施分娩计划等。孕产妇的多元化需求也为助产门诊的成立提供很好的契机。

在国内，助产士门诊的出现使助产士走出了产房，为履行助产士的全面职责打开了突破口。它给助产士创造条件、搭建了平台，使助产士为孕产妇、胎婴儿提供持续性服务提供了广阔前景。

（余桂珍　黄丽华　张馥绯）

第二节　助产士门诊国内外发展现状

由于国内助产士被限定为院内工作医　　务人员，国内助产士门诊的工作地点往往是设在产科门诊诊区内。实际上，国际上很多国家由于医疗保健系统不同，助产士的执业地点、执业模式不同，为孕产妇提供产前产后服务的模式更加灵活多变，场所并不仅限于医院，而是包括家庭、社区、医院、诊所或健康单位等其他允许的场所。通常国外把助产士门诊称为 midwifes clinic 或 midwifes practice，不单单指在医院门诊为孕产妇提供服务，而是涵括了不同地点、形式的孕产妇产前产后服务，它实质上是助产士主导的连续性护理的一种体现模式，有些国家也包含了孕产妇之外的服务范畴。

一、助产士门诊国内外发展现状

（一）国外

世界卫生组织（WHO）前妇女和儿童健康部部长瓦格纳曾经说，关于人性化生育的孕产妇保健有三种：一种是高度医疗化，以医师为中心、助产士处于边缘地位的模式，如美国、爱尔兰、俄罗斯、捷克共和国、法国、比利时、巴西等国家；一种是支持助产士工作的自主性、干预率较低的模式，如荷兰、新西兰等国家；还有一种是同时采用助产士主导和医师主导的模式，如英国、加拿大、德国、澳大利亚等。在本节阐述助产士门诊国外发展现状部分，我们选取了美国、英国、新西兰、荷兰和澳大利亚五个国家，它们覆盖了所有这三种类型的国家，并且以较低的孕产妇和婴儿死亡率而著称。

1. 美国　在美国妇女围产期照护是以产科医师为主导的模式，20 世纪 40 年代末开始，由于产科医师的劳动力缺乏，美国的护士助产士（Certified Nurse Midwife, CNM）逐渐进入医院门诊或者公共卫生部门参与孕产妇保健的工作。一般是经过筛选，由护士 - 助产士负责低危孕产妇的产前、产时、产后保健服务，包括产前检查、健康教育与咨询。护士助产士的临床实践领域不断扩大，甚至也协助产科医师对高危孕产妇进行管理，计划生育服务等。从 20 世纪 80 年代开始，护士助产士在美国各个州逐渐取得独立执业权，护士助产士逐渐进入其他机构如分娩中心、妇产科医师诊所、助产士诊所等进行执业，除了负责接生，也负责孕产妇的产前产后服务、妇科疾病筛查、围绝经期、绝经期妇女的服务等。根据 2010 年美国护士 - 助产士协会发表的数据显示，35% 的护士 - 助产士在医院工作，29.9% 在诊所，8.4% 在社区健康机构，4% 在健康机构，3.7% 在助产士诊所，2.9% 是个人执业。如今，护士 - 助产士在美国 50 个州均可以独立执业且有处方权，但是有 25 个州必须是有合作协议或在医师监督下。从经过认证的护士 - 助产士有资格为女性一生提供医疗保健，包括妇科，产科，绝经和计划生育护理。

2. 新西兰　1990 年新西兰《护士法修正案》的通过，赋予了助产士独立自主权。实际上，早在 20 世纪 20 年代，新西兰曾出现过助产诊所，为孕妇提供产前护理，但是随着分娩医疗化逐渐消失了。70 年代之前，大多数的助产士受雇于医院工作，然而当时作为护士的从属，工作范畴较为局限，主要是在分娩时充当医师的助手。1977 年新西兰《护士法》第 54 条修订，允许助产士在怀孕期间、分娩和产后阶段负责照顾妇女。虽然当时助产士的工作领域有所扩大，但是依然缺乏独立性。直到 1990 年《护士法修正案》通过之后，一部分助产士从医院脱离出来，成立独立诊所，为新西兰妇女提供连续的助产服务，随后人数不断增加。新西兰助产士以妇女为伙伴，可以合法提供正常怀孕妇女产前、生产及产后六周的全程照护，且助产士具有一定的处方权，可以进行大部分的产前检查，例如抽血、超声波等。当助产士发现孕产妇有合并症时，可将其转诊给妇产科医师或儿科医师。当时受到这种助产士主

☆☆☆☆

导的连续性服务模式的影响，受雇于医院或者社区分娩单位的助产士也开展了这种连续性服务。2000年，新西兰提出了LMC（led maternity carer，LMC）模式，即怀孕的妇女可选择一名助产士或全科医师或妇产科医师作为提供持续性服务的首席护理人员。LMC助产士，被称为责任制助产士（caseload midwife），她们是新西兰孕产妇的初级保健人员，为低危孕产妇提供"一对一"连续性照护。她们以社区为基础，往往是2个助产士以上共同经营助产士诊所。她们可以自由安排诊所工作时间，但实际上也是24小时/7天的工作模式，碰到孕产妇紧急情况时，随时接诊。妇女怀孕后通常可以选定一位助产士作为她们的LMC，LMC助产士一般在诊所里为孕妇进行产前检查，陪伴产妇到医院、分娩中心、家里进行分娩，上门提供产后访视和新生儿照护服务；需要帮助时，LMC助产士随时将孕产妇将转诊至多学科保健服务。2017年，新西兰有94%的妇女选择助产士作为她们的LMC。目前，新西兰约有1/3的助产士是个体经营的LMC助产士。

3. 英国　20世纪初由于孕产妇及婴儿的死亡率不断上升，英国开始开展孕前保健，1915年伦敦当地政府设立了第一家产前诊所，在各地政府组织下，产前诊所数量不断增加，助产士也逐渐参与到产前诊所工作中。1929年，英国卫生部发布了《关于产前诊所的行为和范围的备忘录》，规定了产前检查的时间、间隔和项目，并明确指出了部分检查由助产士完成。30年代开始，助产士的核心作用得到快速发展，承担了产前、产时及产后的保健工作。然而，到了1948年，英国出台了国家医疗服务体系（National Health System，NHS）政策，助产士的工作逐渐从社区转移到医院。由于医疗制度的改革，全科医师逐渐取代社区助产士诊所的工作，使孕产妇保健的连续性呈现碎片化。尽管如此，助产士依旧

在医院的产科门诊、社区健康机构、全科医师诊所、农村地区等扮演重要角色。分娩的过度医疗化让英国也不断探讨以妇女为中心的、助产士主导的连续性护理的可能性。1983年，伦敦圣乔治医院提出了"认识你的助产士"计划，由4名助产士组成的小组在医院门诊为低风险妇女提供怀孕、分娩和产褥期的连续护理。这项研究旨在让妇女在分娩时应该有与产前相同的助产士，实现护理的连续性。这种在医院门诊开展助产士团队门诊的模式获得了较满意的效果。到90年代初，已经有不少产科单位尝试了不同形式的团队助产，以解决妇女护理连续性差的问题。奥尔巴尼助产实践（Albany midwifery practice，AMP）是1993年英国《改变生育》报告出版后出现的基于社区的责任制助产护理模式。AMP由6位助产士组成，每2位结伴工作，互为后备，每年负责地区内一定数量的孕产妇保健。AMP诊所设在社区中心，助产士们每周7天，每天24小时电话待命。孕妇主要由全科医师转介，偶尔也有医院产科医师转介或妇女自行预约。孕妇的产前保健可选择在诊所内或家庭中进行，分娩时由助产士陪伴到医院、分娩中心或家庭分娩，产后由助产士上门提供服务。奥尔巴尼助产模式为当地社区妇女提供了较高水平的连续性护理，但是由于某些原因于2009年结束了经营。然而，奥尔巴尼作为行业"金标准"为助产实践提供了典范。

21世纪以来，孕产妇的保健逐渐由医院回归社区，大部分（85%）的怀孕护理都在社区内进行。社区助产士往往于社区助产诊所工作，为低风险孕妇提供护理。这些诊所通常位于全科医师诊所或者医疗中心、儿童中心、社区助产士办公室等。除了社区诊所，医院往往也会在远离社区诊所的区域范围内设立助产诊所。同时医院也会为高风险孕产妇设立专业助产团队，甚至为一些某方面有问题的孕妇开设

☆ ☆ ☆ ☆

专科助产士诊所，如帝国理工学院医疗保健NHS信托有专门为有心理问题的孕妇服务的助产士诊所，有专门为受女性外阴残割影响的妇女和家庭服务的助产士诊所等。助产士的工作模式主要是团队制和责任制。妇女怀孕后可由全科医师转诊至助产士或直接联系助产士，低风险孕妇整个孕期的指导和检查如血压、尿液、血液检查、胎儿健康评估等主要由助产士负责，小部分检查如超声检查则需至医院。高风险孕妇有时候也由社区助产团队与医院产科医师合作护理。妇女分娩后，社区助产士上门进行产后访视，至产后10d转介给社区健康访问者。

尽管绝大部分的助产士受雇于NHS，英国也有一小部分助产士属于自雇独立助产士，选择自雇助产士的孕产妇需要自行付费。独立助产士在实行"一对一"个性化护理方面拥有更大的自由度。独立助产士一般没有设立诊所，而是提供家庭服务，分娩地点由产妇自行选择，往往是家庭或独立分娩中心分娩。但是如果孕妇选择在医院分娩，独立助产士只能作为生育伴侣或监护人。目前英国大约有150名独立助产士，他们通常以伙伴关系工作或与其他独立助产士保持密切联系，从而能够为使用该服务的妇女提供无缝照料。

4. 荷兰 该国有着独特的孕产妇保健制度，该制度高度依赖助产士。荷兰助产士的独立自主性有着悠久的历史，在1818年的《卫生法》和1865年的《医学法》中，助产士被定义为一种"医学"职业，并被赋予了明确的执业范围。20世纪40年代，助产士的工作对象被定义为"正常怀孕妇女及分娩"，助产士作为妇女孕产保健的首选提供者，被优先考虑，这种安排一直持续到今天。荷兰政府鼓励助产士私人执业，开设诊所，荷兰的助产教育课程教导学生如何成为成功的独立执业者。

在荷兰，孕产妇保健分为初级、二级和三级保健模式，助产士分为独立执业助产士和临床助产士，独立执业助产士负责初级保健工作，主要人群为低风险妇女，又被称为初级保健助产士；二、三级保健由综合医院、产科医师和临床助产士完成。荷兰的理念是，无并发症妊娠（低风险）的健康女性最好由助产士护理，这能最大限度地减少了妇女受到不必要的干预，能为她提供了高标准的护理，并且具有成本效益。荷兰制定了分诊指南（产科适应证清单），明确规定初级保健助产士、产科医师、全科医师、儿科医师等的接诊对象及转诊条件等。分诊指南使不同阶层之间的医务人员形成良好相互合作的关系，为初级保健助产士工作的开展提供了强有力的支持。低风险妇女在怀孕、分娩和产后阶段由初级保健助产士负责，助产士具有高度的自主性，如果在这个过程中出现问题，则咨询或转诊产科医师。

据统计，2015年，荷兰共有532个助产诊所，绝大多数的初级保健助产士在团队助产诊所中工作，通常与2到3个助产士共事，约有5%的助产士是单独执业，但她会与邻近的诊所构成合作关系，以便提供后备支持。每个助产诊所有一定的工作区域，适当的距离以便及时提供服务。助产诊所整个星期无休的提供产前咨询，并且全天候都有一名助产士轮班待命，轮班通常持续24h。在这个轮班里，助产士需要进行家庭产后访视，还要进行家庭或医院分娩的访视。如果该助产士在为一位客户提供服务时接到其他的任务，她可以打电话给她自己或邻近诊所的同事要求提供帮助。

诊所在如何安排产前保健方面有自由选择。一次妊娠平均咨询10～12次，每次咨询时间相差10～45 min。基本上低风险孕妇所有的产前保健都由助产士完成，如血液、尿液、血压、部分B超的检查等检查，胎儿的监测、孕期各种指导等，而孕20周的排畸检查则需去有资质的医院进行。助产士也具备一定的处方权，可以开具规定范围内的一些药物。

在荷兰，诊所助产士也得到产妇家庭护理助手的支持。助产士的职业非常费力且费时，可能在一天中的任何时候都在监督生育。为了减轻助产士带来的一些压力，荷兰人融入了一种职务——产妇家庭护理助手。这种产妇家庭护理助手协助助产士在分娩及产后照顾新妈妈及其婴儿，减轻了助产士的繁重工作量。

5. 澳大利亚 1901 年澳大利亚的塔斯马尼亚州出台了《助产护士法》，这是澳大利亚对助产士及其实践最早的正式监管。澳大利亚与其他很多国家相似，走过助产从属护理的道路。1928 年，澳大利亚的《护士法》，正式废除了助产士委员会，并将助产置于护理的控制之下，结束了助产的独立职业地位。助产士的执业地点由独立执业逐渐转换到医院，更像是具有助产技能的护士，从属于护理和医学的管控。

在 20 世纪 40 年代以前，澳大利亚妇女的孕产护理通常由家庭医师和助产士在家中提供。由于分娩的医疗化，孕产护理逐渐转向"医疗"的框架内，变成医院为基础的，以医师为主导的产科护理。医院中的助产士，工作被分割得很零碎，通常被分配在产前门诊、分娩或者产后护理部门中专注于某个领域的工作。在产前门诊通常扮演医师的助手，参与孕前保健工作。然而，人们越来越多地批评医疗化对妇女怀孕和生育的负面影响，要求更多自然分娩和社区妇产服务的呼声促成了重新引入或加强助产士作用的趋势。20 世纪 80 年代，澳大利亚不少医院开始进行以助产士团队为主导的持续性护理模式的尝试和研究，对比传统的产前护理模式，均收到不同程度满意的效果。1997 年悉尼的圣乔治医院首次进行了以社区为基础的团队助产士持续性护理模式的项目，称为 STOMP 项目。该项目由 7 名助产士组成，计划每

年为 360 名女性提供全方位护理。STOPM 项目将产前诊所设立在社区，方便孕妇接受团队助产士进行孕前保健，分娩和早期产后护理则在医院，由团队助产士成员和医院助产士共同合作，出院仍由团队助产士进行家访。7 名助产士进行合理排班，保证 24h 妇女能接受帮助。该项目不但得到积极的临床效果，也使助产士的能力得到全面提升。这是澳大利亚医院在社区开展团队助产士门诊的典型案例，通常澳大利亚把团队助产士护理称为助产士团队实践（Midwifery Group Practice，MGP），也是助产士主导护理的主流模式，执业地点可以是社区、医院门诊或生育中心等。实际上，由于医疗政策的原因，澳大利亚开展团队助产士主导照护的常见地点是在医院门诊。2004 年新南威尔士州的研究者根据长期的文献、该州的实践模式及专业实践小组意见提出了一种助产士在医院产前门诊实践的最佳模式，对孕妇的产检时间、项目、转诊条件等提出了建议，为在医院开展的助产士门诊提供了典范。相对 MGP，近十年来，澳大利亚责任制助产士主导的"一对一"连续性护理模式也在缓慢增多，主要执业地点是公立医院或私人助产诊所等。

2009 年澳大利亚出台了《健康法修正案》，澳大利亚助产士从护理行业独立出来，成为独立注册的实践者。作为主要的产妇保健提供者，助产士负责确定孕妇在怀孕，分娩或产后持续到 6 周期间需要照料的情况，并具有一定的处方权。

（二）国内

1. 中国香港 20 世纪初，中国香港成立了助产士委员会，经过规范化培训并获得专业资格的助产士经登记可以在公共产科服务机构工作，或获准独立运作、私人执业，由助产士负责或经营的私人机构称为留产所。昔日的中国香港助产士，服务范围已经逐渐扩大。比如有些留产所的助

☆ ☆ ☆ ☆

产士，除了接生，也负责妊娠中晚期及产后检查服务，如有异常，便转介给医师处理。20 世纪 60—70 年代，由于政府提倡妇女到医院分娩，私人执业的留产所逐渐结业，助产士随之转移到医院工作。同样，她们不只照顾产妇及新生婴儿，也为孕妇提供产前讲座，为孕妇在产前检查前做初步产前健康评估、抽血等程序。助产士的专业职能进一步多元化，直至如今，中国香港亦有以助产士为主导的门诊服务，体现了助产士的独立与自主性。

中国香港共有伊丽莎白医院、广华医院、赞育医院、玛丽医院等 7 所公立医院开设有助产士门诊，其中伊丽莎白医院是开展时间较早、个中翘楚的医院。伊丽莎白医院助产士门诊成立于 2000 年，目标是促进妇女及其家人在怀孕和分娩期间得到健康和连续性的护理，至 2002 年，助产士门诊的功能被进一步发展成助产士主导的连续护理模式。该助产士门诊开设在产科门诊，毗邻产科医师诊室，以团队助产的模式开展，挑选 6～10 名资深的精英助产士组成小组，负责一系列的照顾正常怀孕产妇的工作，包括：门诊产前检查、待产照顾、接生和产后看护等，照护工作环环相扣。而后发展出不同的助产团队，每个助产团队对接不同的产科医师。当孕妇初次就诊时，经产科医师评估为低风险、孕妇同意可转至助产团队进行护理。助产士门诊制定有完善的指引和程序，如有发现问题，孕妇即可被迅速转介至团队对接的产科医师。在其过程中，医护人员和孕妇关系融洽，配合默契，因此，孕妇对安全生产和康复更有信心。

中国香港助产士门诊的开展在促进自然分娩等方面起到了重要作用，也启示了我国内地助产士门诊的开展。

2. 中国内地　受到中国香港助产士门诊模式的影响，2006 年我国内地的无锡市妇幼保健院首次开设了助产士门诊，派遣资深助产士团队，与产科医师合作，提供孕产妇保健。孕妇在产前检查时由助产士接待，提供部分简单的产前检查如血压、体重、子宫高度、腹围等的测量，胎心、胎方位的检测，以及孕期各种保健知识如营养、卫生指导，分娩知识等，然后再由产科医师接诊，接受其他项目的产前检查。助产士也负责产妇出院前的产后康复护理工作。自此，这种在医院门诊开展的、以助产士为主导的整合围产期保健相关内容的服务模式逐渐在内地各个省份的医院开展起来。

在我国内地，由于助产行业仍隶属护理分支，这种门诊模式也属于专科护理门诊，回顾文献，绝大部分的医院称之为助产士门诊，也有医院称之为助产士专科门诊或助产士咨询门诊。目前助产士门诊的开展尚无清晰的界定、指南等，只有 2012 年，广东省助产学会曾颁布过《广东省助产士门诊技术服务指南》，该指南为广东省各医院助产士门诊的开展提供指导。

产前保健包括产前检查、咨询指导等，由于我国助产士缺乏独立执业的地位，绝大部分的产前检查是由产科医师负责，因此，助产士门诊负责的范畴主要集中在产前、产后咨询与指导，部分简单的产前检查如胎心监测、胎方位等。由于缺乏统一标准，各医院助产士门诊提供服务的时间、频次、内容、模式等不尽相同。

从服务对象来看，主要面向低危孕产妇人群，也有助产士门诊是针对某一类高危孕妇人群，如妊娠期糖尿病孕妇等。从服务开展的起始阶段来看，主要是从妊娠晚期开始，逐渐发展到从孕早期至孕晚期各阶段的，甚至从孕前指导至产后康复指导，总的趋势是逐渐体现照护的连续性。从服务内容来看，助产士门诊涵盖了全孕期及产后的饮食营养、运动、体重管理、卫生、心理调节、母婴监护等各方面的咨询指导，分娩教育认知，分娩计划制订，母乳喂养等。并且这些服务内容也在不断精细化，从最初的全面教育、个性化咨询不断细化到更专科的服务,近些年逐渐出现专科助产士门诊,如营养门诊、母乳喂养门诊、糖尿病门诊、分娩减痛门诊等。从服务模式来看,有孕产妇对接助产士团队的服务模式,有"一对一"责任制助产士服务模式,也有集中群组化围产保健模式。虽然只有短短十几年的发展,助产士门诊也在不断探索合适的服务模式。

可以说,我国助产士门诊的开展现况,体现了我国助产服务正处于助产士主导的连续性护理的初级阶段。经过了十几年的探索,我国内地助产士门诊也呈现蓬勃发展之势。多个研究团队对助产士门诊的开展进行评价研究,也证实了助产士门诊的开设对促进自然分娩、改善分娩结局、减少围产期并发症、提高孕产妇满意度等各个方面都有良好的促进作用。但是目前助产士门诊的开展仍未形成较为统一的开展模式、有指导性的共识,这些将有赖于助产同仁们在未来进一步研究助产士门诊的最佳服务模式,进一步加快助产士门诊的发展。

二、助产士门诊开展模式

助产士主导的助产士门诊服务模式目前有责任制模式、团队模式和群组保健模式。

1. 责任制助产模式是指一位孕妇在整个孕前产后期间的照护主要是由指定的一位助产士提供,从而实现"一对一"的连续性照护。目前在荷兰、新西兰等国家主要实行这种责任制助产士照护模式。

2. 团队助产模式是指一位孕产妇整个孕前产后期间的照护由一个助产士团队里的几位助产士同时负责。目前英国、澳大利亚、中国香港地区的助产士主导模式主要以这种团队制助产士照护模式为主。

3. 集中群组孕期保健模式是一种新型孕期保健模式,由美国助产士 Sharon Schindle Rising 于 1993 年提出,该模式提倡将一群孕龄相近、文化背景相同的孕产妇及其家庭安排在一起,在完成常规产检的同时,由助产士引导开展定期定主题开展小组式学习和讨论。与传统模式相比,中心化群组保健模式强调孕妇是保健的主体,重视其价值观和能力,促进其在保健中的参与度。此模式在美国、加拿大、荷兰、澳大利亚、英国等国家有所应用。近几年,我国某些地区的医院也有所摸索开展。

(余桂珍　黄丽华　张馥绯)

第三节　助产士门诊的重要作用与发展前景

一、助产士门诊的重要作用

(一)助产士门诊的实践效果

国外不少研究团队对助产士主导的连续性护理实践进行研究评价,大量的结果已经证实这种护理模式的开展可以减少不必要的医疗干预,产生巨大的效益,助产主导的连续性护理对医疗保健质量和安全的贡献是巨大的并且不会产生不良作用,还可以节约医疗成本。2016 年,国外一项纳入 15 项高质量试验,涉及 17 674 例女性的 Cochrane 系统综述显示,与其他护理模式相比,接受助产士主导的连续性护理的妇女更有可能经历阴道分娩,接受区域镇痛、阴道助产率、人工早产发生率、24 周前胎儿丢失率、人工破膜率、会阴切开率等的可能性更低。大多数纳入的研究报告称,在助产士主导的连续性护理模式中,产妇满意率较高。同样,与其他护理模式相比,助产士主导的连续性护理有节约成本效果的趋势。

而回顾国内十几年的文献,我国助产士门诊的实践同样取得良好的效果。国内研究团队们对孕产结局等各个方面进行实践研究，实践效果的评价指标主要分为客观指标和主观指标两类。客观指标的研究结果表明，通过开设助产门诊，能够有效控制孕妇体重的增长，降低妊娠期糖尿病、妊娠期高血压的发病率，提高自然分娩率、母乳喂养率，降低剖宫产率、会阴侧切率、产程延长、产后大出血发生率，减少巨大胎儿、新生儿低体重率、新生儿窒息、产后抑郁的发生率等。而主观指标的效果评价主要体现在能够提高孕产妇的自我效能感、认知改善情况、满意度、舒适度，降低孕产妇的恐惧、焦虑心理等。

2014 年，《柳叶刀助产系列》文章提出，在中低等收入国家，助产干预覆盖率的大幅增加可以避免更多的产妇和新生儿死亡，然而，为了实现这一潜力，助产士需要具有符合国际助产联盟建议的技能和能力，成为具有足够规模和技能的团队的一部分。2020 年，《柳叶刀全球健康》杂志发表关于"助产士影响力"的研究再次明确指出，接受全球标准教育和管理的助产士在降低孕产妇饥饿新生儿死亡率中发挥至关重要的作用。我国助产士门诊本质上是助产士主导的连续性护理的一种发展，它的出现促使我国助产士的能力不断向国际助产联盟提倡的方向发展与完善，在这个发展过程中体现出来的实践效果，正在逐步印证柳叶刀相关文章的结论。

（二）助产士门诊促进助产士的职业发展

在我国，助产士门诊作为助产行业服务的新模式，它的出现，使我国助产士行业的发展，实现质变的突破。

正如前文所言，助产士的专业发展需求让助产士寻求更大的舞台，从而推动了助产士门诊的发展，相对的助产士门诊对助产士提出了更高的职业能力要求。长期以来，我国助产士的实际工作范围是围绕正常阴道分娩的产房工作，导致专业技能发展受到限制。而助产士门诊要求助产士

具备对妇女孕前、孕期、待产、分娩期间的照护能力及持续对妇女和新生儿照护的能力，从心理、生理、社会和文化等方面保护和促进母婴健康。这就要求助产士需要具备多学科交叉的理论和技能的综合性知识，如营养学、心理学、药物学、运动学、沟通学、伦理学、法律学等。这些素质要求将促使我们的助产士不断进取，不断提升专业知识和技术水平，拓展助产士的职业发展空间。

另一方面，助产士门诊提升了助产士的职业地位。在传统的助产工作中，孕产妇只有在进入产房的时候才会接触到助产士，助产士的角色定位、能力作用得不到充分的发挥及为民众所了解与认识，也影响助产士与产妇及家属之间建立信任关系。在国内一项助产士的职业认同感及影响因素的调查中显示，助产士职业认同的社会支持维度得分最低，说明所获得的社会支持较低，社会定位在一定程度上打击了助产士的职业成就感和自豪感。然而，助产士门诊的开展让助产士从幕后走向台前，向人们展示更多的专业能力，得到社会、民众更充分的了解、认可和社会支持，这一点从国内孕产妇对助产士门诊开展的满意度调查即可体现出来。从职业定位的角度来看，助产士门诊的开展提升了助产士的社会地位，提高了职业成就感，促进了助产士的职业发展。

二、助产士门诊的发展前景

助产士主导的连续性照护模式是国际上倡导的孕产妇照护模式，是孕产妇护理的黄金标准。而助产士门诊正是通过从产时延伸到孕前期、孕期和产后，提供优质的围产期护理，从而实现照护的连续性。它是新型产科服务体系的重要组成部分，在提供高质量的孕产妇和新生儿保健服务，改善孕产妇和新生儿健康，促进助产专业发展等方面具有重要的意义。我国助产士

门诊正出于一个初步探索发展的阶段，但其体现的出来的实践效果及作用不言而喻，借鉴国外助产行业发达国家的成功经验，它存在巨大的改善、发展空间和潜力。为加快我国助产士门诊的发展，未来我们的助产专业人员需要发挥能动作用，积极与其他卫生行业人员、医院管理部门、助产教育行业等联合起来，注重助产士的能力培养，拓展助产士门诊的实践范围，进一步探索助产士门诊的最佳服务形式，完善助产士服务体系，提升整体助产服务能力，全面保障和促进母婴健康。

（余桂珍　黄丽华　张馥绯）

第 2 章
助产士门诊的构建与管理

一、布局与设施

合理的助产士门诊布局和设施可以构建优质、高效、便捷的服务流程，提升孕产妇体验满意度，优化助产士与其他医护人员的合作过程。

（一）诊室地点

诊室应位于产科门诊诊区内，划有专用助产士门诊区域，与产科高危门诊相邻。诊区内应有助产士门诊简介、助产士团队人员介绍，设有适合孕产妇的候诊区，每间诊室应清楚的标识出诊助产士姓名。

（二）诊室配置规格

1. 使用面积 $\geqslant 25m^2$，有条件者最好将检查治疗与咨询分开，环境干净整洁，安静、安全、温馨舒适，光线柔和，空气流通清新，温湿度适宜，能满足隐私保护。

2. 卫生学标准：熟悉诊室卫生要求，符合医院感染管理制度建设，定期监测。

（三）诊室物品设置

电脑、打印机、桌凳、产科检查床及床单位基本配备、体重秤、血压计、多普勒胎心仪、骨盆外测量尺、皮尺、疼痛评分尺、垫巾、洗手设施及手消毒液等；配置各种示教工具如骨盆模型、乳房模型、新生儿模型、会阴模型、子宫及胎儿模型、分娩球、瑜伽垫、亚玲、托腹带、骨盆带、体位垫、墨西哥围巾等；配备各种助产评估表，如妊娠图表、BMI孕期体质量管理曲线自测图表、新生儿过敏风险筛查表、母乳喂养评估表、阴道分娩评估表、心理评估表等；配备各类健康教育及服务宣传册、视频，如产房图片、相关知识、母乳喂养知识、本院服务特色及自然分娩视频、分娩中各种非药物及药物镇痛视频等。

二、组织管理架构

助产士门诊行政管理隶属门诊部或产科（亦可根据各医院的实际情况自行确定），技术管理隶属助产，采用垂直化管理。由助产士门诊负责人、各团队小组长、团队成员三级体系构成。同时每一个门诊团队在业务上与产房助产士和门诊产科医师均有合作对接关系，详见图2-1。

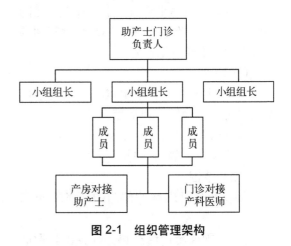

图 2-1　组织管理架构

三、职责范畴

1. 与妇女建立伙伴关系，指导全生命周期的健康管理与健康促进。

2. 为孕前夫妇提供健康咨询，指导全面身体检查，为其制订孕前健康促进计划，并进行持续监护与指导。

3. 为正常孕妇提供孕前、妊娠期、分娩前后的教育、咨询、心理支持及连续性的照顾与指导。

4. 提供妇女保健，生育保健、儿童保健知识、技能与信息。

5. 指导孕妇全面实时完成各项检查，并告知各项检查的目的与意义。

6. 提供预防保健，促进正常分娩，监测母婴并发症，医疗支持以及紧急情况的处理。

四、转诊制度

在大部分的国家，助产士负责对正常或者低危的妇女进行产前、分娩、产后的保健护理。相关部门应为有风险因素的孕产妇制定明确的转诊指南。当接受助产士门诊服务的孕产妇出现异常时，助产士应根据转诊指南，把有风险因素的孕产妇转诊至产科医师，把孕产妇从初级保健转为二级保健。孕产妇保健提供者之间良好的沟通和明确的转诊指南都是有效孕产妇护理的基础。在所有国家，不良后果都与卫生专业人员之间的沟通挑战及对何时需要从初级保健转诊到二级保健的不同意见有关。

（一）目标

1. 早期发现异常母体和胎儿状况，以便及时进行干预转诊和治疗。

2. 预防并发症。

3. 确保安全的助产服务。

（二）范围

所有参与管理孕妇部门的医务人员和助产士。

（三）需要转诊给产科医师并由其评估的情况

1. 总则　发热；苍白；黄疸；腿部异常肿胀；严重的静脉曲张；疑似深静脉血栓形成；皮疹；潜在感染条件：水痘病例

或接触者等。

2. 产科　腹痛；通过测量联合宫底高度（SFH）得出的子宫大小/日期差异妊娠24周后≥3cm或≤3cm；疑似羊水过多/羊水过少；胎位异常、妊娠36周或之后的畸形；孕36周及以后胎头高且浮；前置胎盘；多胎妊娠；产前出血；疑似盆腔肿块；早产胎膜早破；早产；胎动减少或消失；胎心搏动异常或消失。

3. 精神问题　失眠（服药后仍持续）；情绪变化；抑郁症；异常行为。

4. 心血管系统　头晕；心悸；呼吸困难；胸痛；高血压 BP≥140/90mmHg；先兆子痫的症状或体征。

5. 生殖系统　生殖道异常肿块或肿胀；白带异常：脓/血/黄（有异味），或疑似自发性破膜；外阴瘙痒症。

6. 泌尿系统　排尿困难；尿液分析结果异常（葡萄糖/蛋白质重复阳性结果）、血尿、持续腰痛、尿潴留、重度压力性尿失禁。

7. 胸部情况　乳房肿块；乳头溢液异常：血、脓；持续咳嗽；异常痰液：黄痰/绿痰/血痰；咯血。

8. 胃肠道系统　上腹痛或腹痛；剧吐；腹泻；重度痔疮；直肠出血；吐血。

9. 内分泌系统　甲状腺肿；手震颤；妊娠期糖尿病的症状。

10. 骨骼系统　严重的腰痛/坐骨神经痛；严重的耻骨或骶髂关节疼痛。

11. 中枢神经系统　持续剧烈头痛；上下肢麻木；眩晕；视物模糊。

12. 耳鼻喉科　耳鸣；反复鼻衄；慢性口腔溃疡；持续牙龈出血。

13 其他　异常的检查结果，例如超声成像结果、血液和尿液检查；服用妊娠禁忌的药物/治疗等。

五、信息化管理

随着移动互联网的发展，医院信息化

管理是推动医院高质量发展的重要途径，在简化流程、精准调控、提高医疗服务、信息的保存与传递等发面发挥重要作用。助产士门诊采用不同信息化技术手段对孕产妇进行管理，可以实现资源的整合共享，有助于服务的精准化。

（一）依托医院电子病历平台

助产士门诊是特殊的门诊，一旦孕妇在医院建档，将会有孕期至产后 10 个月以上、数十次的就诊记录，涉及产检期间的检查与健康咨询教育等较多动态发展的资料，这时资料的记载可依托医院的电子病历平台。每一所医院都有自己开发的电子病历平台，其工作主要利用相关电子设备对信息材料进行记录、储存、管理和共享。使用电子病历平台管理孕产妇信息可保证信息存储的连续性，在最短时间内实现助产士团队及产科医师之间对信息的共享和传输，保证服务的连续性，提高工作效率和服务水平。

有条件的医院还可以依托电子病历平台开发适用于助产士门诊更精细的功能，实现孕妇信息的高效率及精准化管理。如平台可设计带有孕期体重与营养的管理的小程序。孕妇每一次就诊时，助产士在系统内记录下孕妇身高、体重等信息，系统可自动计算出孕妇 BMI 指数、体重增长目标、周增长率，评估孕妇饮食热量，给出饮食指导建议处方。同时助产士还可以在系统中快速获取孕妇阶段性的信息动态变化，以便更快速精准地评估孕妇的状态。

（二）依托移动设备应用软件

当助产士与孕产妇形成伙伴关系时，这种关系的维持不仅限于门诊就诊期间，非出诊期间与孕产妇也有一定的沟通，并且可能持续了整个围产期。助产士可借助现下流行的手机应用软件与孕产妇进行跟进与随访，如构建助产士、孕妇之间交流的微信群及公众号，有条件的医院还可以开发孕产妇日常管理 APP，孕产妇在 APP 中记录日常数据，助产士在后台获取相关信息后对孕产妇进行相应的指导。

（三）依托数据记录软件

助产士的研究能力是助产士的综合素质之一，助产士通过循证医学的方法对临床实践进行科学研究，从而获取对孕产妇安全有效的实践措施。助产士门诊的助产士可以在保护孕产妇隐私的前提下，在门诊开展过程中使用一些常用的数据统计软件，如 Excel 或 SPSS 等统计软件，及时收集孕产妇的信息进行一些统计研究，从而促进助产士门诊的研究开发。

六、质量评价指标

1. 分娩方式的选择。
2. 孕产妇及家属对服务的满意度。
3. 妊娠期的住院率。
4. 分娩期药物镇痛率。
5. 分娩期非药物镇痛率。
6. 会阴侧切率 / 会阴裂伤率。
7. 阴道助产率 / 剖宫产率。
8. 纯母乳喂养率。
9. 陪产率。
10. 产后抑郁症发生率。

七、保密制度

为了加强对孕产妇个人信息和医疗信息的管理，保护孕产妇的隐私，维护孕产妇的利益，防止其信息的泄露，助产士门诊需制订孕产妇信息保密制度。

1. 助产士门诊必须设有独立诊室，为孕产妇进行诊疗活动时，要做到一人一诊室，其他孕产妇应在诊室外等候。

2. 助产士门诊要安排导诊维持就诊候诊秩序，确保就诊有序。

3. 助产士门诊诊室要设有屏风、隔帘或其他遮隔措施。

4. 助产士在为孕产妇进行暴露部位的检查和操作时，要向孕产妇详细说明目的、方法和要求，以取得孕产妇的理解与配合，

☆ ☆ ☆ ☆

手法要轻柔，注意其他部位的保护。

5. 孕产妇的隐私在助产士门诊就诊过程中仅向助产士公开，助产士有义务为其保守秘密，未经孕产妇的同意，任何助产士不得随意泄露或授意他人泄露孕产妇的信息，法律、法规有明确规定的除外。

6. 孕产妇的信息保密贯穿整个就诊过程及就诊活动结束后的管理，孕产妇的就诊信息记录的交接、转送和保存必须按医院要求进行。

（余桂珍　黄丽华　张馥绯）

第 3 章
助产士门诊助产士的素质要求与培养

一、助产士门诊助产士的遴选条件

目前国内助产士门诊的开展尚无行业规范,对于开展助产士门诊的助产士的遴选资格无统一标准。但国内助产行业专家对助产士门诊助产士的人员选拔也有一定的共识,主要从以下几个方面考虑:

1. 基本素质:具有敬业精神、热爱助产专业并具有正确的生育观念。

2. 资质及职称要求:具有母婴保健技术资格证,主管护师及以上职称。

3. 工作经历:有产前、产房、母婴区10 年以上工作经历,且有助产士门诊工作内容密切相关的专业培训经历,具有中、高级核心胜任力的助产士。

4. 经过专科助产士的规范培训,并获得相应证书。

5. 具备一定的社会人文知识素养和良好的沟通能力,能和孕产妇及其家庭成员进行有效沟通。

二、助产士门诊助产士的角色定位

国际助产联盟对助产士的定义为助产士提供了根据角色的全部潜力执业的空间,这一定义的形式在我国还没得到普遍使用。助产士门诊的发展开发促使我国助产士的职能逐渐完善,而助产士门诊助产士的角色定位也随之清晰明了。

1. 专业的照护者 专业的照护能力是助产士门诊助产士最重要的属性,她们需要具有助产士中高级核心胜任力的知识和技能,具备为孕产妇、胎婴儿提供孕前、孕期、产时及产后,最新、循证的检查评估和照护的技能,并进行跟踪随访,使用专业知识和技能来保持过程的正常和安全;能够识别异常情况和并发症并进行处理及转诊。

2. 健康教育者 助产士门诊助产士在促进妇女健康教育方面起着重要的作用,她们需要为孕产妇及其家庭提供最新、有效准确的围产期健康教育信息,涵括了回答问题、提供建议、告知选择、提供期望信息等,贯穿于全围产期,内容无缺失。她们需要有良好的沟通能力,使用通俗、易懂的语言等表达方式,使孕妇及家属易接受、理解及掌握。

3. 持续的伙伴关系 助产士门诊助产士与妇女之间应是认识的、互相信任和尊重的伙伴关系,这种彼此认识、信任和尊重的伙伴关系将促使照护得以延续,并使助产士门诊助产士成为孕产妇的支持者。助产士成为妇女分享信息的伙伴,倾听妇女的意见并接受支持她们的判断与决定;确保她们建立信心并支持她们的家庭,提供安慰,减轻焦虑和恐惧。

4. 协调的合作者 助产士门诊助产士应清楚地意识到自己的界限,能够与其他的助产士、医师有良好的沟通协调、合作的能力,能够进行有效的咨询和转诊。

5.终身的学习者　助产士门诊助产士需要承担自我发展的责任,具有反思性实践、独立解决问题的能力,终身不断学习。

三、助产士门诊助产士的工作流程

1.孕妇或咨询者经医师转诊或到助产门诊直接就诊,建立孕妇助产士门诊管理档案。

2.经评估确定需要帮助解决的问题,共同商讨制订妊娠期保健计划,根据孕期给予连续性助产照护服务。

3.根据情况和需要,实施咨询、指导和转诊。

4.预约下次门诊的时间和内容。

助产士门诊服务流程,详见图3-1。

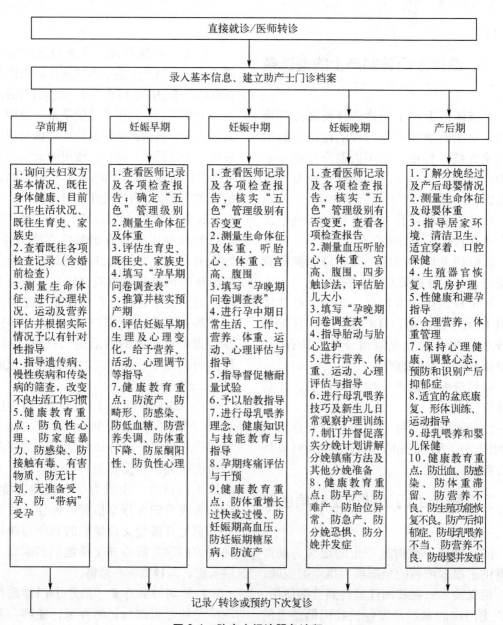

图 3-1　助产士门诊服务流程

（余桂珍　黄丽华　张馥绯）

第 4 章
孕前期相关理论与实践

第一节 概 述

一、孕前保健与健康促进定义

孕前保健（preconception care，PCC）的概念是20世纪80—90年代首先在匈牙利、美国、英国等国提出的。孕前保健是以提高出生人口素质，减少出生缺陷和先天残疾发生为宗旨，为准备怀孕的夫妇提供健康教育与咨询、健康状况评估、健康指导为主要内容的保健服务。孕前保健是婚前保健的延续，是围产期保健的前移。孕前保健并不是单次的检查，而是贯穿整个育龄期的综合保健服务，采取有循证依据的临床处理和保健措施，可以有效地改善育龄期夫妇的生殖健康水平，预防出生缺陷，起到一级预防的作用。

健康促进（health promotion）这一概念早在1920年就有公共卫生文献提及，温斯勒提出："健康促进就是组织社区，努力针对各种危险因素，开展个人卫生教育，完善社会机构以保证有利于维持并增进健康的生活水准。"关于健康促进的确切定义，最受公认的是在1986年第一届国际健康促进大会发表的《渥太华宪章》："健康促进是促使人们维护和改善他们自身健康的过程"。在第五届全球健康促进大会上则作了更为清晰的解释："健康促进就是要使人们尽一切可能让他们的精神和身体保持在最优状态，宗旨是使人们知道如何保持健康，

在健康的生活方式下生活，并有能力做出健康的选择。"

在2020年施行的《中华人民共和国基本医疗卫生与健康促进法》中明确将婚前孕前保健纳入基本医疗卫生服务，该法规的发布也明确了孕前保健在健康促进中的重要地位。孕前保健作为我国妇幼保健卫生事业的一个重要组成部分，关系到每一个家庭的幸福及妇女儿童的身心健康。

随着现代健康观念的转变，人们的医学模式也发生了变化。所谓医学模式，是指在医学科学发展和医疗服务实践过程中，在特定的健康观和疾病观指导下，人们对待或处理疾病和健康问题的态度和方式。在互联网＋时代下，5P医学模式已经成为未来医学发展的趋势。5P医学模式即预防性（Preventive）、预测性（Predictive）、个体化（Personalized）、参与性（Participatory）和精准医疗（Precision medicine），该医学模式的施行很好地体现了孕前保健与健康促进的核心价值。5P医学模式强调的是人的主动性及日常生活行为对疾病发生发展的重要性，以此来强化对个体行为的干预以达到预防疾病、控制发展的目标。就社区卫生服务而言，其应提供的是：健康教育、生活行为的干预、早期诊断等，就居民个人而言，每个人要积极培养健康的生活习惯，积极参与疾病防控和健康促进。

二、我国孕前保健与健康促进现状

据统计，我国是世界上出生缺陷高发的国家之一，每年的出生缺陷儿数量约占全世界的20%。据原卫生部发布的《中国出生缺陷防治报告（2012）》数据显示，我国出生缺陷发生率在5.6%左右，每年新增出生缺陷病例高达90万例，我国每年因出生缺陷造成的经济损失超过200亿元。

孕前保健是出生缺陷的一级预防措施，婚前保健是生命全周期健康保障的起点，在我国婚前检查在很长一段时间里起到了孕前保健的效果。婚前医学检查和孕前优生检查都是《中华人民共和国母婴保健法》规定的母婴保健转型技术服务的重要内容，是提高出生人口素质，减少出生缺陷和残疾的一级预防措施。近年来，随着我国大力推动出生缺陷防控工作，出台了《基本医疗卫生与健康促进法》《健康中国2030规划纲要》《健康中国行动（2019—2030年）》《全国出生缺陷综合防治方案》等法规和政策，为出生缺陷防控创造了良好的政策环境。

除了相应政策的制定，指导性文件的陆续发布也给我们建立了很好的医疗环境。我国原卫生部于2007年颁布了《孕前保健服务工作规范（试行）》的通知，2011年，中华医学会妇产科学会产科学组组织国内有关专家制定并发布了《孕前和孕期保健指南（第1版）》，这是国内制定的适宜我国国情的第1部"孕前和孕期保健指南"，该指南的实施与推广，对规范我国的孕前检查和产前检查方案起到了重要的作用。2018年产科学组在《孕前和孕期保健指南（第1版）》的基础上，参考美国、英国、加拿大和WHO等发布的孕前和孕期保健指南，并遵循《中华人民共和国母婴保健法》、国家卫生和计划生育委员会发布的相关管理办法和技术规范，同时也考虑了卫生经济学的要求，制定了《孕前和孕期保健指南（2018）》。

孕前和孕期保健（产前保健）检查是产科医师的主要工作之一，作为初级保健内容，长期以来没有得到足够的重视，许多基层医院医师对产前检查的内容不甚了解，提供的检查通常是若干次B超和血、尿常规检查的堆积；而大型医院产科医师比较重视产前筛查、产前诊断和高危妊娠的诊治，对规范的产前检查重视程度不够。有研究表明，我国孕前保健工作的开展中存在着认知度低、需求量大、供给能力不足的障碍。备孕双方对孕前保健了解不全，有的甚至不知道孕前保健，未进行优生咨询，出生缺陷预防知识薄弱。目前孕前保健服务的方式方法仍较单一，没有一套规范的服务模式，甚至存在形式化问题。缺乏较为规范的孕前保健指南，因而，每个产科医师给孕妇开出的检查项目和时间都不一致，不同医院方案都五花八门，让人不知所从。

三、国内外相关孕前保健指南与健康促进指南

各国根据自身特点，其制定的孕前保健指南所面向的人群范围和服务的时间均存在一定的差异，详见表4-1。孕前保健主要由危险因素的风险评估、孕前咨询和健康促进、知情选择和干预行动三部分组成，这三部分相互融合为一个整体，不可分割。现将各国指南在这三方面的内容与我国指南进行比较。

危险因素的风险评估是孕前保健的基础，通过对其的识别，才能有针对性地向目标人群提供咨询和有效的干预措施，从而降低不良妊娠结局发生的风险。风险的评估不仅是对机体功能的评估，还包括孕前心理健康的评估。各国的孕前保健指南中，与中国指南相比还有些特殊的补充项目，如结核筛查、口腔检查、丙型肝炎、基因

检测和寨卡病毒预防等，这些可选的检查项目，可以为计划妊娠的夫妇提供更加全面的健康检测结果。其中结核筛查项目和口腔检查项目更加符合我国国情，育龄妇女往往会忽视口腔健康，而妊娠期间口腔疾病不仅治疗困难，还可能会对母体及胎儿造成严重的影响。相较于国外指南而言，我国指南在风险评估方面更侧重于机体功能的评估而缺乏了对孕前心理的评估与指导，详见表 4-1 和表 4-2。

表 4-1　各国 / 组织孕前保健服务的时间范围和面向人群比较 *

国家 /组织	发布机构	发布时间	现行指南	时间范围	面向人群
中国	中华医学会妇产科学分会	2018	孕前和孕期保健指南	孕前 3 个月	计划妊娠的夫妇
美国	美国疾病预防控制中心 (Centers for Disease Control and Prevention, CDC)	2020	孕前保健 Preconception Care 专题网站 www.cdc.gov/preconception	越早越好	计划妊娠的夫妇或个体
	美国妇产科医师学会 (American College of Obstetricians and Gynaecologists, ACOG)	2019	Prepregnancy Counseling	/	所有计划怀孕的个体，包括同性恋、双性恋、跨性别者群体
	美国家庭医师学会 (American Academy of Family Physicians, AAFP)	2016	Preconception Care (Position Paper)	/	18 ～ 44 岁妇女；男性
英国	英国公共卫生局 (Public Health England, PHE)	2018	Preconception Car：making the case	第一次怀孕之前	16 岁以上的妇女
加拿大	加拿大公共卫生署 (Public Health Agency of Canada, PHAC)	2020	《以家庭为中心的产妇和新生儿护理：国家指南》(Family-Centred Maternity and Newborn Care：National Guidelines) 第二章	/	所有可能怀孕的妇女，包括同性恋群体
澳大利亚	澳大利亚皇家全科医师学院 (Royal Australian College of General Practitioners, RACGP)	2018	Guidelines for preventive Activities in General Practice 9th 其中的重要章节之一	孕前至少 1 个月	15 ～ 49 岁的育龄妇女
新西兰	澳大利亚和新西兰皇家妇产科学院 (Royal Australian and New Zealand College of Obstetricians and Gynaecologists, RANZCOG)	2017	Pre-pregnancy Counselling	孕前至少 1 个月	所有计划怀孕的妇女
比利时	比利时卫生部	2015	"预防关怀"网站："gezondzwangerworden.be"	/	所有计划怀孕的妇女和伴侣
印度	印度妇产科学会 (Federation of Obstetric & Gynecological Societies of India, FOGSI)	2016	Good Clinical Practice Recommendations on Preconception Care	一旦停止避孕后	/

☆☆☆☆

续表

国家／组织	发布机构	发布时间	现行指南	时间范围	面向人群
世界卫生组织	世界卫生组织（World Health Organization，WHO）	2013	Meeting to Develop a Global Consensus on Preconception Care to Reduce Maternal and Childhood Mortality and Morbidity	/	所有可能成为父母的男女

* 引用自张远，张亚，王媛媛，等．国内外孕前保健服务研究进展 [J]．中国妇幼健康研究，2020，11：1578-1584．

表 4-2　各国／组织孕前保健服务指南中风险评估项目比较

风险评估项目	中国	美国	英国	加拿大	澳大利亚	新西兰	比利时	印度	WHO
评估孕前危险因素	1	1	0	1	0	1	0	0	0
心理评估和指导	0	1	1	1	1	0	0	1	1

注：0 表示指南中暂未发现此内容，1 表示指南中有此内容

孕前咨询是孕前保健教育和健康促进最基本、最核心的内容，也是促进夫妻双方采取知情干预行动的助推力。在美国、加拿大、澳大利亚、印度等国和 WHO 的指南中的健康教育内容中均提到了合理的妊娠间隔，而我国现行的指南中尚无针对妊娠间隔的教育内容。

知情选择和干预行动是孕前保健的关键。孕前口服叶酸补充剂能有效预防胎儿神经管畸形，虽各国指南中均有提及，但对叶酸增补的时间点上存在差异性。目前，大多数国家的推荐叶酸增补剂量在 0.4 ～ 0.8mg/d，美国推荐叶酸增补开始时点为孕前 3 个月至孕前 4 周，结束时点为孕 8 周至孕 12 周，加拿大鼓励孕前大剂量增补至孕 12 周，继续增补 0.4 ～ 1.0mg/d 至分娩，并可进一步增补至产后 4 ～ 6 周或持续整个哺乳期。中国指南建议自孕前 3 个月起，每天补充叶酸 0.4 ～ 0.8mg/d 至孕 3 个月；既往生育过神经管缺陷儿的孕妇，则需每天补充叶酸 4mg。在我国 2016 年发布的《孕期妇女膳食指南》中对于叶酸的补充则推荐整个孕期都应口服叶酸补充剂 0.4mg/d。

四、助产士在孕前保健与孕前管理中的作用

随着产科照顾模式的转变，现今助产士的服务范围不仅仅局限于产时，而是向孕妇提供产前、产时及产后连续性、个体化的助产护理，是孕产妇的主要照顾者。助产门诊便是顺应这种发展趋势而产生的，作为助产士产前服务的重要内容。

助产门诊的工作范畴涵盖了孕前、孕期和产后三个时期。助产士在孕前保健与孕前管理的作用主要体现在其在助产门诊中的孕前咨询与指导，助产士在门诊中对有妊娠意愿的家庭，提供孕前保健相关知识与咨询，强化人们优生优育的观念。指导妇女及其家庭在充分完善孕前准备后再有计划地怀孕，其具体实践内容包括：孕前咨询、孕期饮食营养指导、体重管理、运动指导、自我监护指导、分娩方式宣教、分娩计划制订、妊娠疾病预防和护理、生活指导、产褥期护理、新生儿护理、母乳喂养指导、心理疏导等，助产士针对孕产妇不同的需求及个体差异，给予个性化指导及干预措施。对有相关慢性或传染性疾病的妇女，指导其转诊至相关医

师处，进行疾病的控制；对于可能存在遗传缺陷的家庭，指导其转诊至专业医师处进行遗传咨询。

（余桂珍　黄丽华　梁　曼　叶美欣）

第二节　孕前期主要健康问题

一、身体问题

（一）夫妇生殖健康异常

"提高生殖健康水平，改善出生人口素质"是我国中长期科学和技术发展规划纲要（2006—2020 年）的主题之一，也是我国人口健康战略的核心内容。世界卫生组织在《妇女、儿童和青少年全球战略（2016—2030）》中提出，要确保普遍获得性和生殖卫生保健服务，实现终结艾滋病病毒、结核病疟疾和被忽视的热带病及其他传染病的流行的目标。国家人口计生委科技司 2011 年也制订了《孕前优生：健康教育指南》，对孕前夫妻的健康教育提出指导意见。

1. 生殖道感染（reproductive tract infection, RTI）　是女性的常见病和多发病，由于各种细菌、病毒、假丝酵母菌、滴虫、衣原体、支原体等病原体的侵袭，引起生殖道感染的一大类疾病的总称。妇科常见病中生殖道感染患病率最高，约占 42.9%，目前生殖系统疾病属于获得国际关注的一类生殖健康问题，属于全球潜在且严重的社会问题及公共卫生问题，同时也对女性健康造成严重威胁。全国妇幼卫生监测显示，2012 年共检出传染病等各类疾病患者 89 万，前三位分别为生殖系统疾病、内科系统病和指定传染病。生殖道感染（RTI）发病率持续呈增长趋势，容易增加宫颈炎、阴道炎及慢性盆腔炎的发生风险，与女性不孕不育、不良妊娠、异位妊娠及胎儿早产、流产等妇科及产科疾病密切相关。RTI 包括传统性传播感染、细菌性阴道病、外阴阴道念珠菌病等，育龄妇女孕前生殖道感染健康检查是优生优育的重要工作。

2. 生殖道畸形　女性生殖系统发育异常是指女性生殖器官在形成和分化过程中，受内在因素（染色体异常等）或外在因素（药物、化学、辐射等）的影响，原始性腺在发育、分化和融合及管道形成过程中发生变化，导致发育异常，包括外阴发育异常、阴道发育异常、子宫发育异常等（分类详见表 4-3），生殖系统发育异常会引起不良妊娠结局、出现生殖器官梗阻的表现。

表 4-3　生殖道畸形的分类

畸形总称	分类	亚类
子宫颈畸形	子宫颈未发育	
	子宫颈完全闭锁	
	子宫颈管狭窄	
	子宫颈角度异常	
	先天性子宫颈延长症伴子宫颈管狭窄	
	双子宫颈等子宫颈发育异常	
阴道畸形	副中肾管发育不良（MRKH 综合征）	阴道闭锁 II 型
	泌尿生殖窦发育不良	阴道闭锁 I 型
	副中肾管垂直融合异常	完全性阴道横隔
		不完全性阴道横隔
	副中肾管侧面融合异常	完全性阴道纵隔
		部分性阴道纵隔
	副中肾管垂直-侧面融合异常	阴道斜隔
外生殖器畸形	处女膜闭锁（无孔处女膜）	
	外生殖器男性化	

引自：中华医学会妇产科学分会. 女性生殖器官畸形诊治的中国专家共识. 中华妇产科杂志，2015，50(10)：729-733.

3.月经异常　月经不调是指月经的周期、经期、经量等发生异常的一类疾病的统称。正常月经具有周期性及自限性，两次月经第1日的间隔时间称一个月经周期（menstrual cycle）。一般为21～35d，平均28d。每次月经持续时间称经期，一般为2～8d，平均4～6d。经量为一次月经的总失血量，正常月经量为20～60ml，超过80ml为月经过多。常见的月经异常包括：月经量异常、经期异常、月经周期异常、周期规律性异常。

（1）月经异常的影响：功能失调性子宫出血、闭经、多囊卵巢综合征、高催乳激素血症等都影响正常受孕。因此，在计划怀孕前一定要在全面体格检查的基础上进行内分泌功能检查，寻找病因接受治疗，在形成规律月经时方可计划怀孕。

①面貌：排卵功能障碍引起的月经异常，由于雌激素水平的减少，可形成黄褐斑。

同时如果是多囊卵巢综合征患者，会伴有高雄激素、糖脂代谢异常，会出现面部痤疮等皮肤病。

②不孕：月经异常容易合并排卵异常，出现子宫功能异常，影响受孕。

③妇科疾病：属于临床症状，常作为妇科疾病的典型症状，警惕是否出现器质性病变。

④增加阴道感染的概率：由于女性的子宫在长时间出血，护理不到位，容易造成盆腔里面的感染，从而感染到女性的其他生殖器官，发生炎症。

（2）月经异常的治疗：详见图4-1，FIOG指南中将病因主要分为息肉、子宫腺肌症、子宫肌瘤、恶变和增生、凝血障碍、卵巢排卵异常、子宫内膜局部异常、医源性和未分类，月经异常需要根据病因、是否有生育要求个体化治疗，提高生育力。

①异常子宫出血（abnormal uterine

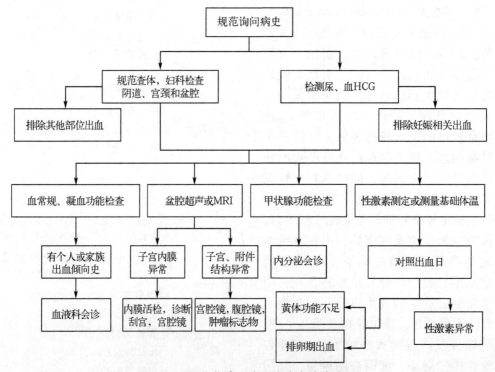

图 4-1　FIGO 指南子宫异常出血诊疗流程

引自：中华医学会妇产科学分会妇科内分泌学组 . 异常子宫出血诊断与治疗指南 . 中华妇产科杂志，2014，49(11)：801-806.

bleeding，AUB）：指与正常月经的周期频率、规律性、经期长度、经期出血量中的任何一项不符、源自子宫腔的异常出血。生育期妇女治疗以止血、调整月经周期和促排卵为主，常用性激素药物止血和调整月经周期出血期可辅以促进凝血和抗纤溶药物，促进止血必要时手术治疗。

②闭经（amenorrhea）：为常见的妇科症状，表现为无月经或月经停止。首要消除诱因，包括积极治疗全身性疾病，提高机体体质，供给足够营养，保持标准体重；运动性闭经者应适当减少运动量；应激或精神因素所致闭经，应进行耐心的心理治疗，消除精神紧张和焦虑；肿瘤、多囊卵巢综合征等引起的闭经，应对因治疗。明确病变环节及病因后，给予相应激素治疗以补充体内激素不足或拮抗其过多，达到维持女性全身健康及生殖健康，包括心血管系统、骨髓及骨代谢、神经系统等；促进和维持第二性征和月经的目的。有生育要求者促进排卵，诱发排卵后未成功妊娠、合并输卵管问题的闭经患者可采用辅助生殖技术治疗。

③多囊卵巢综合征：以雄激素过高的临床或生化表现、持续无排卵、卵巢多囊改变为特征，常伴有胰岛素抵抗和肥胖。对肥胖型多囊卵巢综合征患者，应控制饮食和增加运动以降低体重和缩小腰围，可增加胰岛素敏感性，降低胰岛素、睾酮水平，从而恢复排卵及生育功能。药物治疗，用于调节月经周期；降低血雄激素水平；改善胰岛素抵抗；诱发排卵，定期合理应用药物十分有效。

（二）肥胖与消瘦

1. 肥胖与消瘦的定义及判定标准

（1）肥胖的定义及判定标准：早在1948年世界卫生组织已将肥胖列入疾病名单（ICD 编码 E66），指一种由遗传和环境等多种因素引起的、由于机体能量摄入大于机体能量消耗，从而使多余的能量以脂肪形式储存，导致机体脂肪总含量过多和（或）局部含量增多及分布异常，对健康造成一定影响的慢性代谢性疾病。根据《中国居民营养与健康状况监测（2010—2013年综合报告）》，我国成年女性体重呈上升趋势。《中国居民营养与慢性病状况报告（2020）》显示我国居民超重肥胖问题不断凸显，已有超过50%的成年居民超重或肥胖，由此可见，我国超重、肥胖问题严峻。体脂百分比（BF%）是指人体脂肪组织重量占体重的百分比，是判断肥胖的直接指标，是肥胖诊断的"金标准"。WHO 标准规定成年男性体脂含量＞25%可诊断为肥胖，成年女性＞30%可诊断为肥胖。日本肥胖学会（Minematsu K，2011）采用体脂肪率制定了肥胖的判断标准，详见表 4-4。

我国尚缺乏具有循证依据的体脂百分比评估肥胖及肥胖程度的标准，通常以腰围和体质指数 BMI 进行判定。WHO 提出腰围男性≥102cm、女性≥88cm 是成年人中心型肥胖的标准，我国的中心型肥胖标准则是腰围男性≥90cm、女性≥85cm。关于 BMI，目前与世界卫生组织、美国及亚太地区的成年人 BMI 分类标准中，对于超重及肥胖的定义也有所不同，具体如表 4-5 所示。

表 4-4　日本肥胖学会肥胖标准

性别	年龄/岁	轻度肥胖	中度肥胖	中度肥胖
男性	不分年龄	20% 以上	25% 以上	30% 以上
女性	6～14	25% 以上	30% 以上	35% 以上
	15～	30% 以上	35% 以上	40% 以上

引自：杨月欣，葛可佑. 中国营养科学全书. 北京：人民卫生出版社，2019.

☆☆☆☆

表 4-5　成年人 BMI 分类标准

类别	中国肥胖问题工作组（WGOC）（kg/m^2）	WHO 和 NIH（kg/m^2）	亚太地区（kg/m^2）
体重过轻	< 18.5	< 18.5	< 18.5
正常体重	18.5 ～ 23.9	18.5 ～ 24.9	18.5 ～ 22.9
超重	24.0 ～ 27.9	25.0 ～ 29.9	23 ～ 24.9
肥胖	≥ 28.0	/	/
Ⅰ度肥胖	/	30.0 ～ 34.9	25.0 ～ 29.9
Ⅱ度肥胖	/	35 ～ 39.9	≥ 30
Ⅲ度肥胖	/	≥ 40.00	/

（2）消瘦的定义及判定标准：消瘦指人体因疾病或某些因素而致体内脂肪与蛋白质减少，短期内体重下降超过标准体重的 10%，或 BMI < 18.5kg/m^2，或实际体重低于标准体重 20% 以上者。标准体重 = [身高（cm）－ 105]kg，值得注意的是脱水或水肿消退后的体重下降不能称为消瘦。即使我国成年女性体重呈上升趋势，但我国育龄妇女中处于消瘦的人群也占不少的比例，2002 年我国的调查显示育龄妇女中 BMI 低于 18.5kg/m^2 者占 8.0%，某些农村地区高达 9.7%。

2. 引起肥胖与消瘦的原因

（1）引起肥胖的原因：肥胖成因非常复杂，受多种因素的共同作用，不能简单地用单一因素来解释肥胖的病因。遗传因素被认为是决定肥胖的最主要原因之一，可以占肥胖影响因素中的 40% ～ 70%，研究证明遗传因素可以解释 21% 的 BMI 变异程度，因此，超重肥胖的控制必须坚持预防为主，贯穿全生命周期，要从女性备孕、母亲孕期开始，从儿童青少年时期抓起。由于肥胖发生的根本原因是机体的能量摄入大于机体的能量消耗，从而导致多余的能量以脂肪形式储存，而膳食营养因素和饮食行为影响着机体能量摄入。因此，二者在肥胖的发生过程中，发挥了非常重要的作用，主要包括能量、宏量营养素、微量营养素摄入不当、膳食结构不合理、不健康饮食行为如挑食、偏食、多食、贪食、暴饮暴食、进食速度过快、进食时间过长、早餐食用频率低 / 食用种类少、过多食用零食、在外就餐频率增加、过多摄入高能量密度食物、含糖饮料摄入过量等。饮食行为与情绪和社会认知密切相关，焦虑、抑郁等精神心理状态不仅影响食物的摄入量，还会影响食物的选择，是肥胖的重要诱因。身体活动的减少，导致能量消耗减少、能量过剩，也是导致肥胖发生的一个重要因素。

（2）引起消瘦的原因：消瘦主要分为单纯性消瘦和继发性消瘦，单纯性消瘦又分为体制性消瘦和外源性消瘦两种。体制性消瘦主要为非渐进性消瘦，具有一定的遗传性。外源性消瘦通常受饮食、生活习惯和心理等各方面因素的影响，如食物摄入量不足、偏食、节食、厌食、漏餐、生活不规律和缺乏锻炼等饮食生活习惯及工作压力大、精神紧张和过度疲劳等心理因素都是导致外源性消瘦的原因。而由各类疾病所引起的消瘦我们称之为继发性消瘦，主要包括胃肠道疾病如胃炎、胃下垂、胃及十二指肠溃疡等、代谢性疾病如甲亢、糖尿病等、慢性消耗性疾病如肺结核、肝病等。

3. 肥胖与消瘦对妊娠的影响　研究表明，孕前体重与妊娠结局相关，而孕前适宜的体重可以降低不良妊娠结局的风险。

一方面，孕前超重和肥胖会增加妊娠期高血压、妊娠期糖尿病、妊娠期高脂血症、胎膜早破、产后出血、剖宫产等风险，且其风险会随肥胖程度的增加而增加；孕前超重和肥胖也会增加巨大儿、胎儿先天畸形、新生儿低血糖、围产儿死亡等风险，研究显示，母亲孕前肥胖是儿童期肥胖的独立危险因素，还与子代成年后的肥胖及代谢综合征等有关。另一方面，孕前消瘦会增加低出生体重儿、小于胎龄儿及早产儿的风险，而胎儿生长发育迟缓又与成年期的心血管疾病、糖尿病等慢性病有关。除此之外，研究显示，肥胖也可引起女子闭经、月经不调和不孕等，据统计，以往月经正常而肥胖后发生月经异常的女子中，继发性闭经、月经稀少或过多等发生率为50%，不孕症发生率达18.5%，较一般同龄女子高8.5～11.5%；而也有研究显示，体脂过低，能量代谢变化及低能量状态下体温调节信号异常，下丘脑分泌促性腺激素的功能异常，可致使卵泡刺激素及黄体生成素的分泌下降似青春期前的水平，继而引发月经失调影响妊娠。另外，有研究发现，女性体重对生育动能的影响呈倒 U 字形，即体重极高和极低时生育能力均降低。因此，对备孕期的妇女进行营养与体重管理的指导，尤其是使肥胖与消瘦的备孕妇女体重调整至适宜水平（BMI18.5～23.9kg/m^2）具有非常重要的意义。

（三）血压异常

1. 血压异常的诊断

（1）高血压的诊断：高血压（hypertension）是最常见的慢性病之一，是心血管疾病、终末期肾病及全因死亡等重要的危险因素。据最新数据显示，我国成年高血压的患病率约为30%，并呈逐年上升趋势。根据中国高血压防治指南（2018年修订版）定义高血压指在未使用降压药物的情况下，诊室收缩压（SBP）≥140mmHg 和（或）舒张压（DBP）≥90mmHg，测量时注意

取坐位或卧位，上肢放松，袖带松紧适宜，通常测量右上肢血压，袖带应与心脏处于同一水平。

诊断性评估的内容包括以下三方面：①确立高血压诊断，确定血压水平分级；②判断高血压的原因，区分原发性或继发性高血压；③寻找其他心脑血管危险因素、靶器官损害及相关临床情况，从而做出高血压病因的鉴别诊断和评估患者的心脑血管疾病风险程度，指导诊断与治疗。高血压按血压水平分类详见表4-6。

表 4-6　血压水平分类

分类	SBP（mmHg）	DBP（mmHg）
正常血压	＜120 和	＜80
正常高值	120～139 和（或）	80～89
高血压	≥140 和（或）	≥90
1 级高血压（轻度）	140～159 和（或）	90～99
2 级高血压（中度）	160～179 和（或）	100～109
3 级高血压（重度）	≥180 和（或）	≥110
单纯收缩期高血压	≥140 和（或）	＜90

引自：葛均波，徐永健，王辰. 内科学（第9版）. 北京：人民卫生出版社，2018.

高血压患者风险水平分层如表4-7所示，根据血压升高水平，将高血压分为1级、2级和3级。根据血压水平、心血管危险因素、靶器官损害、临床并发症和糖尿病进行心血管风险分层，分为低危、中危、高危和很高危4个层次。

（2）低血压的诊断：测得成人肱动脉血压低于90/60mmHg（12/0.8kPa）时可称为低血压。正常血压有昼夜波动，24h内最大差值可达40mmHg（5.33kPa）还有季节性波动，故应在不同日的同一时间多次测量安静状态下的血压，方可对低血压做出判断。主要为直立性（体位性）低血压，

☆★☆☆☆

表 4-7 血压升高患者心血管风险水平分层

其他心血管危险因素和疾病史	血压			
	SBP130～139 和（或）DBP85～89	SBP140～159 和（或）DBP90～99	SBP160～179 和（或）DBP100～109	SBP≥180 和（或）DBP≥110
无		低危	中危	高危
1～2 个其他危险因素	低危	中危	中/高危	很高危
≥3 个其他危险因素，靶器官损害，或慢性肾脏疾病（CKD）3 期，无并发症的糖尿病	中/高危	高危	高危	很高危
临床并发症，或 CKD≥4 期，有并发症的糖尿病	高/很高危	很高危	很高危	很高危

引自：中华医学会心血管病学分会肺血管病学组，中华心血管病杂志编辑委员会. 中国肺高血压诊断和治疗指南 2018. 中华心血管病杂志，2018，46(12)：933-964.

直立性低血压的表现是：当躺着或蹲着的时候突然站起来，血压会瞬间降低，导致头晕，过一会儿可以自行恢复。立位时由于重力作用的影响，下肢血管贮血增多，回心血量减少，心排血量减低，上身血压下降。通过神经反射调节，使周围血管收缩，心率增快；促进周围静脉血回流的机械作用加强，加上儿茶酚胺分泌增多，则可纠正上述的血流动力学变化。但如上述代偿功能失调，上身血压将显著下降，当收缩压降到 6.67kPa 以下，导致脑循环灌注不足，就会发生头晕、晕厥等症状。

2. 血压异常对妊娠的影响　高血压本身就是会对备孕妇女有很大损害的疾病，可伴有脑、心、肝、肾等多脏器功能损害。高血压患者如若怀孕也会增加自身及胎儿患病的风险。随着三孩政策的全面放开，高龄妇女的妊娠需求增加，部分女性合并高血压、糖尿病及慢性肾病等，其中高血压患者妊娠后易发生重度子痫前期及多脏器损害，是导致产妇及围产儿病死率升高的主要原因，据统计，子痫前期引起的孕产妇死亡率为 9%～26%。因此，孕前筛查备孕妇女是否患有高血压，积极治疗避免不良状态妊娠，并在孕期加强监测及干预，可减少子痫前期发病，对改善母儿预

后有重要意义。除此之外，2018 年 Carrie 等的研究观察到孕前 DBP 和 MAP 升高 10mmHg 分别与流产风险增加 17% 和 18% 相关，针对年轻女性的以维持育龄妇女健康血压水平为目标的筛查和生活方式干预可能对生殖健康产生有利影响。杨英等采用巢式病例对照研究表明，育龄妇女孕前高血压，甚至是正常高值均会增加低出生体质量的发生风险。

低血压对怀孕一般不会有太大影响，但是怀孕后可能会导致子宫内供血不足，影响胎儿的生长发育，导致胎儿缺乏营养，甚至发生胎儿宫内窘迫等。睡眠、怀孕、身体的不同姿势、吃不同的食物或吃某些药等，都会引起血压的短暂改变，这种血压波动也属于正常情况。长期存在低血压的情况，则应留意是否有头晕、注意力不集中、疲惫、眼前发黑、眼花、恶心、提不起精神和怕冷，甚至晕倒等情况发生，如果有，则应到医院积极寻求医师的帮助。

（四）血糖异常

1. 血糖异常的定义　糖是机体重要的结构物质和能量来源，具有极其重要的生理功能。正常情况下，机体的内在调节系统可保持糖代谢处于动态平衡的状态，使血糖浓度的变化局限在一定的生理范围内

（3.89～6.11mmol/L）。体内多种激素参与糖代谢的调节过程，胰高血糖素、肾上腺素、糖皮质激素和生长激素等是可升高血糖的内分泌激素，胰岛素则是机体内唯一降血糖的激素。当糖代谢发生紊乱使血糖高于或低于正常水平时，就可出现血糖异常，表现为高血糖症或低血糖症。

2. 血糖异常的分类和诊断

（1）高血糖症：指血液中葡萄糖的浓度长期高于正常水平，以空腹时血糖水平高于6.9mmol/L及餐后2h血糖高于11.1mmol/L为判断标准。当血糖超过其肾阈值9.0mmol/L时，则出现尿糖。高血糖症包括生理性和病理性，病理性高血糖症最常见于糖尿病，生理性主要有2种情况。当机体在适度应激如情绪激动时可出现暂时性的血糖升高及尿糖，也称情感性尿糖；当一次性摄入大量糖，导致血糖迅速升高，可出现饮食性尿糖。

（2）低血糖症：对非糖尿病患者而言低血糖的诊断标准为空腹时血糖水平低于2.8mmol/L，而接受药物治疗的糖尿病患者只要血糖水平≤3.9mmol/L就属低血糖范畴。低血糖症是一组由多种病因引起的血浆葡萄糖水平降低，并足以引起相应症状和体征的临床综合征，而当血浆葡萄糖浓度升高后，症状和体征也随之消退。一般引起低血糖症状的血浆葡萄糖阈值为2.8～3.9mmol/L，反复发作的低血糖患者这一阈值则会向更低的血糖浓度偏移。低血糖症一般发生在糖尿病患者身上，也可发生在非糖尿病患者身上。

3. 血糖异常的危害 生理状态下的暂时性高血糖及尿糖对人体不会造成明显的损害，但病理性的高血糖如糖尿病则可引起眼、肾脏、神经、心血管等组织器官慢性进行性病变、功能减退及衰竭，导致多系统损害，病情严重或应激时可发生急性严重代谢紊乱如糖尿病酮症酸中毒及高渗高血糖综合征。低血糖症对机体的影响则以交感神经系统和中枢神经系统为主，可导致患者烦躁不安、面色苍白、大汗淋漓、心动过速和血压升高等交感神经兴奋症状，伴冠心病患者也常因低血糖发作而诱发心绞痛甚至心肌梗死。中枢神经系统对低血糖最为敏感，初期表现为精神不集中、思维和语言迟钝、头晕、嗜睡、躁动、易怒、行为怪异等精神症状，严重者出现惊厥、昏迷甚至死亡，长期严重低血糖可致永久性脑损害。

4. 孕前糖尿病

（1）糖尿病的定义：指一组由多种病因引起的，以慢性高血糖为特征的代谢性疾病。是由于胰岛素分泌和（或）利用缺陷所引起的，是常见病、多发病，是严重威胁人类健康的世界性公共卫生问题。

（2）糖尿病的分类：糖尿病分为胰岛素依赖型糖尿病（1型糖尿病）和非胰岛素依赖型糖尿病（2型糖尿病）、妊娠期糖尿病及其他特殊类型的糖尿病如炎症、肿瘤、手术或其他损伤和某些内分泌疾病如肢端肥大症、库欣综合征、甲亢、胰高血糖素瘤等所致的糖尿病。研究显示，所有糖尿病患者中，2型糖尿病占87%～95%，1型糖尿病占5%～12%，其他类型糖尿病占1%～3%。

（3）糖尿病的临床表现：由于糖尿病患者血糖升高后，由于发生渗透性利尿引起多尿，继而出现口渴多饮；外周组织对葡萄糖利用障碍，脂肪分解增多，蛋白质代谢出现负平衡，渐见乏力、消瘦，患者常有易饥、多食，因此"三多一少"即多饮、多尿、多食和体重减轻是糖尿病的典型临床表现。除此之外，糖尿病患者易并发各种感染，血糖控制较差者更易发生也更严重，如并发肾盂肾炎、膀胱炎、疖、痈等皮肤化脓性感染及皮肤真菌感染等。而长期糖尿病可致眼、肾脏、神经、心血管等组织器官慢性进行性病变、功能减退及衰竭，如导致糖尿病视网膜病变、糖尿病肾病、糖尿病足、糖尿病神经病变甚至致残致死等。

（4）成年人糖尿病高危人群：我国2018年发表的《中国2型糖尿病防治指南（2017年版）》将成年人中糖尿病高危人群的定义在成年人（＞18岁）中，具有下列任何一个及以上的糖尿病危险因素者：①年龄≥40岁；②有糖尿病前期（IGT、IFG或两者同时存在）史；③超重（BMI≥24kg/m²）或肥胖（BMI≥28kg/m²）和（或）中心型肥胖（男性腰围≥90cm，女性腰围≥85cm）；④静坐生活方式；⑤一级亲属中有2型糖尿病家族史；⑥有妊娠期糖尿病史的妇女；⑦高血压[收缩压≥140mmHg（1mmHg=0.133 kPa）和（或）舒张压≥90mmHg]，或正在接受降压治疗；⑧血脂异常[高密度脂蛋白胆固醇（HDL-C）≤0.91mmol/L和（或）甘油三酯（TG）≥2.22mmol/L]，或正在接受调脂治疗；⑨动脉粥样硬化性心血管疾病（ASCVD）患者；⑩有一过性类固醇糖尿病病史者；⑪多囊卵巢综合征（PCOS）患者或伴有与胰岛素抵抗相关的临床状态（如黑棘皮征等）；⑫长期接受抗精神病药物和（或）抗抑郁药物治疗和他汀类药物治疗的患者。其中，糖尿病前期人群及向心性肥胖是2型糖尿病最重要的高危人群。

（5）糖尿病的诊断：具有"三多一少"症状和（或）具有糖尿病高危因素者等应警惕有糖尿病的可能。对于糖尿病的诊断，目前国际通用的是WHO糖尿病专家委员会（1999）提出的诊断和分类标准，见表4-8及表4-9，我国亦采用此标准。另外，糖化血红蛋白（HbA1c）也是诊断糖尿病的敏感指标，美国糖尿病学会（ADA）已经将糖化血红蛋白中的HbA1c≥6.5%作为糖尿病的诊断标准，2011年WHO也建议在条件成熟的地方采用HbA1c作为糖尿病的诊断指标，但我国有关HbA1c诊断切点的相关资料不足，且缺乏检测方法标准化，故我国目前尚不推荐其诊断糖尿病。但对于采用标准化检测方法并有严格质量控制的单位，HbA1c6.5%

可作为诊断糖尿病的参考。

（6）糖尿病分期：按White分类法，依据患者发生糖尿病的发病年龄、病程长短及是否存在血管并发症等进行分期，有助于判断病情严重程度及预后，如表4-10所示。

表4-8　糖尿病诊断标准

诊断标准	静脉血浆葡萄糖水平（mmol/L）
①典型糖尿病症状（烦渴多饮、多尿、多食、不明原因的体重下降）加上随机血糖（任意时间点）	≥11.1
或	
②空腹血糖（fasting plasma glucose，FPG）	≥7.0
或	
③OGTT 2小时血糖（2 hours plasma glucose，2hPG）	≥11.1

备注：空腹状态指至少8h无任何热量摄入；随机血糖指不考虑上次用餐啥时间及食物摄入量，一天中任意时间的血糖，其不能用来诊断空腹血糖受损（IFG）或糖耐量减低（IGT）；若无典型"三多一少"症状，需须在另一天复查核实来确定诊断，如复查未达到糖尿病诊断标准，应定期复查

引自：中华医学会糖尿病学分会.中国2型糖尿病防治指南(2017年版).中华糖尿病杂志,2018,10(1):4-67.

表4-9　糖代谢状态分类

糖代谢分类	静脉血浆葡萄糖（mmol/L）	
	空腹血糖（FPG）	糖负荷后2h血糖（2hPPG）
正常血糖（NGR）	＜6.1	＜7.8
空腹血糖受损（IFG）	6.1～＜7.0	＜7.8
糖耐量减低（IGT）	＜7.0	7.8～＜11.1
糖尿病（DM）	≥7.0	≥11.1

备注：IFG和IGT统称为糖调节受损，也称糖尿病前期

引自：中华医学会糖尿病学分会.中国2型糖尿病防治指南(2017年版).中华糖尿病杂志,2018,10(1):4-67.

表 4-10　糖尿病分期（White 分类法）

分期	标准
A 级	妊娠期诊断的糖尿病
A1 级	经控制饮食，空腹血糖 < 5.3mmol/L，餐后 2h 血糖 < 6.7mmol/L
A2 级	经控制饮食，空腹血糖 ≥ 5.3mmol/L，餐后 2h 血糖 ≥ 6.7mmol/L
B 级	显性糖尿病，20 岁以后发病，病程 < 10 年
C 级	发病年龄 10 ～ 19 岁，或病程达 10 ～ 19 年
D 级	10 岁前发病，或病程 ≥ 20 年，或合并单纯性视网膜病
F 级	糖尿病性肾病
R 级	眼底有增生性视网膜病变或玻璃体积血
H 级	冠状动脉粥样硬化性心脏病
T 级	有肾移植史

引自：谢幸，孔北华，段涛 . 妇产科学（第 9 版）. 北京：人民卫生出版社，2018：107-108.

（7）糖尿病对妊娠的危害：怀孕可使糖尿病患者的病情加重；未能很好控制血糖的孕妇容易发生感染，感染又可加重糖代谢紊乱，甚至诱发酮症酸中毒等发生。糖尿病患者处于高血糖水平可以导致胚胎发育异常，导致胎儿畸形甚至死亡，其流产率可达 15% ～ 30%。糖尿病患者发生妊娠期高血压的可能性也较非糖尿病孕妇高 3 ～ 5 倍，当伴有微血管病变尤其是合并肾脏疾病时，妊娠期高血压及子痫前期的发病率可高达 50% 以上。糖尿病患者抵抗力下降，易并发感染，以泌尿系统感染最常见。另外，糖尿病患者怀孕后发生羊水过多、巨大儿、胎儿生长受限、早产、胎儿窘迫等的发生率也明显增高。由于产程体力消耗大，母体发生低血糖风险增高，且新生儿脱离母体高血糖环境后，也更易发生低血糖的现象，严重危及新生儿生命。糖尿病患者子代患糖尿病、肥胖、高血压等慢性代谢性疾病的风险也增加。

（五）血脂异常

2015 年初，中国国家卫生和计划生育委员会发布《中国居民营养与慢性病状况报告》显示，2012 年中国成人血脂异常患病率达 40.40%，较 2002 年全国营养调查报告的血脂异常患病率（18.6%）明显升高。当前我国血脂异常的发病率呈上升趋势，以 1.5% 年增长率持续增高。我国 2016 年发布的《中国成人血脂异常防治指南》将 LDL-C 低于 2.6mmol/L 推荐为我国成人动脉粥样硬化性心血管疾病（ASCVD）一级预防中 LDL-C 的理想水平。根据 CCDRFS 2018 年发表的数据，我国 18 岁及以上人群血清 LDLC 的平均水平已经达到 2.9 mmol/L。根据近期的一项预测研究报告，人群血胆固醇水平的升高将导致我国人群心血管病事件在 2010—2030 年间增加 920 万。女性作为一个特殊群体，其首位致死原因为心血管疾病，干预血脂异常是防治心血管疾病的重要手段之一。我国 35 ～ 74 岁女性血脂异常的发生率达 53%。重视及规范女性血脂异常的干预，强化女性心血管疾病防治是目前的重大任务之一。

1. 血脂异常定义　血脂异常通常指血浆中总胆固醇（total cholesterol，TC）和（或）甘油三酯（triglycerid，TG）升高，因为脂质不溶或微溶于水，必须与蛋白质结合以脂蛋白形式存在才能在血液中循环，所以血脂异常是通过高脂蛋白血症表现出来的。高脂

☆☆☆☆

蛋白血症（hyperlipoproteinemia），简称为高脂血症（hyperlipidemia）。

2. 血脂异常的原因、分类及诊断

（1）原因

①遗传因素：随着分子生物学技术的发展，发现一部分高脂血症患者存在单一或多个遗传基因的缺陷，多具有家族聚集性，有明显的遗传倾向。

②与后天的环境因素有关，主要由4方面因素造成：a. 生活方式：如膳食营养、体力活动、精神压力、情绪变化、烟酒嗜好等；b. 药物作用：如噻嗪类利尿剂、β受体阻滞剂、肾上腺皮质激素、口服避孕药等；c. 内分泌代谢障碍：如糖尿病、甲状腺功能异常、肥胖、高尿酸血症等；d. 某些疾病：如肾病综合红斑狼疮、骨髓病等。

（2）分类

①高脂血症根据病因不同，可分为原发性高脂血症和继发性高脂血症两类。

②临床将高脂血症分为4种：a. 高胆固醇血症：血清TC升高；b. 高三酰甘油血症：血清TG升高；c. 混合型高脂血症：血清TC、TG均升高；d. 低高密度脂蛋白血症：血清高密度脂蛋白胆固醇（HDL-C）降低。

③世界卫生组织根据血浆LP谱的变化将血脂异常分为5型。

（3）诊断

①血脂异常通过实验室检查进行诊断和分型。常规检测血脂基本项目应包含：a. 总胆固醇（TC，正常参考值3.1～5.7mmol/L，

120～220mg/dl）；b. 三酰甘油（TG，0.4～1.7mmol/L，35～150mg/dl）；c. 高密度脂蛋白胆固醇（HDL-C，1.0～1.6mmol/L，38.6～61.8mg/dl）；d. 低密度脂蛋白胆固醇（LDL-C，0～3.4mmol/L，0～131.3mg/dl），其中只要有1项异常，即诊断"血脂异常"。

②血脂异常的诊断采用《中国成人血脂异常防治指南（2016修订版）》关于我国血脂合适水平及异常分层标准，见表4-11。

③血脂检查前的注意事项：检查前应空腹（禁食12～14h）；采血前2周内保持相对稳定的饮食与运动习惯；采血前24h内不能饮酒吸烟，不进高糖食物，不做剧烈运动，避免情绪紧张、饮咖啡等，以避免甘油三酯升高。

3. 血脂异常临床表现　高脂血症的临床表现少见，可在相当长时间内无症状。其主要的临床表现有两方面：①有脂质在真皮内沉积所引起的黄色瘤或跟腱增厚、脂质在血管内皮沉积所引起的动脉粥样硬化及角膜弓和脂血症眼底改变；②血液检测一种或多种脂质成分异常。

4. 血脂异常对妊娠的影响　患高脂血症的孕妇发生妊娠糖尿病和妊娠糖耐量低的发生率增高，且高脂血症产妇羊水过多、胎儿宫内窘迫的概率也明显增大。妊娠晚期脂代谢异常患者产后10年内发生脂代谢异常的风险增加，且子代将来患心血管疾病的风险增加。

表 4-11　血脂异常诊断及分层标准（mmol/L）

分层	TC	LDL-C	HDL-C	非 -HDL-C	TG
理想水平		< 2.6		< 3.4	
合适水平	< 5.2	< 3.4		< 4.1	< 1.7
边缘升高	5.2～6.19	3.4～4.09		4.1～4.89	1.7～2.29
升高	≥ 6.2	≥ 4.1		≥ 4.9	≥ 2.3
降低			< 1.0		

引自：中国成人血脂异常防治指南修订联合委员会. 中国成人血脂异常防治指南（2016年修订版）. 中华全科医师杂志, 2017, 16(1)：15-35.

（六）贫血

妇女贫血的患病率为育龄妇女（15～49 岁）的血红素水平低于正常水平的比例，指孕妇低于 110g/L、非怀孕妇女低于 120g/L。该指标反映妇女的营养水平，孕期妇女的营养水平更有可能影响到胎儿的营养水平。WHO 指出，全球育龄妇女和妊娠妇女的贫血率分别为 29.4% 和 38.2%。联合国可持续发展目标和世界卫生大会目标提出，到 2025 年育龄妇女贫血率要在 WHO 基于 1993—2005 年数据确定的基线水平（30.2%）上降低 50%。缺铁性贫血是最常见的贫血，其在发展中国家、经济不发达地区、婴幼儿、育龄妇女的发生率明显增高，由于 IDA 占贫血比例较高，控制 IDA 是达成贫血控制目标的关键。

1. 贫血的定义　贫血是指人体外周血红细胞容量减少，低于正常范围下限，不能运输足够的氧至组织而产生的综合征。由于红细胞容量的测定较为复杂，因此临床上常以血红蛋白浓度来代替。

2. 贫血的分类与诊断　贫血按照进展速度可分为急性贫血和慢性贫血；按照细胞形态可分为大细胞性贫血、正常细胞性贫血和小细胞低色素性贫血，见表 4-12；按照 Hb 浓度分轻度、中度、重度和极重度贫血，详见表 4-13。

血红蛋白（hemoglobin，Hb）和红细胞压积（hematocrit）是贫血筛查的常用指标。我国血液学家认为在我国海平面地区，成年女性（非妊娠）Hb < 110g/L、孕妇 Hb < 100g/L 即为贫血。该标准与 1972 年 WHO 的诊断标准略有差异，而我国现今对于贫血的诊断则延用 WHO 的标准，即在海平面地区，成年女性 Hb < 120g/L，孕妇 Hb < 110g/L。

常见的缺铁性贫血，则是当血清铁 < 6.5µmol/L 即可诊断。血清铁蛋白是评估铁缺乏最有效的指标，根据体内储存铁水平分为三期：①铁减少期：体内储存铁下降，血清铁蛋白 < 20µg/L，转铁蛋白饱和度及 Hb 正常。②缺铁性红细胞生成期：红细胞摄入铁降低，血清铁蛋白 < 20µg/L，转铁蛋白饱和度 < 15%，Hb 水平正常。③ IDA 期：红细胞内 Hb 明显减少，血清铁蛋白 < 20µg/L，转铁蛋白饱和度 < 15%，Hb < 110g/L。

巨幼细胞贫血的诊断标准：血细胞比容降低，红细胞平均体积（mean corpuscular volume，MCV）> 100fv，红细胞平均红细胞（mean corpuscular hemoglobin，MCH）> 32pg，血清叶酸 < 6.8mmol/L，红细胞叶酸 < 227mmol/L 或血清维生素 B_{12} < 90pg/ml。

表 4-12　贫血的细胞学分类

类型	MCV（fl）	MCHC（%）	常见疾病
大细胞性贫血	> 100	32～35	巨幼细胞贫血、伴网织红细胞大量增生的溶血性贫血、骨髓增生异常综合征、肝疾病
正常细胞性贫血	80～100	32～35	再生障碍性贫血、纯红细胞再生障碍性贫血、溶血性贫血、骨髓病性贫血、急性失血性贫血
小细胞性贫血	< 80	< 32	缺铁性贫血、铁粒幼细胞贫血、珠蛋白生成障碍性贫血

引自：葛均波，徐永健，王辰 . 内科学（第 9 版）. 北京：人民卫生出版社，2018.

表 4-13　贫血的严重度划分标准

贫血严重程度	极重度	重度	中度	轻度
血红蛋白浓度	< 30g/L	30～59g/L	60～90g/L	> 90g/L

地中海贫血的诊断标准：MCV < 82fV，MCH < 27pg，铁蛋白≥ 30μg/L，经血红蛋白电泳分析基于诊断确诊。

3. 贫血的临床表现　根据贫血的类型不同，其所表现出来的临床表现亦有一定的差别。

（1）缺铁性贫血的临床表现：轻度贫血孕妇最常见的症状是疲劳，以及易怒、注意力下降、脱发等，也可无明显症状。重度贫血孕妇可有头晕、乏力、心悸、气短、食欲减退、腹胀、腹泻、皮肤黏膜苍白、毛发干枯易脱落、指甲薄脆、口腔炎等临床表现。

（2）巨幼细胞贫血的临床表现：此类贫血多发生于妊娠中晚期，常表现为头晕、乏力、活动后心悸等贫血症状及食欲缺乏、舌疼、舌炎、舌乳头萎缩、腹胀、腹泻或便秘等消化道症状，脾大、水肿、低热等症状也较常见。另该贫血还可导致周围神经炎症状如手足麻木、针刺、冰冷等感觉异常。

（3）地中海贫血的临床表现：小细胞低色素性贫血，且补充铁剂后不可纠正。静止型α或轻型α、β地中海贫血：胎儿期无临床表现，生后无贫血症状或轻度贫血。中间型α地中海贫血：胎儿期多无临床表现。生后渐出现临床表现，平均发病年龄 4 ~ 14 岁；贫血严重程度差异很大，发病时间越早，病情越严重，除少数严重病例外，一般不依赖输血治疗可维持生长发育需要的基础 Hb 水平，常有脾大，生长发育基本正常。中间型β地中海贫血：胎儿期无临床表现；多在儿童期始出现不同程度贫血，部分患儿靠定期输血来维持生命，可存活至成年。重型α地中海贫血：胎儿期即可出现重度贫血、严重水肿、肝脾大、发育迟缓、胎盘水肿增厚，基本不能存活至出生；母亲并发镜像综合征、妊娠期高血压疾病等。重型β地中海贫血：胎儿期无临床表现；出生 6 个月后贫血进行性加重，每月需要输血和祛铁治疗，若不积极治疗一般存活不到成年。

4. 贫血对妊娠的危害　正常成年女性体内储存铁量为 0.3 ~ 1.0g，但育龄妇女因生育和月经失血，体内铁贮存往往不足。孕前和孕早期缺铁或贫血，可影响妊娠结局和母子双方的健康，导致流产、胎儿宫内生长迟缓及新生儿低出生体质量，还会使孕妇更易发生妊娠期缺铁性贫血。

孕妇贫血导致胎儿肝脏贮存的铁量不足，不仅影响婴儿早期血红蛋白合成、引起贫血，而且影响含铁（血红素）酶的合成，并影响脑内多巴胺 D2 受体的产生，对胎儿及新生儿智力和行为发育产生不可逆的影响。由于妊娠期对铁的需要量显著增加，而且良好的铁营养状况是成功妊娠的必要条件，故从计划怀孕开始，育龄妇女应尽可能多摄取含铁丰富的动物性食物，为妊娠储备足够的铁；准备怀孕但贫血或铁缺乏的女性应积极治疗，待贫血或铁缺乏纠正后再怀孕。

（七）肝功能异常

肝脏是人体最大的实质性器官，担负着多样的生理功能。据统计，近年来我国肝功能异常的发病率逐年上升，但疾病谱已发生变化，病毒性肝炎的发病率显著下降，而非病毒性肝病的发病率有所提高，对于这部分肝功能异常者应当加以重视。长期以来，病毒性肝炎在我国肝脏疾病谱中占据绝对比例，我国属于 HBV 感染的高发国家，有报道显示，妊娠前女性 HBV 感染率为 7.2%，但是随着新生儿乙肝疫苗接种的大范围普及，我国乙肝病毒感染得到有效控制。虽然国内各类型病毒性肝炎的发展态势已得到遏制，但仍然需要提高警惕。因在妊娠合并肝炎中，以乙型病毒性肝炎最常见，本节以讲述乙型病毒性肝炎的健康促进为主。

1. 肝功能异常定义　肝功能异常（Hepatic Insufficiency）是当肝脏受到某些

致病因素的损害，引起肝脏形态结构的破坏和肝功能的异常。轻度的损害，通过肝脏的代偿功能，一般不会发生明显的功能异常；如果损害比较严重而且广泛，引起明显的物质代谢障碍、解毒功能降低、胆汁的形成和排泄障碍及出血倾向等肝功能异常改变，称为肝功能不全，即肝功能异常。

2. **肝功能异常的原因**　导致肝功能异常的原因有很多，如感染、化学药品中毒、免疫功能异常、营养不足、胆道阻塞、血液循环障碍、肿瘤、遗传缺陷等。常见的可致肝功能异常的疾病有病毒性肝炎、药物性肝炎、脂肪肝、中毒性肝炎、肝淤血、肝肿瘤等。

3. **肝功能异常临床表现**　消化功能障碍，致食欲减退、肝功能异常、厌油、恶心、呕吐等；肝细胞损害，致血清转氨酶等酶类增高，而胆碱酯酶降低，可致乏力、易倦、嗜睡等；胆红素代谢异常，可致黄疸；糖代谢障碍，可致血脂含量改变，胆固醇合成及酯化能力降低；脂肪代谢障碍可形成脂肪肝；白蛋白合成障碍，严重时导致腹水、胸腔积液等；维生素类代谢障碍，可致皮肤粗糙、夜盲、唇舌炎症、水肿、皮肤出血、骨质疏松等；凝血因子合成障碍，可致牙龈出血、鼻出血等；激素代谢异常，可致性欲减退、月经失调、皮肤小动脉扩张，出现蜘蛛痣、肝掌、脸色黝黑等。

4. **肝功能异常对妊娠的影响**　妊娠是一种特殊的生理状态，肝脏是体内各种物质的代谢中枢，贯穿于妊娠的一系列生理生化改变，胎儿的代谢和解毒作用依靠母体肝脏完成，使肝脏负担加重，使妊娠妇女较非妊娠期更易发生肝病。这使得育龄妇女在原有肝脏疾病基础上易诱发重症肝病肝衰竭，其并发症主要有肝性脑病、肝肾综合征、感染、中毒性肠麻痹、凝血功能障碍等多器官功能衰竭，每增加一个并发症病死率相应增高，平均病死率在50%以上。如果妇女是肝炎患者，怀孕后会造成胎儿早产等后果，肝炎病毒还可直接传播给胎儿。

（八）肾功能异常

1. **肾功能异常定义**　肾脏的主要功能是排泄代谢产物，调节水、电解质和酸碱平衡，维持机体内环境稳定及内分泌功能。肾功能异常表现为各种肾病，包括原发或继发肾小球疾病、小管间质疾病等。肾病根据病程的长短又可分为急性肾损伤（AKI）、急性肾脏病（AKD）和慢性肾脏病（CKD）三大类，具体定义如下：

（1）急性肾损伤（AKI）：指7d内肾功能急性下降，表现为血肌酐的升高和（或）尿量的减少。

（2）急性肾脏病（AKD）：指AKI发作后，急性或亚急性肾功能损害和（或）下降持续 7 ～ 90d，其预后包括痊愈、AKI复发、恶化或死亡。

（3）慢性肾脏病（CKD）：指肾脏结构或功能持续异常超过90d。

2. **肾功能异常的原因**　肾功能异常严重者表现为各种肾病，如肾衰竭、肾病综合征、肾功能不全、肾囊肿、肾炎、尿毒症等。导致这些病种的根本原因是肾脏纤维化。

3. **肾功能异常的临床表现**　肾脏疾病的临床表现包括肾脏疾病本身的临床症状及肾功能受损引起的各系统症状，包括尿色异常、尿量异常、排尿异常、水肿、乏力等，其中常见的临床表现有血尿、蛋白尿、水肿及高血压。对育龄妇女而言，肾功能异常可致月经异常，如月经量过多、闭经、月经周期紊乱、经期延长等。

4. **肾功能异常对妊娠的影响**　生育年龄肾功能不全患者易并发月经异常及子宫内膜病变。妊娠期由于肾血流量及肾小球滤过率增加，血流动力学的改变，肾脏负担加重，且由于妊娠期的生理改变，子宫增大后压迫输尿管，孕激素减弱输尿管平滑肌的蠕动，导致输尿管、肾盂扩张，某些泌尿系疾病可在妊娠期加重甚至产生严

☆★☆☆

重的后果。对肾病综合征、慢性肾炎等肾病患者来说，母体肾功能下降，一方面影响胎儿发育，可能出现流产、死胎、死产等。另一方面，即使勉强分娩成功，也有可能时孕妇肾脏造成不可逆的损害。

（九）甲状腺功能异常

1. 孕前甲状腺功能检查意义　甲状腺是人体最大的内分泌腺体，甲状腺功能异常主要包括甲状腺功能亢进和减退。怀孕可导致甲状腺疾病加重，而未受控制的甲状腺疾病会对母儿均产生严重不良影响，因此，孕前进行甲状腺功能检测，早期发现甲状腺功能疾病并进行治疗具有非常重要的作用。但目前妊娠前或妊娠期是否对甲状腺疾病进行普遍筛查仍存在争议，多数医疗机构仅在具有高危因素的人群中进行甲状腺功能检测，而仅在高危妊娠人群中筛查可有 30%～80% 的甲亢、亚临床甲亢或者甲减、妊娠期亚临床甲状腺功能减退症漏诊。因此，我国在 2019 年发布的《妊娠和产后甲状腺疾病诊治指南（第 2 版）》中推荐筛查整个妊娠人群优于不筛查，而有条件的医院和妇幼保健部门应对所有妊娠 8 周以前妇女开展甲状腺疾病筛查，而且是最好在孕前筛查，以便控制病情后再选择合适生育时机，以减少母婴不良结局等风险。

2. 甲状腺疾病的高危人群　包含：①甲亢、甲减疾病史或目前有甲状腺功能异常的症状或体征；②甲状腺手术史和（或）^{131}I 治疗史或头颈部放射治疗史；③自身免疫性甲状腺疾病或甲状腺疾病家族史；④甲状腺肿；⑤甲状腺自身抗体阳性；⑥ 1 型糖尿病或其他自身免疫病：包括白癜风、肾上腺功能减退症、甲状旁腺功能减退症、萎缩性胃炎、恶性贫血、系统性硬化症、系统性红斑狼疮、干燥综合征等；⑦流产史、早产史、不孕史；⑧多胎妊娠史（≥2）；⑨肥胖症（体重指数＞40kg/m²）；⑩年龄＞30 岁；⑪服用胺碘酮或锂制剂或近期碘

造影剂暴露；⑫中重度碘缺乏地区居住史。

3. 甲状腺功能亢进

（1）甲亢定义：甲状腺功能亢进是甲状腺腺体本身产生甲状腺激素过多，导致体内甲状腺激素过高，引起机体的神经、循环、消化等系统兴奋性增高和代谢亢进的内分泌疾病，简称甲亢。

（2）甲亢分类：按照发病部位和病因可分为原发性甲亢和中枢性甲亢。原发性甲亢属于甲状腺腺体本身病变，包括自身免疫性甲亢——Graves 病（毒性弥漫性甲状腺肿）、多结节性毒性甲状腺肿、甲状腺自主高功能腺瘤、碘甲亢。而中枢性甲亢又称为垂体性甲亢，是由于垂体促甲状腺激素（thyroid stimulating hormone，TSH）腺瘤分泌过多 TSH 所致甲亢。在甲亢分类中，以 Graves 病为最多见，约占所有甲亢的 80%。根据甲亢程度，可以分为临床甲亢和亚临床甲亢。临床甲亢的甲状腺功能特点是血清 TSH 降低，血清总甲状腺素（total thyroxine，TT4）、游离甲状腺素（free thyroxine，FT4）、总三碘甲状腺原氨酸（total triiodothyronine，TT3）、游离三碘甲状腺原氨酸（free triiodothyronine，FT3）升高；亚临床甲亢仅血清 TSH 降低，甲状腺激素水平正常。

（3）甲亢临床表现：甲亢以代谢亢进和神经、循环、消化等系统兴奋性增高为主要临床表现。

①高代谢症候群：乏力、怕热、多汗、皮肤温暖、潮湿、体重下降等。

②神经系统：易激惹、烦躁、失眠、紧张、焦虑、常常注意力不集中。伸舌或双手平举可见细震颤、腱反射活跃。

③眼部：非浸润性突眼患者眼球轻度突出，可伴有眼裂增宽、瞬目减少及凝视、眼球内侧聚合不能或欠佳等眼征。浸润性突眼患者双眼球明显突出，可超过眼球突出度参考值 3mm 以上（中国人群眼球突出度女性 16.0mm，男性 18.6mm），少数患者

为单侧突眼。可见眼睑肿胀、结膜充血水肿、眼球活动受限、复视等。

④甲状腺：Graves 病患者甲状腺多呈弥漫性肿大，质地软或坚韧，无压痛，上、下极可触及震颤，闻及血管杂音。结节性毒性甲状腺肿患者可触及甲状腺结节性肿大。甲状腺自主性高功能腺瘤患者可扪及孤立结节。也有少数人甲状腺不肿大，特别是老年患者。

⑤心血管系统：患者感心悸、气促、活动后加剧。心率增快、心尖部第一心音亢进、可闻及收缩期杂音；心律失常以房性期前收缩为最常见，也可见室性或交界性期前收缩、阵发性或持续性心房颤动。严重者可发生心肌缺血、心脏增大、心力衰竭。

⑥消化系统：表现为食欲亢进、大便次数增多或腹泻、肠鸣音活跃。少数患者可出现恶心、呕吐等症状，或出现转氨酶升高、黄疸等肝功能异常表现。

⑦血液系统：部分患者有轻度贫血，外周血白细胞和血小板计数可有轻度降低。

⑧胫前黏液性水肿：常见于胫骨前下 1/3 部位，皮损多为对称性，早期皮肤增厚、变粗、毛囊角化，可见广泛大小不等的红褐色或暗紫色突起不平的斑块或结节，后期皮肤如橘皮或树皮样，可伴继发性感染和色素沉着，是 Graves 病的特征性皮肤表现，发生率大约为 5%。

⑨内分泌系统：女性常表现为月经量减少、周期延长，甚至闭经。男性可出现乳房发育、性欲减退、阳痿等症状。

（4）甲亢诊断

①甲亢诊断标准：高代谢症状和体征；甲状腺肿大；血清甲状腺激素水平升高，TSH 水平降低。具备以上 3 项，并除外非甲亢性甲状腺毒症，甲亢诊断即可成立。注意部分不典型甲亢患者可以表现为单一系统首发突出症状，如心房颤动、腹泻、低钾性周期性麻痹等。淡漠型甲亢患者高

代谢症状可以不明显。少数患者可以无甲状腺肿大。

②Graves 病诊断标准：甲亢诊断成立；甲状腺弥漫性肿大（触诊和超声检查证实）；眼球突出和其他浸润性眼征；胫前黏液性水肿；TRAb、TPOAb 阳性。在以上标准中，甲亢诊断成立；甲状腺弥漫性肿大为诊断必备条件，其余为诊断辅助条件。

（5）甲亢对妊娠的不良影响：甲亢的女性可出现月经量减少、周期延长，甚至闭经的情况，男性也可性欲减退、阳痿等症状。未治疗或治疗欠佳的甲亢可在分娩、手术应激、感染或停药不当时诱发甲状腺危象的发生。重症或未经治疗控制的甲亢孕妇容易发生流产、早产、低体重儿、胎儿宫内生长受限、胎儿甲状腺功能减退、死胎等，甲亢患者易并发妊娠期高血压疾病，加重心脏负荷，易诱发心力衰竭，发生甲状腺危象甚至危及生命。甲状腺危象过去也称甲亢危象，是甲状腺毒症急性加重的一个综合征，临床表现有高热或过高热，大汗，心动过速（> 140 次 / 分），烦躁，焦虑不安，谵妄，恶心，呕吐，腹泻，严重可出现心衰、休克及昏迷等。甲状腺危象死亡率在 20% 以上，应避免引起甲状腺危象，同时早发现、早治疗。

4. 甲状腺功能减退

（1）甲减的定义：甲状腺功能减退是由于甲状腺激素合成和分泌减少或组织作用减弱导致的全身代谢减低的内分泌疾病，简称甲减。

（2）甲减的分类：按照发病部位和病因可分为原发性甲减和中枢性甲减。原发性甲减属于甲状腺腺体本身病变，主要由自身免疫、甲状腺手术和甲亢 [131]I 治疗所致，占全部甲减的 95% 以上。而中枢性甲减是由下丘脑和垂体病变引起的促甲状腺激素释放激素（TRH）或促甲状腺激素（TSH）产生和分泌减少所致，较常见的原因为垂体外照射、垂体大腺瘤、颅咽管瘤及产后

大出血，其中下丘脑病变引起的甲减，称为三发性甲减。根据甲状腺功能减低的程度，可以分为临床甲减和亚临床甲减。临床甲减的甲状腺功能特点是血清 TSH 增高，TT4 和 FT4 均降低，血清 TT3 和 FT3 早期正常，晚期减低；亚临床甲减仅血清 TSH 增高，甲状腺激素水平正常。

（3）甲减临床表现：甲减以代谢率减低和交感神经兴奋性下降为主要临床表现。病情轻者早期可无特异性症状。典型患者可表现为表情呆滞、反应迟钝、畏寒、乏力、少汗、手足肿胀感、嗜睡、记忆力减退、关节疼痛、体重增加、便秘、女性月经紊乱或者月经过多，甚至不孕等。体查典型患者可有声音嘶哑、听力障碍、面色苍白、颜面和（或）眼睑水肿、唇厚舌大、常有齿痕、皮肤干燥、粗糙、脱皮屑、皮温低、水肿、手（足）掌皮肤可呈姜黄色，毛发稀疏干燥，跟腱反射时间延长，脉率缓慢。少数可出现胫前黏液性水肿。累及心脏可出现心脏扩大、心包积液、心动过缓甚至心力衰竭。重症者可发生黏液性水肿昏迷。

（4）甲减诊断

①甲减症状和体征。

②血清 TSH 增高，FT4 减低，原发性甲减即可成立。如果甲状腺过氧化物酶抗体（TPOAb）阳性，可考虑病因为自身免疫性甲状腺炎。

③血清 TSH 减低或者正常，TT4、FT4 减低，考虑中枢性甲减，可做 TRH 刺激试验证实。

（5）甲减对怀孕及妊娠的不良影响：甲减患者可伴轻、中度正细胞正色素性贫血，可能与甲状腺激素不足，影响促红细胞生成素的合成有关。患甲减的女性可出现月经紊乱或者月经过多，甚至不孕等。未经治疗控制的甲减孕妇容易发生胎儿流产、死亡、畸形、胎儿宫内生长受限、先天性缺陷及智力发育迟缓等。甲减患者妊娠早、晚期产科并发症均明显增加，如子痫前期、胎盘早剥、心力衰竭等。

二、负性情绪

详见第 8 章围产期心理相关理论与实践相关内容。

三、不良行为与生活方式

常见的不良行为和生活方式及其危害

常见的不良行为和生活方式主要包括吸烟、饮酒、吸毒、滥用用药、不健康饮食行为、久坐少动生活方式、不良卫生习惯及不良作息行为等，这些不良的行为和生活方式均会对妊娠造成不良影响。

1. 吸烟 烟草中含有很多的有害成分，除了尼古丁外，还有氢氰酸、氨、一氧化碳、芳香族化合物及烟焦油等。吸烟者易发生肺气肿、支气管炎、肺癌等疾病。女性嗜烟，将引起月经失调，并减少受孕的可能性。孕妇吸烟会导致生殖细胞和胎儿生长发育异常，胎儿宫内生长受限、流产、早产甚至围产儿死亡。烟草的有害成分通过血液循环进入生殖系统，可直接或间接地产生毒性作用，怀孕前夫妇双方或一方经常吸烟，均可增加下一代发生畸形的风险。每天吸烟 10 支以上者，子女发生先天畸形比例增加 2.1%；男性每天吸烟 30 支以上者，畸形精子的比例超过 20%，且吸烟时间越长，畸形精子越多。不管是主动吸烟还是被动吸烟，其后果一样，都可以对胎儿造成影响。

2. 酗酒 夫妇一方或双方经常饮酒、酗酒，均可影响受孕及子代的健康。一方面，酒精可引起内分泌紊乱、影响精子及卵子的发育，造成精子或卵子畸形的发生，从而导致受孕时形成异常受精卵的情况。另一方面，酒精影响受精卵顺利着床和胚胎发育，被酒精损害的生殖细胞形成的胚胎，通常会由于发育不正常而导致流产的发生。同时，男性长期或大量饮酒，引起慢性或急性酒精中毒，可导致精子数量减少、活力下降及畸形精子与死精子的比例上升，进而影响受孕及胚胎发育。除此之外，酒精可以通过胎盘进入胎儿血液，造成胎儿宫内发育不良、中枢神经系统发育异常、智力低下等。

3. 吸毒、滥用药物　许多药物都有一定的毒性，尤其是长期使用吗啡、哌替啶等成瘾性镇痛药及吸食摇头丸、白粉、冰毒等对怀孕和妊娠影响严重。我国吸毒者年龄在 17 ～ 35 岁的占 85.7%，且女性吸毒人数近年呈上升趋势，多为或将要进入育龄期的妇女。女性长期吸毒可导致月经不调、闭经、停止排卵等现象，或伴有性欲亢奋。夫妇双方长期吸食均会影响生殖器官，引起不孕不育。怀孕期间女性吸毒会通过胎盘而进入胎儿体内，使胎儿在母体内就开始形成对毒品的依赖，当母亲吸毒过量时，胎儿可发生药物中毒，当母亲吸毒量突然减少时，胎儿也容易出现相应的戒毒症状，这样不仅影响胎儿的正常生长发育，严重者还会导致胎儿发生畸形的危险。

4. 不健康饮食行为　常见不健康饮食行为主要包括偏食、挑食、节食、厌食、漏食、多食、贪食、暴饮暴食、进食速度过快、进食时间过长、早餐食用频率低 / 食用种类少、过多食用零食、在外就餐频率增加、过多摄入高能量密度食物、含糖饮料摄入过量、饮食不规律等。

5. 久坐少动的生活方式　身体活动不足被认为是全球第四大死亡风险因素，占全球死亡人数的 6%，是当今慢性病发生的第一独立危险因素，而久坐的静态生活方式是身体活动不足的主要表现。久坐少动的生活方式，可因能量消耗减少而使体内脂肪堆积，导致超重和肥胖，还可诱发颈椎病、腰椎病，同时也是心血管疾病、糖尿病等慢性病的危险因素。且久坐少动的生活方式，容易导致孕期增重过多，增加不良妊娠结局的风险。

6. 不良卫生习惯　一些不良的卫生习惯容易导致感染、炎症等发生，不利于健康新生命的孕育。经常接触生肉或接触猫狗等动物后不及时清洗双手便进食，或直接进食生肉，容易导致弓形虫感染的发生。弓形虫是一种寄生在细胞内的原虫，是人畜共患的寄生虫，在感染弓形虫后，孕前未发现或未治愈，会导致孕期发生早产、流产、死胎、死产的发生，还会导致胎儿小头畸形，无脑畸形、脑积水、精神障碍、运动障碍等。日常生活中睡前不刷牙、餐后不漱口等不良口腔卫生行为，或口腔清洁不到位，容易引起牙痛、蛀牙等问题，从而影响进食引起营养不良的发生，同时，研究显示，母亲牙周炎是早产和低体重儿的独立危险因素，其发生机制可能与牙菌斑中的致病厌氧菌及其代谢产生的细胞因子侵入胎盘有关。平时内裤与袜子及其他衣物混洗的习惯、不洁性生活行为、外阴清洁不到位等也容易引起生殖道炎症、感染的发生。

7. 不良作息行为　不良作息行为主要包括作息不规律、昼夜颠倒、熬夜、睡眠不足或睡眠过多等。人类的生殖功能受多种性激素的调节，这些激素与身体的昼夜节律时间协同分泌。睡眠数量或质量、睡眠剥夺和（或）睡眠障碍、昼夜节律紊乱会对参与生殖的许多不同激素产生影响，从而导致月经不调、痛经及导致发生不孕、自然流产、早产和胎儿发育受损的风险增加。也有研究显示，勃起功能障碍、下尿路症状和性腺功能减退症状均与睡眠呈线性关系，睡眠较差会出现更差的症状。同时，研究显示睡眠较少和睡眠过多均与较差的生育结果相关，男性不育症与睡眠呈逆 U 形关系，其中睡眠过少和过多的男性似乎比睡眠 7 ～ 8h 的男性更容易患不育症。

四、生活与工作障碍

（一）生活与工作环境

生活及工作的环境中一些有害因素会

☆☆☆☆

直接影响生殖细胞及胚胎的质量，引起孕期不良结局的发生，备孕期间及整个孕期均应尽量避免各种有害因素。很多女职工在就业时，由于受到职业因素的危害，对生育造成了潜在的影响，孕前如果从事的是不利于妊娠的职业，计划怀孕开始就应申请暂时调换岗位或更换工种。生活及工作中对健康不利的环境因素按其性质可分生物因素、化学因素及物理因素。

1. 生物因素 主要包括细菌、真菌、病毒及寄生虫等感染。为了避免生物有害因素的损害，孕前及孕期均应避免密切接触宠物、进食生肉或喝生水，进食前注意手部卫生清洁，以预防弓形虫感染的发生。如非必要，备孕者家中尽量不要养猫狗等宠物，有宠物者应对宠物进行定期驱虫及预防注射，触摸宠物后，需及时洗手，避免将病原微生物入口造成感染。备孕者尽量不要清理宠物的排泄物，最好让家人代为处理。保险起见，最好在准备怀孕前把宠物暂时寄养他人，同时应做好孕前检测，如果发现有弓形虫感染，应治愈后再怀孕。有些需要接触动物的人员，如宠物医院工作人员、园艺人员、养殖业、动物园工作员、动物实验人员等，应加强自我保健和防护，必要时申请暂时调换岗位或更换工种。日常生活及工作中备孕者应保持良好卫生习惯，同时注意自我防护，避免一些疾病的暴露，如水痘、麻疹、腮腺炎、风疹、巨细胞病毒等感染。没有接种过相关疫苗的女性，最好咨询医师后在怀孕前对可避免的疾病进行免疫接种。一般孕前3个月接种，建议接种的疫苗包括流感疫苗、水痘疫苗、风疹疫苗、甲肝疫苗、乙肝疫苗等。

2. 化学因素 主要包括接触砷、铅、汞、苯、甲醛、氯丁二烯、氯化乙烯等有毒有害物质。这些化学物质会对精子和卵子的质量产生影响，影响胚胎的早期发育和着床，并导致流产、死胎、胎儿畸形等情况发生。

为了避免这些有毒有害的化学物质的损害，从计划怀孕开始，需注意居室及办公环境有害物质是否超标，尽量不要过早搬到新装修的房子内居住，通风至少半年再入住，在搬进去之前最好请环保部门进行监测，达标后方可入住。家里尽量不要添置新家具，添置时需确保甲醛等是否超标。备孕开始尽量不染发、染指甲及纹眉，尽量减少不必要的化妆，确需化妆时尽量以淡妆为主，同时确保化妆品质量。避免接触消毒剂、避免使用樟脑丸，如果家里有杀虫剂、空气清洗剂，也应该减少其使用。腌制食品中都含有大量的亚硝酸盐、苯丙芘等，对身体很不利，备孕起尽量不吃该类食品。某些职业如美容美发、印刷业、化工基地、加油站、造纸、印染、建材、皮革生产、水银温度计及血压计制造工作环境等，较大的概率会接触到一些有毒有害物质，需做好自我保健和防护，必要时申请调换岗位或更换工种。

3. 物理因素 主要包括放射线、电离辐射、高温、高噪声环境等。这些不良因素会对精子及卵子的发育产生不良影响，即便是成功妊娠，也会导致胚胎异常的风险增加，因此，在日常生活及工作中应注意是否有这些不良物理因素存在。如非必要，尽量避免进行 CT 或者 X 线检查。在微波炉运作时尽可能保持一米以上的距离，手机也尽量不要长时间随身携带。某些行业如放射科医护人员、核能发电站工作人员、抗癌药物研究人员、石材加工基地等可能暴露在高辐射领域的人，建议暂时脱离原来的工作岗位 6 个月后再怀孕。有些从事厨师、冶金、电焊等高温作业者，应做好日常降温工作，避免高温对生殖细胞的影响。从计划怀孕开始，夫妇双方均应避免桑拿、泡温泉及洗过高温度热水澡。振动甚剧，或噪声过大的工种，也会对胎儿的生长发育造成不良影响，必要时申请调换岗位或更换工种。

（二）生活与工作压力

备孕期间的妇女对未来生活充满期待和希望的同时，也承担着来自生活与工作所带来的双重压力。无生育经验的妇女多数未做好心理准备，害怕妊娠及分娩过程，且往往处于事业和家庭生活的初期，既要面对工作上的激烈竞争，又经历夫妻、公婆等之间的适应和磨合过程。而再次妊娠的家庭则还要考虑原有的子女对新生命的接纳程度、家人对胎儿性别的期待及经济问题等。因此，计划怀孕前，如何帮助备孕夫妇减轻及释放生活与工作压力很重要。

（余桂珍　黄丽华　梁　曼
叶美欣　石晓婷　黄玉枚）

第三节　孕前评估

一、评估环境与基本物品配置

详见第 2 章助产士门诊的构建与管理的布局与设施部分。

二、评估工具

（一）量表

饮食营养方面暂无比较权威的公认的问卷或量表，多为根据调查目的结合饮食行为构成要素等自行编制；关于身体活动的评估多用到身体活动前准备问卷（physical activity readiness questionnair, PAR-Q）、国际体力活动问卷（international physical activity questionnaire, IPAQ）；关于家庭及社会支持等情况评估可用到亲密度和适应性量表中文版（family adaptability and cohesion evaluation scales, FACES Ⅱ-CV）、家庭功能评定量表（family assessment device, FAD）、社会支持评定量表（social support rate scale, SSRS）；关于情绪及心理方面的量表如焦虑自评量表、抑郁自评量表等，详见第 8 章围产期心理相关理论与实践相关内容。一些特殊的疾病有其专用量表，如 HIV 患者的 HIV 感染者 /AIDS 患者自我管理量表（the HIV self-management scale, HIVSMS）、简体中文版艾滋病生存质量量表（MOS-HIV 量表）；糖尿病患者的糖尿病生命质量（diabetes quality of life）测定量表及关于服药依从性的 Morisky 用药依从性量表，服药信念量表（beliefs about medical questionnaire）等。

（二）其他评估工具

体温计、血压计、体重秤、身高测量仪、皮尺。

三、评估内容

（一）年龄

年龄对受孕有很大的影响，因此，评估备孕夫妇的年龄，增强提高想要怀孕的患者对生育年龄影响的意识至关重要。

虽然男性与女性在进入青春期后就可以生育，但此时的精子和卵子往往发育不成熟，女性生殖器官和骨盆等也未完全发育成熟，容易导致难产的发生及造成严重并发症和后遗症。同时，过早承担抚育、教养孩子的责任，会影响工作、学习及家庭生活的安排。另一方面，女性和男性的生育能力会随着年龄的增长而降低，如果年龄过大，精子和卵子的质量下降，往往不利于受孕。并且，夫妇年龄越大，生育畸形儿和低能儿的风险就越大，发生流产、死胎、死产的概率也增加，难产及其他产科合并症及并发症的发生率也上升。因此，应有准备、有计划地妊娠，尽量避免高龄妊娠，只有在最佳的生育年龄才更有利于生育出健康的婴儿。

男性生育黄金时期为 25～35 岁。男性在 35 岁以后，体内的雄性激素开始衰减，精子基因突变的概率相应增加，精子的数量和质量都得不到很好的保证，对胎儿的

☆ ☆ ☆ ☆

健康也会产生不利的影响。

女性生育黄金时期为 23～29 岁。女性的年龄对受孕的影响更加明显，超过 35 岁，卵巢储备下降，胚胎异常比例上升，妊娠率下降，流产率上升。在 23～29 岁这个时期，女性的生理成熟，卵子质量高，精力充沛。若此期怀孕生育，分娩风险较小，胎儿生长发育良好，也有利于产后抚育婴儿。

（二）夫妇双方身体

夫妇双方拥有健康的身体，是孕育健康胎儿的基础，孕前应评估夫妇双方身体状况，查看是否有不宜妊娠或暂时不宜妊娠的疾病，尽量在夫妇双方身体在良好状态再行妊娠。

妇女如果患有糖尿病、心脏病、甲亢、甲减、肝炎、肾炎、性传播疾病、肿瘤、肺结核等都不宜受孕，需待疾病康复后，再行妊娠。因为患病期间，妊娠和分娩会使病情加重，疾病也可能会增加妊娠及分娩的并发症，对妊娠及胎儿生长发育造成不良影响，影响怀孕质量，而治疗疾病所使用的药物，对胎儿也可能有不良影响，有导致畸形甚至胎儿死亡的危险，妊娠和分娩对治疗药物选择的限制也会增加治疗的难度。

当然，怀孕是两个人的事，优质的胚胎除了需要优质的卵子及健康的母体环境之外，还需要优质的精子，即"好种子，好土地"，一个都不能少。为保证成功妊娠、健康孕育、提高生育质量及预防不良妊娠结局，孕前夫妇双方的身体均应处于健康的状态。

夫妇两人最好都进行孕前检查，通过孕前检查，排除不宜妊娠或宜暂缓妊娠的疾病，筛查遗传性疾病，以此确保备孕期间夫妇双方的身体都处于良好状态再行妊娠。孕前检查以检查有无影响怀孕及后代健康的情况或疾病为重点，由夫妇知情选择是否检查，一般孕前 3～6 个月进行。在取消强制婚检的今天，孕前检查尤其重要。通过孕前检查和优生优育指导，了解孕前健康状况、查找高危因素，不但能检查出夫

妇双方身体可能存在的不利于胎儿的疾病，及时进行纠正、治疗和预防。同时，针对有流产史、高龄等特殊人群，可以更好地预防妊娠过程中可能出现的问题，以减少流产、胎儿畸形、妊娠期合并症及并发症等发生，这对降低出生缺陷率和孕产妇死亡率、提高出生人口素质有着十分重要的意义。

准备怀孕时，育龄夫妇双方应及时有效地到医院进行全面体检，相应的咨询和体检，以明确健康状况，然后根据体检结果指导孕育，以提升孕育质量，达到优生优育的目的。需要注意的是，一般的体检不能替代孕前检查，且有妊娠意愿的夫妇孕前检查应尽早进行，以备有异常时，可尽早干预，尽早治疗。

（三）营养与运动

1. 营养　除了健康的身体状况外，合理膳食及均衡营养也是孕育新生命必需的物质基础之一，在孕前，通过评估备孕夫妇的膳食和营养状况，针对其膳食和营养存在的问题给予指导和纠正具有非常重要的意义。

医学研究表明，遗传、营养、环境等诸多因素都可能影响胎儿的生长发育。有些因素不是人为可以改变的，但营养的好坏完全可以人为掌握。妊娠前 3 个月，是胎儿心、肝、胃、肠和肾等器官分化时期，同时大脑也在快速发育，这一期间胎儿需要从母体获取充足营养。然而，怀孕后 1～3 个月正是孕妇容易发生孕吐、食欲不振等妊娠反应的时候，严重影响了膳食营养的摄入。因此在妊娠早期，胎儿的营养来源很大程度上需要依靠母体储备，即孕前营养。孕前的营养调整能够为胎儿生长发育奠定基础，显著影响新生儿的免疫力，甚至也影响儿童学龄期的智力发育。

营养评估可通过膳食调查评估备孕妇女的饮食行为和膳食营养情况。饮食行为是指受到有关环境、食物和健康观念支配的人的摄食活动，其涵盖多个维度，包括食物选择、行为发生（进食）时间、频率、

地点、情境和过程等，均与健康相关，如表 4-14 所示。饮食行为直接影响着食物的摄入量及种类，进而影响着人们的健康状况和生活质量，可导致营养不足、超重肥胖、维生素或矿物质缺乏、非传染性疾病等多种形式的营养不良，可根据饮食行为的构成要素编制饮食行为调查问卷，调查备孕者饮食行为存在的问题。

除了进行膳食调查外，还可以对备孕妇女进行实验室检测，查看血红蛋白、血清铁、血脂、血浆叶酸、尿碘等营养指标情况。另外体格测量中的腰围测量、身高及体重测量以计算体质指数（body mass index, BMI），是评价营养状况的最常用的方法。腰围是水平位腋中线髂前上棘和第 12 肋下缘连线的中点，水平绕一周测得的周径长度。体质指数是身高别体重的指数，计算公式为：

$$BMI\ (kg/m^2) = 体重\ (kg) \div [\ 身高\ (m)\ ]^2.$$

2.运动　怀孕前为了把身体调节到最佳状态，进行适度的运动很有必要。孕前应对备孕妇女进行运动风险评估，同时通过问卷及问诊等评估备孕妇女日常身体活动情况及运动情况，包括运动项目类型、运动时间、运动强度及运动频率等。

可使用"身体活动前准备问卷"（physical activity readiness questionnair, PAR-Q）进行运动风险评估，如表 4-15 所示，如果其中有一个问题回答为"是"，则需要在开始运动计划前向医师或运动健康指导师咨询。有条件时可根据备孕妇女身体活动水平，有无已经诊断的心脑血管、代谢性和肾脏疾病，或者上述疾病的症状、体征，以及拟采用的身体活动强度进行运动风险评价，以确保备孕这运动的安全性。

表 4-14　饮食行为的构成要素

饮食行为维度	对应的行为要素	常见饮食行为或饮食问题
食物选择	行为客体（What）	蔬菜水果、奶制品、含糖饮料、甜食、快餐、酒精、油炸食品摄入等
进食时间和频率	行为时间（When）	早餐、规律进餐、加餐零食等
进食地点	行为地点（Where）	在家、在外（餐厅、街头食品、外卖等）
进食情境	行为主体/同伴（Who）	独自进餐、家庭共餐、聚会等
进食过程/饮食心理	行为原因（Why）行为过程（How）	食物响应、食物享受、渴望进食，去抑制进食（情绪性进食、外因性进食），过饱响应，进食速度，进食不专注，限制性进食，挑食、偏食、进食障碍等

引自杨月欣，葛可佑.中国营养科学全书（第 2 版）.北京：人民卫生出版社，2019.

表 4-15　身体活动前准备问卷 PAR-Q

请如实回答下列问题：在"是"或"否"下画"√"		是	否
1	是否有医师说您有心脏问题，必须在医师指导下才能运动		
2	您在进行身体活动时感觉过有胸痛吗		
3	在过去 1 个月，在不运动时感到过胸痛吗		
4	有过因头晕而失去平衡跌倒或失去知觉晕过去吗		
5	有因运动而引起骨关节不适或疼痛吗		
6	现在是否在服用降压药或治疗心脏病的药		
7	您是否还有其他原因限制您运动		

引自：Garber CE, Blissmer B, Deschenes MR, et al.ACSM'S guidelines for exercise testing and prescription, 10th edition.Philadelphia：Wolters Kluwer，2017.

☆☆☆☆

国际体力活动问卷（international physical activity questionnaire, IPAQ）是目前公认有效，且在国际上较为广泛使用的成年人（15～69岁）体力活动水平测量问卷之一，已用于中国各类人群研究，经检验具有较好的效度与信度，分为长卷（表4-16）和短卷（表4-17）两个版本。IPAQ长卷共有27道题组成，其中25道询问个体的体力活动情况和2道询问个体的静坐情况。体力活动情况主要由活动类型（工作、交通出行、家务园艺、休闲）和活动强度（步行及中等、高强度）构成，依次询问个体过去7d内与工作、交通出行、家务园艺和休闲相关的体力活动，

在每类活动中，进一步询问3种不同强度体力活动的1周频率（天/周）和每天累计时间（min/d）。IPAQ短卷共7道问题，其中6道询问个体的体力活动情况。问题结构与长卷相同，仅保留活动强度的部分。短卷仅简单地分步行、中等强度和高强度询问不同强度活动的1周频率和每天累计时间，但在各强度中调查对象仍然需要综合考虑上述4类体力活动。IPAQ短卷中步行的MET赋值为3.3，中等强度活动的赋值为4.0，高强度活动的赋值为8.0。IPAQ长卷中各项体力活动属性及其MET赋值见表4-18，个体体力活动水平分组标准见表4-19。

表4-16　国际体力活动问卷（IPAQ）长卷

请回顾一下过去7d您的体力情况，包括日常工作、日常生活（家务园艺）、日常交通、运动锻炼及休闲运动的情况。请考虑一下过去7d内您所从事的体力活动的情况（高强度体力活动是指那些让您的呼吸心跳明显加快的活动，中等强度体力活动是指那些让您呼吸心跳略微加快的活动）		
第一部分：日常工作 第一部分是关于您工作方面的，包含你获得薪酬的工作、农活、义工、课程，以及任何家外的无报酬的工作。不包括家务、园艺、家庭维护及家庭照料，这些在第三部分		
1. 您目前是否外出工作？	□是	□否→跳至第二部分日常交通
接下来的问题是关于你在过去的7d，在有薪酬或无薪酬的工作中所进行的身体活动，不包括上下班交通		
2. 在过去7d内，您在工作中有几天参加了高强度的体力活动（如搬运重物、挖掘、爬楼梯等）且持续时间超过10min？（注意不包括工作以外的活动）	天/周	□无工作相关高强度体力活动→跳至问题4
3. 在工作中每天花多长时间进行高强度体力活动？	小时/天	分钟/天
4. 在过去7d内，您在工作中有几天参加了中等强度体力活动（如提拎小型物品等），且持续时间超过10min（注意不包括步行活动）？	天/周	□无工作相关中等强度体力活动→跳至问题6
5. 在工作中每天花多长时间进行中等强度体力活动？	小时/天	分钟/天
6. 在过去7d内，您有几天在工作中步行时间持续超过10min（注意不包括上下班路上的步行时间）？	天/周	□无工作相关的步行→跳至第二部分日常交通
7. 在工作中每天花多长时间步行？	小时/天	分钟/天
第二部分：日常交通 这些问题是关于你如何从一个地方到另一个地方的，包括到工作地点（上下班）、到商店（采购）、去电影院等		
8. 在过去7d内，您有几天乘车（火车、公交车、轿车、电车）外出？	天/周	□未乘车外出→跳至问题10
9. 每天乘车（火车、公交车、轿车、电车或其他车如摩托车）花多长时间？	小时/天	分钟/天

☆ ☆ ☆ ☆

续表

10. 在过去 7d 内，您有几天骑自行车外出，且持续时间超过 10min？	天／周	□未骑自行车外出→跳至问题 12
11. 每天骑自行车花多长时间？	小时／天	分钟／天
12. 在过去 7d 内，您有几天步行外出，且持续时间超过 10min？	天／周	□未步行外出→跳至第三部分日常生活
13. 每天步行外出花多长时间？	小时／天	分钟／天
第三部分：日常生活 本部分涉及您工作之余所进行的家务劳动及园艺，如清洁卫生、整理房间、做饭洗衣、照顾婴幼儿、收拾庭院等		
14. 在过去 7d 内，您有几天参与了高强度园艺或庭院劳动（如搬运重物、砍柴、扫雪、拖地板等），且持续时间超过 10min？	天／周	□无无高强度庭院劳动→跳至问题 16
15. 每天花多长时间进行高强度庭院劳动？	小时／天	分钟／天
16. 在过去 7d 内，您有几天参与了中等强度庭院体力劳动（如提拎小型物品、扫地、擦窗户、耙地平整花园等），且持续时间超过 10min？	天／周	□无中等强度的庭院体力劳动→跳至问题 18
17. 每天花多长时间进行中度庭院体力劳动？	小时／天	分钟／天
18. 在过去 7d 内，您有几天参与了中等强度家务劳动（如提拎小型物品、扫地、擦窗户、扫地等），且持续时间超过 10min？	天／周	□无中等强度家务体力劳动→跳至问题 20
19. 每天花中等强度家务体力劳动中的时间是多少？	小时／天	分钟／天
第四部分：运动锻炼与休闲娱乐 这部分是关于你在过去 7d 仅仅为娱乐、竞技、锻炼或休闲而进行的体力活动，不包括前面你已经提到的活动		
20. 在过去 7d 内，您有几天外出散步，且持续时间超过 10min？（不包括您已描述过的步行时间）	天／周	□未外出散步→跳至问题 22
21. 每天花在散步中的时间是多少？	小时／天	分钟／天
22. 在过去 7d 内，您有几天参加了高强度的体育锻炼（如有氧健身、跑步、快速骑车、游泳及足球篮球类活动等），且持续时间超过 10min？	天／周	□无高强度的体育锻炼→跳至问题 24
23. 每天花多长时间进行高强度体育锻炼？	小时／天	分钟／天
24. 在过去 7d 内，您有几天参加了中等强度体育锻炼（如常速骑自行车、快速行走、跳交谊舞、打保龄球、乒乓球、羽毛球等），且持续时间超过 10min？	天／周	□无中等强度体育锻炼→跳至第五部分：静坐时间
25. 每天花多长时间进行中等强度体育锻炼？	小时／天	分钟／天
第五部分：静坐时间 本部分问题是关于过去 7d 您花在坐姿状态中的时间，包括工作(学习)中及生活中，如伏案工作、坐姿闲聊、读书看报或看电视上网打电脑游戏等		
26. 在过去 7d 内，您工作日每天花在坐姿状态中的时间是多少？	小时／天	分钟／天
27. 在过去 7d 内，您周末（非工作日）每天花在坐姿状态中的时间是多少？	小时／天	分钟／天

引自：IPAQ group．International physical activity questionnaire[EB/OL].2002.

☆☆☆ ☆

表 4-17　国际体力活动问卷（IPAQ）短卷

1. 最近 7d 内，您有几天做了剧烈的体育活动，像是提重物、挖掘、有氧运动或是快速骑车？	每周	天		□无相关体育活动→跳到问题 3
2. 在这其中 1d 您通常会花多少时间在剧烈的体育活动上？	每天	小时	分钟	□不知道或不确定
3. 最近 7d 内，您有几天做了适度的体育活动，像是提轻的物品、以平常的速度骑车或打双人网球？请不要包括走路	每周	天		□无适度体育活动→跳到问题 5
4. 在这其中 1d 您通常会花多少时间在适度的体育活动上？	每天	小时	分钟	□不知道或不确定
5. 最近 7d 内，您有几天是步行，且一次步行至少10min？	每周	天		□没有步行→跳到问题 7
6. 在这其中 1d 您通常花多少时间在步行上？	每天	小时	分钟	□不知道或不确定
7. 最近 7d 内，工作日您有多久时间是坐着的？	每天	小时	分钟	□不知道或不确定

引自：IPAQ group. International physical activity questionnaire[EB/OL].2002.

表 4-18　IPAQ 长卷中各项体力活动属性及其 MET 赋值

体力活动类型	体力活动项目	体力活动强度	MET 值
工作相关	步行	步行	3.3
	中等强度	中等	4.0
	高强度	高	8.0
交通出行相关	步行	步行	3.3
	骑车	中等	6.0
家务园艺相关	中等强度户内家务	中等	3.0
	中等强度户外家务	中等	4.0
	高强度户外家务	中等	5.5
休闲相关	步行	步行	3.3
	中等强度	中等	4.0
	高强度	高	8.0

引自：樊萌语，吕筠，何平平．国际体力活动问卷中体力活动水平的计算方法．中华流行病学杂志，2014，35(8)：961-964.

表 4-19　个体体力活动水平分组标准

分组	标准
高	满足下述 2 条标准中任何 1 条： 1. 各类高强度体力活动合计≥3d，且每周总体力活动水平≥l500MET-分钟 / 周 2.3 种强度的体力活动合计≥7d，且每周总体力活动水平≥3000MET-分钟 / 周

续表

分组	标准
中	满足下述 3 条标准中任何 1 条： 1. 满足每天至少 20min 的各类高强度体力活动，合计≥3d 2. 满足每天至少 30min 的各类中等强度和 / 或步行类活动，合计≥5d 3.3 种强度的体力活动合计≥5d，且每周总体力活动水平≥600 MET-分钟 / 周
低	满足下述 2 条标准中任何 1 条： 1. 没有报告任何活动 2. 报告了一些活动，但是尚不满足上述中、高分组标准

引自：樊萌语，吕筠，何平平．国际体力活动问卷中体力活动水平的计算方法．中华流行病学杂志，2014，35(8)：961-964.

（四）工作与生活

工作及生活中一些有害因素会直接影响生殖细胞及胚胎的质量，引起孕期不良结局的发生，孕前应评估备孕夫妇工作与生活情况，排除不利于妊娠的因素。主要评估有无从事不利于怀孕及妊娠的职业、有无处于不利于怀孕及妊娠的环境、工作及生活的压力如何、有无吸烟、酗酒、药物滥用等不良行为、有无不健康饮食行为、有无久坐少动的生活方式、有无不良卫生习惯、有无不良作息行为等。

（五）情绪与情感

夫妇双方良好的心理状态对顺利受孕及妊娠经过的健康、顺利有积极的作用。相反，不良的心理状态及负性情绪则会对受孕及妊娠产生不良影响。因此，孕前应评估备孕夫妇的心理状态、评估备孕夫妇有无不良负性情绪、夫妇感情状况如何、人际关系适应情况如何等。

（六）月经史、孕育史与避孕

1. 月经史 评估月经初潮时间、月经周期、月经持续时间、月经量、有无痛经等。规律月经的出现是女性生殖功能成熟的重要标志之一。正常月经具有周期性及自限性，两次月经第 1 日的间隔时间称一个月经周期（menstrual cycle），一般为 21 ~ 35d，平均 28d，月经周期 > 35d 称为月经稀发，周期 < 21d 称为月经频发。每次月经持续时间称经期，一般为 2 ~ 8d，平均 4 ~ 6d。经量为一次月经的总失血量，正常月经量为 20 ~ 60ml，超过 80ml 为月经过多，可视为病理状态。

2. 孕育史

（1）评估孕产次、有无不良孕产史：不良孕产史一般各类流产 ≥ 3 次、早产、围产儿死亡、出生缺陷、异位妊娠、滋养细胞疾病等情况，如果有不良孕产史，首先应分析发生的原因，估计本次妊娠影响的可能性，提出加强孕期监测，改善妊娠结局的建议。

（2）评估前次分娩史：包括分娩时间、分娩方式、有无妊娠合并症并发症、妊娠过程是否顺利、分娩结局等。

（3）评估其是否在适宜的生育间隔（Inter-pregnancy Interval，IPI）：近 10 年来，我国的计划生育政策进行了较大的调整，经历了"独生子女 - 双独二孩 - 单独二孩 - 全面二孩 - 全面三孩"5 次政策转变。自全面二孩政策开放之后，隔多久生育第二

个孩子也成为孕产妇及产科医务工作者不得不面临的问题，而现今三孩已全面开放，生育间隔的问题更加严峻。

IPI 是指分娩与下一次怀孕之间的间隔。其与育龄妇女的生育率及母婴的健康均密切相关，间隔时间过长或过短均伴随着母婴不良结局。目前对于最佳的生育间隔还没有明确的界定，其可能部分取决于前次妊娠的结局。具有不同妊娠结局的女性，其最适宜的生育间隔不同，主要分为以下几种情况，当然也要结合备孕妇女的个体情况，最适宜的生育间隔并非绝对。

①正常妊娠后的生育间隔：世界卫生组织（World Health Organization，WHO）和美国国际开发署（United States Agency for International Development，USAID）都建议，在一次正常生产后，生育间隔应 > 2 年、< 5 年。生育间隔在此范围内，母婴健康受到损伤的概率最小。这一建议也与联合国儿童基金会（United Nations International Children's Emergency Fund，UNICEF）所推荐的 2 年母乳喂养时间相呼应。

②高龄妊娠的生育间隔：国际上对于再生育研究最多的就是年龄问题，认为高龄是妊娠期疾病发生的高危因素。国际妇产科联盟（International Federation of Gynecology and Obstetrics，FIGO）将分娩时年龄 ≥ 35 周岁的孕产妇定义为高龄孕产妇。35 岁以上的女性，生殖器官功能下降、内分泌水平发生改变、子宫内环境明显变差，自然受孕能力下降，1 年内累计受孕率约为 75%；而 40 岁以上女性妊娠能力更是急剧下降，正常性生活情况下，每月妊娠的概率只有 5% 左右。另外，高龄女性在孕期发生妊娠期糖尿病、糖尿病合并妊娠、妊娠期高血压疾病、早产、新生儿出生缺陷等妊娠期合并症或并发症的风险均增大。因此，高龄妊娠的妇女生育间隔相应缩短，建议生育间隔 12 个月左右。

③流产或死产后的生育间隔：对于流

☆★☆☆

产或死产后的生育间隔，目前还不确定。WHO 建议下一次妊娠的最短间隔时间至少为 6 个月，以降低不良母体和围产期结局的风险。对于发生过死产的女性，部分研究结果推荐生育间隔为 15～24 个月，也有大型研究表明下次妊娠死产复发的风险与两次生育间隔无相关性，因此，具体生育间隔还应当征求医师的建议，可将 15～24 个月作为参考。但是，不管是流产还是死产后，再次生育均应在女性身体健康状况及心理状态恢复后再行考虑。

④剖宫产后的生育间隔：分娩间隔 (interdelivery interval，IDI) 与 IPI 不同，IDI 是指两次活产分娩的时间间隔。国外则有研究指出，剖宫产术后阴道试产 (trial of labor after caesarean，TOLAC) 的产妇，分娩间隔短于 18 个月与子宫破裂显著增加相关，而 18～24 个月的分娩间隔则与之无关，并且 18～24 个月的子宫破裂率与 24 个月以上的破裂率相比无显著差异。因此，其认为应将分娩间隔短于 18 个月视为子宫破裂的风险因素。加拿大妇产科医师协会在 2019 年关于剖宫产术后阴道试产 (trial of labor after caesarean，TOLAC) 的指南中也认可了这一点，并指出分娩间隔 < 18 个月的女性进行 TOLAC 发生子宫破裂的风险增加。而分娩间隔 < 18 个月，是指两个胎儿出生的时间间隔是 18 个月，其包含了第二个胎儿 40 周即 9 个多月的孕期，因此，生育间隔应在分娩间隔的基础上减去 9 个月的怀孕时间，即剖宫产后为至少 9 个月以上 TOLAC 发生子宫破裂的风险才不会明显增加。而国内研究表明，对于剖宫产后再次妊娠的患者，较短的妊娠间隔（< 12 个月）会增加早产的风险，而较长的妊娠间隔（> 60 个月）则会增加早产、胎膜早破、妊娠期高血压疾病的风险。也有研究表明，凶险性前置胎盘的发生与此次妊娠距上次剖宫产间隔时间有关，间隔时间过短或过长，都会增加凶险性前置胎盘的发生，结果显示剖宫产手术 1 年以后 5 年以内再次妊娠低凶险性前置胎盘的发生率较低。因此，综合考虑，剖宫产术后欲再次妊娠，需至少等待 12 个月以上，2～5 年较适宜。

⑤辅助生殖的生育间隔：选择辅助生殖技术受孕的不孕症患者，建议两次妊娠间隔时间在 6～18 个月。

⑥早产及子痫前期后的生育间隔：在非特殊情况（如高龄妊娠）下，建议生育间隔 > 18 个月，可以降低女性发生早产 (Preterm Birth，PTB) 和复发性子痫的风险。

3. 避孕　是采取科学手段使妇女暂时不受孕，主要是通过抑制精子与卵子的产生、阻止精子与卵子结合，以及改变子宫环境，使其不利于精子获能、生存或不适宜受精卵着床和发育来发挥作用的。计划再次妊娠前，应评估备孕妇女以往采用的避孕方式，使用时间及使用情况，特别是服用避孕药的种类和时间，然后针对其目前的状况，指导适时改变避孕方式，改善子宫环境，为孕育做好准备。主要分为以下几种情况：

（1）使用短效口服避孕药：备孕者需停服药物，最好等待月经恢复 2～3 个周期再怀孕，在此期间同房可更改为避孕套避孕。

（2）使用长效口服避孕药：备孕者需停服药物，最好等待月经恢复 3～6 个周期再怀孕，在此期间同房可更改为避孕套避孕。

（3）使用皮下埋植避孕药：备孕者需取出埋植在皮下的硅胶，等待月经恢复 2～3 个周期后再怀孕，在此期间同房可更改为避孕套避孕。

（4）使用宫内节育器：备孕者需取出节育器，等待月经恢复 2～3 个周期后再怀孕，在此期间同房可更改为避孕套避孕。

（5）注射长效避孕针：备孕者需暂停注射，并等待月经恢复 3～6 个周期后再孕，在此期间同房可更改为避孕套避孕。

（七）病史与就医经历

主要评估既往有无高血压、糖尿病、心脏病、肝肾疾病、甲亢、甲减、血液病、结核病、性传播疾病等病史，了解有无手术史及手术情况、有无遗传疾病家族史，了解有无不孕的困扰，了解就医经历，了解其用药情况等。

许多人在妊娠前就患有需要接受长期药物治疗的疾病，如糖尿病、高血压等。很多药物，尤其是治疗慢性病的药物在人体内会有一定的滞留时间，如果这些残留药物尚未排干净就受孕，很可能会对生殖细胞产生不良影响，留下流产、胎儿畸形、甚至死胎等隐患。因此，如果准备怀孕，在条件身体允许的情况下，备孕者需提前做好停药准备。如果药不能停，可以向内科医师和产科医师寻求用药帮助，在医师的指导和监护下，合理调整原有药物的剂量，或更改应用更为安全的药物，将不良影响控制在最低限度。有些疾病如果没有控制好，怀孕后会加重孕妇病情并对胎儿造成感染或生长发育障碍的，为顺利度过妊娠期完成分娩，这种情况下应暂缓怀孕，积极治疗后再作怀孕计划。

为了优生优育，遗传性疾病高风险的夫妇除需进行健康体检外，还需进行遗传咨询（genetic counselling）。遗传咨询是预防遗传性疾病的一个重要环节，是由从事医学遗传的专业人员或咨询医师，就咨询对象提出的家庭中遗传性疾病的相关问题以解答，并就咨询对象提出的婚育问题提出医学建议，以减少遗传病儿的出生，降低遗传性疾病发生率。需要进行遗传咨询的人包括：①夫妇双方或一方家庭成员患有某些遗传病、出生缺陷、不明原因癫痫、智力低下、肿瘤或其他与遗传因素密切相关的患者；②曾生育过明确遗传或出生缺陷儿的夫妇；③夫妇双方或之一本身罹患智力低下或出生缺陷；④不明原因的反复流产或有死胎、死产等病史的夫妇；⑤婚后多年不育的夫妇；⑥ 35 岁以上的高龄夫妇；⑦长期接触不良环境因素及患有某些慢性病的夫妇；⑧常规检查或常见遗传病筛查发现异常的夫妇；⑨近亲婚配。

四、评估方法

（一）交谈

热情接待备孕夫妇，本着尊重和真诚的原则与备孕夫妇进行交谈，通过与其沟通交流，全面了解其年龄、职业、孕育史、既往史、家族史、遗传病史、月经情况、生活方式、饮食营养情况、运动情况、工作与生活情况、社会心理状态、人际关系、生育意愿及孕前准备情况等。

（二）评估表评估

应用自行设计的调查表或现有的专门的评估量表对备孕夫妇进行饮食、运动、情绪心理、家庭及社会支持等各项情况进行调查。

（三）体查

测量生命体征（体温、脉搏、呼吸、血压）、身高、体重、腰围、计算体质指数（BMI）等；注意视力、辨色力，身材是否特殊矮小、巨大、消瘦或肥胖，全身皮肤颜色、毛发、瘢痕等，观察有无特殊面容、精神状态和行为有无失常等；全面体格检查如心肺听诊等；常规妇科检查。

（四）查阅与分析资料

查阅备孕夫妇孕前检查的所有资料，了解二者孕前检查情况，并分析其检查的项目结果是否存在异常。如果有应用调查表对备孕夫妇进行调查，则需评估调查表的结果。评估备孕夫妇孕前检查所有资料的前提是评估者自身了解备孕需要体检的项目及其意义，备孕女性及男性需要体检的项目及意义如下：

1. 备孕女性需要体检的项目及意义

根据我国《孕前及孕期保健指南（2018）》，备孕女性孕前辅助检查项目包括必查项目和备查项目。必查的项目包括：血常规；

☆ ☆ ☆ ☆

尿常规；血型（ABO 和 Rh 血型）；肝功能；肾功能；空腹血糖水平；乙肝表面抗原（HBsAg）筛查；梅毒血清抗体筛查；人体免疫缺陷病毒（HIV）筛查；地中海贫血筛查（广东、广西、海南、湖南、湖北、四川、重庆等地区）。备查的项目包括：子宫颈细胞学检查（1 年内未检查者）；TORCH[toxoplasma（弓形虫）；others（其他）；rubella（风疹病毒）；cytomegalovirus（巨细胞病毒）；herpes（单纯疱疹病毒）]筛查，阴道分泌物检查（常规检查及淋球菌、沙眼衣原体检查）；甲状腺功能检测；75g 口服葡萄糖耐量试验（OGTT），针对高危妇女；血脂水平检查；妇科超声检查；心电图检查；胸部 X 射线检查。备查项目与备查项目目的与意义详见表 4-20、表 4-21。

表 4-20　备孕女性孕前必查体检项目目的与意义

必查项目	目的与意义
1. 血常规	可判断是否有贫血、感染及血小板异常等情况，减少贫血等疾病对胎儿及孕妇造成的危害
2. 尿常规	怀孕后会加重肾脏的负担，并增加高血压疾病的风险，而且病情会随着孕期的继续而加重，引起流产、早产、胎儿宫内发育受限等。另外，尿常规检查还能够发现备孕妈妈是否有泌尿系统感染或糖尿病等问题
3. 血型（ABO 和 Rh 血型）	母儿血型不合溶血性疾病以 Rh 血型及 ABO 血型为最常见，通过血型检查，可了解血型，并依据血型及进一步的检查，对新生儿溶血症的进行风险评估，减少胎儿溶血导致的流产、早产等风险
4. 肝功能	检查的目的主要是为了检测肝功能是否异常，探测肝脏有无疾病、肝脏损害程度及查明肝病原因、判断预后和鉴别发生黄疸的病因等。备孕的时候，如果检查肝功能发现异常，需要积极地寻找原因，主要注意各种病毒性肝炎，包括乙肝、丙肝以及药物性肝炎，自身免疫性肝病和脂肪肝
5. 肾功能	筛查泌尿系统疾病和评价肾功能。怀孕后身体代谢增加，肾脏负担加重，因此备孕期间应检查肾脏是否存在问题，从而减少其对胎儿发育和母亲健康的危害
6. 空腹血糖水平	筛查糖尿病，减少糖尿病合并妊娠，降低流产、早产、胎儿畸形等风险
7. 乙肝表面抗原（HBsAg）筛查	母婴垂直传播是乙型病毒性肝炎的重要传播途径，HBsAg 是目前诊断 HBV 感染最常用的病原学指标，进行 HBsAg 筛查主要确认是否有乙肝及是否需要治疗，当处于传染期时，应先行治疗，不宜受孕
8. 梅毒血清抗体筛查	梅毒是由梅毒螺旋体引起的一种性传播疾病。梅毒螺旋体宫内感染，可致流产、早产及死产，其也可通过胎盘直接传给胎儿，有导致新生儿先天梅毒的可能。孕前应检查是否有该疾病，早期干预及治疗。如若处于传染期，应先行治疗，不宜受孕
9. 人体免疫缺陷病毒(HIV)筛查	艾滋病简称 HIV，其是由人类免疫缺陷病毒（HIV）感染引起的一种传染病。主要传播方式为性行为、血液传播及母婴传播。感染了艾滋病的孕产妇可在妊娠期通过胎盘、分娩期通过产道和哺乳期通过母乳等把艾滋病传染给胎儿或婴儿，因此，孕前应进行 HIV 筛查，检查是否患有该疾病。当然，艾滋病感染者享有与正常人一样的结婚、生育的权利，我国法律没有明确禁止艾滋病患者不能怀孕生子。但如果检查出该疾病，应进行系统的治疗后，再行怀孕

☆ ☆ ☆ ☆

必查项目	目的与意义
10.地中海贫血筛查（广东、广西、海南、湖南、湖北、四川、重庆等地区）	地中海贫血简称地贫，是指由珠蛋白基因缺陷（突变、缺失）导致的一种或多种珠蛋白肽链合成障碍引起的遗传性溶血性贫血，是临床上最常见的单基因遗传病之一 地贫基因携带者妊娠期发生与贫血相关的产科合并症与并发症的风险增加；若夫妇双方均为同型地贫基因携带者，生育重型地贫患儿的风险增加 夫妇一方或双方来自具有较高携带风险的种族或地区，应在婚前或计划妊娠前进行地贫和血红蛋白病的筛查，以避免及减少地贫患儿的出生

表4-21　备孕女性孕前备查体检项目目的与意义

备查项目	目的与意义
1.子宫颈细胞学检查（1年内未检查者）	宫颈上皮内瘤变（CIN）是与宫颈浸润癌密切相关的一组癌前病变，它反映宫颈癌发生发展中的连续过程，包括子宫颈轻度、中度、重度不典型增生及原位癌。宫颈细胞学检查是最简单的CIN辅助检查方法，可发现早期病变，但存在一定的漏诊和误诊率。一般孕前进行该检查，排除宫颈病变。若孕前12个月未检查者，在孕早期应行该检查。若发现异常，应作阴道镜检查，进一步明确诊断
2.TORCH[toxoplasma（弓形虫）；others（其他）；rubella（风疹病毒）；cytomegalovirus（巨细胞病毒）；herpes（单纯疱疹病毒）]筛查	也称优生五项检查，通过检查可判断是否有弓形虫、风疹病毒、巨细胞病毒、单纯疱疹病毒及其他病毒感染 孕妇感染弓形虫或这些病毒后，会引起早产、流产、死胎、死产，还会导致胎儿小头畸形、无脑畸形、脑积水、先天智力低下、精神障碍、运动障碍等情况的发生。因此，需在孕前进行排查及治疗
3.阴道分泌物检查（常规检查，及淋球菌、沙眼衣原体检查）	进行阴道分泌物检查，可查看有无阴道炎症及是否感染沙眼衣原体和淋球菌，及时发现尽早治疗后再怀孕，减少宫内感染、流产、早产、胎膜早破等发生
4.甲状腺功能检测	孕期可使甲状腺疾病加重，而未受控制的甲状腺疾病会对母儿均产生严重不良影响，应在孕前进行甲状腺功能检测，早期发现甲状腺功能异常并进行治疗。选择合适生育时机，减少母婴不良结局的风险
5.75g口服葡萄糖耐量试验（OGTT）（高危妇女）	存在糖尿病高危因素者，如肥胖（尤其重度肥胖）、一级亲属型糖尿病、GDM史或大于胎龄儿分娩史、多囊卵巢综合征患者及空腹尿糖反复阳性者，可行75g OGTT，达到服糖后2h血糖≥11.1mmol/L（200mg/dl），也可直接诊断为PGDM
6.血脂水平检查	血脂检查主要包括胆固醇、甘油三酯、低密度脂蛋白等。建议肥胖的妇女孕前进行该项检查，血脂异常妇女孕期容易诱发多种妊娠期并发症，如妊娠期糖尿病、妊娠期高血压疾病、妊娠期肝内胆汁淤积症、巨大儿等，带来不良妊娠结局
7.妇科超声检查	有助于了解子宫附件情况，如有无子宫畸形、子宫肌瘤及子宫腺肌症，卵巢内是否有积水、肿物等，减少不孕、流产及早产等不良生育结局

续表

备查项目	目的与意义
8.心电图检查	如果孕前心脏有问题，没有及时检查及治疗，随着孕周的增加，会加重心脏的负担，加重病情，诱发心力衰竭。所以在怀孕前一定需要做心电图检查，如果发现异常的话，要进一步做心功能的检查，或者到专科的心内科去就诊，经过治疗或者经医师评判后决定能否怀孕，为优生优育打好基础 患心脏病的妇女，要进行心脏功能分级。心功能为 I～II 级，无心力衰竭史，无其他并发症者谨慎妊娠；心功能为 III～IV 级，有心力衰竭史及其他并发症者不宜妊娠
9.胸部 X 射线检查	主要对结核病等肺部疾病进行诊断。患有结核的女性怀孕后，会使治疗用药受到限制，使治疗受到影响。而且，活动性的结核常会因为产后的劳累而加重病情，并有传染给孩子的危险

除了以上项目之外，孕前的口腔检查也很重要。孕前存在口腔问题，如果未及时治疗，怀孕后孕激素的影响口腔问题会加重。且研究已经证明，当妇女在怀孕期间有明显牙周病时，早产的风险会增加，这可能与炎症过程有关。而孕期牙痛、蛀牙等问题容易影响进食而导致营养不良等。另外，孕期进行牙科的 X 线检查或应用麻醉药和镇痛药，均会对胎儿产生不利的影响。因此，孕前就要提前检查，尽早发现及治疗口腔问题。

月经不调及不孕的女性可能需要增加妇科内分泌的检查，如促卵泡激素、黄体酮生成素等，通过该项检查，可有效地发现月经不调等卵巢疾病，治疗这些疾病这对于健康孕育具有积极作用。

染色体异常会使得新生儿发生遗传性疾病、畸形的概率大大增加，如果有遗传病家族史的夫妇孕前还可能需增加染色体检查。

2.备孕男性需要体检的项目及意义
备孕男性需要体检的项目包括以下内容：

（1）精液检查：精液正常是正常怀孕的先决条件，男性孕前检查最重要的就是精液检查。进行精液检查，可判断目前的生育状态，主要是预知精子是否有活力及是否存在少精、弱精、无精等情况。尤其是未避孕、正常性生活 1 年以上未孕者。如果有应积极查找分析原因，积极治疗，之后决定是否采用辅助生殖技术。

（2）泌尿生殖系统检查：检查是否有隐睾、睾丸外伤和手术、睾丸疼痛肿胀、鞘膜积液、斜疝、尿道流脓等情况。

（3）其他检查：如果备孕者近年没有进行体检或者没做过婚检，还需进行血液检查、尿常规及心电图等检查，以了解基础健康状况。特别是肝炎、梅毒、艾滋病等传染病检查。如若有感染性或性传播疾病，应先行治疗。

（余桂珍　黄丽华　梁　曼）

第四节　孕前期指导

一、生殖道感染患者的孕前指导

（一）艾滋病
艾滋病，即获得性免疫缺陷综合征（acquired immunodeficiency syndrome, AIDS）：艾滋病是由艾滋病病毒即 HIV 感染引起的一种病死率极高的恶性传染病。

HIV 感染可通过胎盘、产道感染胎儿，引起早产和胎儿宫内发育迟缓或胎儿畸形；妊娠可能影响 HIV 感染病程，加速感染者从无症状发展为艾滋病。2018 年艾滋病诊疗指南中提出全程管理，关注的环节主要包括：HIV 感染的预防和早期诊断；机会性感染的诊治和预防；个体化抗病毒治疗的启动和随访，服药的依从性教育和监督；非 HIV 定义性疾病（non-AIDS-defining diseases，NAD）如代谢综合征、心脑血管疾病、慢性肝肾与骨骼疾病的筛查与处理；社会心理综合关怀。国家在继续推行综合、强化的干预措施基础上，提出"90-90-90 策略"，即存活的 HIV/AIDS 患者 90% 被检测出，诊断的 HIV/AIDS 患者 90%，接受规范的 ART，治疗的 HIV/AIDS 患者 90% 达到病毒被抑制。艾滋病患者孕前应从以下几个方面进行指导：

1. **提高意识，保护隐私**　《中华人民共和国传染病防治》第十二条规定，疾病预防控制机构、医疗机构不得泄露涉及个人隐私的有关信息、资料，做好患者的隐私保护，预防病历资料及个人信息泄露，如病历应及时遮盖、出入及时退出信息系统等。大力开展艾滋病的宣传教育工作，普及艾滋病预防、传播途径等，使艾滋病患者能科学面对疾病，积极治疗。

2. **问诊及评估**　在患者开始抗病毒治疗前，进行门诊随访时，由管理小组成员采取面对面交流的方式，收集患者资料并进行评估，包括患者基本信息、目前疾病状况、自我管理能力及心理弹性水平等，评估现状。询问性行为情况时可以以美国疾病控制及预防中心（CDC）指南中提出的"5P"作为重点内容，即 partners（性伴侣）、practices（性行为）、protection from STI（性传播感染防护）、post history of STI（STI 既往史）、prevention of pregnancy（预防妊娠）。

3. **了解生育计划**　生育选择建议孕前咨询专家，WHO 强调要确保艾滋病患者了解自身状况，了解育龄妇女的生育意愿，提供有关安全性行为的信息，以减少非意愿妊娠。告知疾病与妊娠的相互影响，针对艾滋病分期个体化治疗。HIV 感染时可以选用多种避孕方法，最有效的是使用避孕套避孕；但在使用激素避孕药时，应考虑与抗逆转录病毒疗法（ART）药物之间的相互作用。生殖道感染可增加 HIV 感染的风险，孕前应对性伴侣进行生殖道感染筛查和治疗；所有计划妊娠的 HIV 感染妇女都应接受 ART，即使孕前血浆病毒载量低于检测下限。

4. **心理调适**　重视艾滋病患者的心理问题，育龄妇女的心理问题往往来自身体和认知功能受损、社会经济状况较差、内疚感、害怕将 HIV 传播给婴儿、担心病情被披露、怀孕前有多个性伴、母亲患有 HIV 感染对孩子的负面影响、多胎生产及耻辱感等。进行心理筛查，评估患者焦虑、抑郁等心理问题的危险因素和相关疾病。艾滋病临床护理实践指南推荐通过认知行为疗法、制订自我管理策略等措施来改善患者的焦虑。通过提供支持性服务来预防 HIV/AIDS 患者出现抑郁症状。针对已经出现抑郁症状的患者，可以为患者提供心理治疗干预，如人际关系治疗、行为疗法、认知行为疗法、正念减压疗法和社会支持服务，也可提供补充和替代疗法，如运动疗法、按摩、针灸等。

人际关系治疗（interpersonal psycho-therapy，IPT）：经过 40 余年的发展，作为一种以实证研究为基础的支持多种精神障碍的有效短程（6～12 次）疗法。方法是提高其人际沟通能力以改善人际关系，或者通过降低对人际关系的期望值从而提高其主观社会支持水平，以引导启发式与患者沟通，同时以成功病案鼓励激发患者，让患者认识自身错误的思维、信念，找出原因，更正理念，进而消除不良行为和情绪。

☆ ☆ ☆ ☆

通过团队健康教育与咨询服务，组建艾滋病患者互助团队，有能力的机构可采用个体化、一对一的跟踪随访。

5. **提高生存质量** 艾滋病患者易忽视包括饮食、吸烟、饮酒、睡眠及运动情况在内的日常生活管理，加之社会上对艾滋病感染人群有明显的歧视现状，不愿让周围的人知道自己的疾病情况，更不愿主动向他人求助。可以采用简体中文版艾滋病生存质量量表（MOS-HIV 量表）（表 4-22）或 WHOQOL—HIV 量表，评估患者及家属目前的生存质量水平。诊断 HIV 阳性者应立即转介至 HIV 治疗照护系统，开始 ART，并协助其性伴侣接受 HIV 检测。推荐个案管理师和同伴教育员开展 HIV 照护

的衔接，个案管理师通过评估、计划、协调、评价等环节，制订个案管理计划，在关键人群、边缘人群的治疗管理中起到重要作用，管理包括日常生活管理、行为规范管理、疾病知识管理、症状管理、治疗依从性管理和情绪认知管理等方面的问题。HIV 感染的同伴教育人员可以有效地协助患者克服照护中的障碍因素。

个案管理（case management）是一种以艾滋病患者个体为中心的新型医疗照护模式，承担从就诊者筛查到后续随访、就医的持续性服务，着重于沟通与协调艾滋病患者的医疗照护，同时可以提供降低危险行为等干预服务的艾滋病个案管理模式。

表 4-22　简体中文版艾滋病生存质量量表（MOS-HIV 量表）

1. 总体来讲，您的健康状况是：			
非常好 □　　很好 □　　好 □　　一般 □　　差 □			
2. 在过去 4 个星期里，您有身体上的疼痛吗？请打一个钩			
根本没有疼痛 □　　有很轻微疼痛 □　　有轻微疼痛 □ 有中度疼痛 □　　有严重疼痛 □　　有很严重疼痛 □			
3. 在过去 4 个星期里，身体上的疼痛影响了您的正常工作（或您的正常活动，包括上班工作和家务活动）吗？			
根本没有影响 □　　有一点影响 □　　有中度影响 □　　有较大影响 □　　有极大影响 □			
以下这些问题都与日常活动有关。您的健康状况是否限制了这些活动？如果有限制，程度如何？	有很多限制	有一点限制	根本没有限制
4. 重体力劳动（如举重物、跑步、激烈运动等）	□	□	□
5. 适度运动（如移桌子、手提日杂用品、做操等）	□	□	□
6. 走上坡路或上几层楼梯	□	□	□
7. 弯腰、屈膝或下蹲	□	□	□
8. 步行约 100m 路程	□	□	□
9. 吃饭、穿衣、洗澡或上卫生间	□	□	□
10. 您的健康状况是否使您不能工作、做家务或上学？			
是 □　　否 □			
11. 您的健康状况是否使您不能做某一部分的工作、家务或学习？			
是 □　　否 □			
请对下面的每个问题，选出最接近过去 4 个星期里您的感觉的那个答案			

续表

在过去 4 个星期里，有多少时间您觉得	所有的时间	大部分时间	比较多的时间	一部分时间	小部分时间	没有时间
12. 您的健康限制了您的社交活动（如走亲访友）	☐	☐	☐	☐	☐	☐
13. 您是一个精神紧张的人	☐	☐	☐	☐	☐	☐
14. 您觉得平静	☐	☐	☐	☐	☐	☐
15. 您的情绪低落	☐	☐	☐	☐	☐	☐
16. 您是个快乐的人	☐	☐	☐	☐	☐	☐
17. 您感到垂头丧气，什么事都不能使您振作起来	☐	☐	☐	☐	☐	☐

请对下面的每个问题，选出最接近过去 4 个星期里您的感觉的那个答案

在过去 4 个星期里，有多少时间	所有的时间	大部分时间	比较多的时间	一部分时间	小部分时间	没有时间
18. 您觉得精力充沛	☐	☐	☐	☐	☐	☐
19. 您觉得筋疲力尽	☐	☐	☐	☐	☐	☐
20. 您感觉疲劳	☐	☐	☐	☐	☐	☐
21. 您有足够的精力做您想做的事情	☐	☐	☐	☐	☐	☐
22. 您因为您的健康问题感到心情沉重	☐	☐	☐	☐	☐	☐
23. 您因为您的健康问题感到灰心	☐	☐	☐	☐	☐	☐
24. 您因为您的健康问题感到绝望	☐	☐	☐	☐	☐	☐
25. 您因为您的健康问题感到害怕	☐	☐	☐	☐	☐	☐
26. 您思考和解决问题（如制订计划、做决定、学习新东西）有困难	☐	☐	☐	☐	☐	☐
27. 您会忘记最近发生的事情(如东西的放置、约会的时间)	☐	☐	☐	☐	☐	☐
28. 您在长时间需要集中精神的活动上有困难	☐	☐	☐	☐	☐	☐
29. 您做一些需要专注和思考的活动有困难	☐	☐	☐	☐	☐	☐

下面哪一句话是对自己健康感受的描述，请选出最符合您情况的答案

	绝对正确	大部分正确	不能肯定	大部分错误	绝对错误
30. 我身体有点不适	☐	☐	☐	☐	☐
31. 我跟我认识的人一样健康	☐	☐	☐	☐	☐
32. 我的健康状况非常好	☐	☐	☐	☐	☐
33. 我最近感觉非常好	☐	☐	☐	☐	☐

34. 在过去的 4 个星期里，您的生活质量如何？也就是说，您是否觉得一切顺利？

非常好：不能比这更好了☐　很好☐　好坏各半☐　很坏☐　非常坏：不能比这更坏了☐

35. 跟 4 个星期前相比，您觉得您现在的身体健康和情绪状况是：

好多了☐　好一些☐　相同☐　差一些☐　差多了☐

引自：Oconnellk, Skevington S, Saxena S, et al. Preliminary development of the world health organ siation's quality of life HIV instrument(WHOQOL—HIV)：analysis of the pilot version. Soc Sci Med, 2003, 57(7)：1259-1275.

MOS—HIV 是美国医学结局研究组研制的,目前在科研和临床试验中被广泛使用,受到好评。该量表包括 11 个领域,共有 35 个条目,包括以下维度:一般感觉、疼痛、机体功能、角色功能、社会功能、精神健康、认知功能、精力 / 疲惫、对健康问题的担心、生活质量、健康变化。整个量表的评分从 0 ~ 100,分数越高,表明该患者的各项功能及情绪状态更好。

世界卫生组织研制了一种适合多文化背景的生存质量评价量表,即 WHOQOL—HIV 量表,此适合不同国家的研究者使用。WHOQOL—HIV 量表虽然能够代表生活质量的各个方面,但是显得过长,为了更好地应用,WHO 发展了 WHO 艾滋病生存质量测量简表 (WHOQOL-HIV-BREF)。该简表包括 6 大领域的评分,包括生理 (4 条)、心理 (5 条)、独立性 (4 条)、社会关系 (4 条)、环境 (8 条)、精神 (4 条)、总体生存质量 (2 条)。各条目以 1 ~ 5 分表示,得分越高生存质量越佳。

6. 保健指导

(1) 指导健康的生活方式:鼓励戒酒、戒烟,避免滥用药物。

(2) 保持健康性行为,正确使用安全套,其他避孕措施都不能有效预防艾滋病。

(3) 避免不必要的注射、输血和使用血液制品,必要时,使用经过艾滋病病毒抗体检测合格的血液或血液制品,并使用一次性注射器或经过严格消毒的器具。

(4) 给予健康处方,获取本疾病的治疗及转归的有关信息,再进行重点讲解,如何配合治疗,强调坚持早期、正规、足量的治疗,降低对家属和自身的影响,也可避免传染给下一代,以减轻心理负担。

(5) 容易出现口腔感染的问题,进而影响进食,诱发营养不良,营养不良将会增加感染的风险,损害身体的免疫系统。建议要及时补充营养,尤其是高蛋白的食物,如蛋类、豆类等,帮助增强身体免疫力。

(6) 规律的服用抗病毒药物,不多服、不漏服不与耐药病人进行无保护性滥交,减少耐药等产生。

(7) 有效的控制机会性感染,当 CD4 低于 200 可以预防性使用磺胺、抗结核及抗真菌药物,出现卡氏肺孢子虫肺炎、真菌感染、细菌感染、结核感染等等感染,立即进行有效的治疗,防止感染加重。早期发现、早期治疗,如隐球菌脑炎、马尔尼菲蓝状菌死亡率高,需有效得到控制。

7. 常规治疗　定期筛查和到正规医疗机构规范诊治,可降低感染艾滋病病毒的风险。最佳治疗方案应该有较高的病毒抑制率,最小的毒性,较低的负担以及很少的药物相互作用。国际抗病毒治疗协会 (IAS) 2020 年 HIV 感染治疗指南推荐的初始方案包括 3 种药物:2 种核苷类逆转录酶抑制剂 (nRTI) 和 1 种整合酶链转移抑制剂 (InSTI) 或多卢格韦 / 拉米夫定双药方案。服药依从性以 95% 作为最佳的抗病毒治疗服药依从性水平,通过指导调整患者、治疗信念、日程安排、人际关系、卫生保健系统五个方面,减少降低药物依从性的阻碍。在当前的抗病毒方案上达到病毒学抑制,不建议随意进行治疗方案的调整。在某些特定情况下可考虑进行方案调整,如:通过减少药片数量和给药频率,简化治疗方案;改善耐受性,减少短期或长期的毒性;预防或减轻药物相互作用;在妊娠期或者在可能发生妊娠的患者中,对 ART 进行优化;降低治疗费用。转换治疗应当以维持病毒抑制为基础,并且不对未来的药物选择构成威胁。

8. 自我管理与监测　及时、准确的病情监测是早期发现问题,防止病情恶化,是挽救患者生命的关键。大多数住院的存活的 HIV 感染者及 AIDS 患者 (people living with HIV/AIDS, PLWHA) 都合并严重的机会性感染或肿瘤,病情重,变化快,且艾滋病感染人群需终身服药,具有一定的特殊性、隐匿性等特点，要想促进HIV/AIDS 患者的疾病恢复，提升患者的防治意识。HIV 感染者 /AIDS 患者自我管理量表（the HIV Self-Management Scale, HIVSMS）（表 4-23）可作为 PLHIV 自我管理能力的测评工具，为健康保健人员了解 PLWHA 的自我管理现状提供参考。量表共 20 条目，包括日常健康管理（12 条目）、自我管理的社会支持（3 条目）、自我管理的长期性（5 条目）3 个维度，4= 非常相关，3= 较强相关，2= 弱相关，1= 不相关，分值越高患者自我管理能力越好。机构可以建立专门管理监测程序，为 HIV/AIDS 患者提供疾病管理知识、门诊动态信息以及相关症状的自我测评和应对策略等，患者还可对自己的健康信息进行追踪，查阅自己每次随访的实验室检测报告，了解自己的健康指标趋势。提供问题回答互动平台，针对生活中遇到的问题进行解答和支持。

9. 生育指导　见表 4-24，感染 HIV 病毒的伴侣应在尝试受孕前实现持续的病毒抑制；当有不同 HIV 状况的伴侣尝试受孕时，没有 HIV 的伴侣可以选择服用暴露前预防药物（PrEP）（即使 HIV 的伴侣已经达到了病毒抑制）。

表 4-23　艾滋病患者自我管理量表

题目	不相关	弱相关	较强相关	非常相关
领域 1：日常自我管理健康实践				
1. 保持体力活动（运动）是我 HIV 管理策略的重要组成部分				
2. 我成功地保持了体力活动（如步行、运动、伸展、举重等体力劳动）				
3. 精神 / 宗教是我管理艾滋病病毒的动力				
4. 我正在改变我健康的某些方面，以更好地管理 HIV（如服药、运动和减轻压力）				
5. 我成功地实现了健康目标				
6. 我调整饮食以更好地管理 HIV（蔬菜、水果和天然成分）				
7. 我承担了家庭责任，我也有足够的时间来满足我的健康需求				
8. 我留出了个人时间去做我喜欢做的事情				
9. 我的工作有利于我的健康				
10. 对他人进行 HIV 教育有助于我保持对 HIV 的控制（作为咨询师和倡导安全性行为）				
11. 当我感到压力时，我做了一些积极的事情来缓解压力（锻炼、记录或加入一个团体）				
12. 我能够控制（或管理）HIV 症状和药物副作用				
领域 2：社会支持和艾滋病病毒自我管理				
13. 当我感到不知所措时，我发现与我的顾问或参加支持小组交谈非常有帮助				
14. 参加支助小组是我艾滋病病毒管理策略的一个重要部分				
15. 我一直在参加支持小组，因为我发现听某人的证词或个人故事会激励我更好地照顾自己				

续表

题目	不相关	弱相关	较强相关	非常相关
领域 3：HIV 自我管理的长期性				
16. 我已接受 HIV 是一种慢性（或终生）疾病，可以治疗				
17. 管理 HIV 是我的优先事项				
18.HIV 一直是我更好照顾自己的动力				
19. 我需要时打电话与我的 HIV 医师预约（改症状、药物问题和新的健康问题）				
20. 我的 HIV 医师和我关系很好				

引自：Webel AR，Asher A，Cuca Y，et al. Measuring HIV self-management in women living with HIV/AIDS：a psychometric evaluation study of the HIV Self-management Scale. J Acquir Immune Defic Syndr. 2012 Jul 1，60(3)：e72-81.

表 4-24　艾滋病患者的生育指导

类型	备孕标准	生育选择
单阳家庭：夫妻双方一方感染 HIV，而另一方没有感染	阳性一方接受 ART 且 HIV 载量达到持续抑制是 HIV 单阳家庭备孕的关键	男阴女阳家庭在女方接受 ART 且 HIV 载量已经控制的情况下可选择体外受精
		男阳女阴家庭选择捐赠精子人工授精可以避免 HIV 传播的风险，如果不接受捐赠精子，在男方进行 ART 达到持续病毒抑制（血浆 HIV 病毒载量＜ 50copies/ml）后，可考虑在排卵期进行自然受孕；HIV 阳性的男方未达到病毒抑制而试图自然受孕时，建议 HIV 阴性的女方应在排卵期无套性交前、后各服用替诺福韦（TDF）/恩曲他滨（FTC）或者 TDF+ 拉米夫定（3TC）1 个月进行暴露前预防。如果 HIV 载量检测受限或不可及的情况下，建议 ART 半年以上再进行自然受孕
双阳家庭：夫妻双方均感染 HIV		双方接受 ART 且 HIV 病毒载量达到持续抑制的情况下在女方排卵期自然受孕

引自：中华医学会感染病学分会艾滋病丙型肝炎学组，李太生，王福生，等 . 中国艾滋病诊疗指南 (2018 版). 协和医学杂志，2019，10(1)：31-52.

10. 随访及评价　遵循隐私保密原则，加强对 HIV/AIDS 患者的随访，及时给予规范的综合治疗（包括抗病毒治疗和对症支持治疗），提供必要的医学和心理咨询（包括预防 HIV/AIDS 患者继续传播 HIV 的健康处方）等全程管理措施。梅毒患者服药依从性差，随访需要评估 / 监测抗反转录病毒治疗服药依从性的方法主要包括患者自陈法、电子监测法、开药记录、药片计数法和体液药物浓度等。推荐常规采用患者自陈法评估所有患者的抗病毒治疗服药依从性，自陈法包括问卷、访谈、视觉模拟评分法、药物辨别测试等，提高自我管理的意识，促使其形成准确按时服药、寻求支持帮助等主动行为。

（1）随访频率：患者开始用药的第 1 个月，每周随访 1 次；第 2、3 个月，每 2 周随访 1 次；第 4、5、6 个月，每个月随访 1 次，每次随访时间为 30 ～ 50min。随访的依从性差的艾滋病患者，因此，需要向其说明随访的必要性，特别应告知期外返诊的征象，以及时发现和处理避孕方法使用中的问题，在常规 1 年随访 7 次的基础上，可适当增加随访次数。

（2）随访方式：随访的形式可以多样化，通过更多的途径，如即时通讯工具（QQ、微信等），以提高随访率。对于有计划生育需求的，加强随访，可以及时发现其面临的新的性与生殖健康的风险，并促进其进行就医。

（二）梅毒

梅毒（syphilis）由梅毒（苍白）螺旋体感染引起的慢性、系统性性传播疾病，可分为后天获得性梅毒和胎传梅毒（先天梅毒）。早期主要表现为皮肤黏膜损害；晚期侵犯心血管、神经系统等重要脏器，造成劳动力丧失甚至死亡。育龄期妇女以潜伏梅毒为主，常无任何病史、症状及体征，感染梅毒者不孕率提高，可发生消瘦、乏力、营养消耗，对疾病抵抗力下降；如为早期梅毒，还可出现发热、盗汗、贫血、骨质疏松及关节痛等症状。梅毒孕妇能通过胎盘将病原体传给胎儿，引起流产、早产、死产、低出生体重儿或娩出先天梅毒儿。针对梅毒患者，应从以下几个方面进行孕前指导：

1. 提高筛查意识，规范诊治　国家卫生健康委提出尽早提供梅毒检测与咨询服务，及早发现，及时正规治疗，越早治疗效果越好，建议定期筛查和到正规医疗机构规范诊治；建议所有梅毒患者均应做 HIV 咨询和检测；患者所有性伴应同时进行检查和相应治疗。

2. 保健指导

（1）健康生活方式：早期梅毒患者有较强的传染性，晚期梅毒虽然传染性逐渐减小，但也要进行防护避免疾病传播。自己的内裤、毛巾单独清洗，煮沸消毒，不与他人同盆而浴。发生硬下疳或外阴、肛周扁平湿疣时，可以使用清热解毒、除湿杀虫的中草药煎水熏洗坐浴。不穿紧身化纤内裤，注意个人卫生，保持外阴部清洁、干燥，尽量避免搔抓外阴部致皮肤破损；梅毒患者在未治愈前应禁止性行为，如有

发生则必须使用安全套，正确使用安全套可有效阻止梅毒传播。

（2）给予健康教育处方，以阅读文字的方式获取本疾病的预防、治疗及转归的有关信息，再进行重点讲解，告诉患者如何配合治疗，强调坚持早期、正规、足量的治疗，不但可以治愈，也可避免传染给下一代，以减轻心理负担，增强战胜疾病的信心。

（3）家庭护理及防护：取得家属特别是丈夫的理解和配合。国外学者的心理观察揭示，关怀是一付最有效的安慰剂。做好家属的心理疏导，得到家属的体谅并不受歧视，积极面对目前的状况，对治疗给予全面支持，不给下一代产生健康危害。除性接触传播和母婴垂直传播外，梅毒也可由外界污染物，如被褥衣物、卫生洁具等途径传播。让其家属协助做好防护：家具表面用 500mg/L 含氯消毒剂擦拭；被褥在阳光下暴晒消毒；用过的毛巾、浴巾及耐热的内衣、内裤等可煮沸 15min 再清洗；痰盂、坐便器等使用后立即用 500mg/L 含氯消毒剂擦拭消毒等。

3. 常规治疗　见表 4-25，WHO STI 指南建议采用现场 RST 检测，如果阳性，予以苄星青霉素第一剂治疗，同时行非梅毒螺旋体抗体检测（RPR），如果阳性，根据梅毒的持续时间予以治疗，如果持续时间不详或超过 2 年，一周以后予以苄星青霉素第二剂治疗，第二剂治疗后一周予以第三剂治疗。如果持续时间不超过 2 年，无须补充。梅毒、淋病和生殖道沙眼衣原体感染诊疗指南（2020 年）提出梅毒患者的性伴要共同治疗，性伴的梅毒血清学检查阳性，应该立即开始抗梅治疗；如果为阴性，推荐在 4 周后每月复查，连续 3 次。如果不能保证其后的随访检查，建议立即进行预防性抗梅治疗。同样，如果性伴无法立即做血清学检查，也应进行预防性抗梅毒治疗。早期梅毒的传染性强，因此，在 3

☆☆☆☆

表 4-25　中国梅毒的治疗方案的比较

	妇产科学（第九版）	2020 年梅毒、淋病和生殖道沙眼衣原体感染诊疗指南
一期梅毒、二期梅毒和早期潜伏期梅毒		
一线治疗方案	苄星青霉素 G240 万 U，单次肌注	苄星青霉素 G240 万 U，每周 1 次，共 1～2 次
	普鲁卡因青霉素 G120 万 U，肌注，一日 1 次，连续 10d	普鲁卡因青霉素 G 80 万 U，肌注，一日 1 次，连续 15d
	青霉素过敏者首选脱敏或脱敏后青霉素治疗	青霉素过敏者用多西环素 100mg，口服，一日 2 次，连续 15d
替代治疗方案	头孢曲松 1g，静脉给药或肌注，一日 1 次，连续 10～14d	头孢曲松 0.5～1g，静脉给药或肌注，一日 1 次，连续 10d
晚期潜伏期梅毒		
一线治疗方案	苄星青霉素 G240 万 U，肌注，每周 1 次，连续 3 周	苄星青霉素 G240 万 U，肌注，每周 1 次，连续 3 周
	普鲁卡因青霉素 G120 万 U，肌注，一日 1 次，连续 20d	普鲁卡因青霉素 G 80 万 U，肌注，一日 1 次，连续 20d
	青霉素过敏者首选脱敏或脱敏后青霉素治疗	青霉素过敏者多西环素 100mg，口服，一日 2 次，连续 30d

引自：薛如君，张锡宝 . 中外最新梅毒指南的解读、比较及更新内容 . 皮肤性病诊疗学杂志，2017，24(1)：52-56.

个月之内有过性接触者，无论血清学检查结果如何，都建议考虑进行预防性抗梅毒治疗，方案为苄星青霉素 240 万 U 分两侧臀部肌内注射，共 1 次。剂量足够，疗程规则，不规则治疗可增加复发风险及促使晚期梅毒损害提前发生。

4.青霉素过敏者的脱敏治疗及脱敏后青霉素治疗指导　美国疾病预防和控制中心提出，在神经性梅毒，先天性梅毒或妊娠梅毒的治疗上，目前尚无与青霉素等同疗效的可替代药物，青霉素过敏的梅毒患者有出现如荨麻疹、血管性水肿或过敏症（如上呼吸道阻塞，支气管痉挛或低血压）等症状的风险尽量避免给有青霉素变态反应患者使用青霉素，除非已经过耐药性的诱导试验（亦称"脱敏"）而暂时消除了 IgE 介导的超敏反应。

（1）青霉素配制：皮试操作应在具备治疗过敏性反应的监护环境下进行，且在行皮试之前 5d 内不能使用抗组胺药物（如马来酸氯苯那敏、非索非那定、盐酸苯海拉明、羟嗪等）。对青霉素有 IgE 介导的变态反应，用 0.9% 氯化钠溶液稀释皮试原液 100 倍；如果患者在 1 年内出现对青霉素其他型速发的变态反应则稀释皮试原液 10 倍。阳性对照可以使用商品化的组胺试剂，阴性对照可以使用 0.9% 氯化钠溶液或过敏原稀释液。

（2）皮肤（点刺）试验：在前臂掌面滴皮试液数滴，以 26 号针头刺入表皮，不出血为宜。15min 之后皮丘直径比阴性对照组直径≥ 4 mm，表明皮试结果阳性；否则为阴性。组胺对照组应该是阳性，以确保不是受抗组胺药物的影响而产生的假阴性结果。

（3）皮内试验：如果点刺试验阴性，则用 26 号或 27 号针头在前臂掌面将 0.02ml 皮试液、阳性对照液和阴性对照液分别注入皮内，用圆珠笔标记注射的皮丘边缘。如果 15min 后皮丘直径比初始皮丘> 2mm，同时比组胺对照> 2mm，则皮试为阳性。否则，皮试为阴性。如果结果不一致，可重复皮试以资甄别。

（4）脱敏疗法：青霉素皮试观察 30min 后可开始脱敏治疗，首次给药后每次递增剂量的间隔时间为 15～30min；用 30ml 左右的水溶解特定剂量的口服药物，通常在给予青霉素首次剂量后的 4～12h 完成这个过程。如果递增剂量间隔为 15min；则累计时间为 165min；累积剂量为 1.3×10^6 U（即 130 万 U）。脱敏后，应继续维持青霉素治疗（表 4-26）。既往曾进行过青霉素脱敏治疗者，以后再次需要使用青霉素时，应重复脱敏程序。

表 4-26 脱敏疗法

	青霉素 V 悬浮液剂量			
	数量 (U/ml)	ml	U	累积剂量 (U)
1	1000	0.1	100	100
2	1000	0.2	200	300
3	1000	0.4	400	700
4	1000	0.8	800	1500
5	1000	1.6	1600	3100
6	1000	3.2	3200	6300
7	1000	6.4	6400	12 700
8	10 000	1.2	12 000	24 700
9	10 000	2.4	24 000	48 700
10	10 000	4.8	48 000	96 700
11	80 000	1.0	80 000	176 700
12	80 000	2.0	160 000	336 700
13	80 000	4.0	320 000	656 700
14	80 000	8.0	640 000	1 296 700

引自：Workowski KA, Bolan GA, Centers for Disease Control and Prevention. Sexually transmitted diseases treatment guidelines 2015. MMWR Recomm Rep, 2015, 64(RR-03): 1-137.

5. 生育指导 感染过梅毒的患者，只要经过正规治疗，复查 RPR 指标已经转阴，或者虽未转阴但维持低滴度较长时间，可在咨询医师了解风险后备孕。若夫妻双方均为梅毒患者，应重点进行避孕教育和梅毒母婴传播知识教育，使其认识梅毒母婴传播的特性，理解彻底治愈前认真避孕的意义。对尚未妊娠的女性患者，要指导其及时、足量、规则治疗；治疗期间避免性生活；治愈后再行妊娠。如果计划怀孕，应该在孕前至少 1 个月做非梅毒螺旋体抗体血清学试验（RPR 或 TRUST）检测，与之前的结果进行比较。如果非梅毒螺旋体抗体血清学试验由阴性转为阳性，或者滴度升高 2 个稀释度（如从 1：2 上升至 1：8）以上（这两种情况都属于血清学复发），或者有临床症状复发，均应该重复治疗或延长治疗疗程（治疗 2 个疗程，期间间隔 2 周时间）。

6. 随访及评价 梅毒经足量规则治疗后，应定期随访观察并且经过足够时间的追踪观察，包括全身体检和复查非梅毒螺旋体血清学试验滴度。

（1）随访频率：早期梅毒建议随访 2～3 年，第 1 次治疗后隔 3 个月复查，以后每 3 个月复查 1 次，1 年后每 6 个月复查 1 次；晚期梅毒需随访 3 年或更长，第 1 年每 3 个月 1 次，以后每 6 个月 1 次，第 3 年年末复查 1 次。神经梅毒治疗后每 3～6 个月做 1 次检查，包括血清学及脑脊液检查（每 6 个月 1 次）。

（2）早期梅毒治疗有效的评估标准为患者皮肤损害消失，临床症状控制或消失，同时驱梅治疗结束后 3～6 个月，患者的非梅毒螺旋体血清学试验滴度较治疗前下降 4 倍或以上。对血清固定者，如临床上无复发表现，并除外神经、心血管及其他内脏梅毒，可不必再治疗，但要定期复查血清反应滴度，随访 3 年以上判断是否终止观察。由于梅毒没有治愈试验，所以 RPR 转化为非反应性即为成功治愈的最佳判断依据。患者应在开始治疗时进行检测，在 6 个月和 12 个月时重复检查监测病情，各国指南的随访频率及评价方式也各有不同（表 4-27）。

表 4-27   各国梅毒随访频率及评价方式比较

	加拿大	美国	欧洲	英国	WHO
开始治疗后随访间隔	3、6、12 个月	6、12 个月	1、3、6、12 个月	3、6、12 个月	无推荐
根据 RPR 滴度下降情况判断血清学治愈的标准	一期梅毒：6 个月 4 倍、12 个月 8 倍、24 个月 16 倍 二期梅毒：6 个月 8 倍、12 个月 16 倍 早期潜伏期梅毒：12 个月 4 倍	6～12 个月 4 倍	6 个月 4 倍	12 个月 4 倍	2 次检测下降 4 倍（间隔时间未阐明）
脑脊液评价指征					
HIV 阴性者	出现神经系统症状、三期梅毒、治疗失败，以及若在 6～12 个月内 RPR 没有 4 倍下降，应当考虑行脑脊液检查				无推荐
HIV 阳性者	如果 RPR ≥ 1 ∶ 32 或 CD4$^+$ < 350×10^6 细胞 /L，应当考虑行脑脊液检查				无推荐

引自：薛如君，张锡宝．中外最新梅毒指南的解读、比较及更新内容．皮肤性病诊疗学杂志，2017，24(1)：52-56.

（三）其他生殖道感染疾病

育龄期女性性生活频繁，经期、排卵前期和排卵后期阴道菌群均处于不稳定状态，易发生菌群失衡，导致生殖道感染，可影响女性的生育力，导致不孕不育、宫外孕的发生。男性泌尿生殖系统的疾病影响下一代的健康，睾丸组织受到破坏而发生萎缩，就会影响睾丸产生精子的能力，从而严重影响男性生育力。鉴于生殖系统感染对男女双方生育力的破坏，应重视生育力的保护，其预防关口应提前。

1. 提高意识，重视生殖道健康 缺乏健康意识和健康知识是导致妇女生殖道感染的主要原因之一，我国目前生殖健康研究大部分集中于青少年和妇女，忽略了男性在实现全人群生殖健康中的重要作用。由于青年男性较少患生殖系统疾病、健康意识不强和社会关注度不足等原因，青年男性对生殖健康保健意识薄弱且健康状况每况愈下。澳大利亚已经颁布加强男性生殖健康相关政策，开展"Ten to Men"长期随访及相关研究，WHO 确定每年 10 月 28 日为"世界男性健康日"，因此，夫妻双方孕前优生优育的宣传和健康教育必不可少，

认清生殖道感染的严重性，加强自我保护。医疗机构需要做到：提供预防各类微生物细菌感染的教育资料；加强随访；举办相应的知识讲座等。

2. 重视孕前筛查 生殖道感染者有 30%～40% 无症状，因此要进行筛查。针对生殖道感染的高危患者，做好预防措施，在孕前做好感染筛查工作，若在产前保健时进行检测，会因顾虑药物对胎儿的影响而影响治疗。

女性的孕前检查有全身体格检查、血压、体质量与体质指数、妇科检查、TORCH 筛查（图 4-2）等，按国家免费孕前优生健康检查项目试点工作技术服务规范要求，女性应主动接受生殖系统专科检查、阴道分泌物检查（含白带常规和沙眼衣原体检测）（表 4-28）；男性的孕前检查有精液分析、精子功能、精浆生化、彩超等；双方共同的检查有血常规、尿常规、血型（ABO 和 Rh 血型）、肝功能、HBsAg 筛查、梅毒血清抗体筛查、HIV 筛查、地中海贫血筛查（广东、广西、海南、湖南、湖北、四川、重庆等地区）等。

TORCH 筛查：TORCH 是指可导致

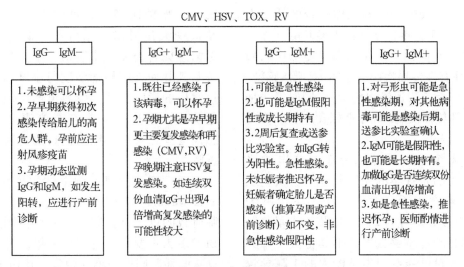

CMV、HSV、TOX、RV

IgG− IgM−	IgG+ IgM−	IgG− IgM+	IgG+ IgM+
1.未感染可以怀孕 2.孕早期获得初次感染传给胎儿的高危人群。孕前应注射风疹疫苗 3.孕期动态监测IgG和IgM，如发生阳转，应进行产前诊断	1.既往已经感染了该病毒，可以怀孕 2.孕期尤其是孕早期更主要复发感染和再感染（CMV，RV）孕晚期注意HSV复发感染。如连续双份血清IgG+出现4倍增高复发感染的可能性较大	1.可能是急性感染 2.也可能是IgM假阳性或成长期持有 3.周后复查或送参比实验室。如IgG转为阳性。急性感染。未妊娠者推迟怀孕。妊娠者确定胎儿是否感染（推算孕周或产前诊断）如不变，非急性感染假阳性	1.对弓形虫可能是急性感染期，对其他病毒可能是感染后期。送参比实验室确认 2.IgM可能是假阳性，也可能是长期持有。加做IgG是否连续双份血清出现4倍增高 3.如是急性感染，推迟怀孕；医师酌情进行产前诊断

图 4-2　TORCH 筛查

引自：张宁，于月新，封志纯，等 . 孕前 TORCH 筛查专家共识 . 发育医学电子杂志，2019，7(2)：81-85.

表 4-28　阴道分泌物检查及临床意义

检验项目		参考值	简明临床意义
白带常规	滴虫	未发现	辅助诊断滴虫性阴道炎
	真菌	未发现	辅助诊断霉菌性阴道炎
	清洁度	Ⅰ、Ⅱ度	Ⅰ、Ⅱ度正常，Ⅲ、Ⅳ度提示存在炎症或感染
	pH	4～5.5	pH 增高见于各种阴道炎、幼女和绝经后的妇女
	线索细胞	未见	诊断细菌性阴道病重要指标
	胺试验	阴性	细菌性阴道病呈阳性
沙眼衣原体检测	沙眼衣原体（CT）	阴性	作为沙眼衣原体所致生殖道感染（女性盆腔炎）及新生儿沙眼衣原体肺炎等疾病诊断依据
淋病奈瑟菌检测	淋病奈瑟菌	阴性	主要通过性传播，男性中淋病奈瑟菌引起尿道炎，女性感染后 70%～90%在子宫颈内膜同时伴尿道感染，产妇患者可引起新生儿感染，导致新生儿淋球菌性眼结膜炎等

优生意义：减少宫内感染，减少流产，早产，死胎，胎儿宫内发育迟缓等

取材注意事项：

1. 白带常规，淋球菌涂片取阴道分泌物

2. 衣原体检测：需用专门的棉拭子取宫颈细胞（抹去宫颈口黏液，用无菌拭子插入宫颈管 1～2cm 旋转取材）

引自：丁子蓉 . 阴道分泌物检测在产前检查中的意义 . 医学检验与临床，2009，20(6)：4-5.

先天性宫内感染而引起围产儿畸形的病原体，其中包括疱疹病毒（HSV2）、弓形虫（TOX）、巨细胞病毒（CMV）及风疹病毒（RV）。若母体受到此类病原体的感染，则会导致胎儿发育畸形、流产或早产等现象。胎儿出生经母乳喂养后，TORCH 还会进一步对新生儿造成感染，对新生儿的智力、视力、神经系统等均会产生严重的不良影响。对育龄妇女产前进行 TORCH 筛查是我国开展优生优育工作的重要环节，同时也是保障母婴生命健康、家庭和谐的必要措施。

☆ ☆ ☆ ☆

美国建议的沙眼衣原体筛查的适应人群有：< 25 岁年轻女性；更换新的性伴侣或有多个性伴侣；性伴侣有性传播疾病病史；既往有性传播疾病史（如：衣原体感染、淋病、梅毒或阴道滴虫病等）；同时患一种或多种性传播疾病；妊娠期妇女；性工作者；在押服刑人员。

3. 选择适当的时机受孕　这里的受孕时间指的是怀孕的年龄及季节，从优生优育的角度来看，女性最佳怀孕年龄为23 ～ 29 岁，男性为 25 ～ 35 岁，太早可能生理或心理还不够成熟，不具备做父母的能力；太晚可能会因生殖能力的下降导致精子、卵子的质量不佳，而致胎儿畸形率的增加。最佳的怀孕季节为 8 月前后，约 7 月下旬到 9 月上旬近两个月的时间。在此期间怀孕，避开了流感、风疹等传染病高发时期，孕期前 3 个月的致畸敏感期相对安全。孕前检查没有感染过风疹病毒和乙肝病毒表面抗体阴性者，应在怀孕前 3 个月至 6 个月接种风疹疫苗和乙肝疫苗。

4. 治疗及随访（表 4-29）

（1）内分泌疾病：女性由于尿道短、宽、直的解剖特点，本就较男性容易发生尿路感染，而内分泌疾病同样会引起生殖系统的感染，如长期的高血糖状态比起曾经的感染史是泌尿生殖感染更重要的危险因素。

（2）毛滴虫感染：滴虫阴道炎（trichomonal vaginitis，TV）是由阴道毛滴虫引起的常见阴道炎症，也是常见的性传播疾病。男性由于感染滴虫后常无症状，易成为感染源。也可经公共浴池、浴盆、浴巾、游泳池、坐式便器、衣物、污染的器械及敷料等间接传播。

（3）外阴阴道假丝酵母菌感染：外阴阴道假丝酵母菌病（vulvovaginal candidiasis，VVC）曾称念珠菌性阴道炎，是由假丝酵母菌引起的常见外阴阴道炎症。发病的常见诱因包括长期应用广谱抗生素、妊娠糖尿病、大量应用免疫抑制剂及接受大量雌激素治疗等，肠道假丝酵母菌感染者粪便污染阴道、穿紧身化纤内裤及肥胖使外阴局部温度与湿度增加，也是发病的影响因素。少数男性伴侣会发生龟头炎，表现为龟头红斑伴瘙痒或刺激感，这些患者局部应用抗真菌药物症状可缓解。

（4）细菌感染：细菌性阴道病（bacterial vaginosis，BV）是阴道内正常菌群失调所致的以带有鱼腥臭味的稀薄阴道分泌物增多为主要表现的混合感染。带有鱼腥臭味的稀薄阴道分泌物增多是其临床特点，可伴有轻度外阴瘙痒或烧灼感，性交后症状加重。分泌物呈灰白色、均匀一致、稀薄状，常黏附于阴道壁，但容易从阴道壁拭去。可能与频繁性交、反复阴道灌洗等因素有关。

（5）支原体感染：支原体感染的患病率在发达国家为 1.3%，发展中国家为 3.9%，男女之间无明显差异。近年来支原体感染作为性传播病原体，因感染率升高、持续性和复发性感染造成的远期不良影响、耐药率上升等受到越来越多关注，各国提出了指南，对于精确和规范治疗提供了证据（表 4-30）。

（6）沙眼衣原体感染：男性感染沙眼衣原体可导致尿道炎、附睾炎、前列腺炎等，引发相应的症状，并可能影响精子质量而影响生育。沙眼衣原体还可引起性病淋巴肉芽肿（通过性接触传播，是一种性病），男性侵犯腹股沟淋巴结，引起化脓性淋巴结炎和慢性淋巴肉芽肿，女性可侵犯会阴、肛门、直肠，出现会阴-肛门-直肠组织狭窄。早期诊断，早期治疗；及时、足量、规则用药。所有患者应做 HIV 和梅毒咨询与检测；性伴应该同时接受治疗；治疗后随访。患者及其性伴在完成疗程前（阿奇霉素方案治疗后 7d 内，或其他抗生素 7 ～ 14d 治疗方案完成前）应避免性行为。

☆ ☆ ☆ ☆

表 4-29　生殖道感染治疗方法及随访

感染源	治疗	随访
毛滴虫感染		
全身用药	初次治疗可选择甲硝唑 2g 单次口服；或替硝唑 2g，单次口服，或甲硝唑 400mg，每日 2 次，连服 7d，口服药物的治愈率达 90%～95%	再感染率高，最初感染 2～4 周内需要追踪、复查
性伴治疗	滴虫阴道炎主要由性行为传播，性伴侣应同时进行治疗，并告知患者及性伴侣治愈前应避免无保护性行为	
外阴假丝酵母菌感染		
消除诱因	停用广谱抗生素、雌激素等药物，积极治疗糖尿病。患者应勤换内裤，用过的毛巾等生活用品用开水烫洗	在治疗结束的 14d，建议追踪复查若症状持续存在或治疗后复发，可作真菌培养同时行药敏试验复发性外阴阴道假丝酵母菌病患者在巩固治疗的第 3 个月及 6 个月时，建议进行真菌培养
单纯性		
局部用药	药物放置于阴道深部：①克霉唑制剂，1 粒（500mg），单次用药；或每晚 1 粒（150mg），连用 7d②咪康唑制剂，每晚 1 粒（200mg），连用 7d，或每晚 1 粒（400mg），连用 3d；或 1 粒（1200mg），单次用药③制霉菌素制剂（10 万 U），连用 10～14d	
全身用药	未婚妇女及不宜采用局部用药者，可选用口服药物常用药物：氟康唑 150mg，顿服	
性伴治疗	一般不推荐性伴侣接受治疗，倘若反复感染时应考虑性伴侣治疗	
复杂性		
	在单纯性治疗的基础上延长多一个疗程的治疗时间若为口服或局部用药一日疗法的方案，则在 72h 后加用 1 次；若为局部用药 3～7d 的方案，则延长为 14d	
	复发性外阴阴道假丝酵母病：巩固治疗目前国内外尚无成熟方案，可口服氟康唑 150mg 每周 1 次，连续 6 个月；也可根据复发规律每月给予一个疗程局部用药，连续 6 个月。在治疗前建议作阴道分泌物真菌培养同时行药敏试验	
细菌感染		
全身用药	首选为甲硝唑 400mg，口服，每日 2 次，共 7d；其次为替硝唑 2g，口服，每日 1 次，连服 3d；或替硝唑 1g，口服，每日 1 次，连服 5d；或克林霉素 300mg，口服，每日 2 次，连服 7d；不推荐使用甲硝唑 2g，顿服	治疗后若症状消失，无须随访。对症状持续存在或症状反复出现者，需进行随访
局部用药	甲硝唑制剂 200mg，每晚 1 次，连用 7d；或 2% 克林霉素软膏阴道涂抹，每次 5g，每晚 1 次，连用 7d	

引自：中国疾病预防控制中心性病控制中心，中华医学会皮肤性病学分会性病学组，中国医师协会皮肤科医师分会性病亚专业委员会 . 梅毒、淋病和生殖道沙眼衣原体感染诊疗指南（2020 年）. 中华皮肤科杂志，2020，53(3)：168-179.

☆☆☆☆

表4-30　欧洲、澳大利亚及英国生殖支原体感染诊治指南中生殖支原体感染诊断方法、采样、抗生素治疗、性伴侣处理及禁欲时间等的比较

		欧洲（2016）	澳大利亚（2017）	英国（2018）
诊断试验		核酸扩增试验（不推荐在无症状人群中进行）	核酸扩增试验（不推荐在无症状人群中进行）	核酸扩增试验（不推荐在无症状人群中进行）
诊断样本	男性	首段尿液	首段尿液	首段尿液
	女性	尿液、阴道拭子	阴道拭子（次选宫颈拭子）	阴道拭子（次选宫颈拭子）
患者处理				
无并发症	无大环内酯类耐药	阿奇霉素首日500mg，第2~5天250mg，1日1次；或交沙霉素500mg，1日3次，10d	多西环素100mg，1日2次，7d，然后阿奇霉素首日1g，第2~4天500mg，1日1次	多西环素100mg，1日2次，7d，然后阿奇霉素首日1g，第2~3天500mg，1日1次
	有大环内酯类耐药	莫西沙星400mg，1日1次，7~10d	莫西沙星400mg，1日1次，7d	莫西沙星400mg，1日1次，10d
有并发症		莫西沙星400mg，1日1次，口服14d		
性伴处理		对性伴进行评估、检测和治疗，建议使用与患者相同方案	莫西沙星400mg，1日1次，14d	莫西沙星400mg，1日1次，14d
禁欲时间		检测判愈	治疗结束后14d	治疗起始后14d
首次检测判愈时间		≥治疗开始后判愈3周	≥治疗开始后4周	≥治疗开始后3周

引自：程雨欣，李赛，苏晓红．欧洲、澳大利亚、英国生殖支原体感染诊疗指南介绍．中华皮肤科杂志，2020，53（5）：387-390.

（7）随访频率：女性建议在治疗后3~4个月再次进行沙眼衣原体检测，以发现可能的再感染，防止盆腔炎或其他并发症发生。在患者出现症状或确诊前2个月内的所有性伴均应接受检查和治疗。

5. 预防感染

（1）提高意识，积极筛查，当出现相关临床症状时积极进行检测以进一步明确诊断，做到早发现、早治疗。

（2）生活指导：生殖道感染难以治愈和其生活方式、卫生习惯有关，比如清洗外阴方法错误、内衣外衣混洗、借穿他人内裤、穿化纤内裤等。穿太紧的裤子会导致睾丸温度升高，不利于精子生成，会阴部透气性差，易滋生细菌，感染疾病，同

时阻碍阴囊部位的血液循环，造成睾丸淤血。尽量避免接触猫狗等宠物，无法避免时应加强卫生防护措施。外阴卫生防护措施有：排尿后，一定要用质量安全的手纸擦拭，由前向后擦拭，以免其他细菌感染尿道口；夫妻性生活前双方均应清洗外阴，以免将尿道口周围的细菌挤入尿道，结束后排一次尿；清洗水以开水晾温为好，尤其是月经期的卫生更为重要；洗澡时尽量用淋浴，避免盆浴。

（3）妇女卫生用品的选择：厕所用纸、月经用卫生巾等不洁；经期不及时更换卫生巾；穿过紧衣裤，外阴阴道潮湿；避免频繁使用清洗液，反复冲洗阴道使阴道pH升高等，都不利于菌群的平衡，导致

有害细菌滋生，引起上行感染。避免刺激，包括有气味的护垫，刺激性的香皂、沐浴液。

（4）情绪调适：积极的情绪和良好的心理因素可以增强人体免疫力，使机体尽快康复。复阴道炎长期反复发作，发作时患者阴道瘙痒、灼痛、下坠感，使患者烦躁不安，情绪焦虑、抑郁。这些负性情绪又加重疾病的症状，使患者丧失彻底治愈的信心。有文献报道，患者对医务人员信任度高、情绪良好，则遵医行为强，治愈率高。

（5）自我管理：自我管理能力包括保持良好生活习惯、自我处置药物行为、自我监控症状行为、心理自我调整行为、定期复诊。由于患者对疾病、药物知识认识不足，缺乏治疗的主动性，造成患者对医嘱的依从性差、用药不规范、治疗不彻底，症状消失即停药等情况，直接影响治疗的效果，导致疾病反复发作。

（6）遵医行为：遵医嘱治疗，定期随访，行药敏试验，在医师指导下用药，忌盲目停药、更改剂量，以免影响治疗效果。治疗期间禁酒、忌辛辣饮食，建议夫妻同治，建议禁性生活。

二、生殖道畸形患者的孕前指导

1. 孕前咨询　了解生育需求，治疗依其畸形类型及患者的意愿而定。重视心理问题，生殖道畸形患者通常伴随无法正常性生活、不具备生育能力或生育能力低下等问题，对患者造成长期持续的身心负面影响。同时，可带来严重抑郁及焦虑情绪、低自尊、身份认同感下降等，纠正不良情绪，鼓励家属参与决策过程。畸形纠正后可正常备孕，必要时可通过辅助生殖技术受孕。

2. 治疗　对于无临床症状或不需要解决生育问题的、染色体及性腺正常的患者可不进行治疗。大部分生殖器官畸形需要手术纠正，应解除梗阻、恢复解剖、促进

生育和提高生命质量。

三、月经异常患者的孕前指导

1. 定期检查　定期到医院或妇幼保健机构进行妇女病常规检查，可早期发现与月经异常发生有关的因素或病因。告知疾病知识，包括疾病诱因、治疗方法以及护理知识等，提升患者疾病认知水平。同时向患者说明治疗过程中的注意事项，提升患者自我防护意识，提升遵医行为，出现病情变化要及时就医。

2. 及时消除诱因　完善检查寻找病因，根据病因个体化处理，遵医嘱服用药物或手术治疗。及早诊治诱发月经异常的疾病包括全身急慢性疾病、泌尿生殖系统疾病、下丘脑 - 垂体 - 卵巢 - 子宫轴的疾病及性腺外其他内分泌腺的疾病等。出现月经异常或不规则阴道出血应及时就医，找出病因给予治疗，切忌乱用药。

3. 心理指导　任何可能引起皮质醇分泌增加的心理事件（例如极度悲伤、体重减轻）都会导致机体的代谢发生适应性改变，经期会有一些身体的不适，如下腹坠痛、情绪烦躁等，这些都是正常的生理反应，要学会调节情绪，保持愉快的心情，避免情绪有过大的波动。

4. 药物指导　某些药物通常可以导致月经异常，比如抗精神病药物、某些抗抑郁药物、避孕药和阿片类药物，此类情况需咨询医师是否调整药物。

5. 卫生指导　每日两次会阴护理，保持会阴部清洁，预防感染。月经期注意外生殖器的卫生，勤换卫生巾；保持外阴清洁，洗浴用品专人专用，清洗外阴，最好淋浴，使用流动的水从前往后；用吸干而不是擦的动作来拭干，以免造成损伤，出现炎症、感染。

6. 生活指导　要保持充足的睡眠，避免受凉；合理饮食，忌食生冷、刺激性食物；不合理膳食、酗酒、吸烟、吸毒、性生活

★☆☆☆

紊乱或不洁的性生活等不仅危害身体健康，也可造成月经异常。

7. 饮食指导 指导患者多摄入蛋白类、鱼类以及肉类食物，多进食新鲜的水果、蔬菜补充维生素。禁饮甜牛奶及豆奶等饮品，禁食辛辣、刺激性食物，遵循少食多餐的原则。依据患者的恢复情况调节饮食计划。肥胖者参照前章进行饮食指导。

8. 多囊卵巢综合征的运动指导 坚持中度及其以上强度的大肌肉群有氧运动，比如慢跑、球类运动、游泳、健身操、骑行等，每日运动应达到 60min 以上，运动的强度应达到最大氧耗的 50% 左右，根据个人承受情况，每天增加 1～2h 的运动量。

四、肥胖与消瘦患者的孕前指导

（一）肥胖

1. 充分评估 充分评估及分析导致其肥胖的原因，可通过问诊、饮食行为调查及体力活动问卷调查，了解其肥胖史、有无家族性肥胖情况、曾做过哪些处理、减肥措施曾受到过哪些挫折、平时饮食行为及体力活动情况如何等等，从中寻找并发现存在的问题。

2. 充分告知 告知其肥胖的危害及饮食、运动对维持适宜体重（BMI18.5～23.9kg/m^2）的益处，通过充分的告知，引导其认识肥胖对健康的危害、对怀孕及妊娠的不良影响，让其有正确的认知，同时告知其合理饮食及运动对维持适宜体重的重要性，提高其主动做出饮食营养及运动等改变的积极性，使饮食营养及运动等干预能更加顺利进行。

3. 根据患者个体情况，明确减重总目标及阶段性目标 总体的减重目标是使其体重处于适宜水平（BMI18.5～23.9kg/m^2），减重应循序渐进，减重速度不宜过快。在 6 个月内将体重降低 5%～15% 是可行

且有利于维持健康状态的减重目标，而对于重度肥胖者而言，6 个月内体重可降低 20%。阶段性目标应视患者个体情况而定，一般轻度肥胖者建议每月减轻体重 0.5～1.0kg，中度以上肥胖者建议每周减重 0.5～1.0kg。

4. 指导进行体重自我监控 制订了阶段性减重目标后，可发放体重日记表指导患者每日登记体重进行自我监控，让其计算出每日及每周的体重变化，与给定的目标减重值进行比较，再根据实际体重增减情况随时调整"吃"与"动"平衡。肥胖患者体重监测需做到四定：

（1）定磅秤：固定在同一把体重秤上进行称重。

（2）定日期：每周固定日期或每天监测体重一次。

（3）定时间：每次均是早晨晨起时称体重。

（4）定条件：每次测量体重均空腹、排空大小便，着同样重量的单衣、光脚或每次着同一双鞋子。体重日记表可参考表 4-31。

5. 指导控制每日总能量的摄入 肥胖的营养措施首先是控制总能量的摄入，使患者的能量代谢处于负平衡状态。控制肥胖患者每日总能量摄入的方法主要有两种。

（1）标准体重法：比较简单的控制每日总能量的方法，是通过理想体重按照成人单位标准体重能量需要量，计算出每日所需能量，让其改变以往长期以来维持的摄入能量水平，换成每日按照计算出的每日所需能量范围去控制饮食总能量摄入。按照标准体重计算每日正常能量供给量的计算方法如下：

第一步：计算标准体重，标准体重 = [身高（cm）－ 105]kg。

第二步：评估日常体力劳动强度，确定单位标准体重每天能量需要量 [kcal/（kg•d）]，不同体力劳动的热量需求见表 4-32。

表 4-31　体重日记表

年龄：__岁　　身高：__cm　　现体重：__kg　　目标体重：____kg　　每周 / 每月减重：__～__kg

日期	体重（kg）	体重变化（kg）	日期	体重（kg）	体重变化（kg）

备注：体重监测需做到三定：
①定磅秤：固定在同一把体重秤上进行称重
②定日期：每周固定日期或每天监测体重一次
③定时间：每次均是早晨晨起时称体重
④定条件：每次测量体重均空腹、排空大小便，着同样重量的单衣、光脚或每次着同一双鞋子

表 4-32　不同体力劳动的热量需求 [kcal/（kg·d）]

体力劳动强度	日常生活工作方式描述及举例	消瘦	正常	肥胖
卧床休息	——	20～25	15～20	15
轻度体力劳动	静态生活方式 / 坐位工作，很少或没有重体力的休闲工作	35	30	20～25
中度体力劳动	站着或走着工作，或有强度的锻炼身体	40	35	30
重度体力劳动	重体力职业工作或重体力休闲活动方式	45	40	35

引自：杨月欣，葛可佑 . 中国营养科学全书 . 北京：人民卫生出版社，2019.

第三步：计算能量需要量，能量需要量 = 标准体重（kg）× 单位标准体重能量需要量 [kcal/（kg·d）]。由于当能量摄入量 < 1200kcal 时，很难保证人体需要的营养素供给，也难以维持下去，甚至可引起机体衰弱、脱发、抑郁甚至心律失常等风险，所以备孕者减肥膳食一般不能低于 1200kcal。利用标准体重计算每日能量需要量计算举例如下：

★★☆ ☆

案例

王女士，年龄30岁，身高160，体重77kg，待业在家。

答： 王女士标准体重=160－105=55kg

王女士待业在家，属于为轻体力劳动者，单位标准体重能量需要量为20～25[kcal/(kg·d)]，因此全日适宜总能量=（160－105）×（20～25）=（1100～1375）kcal；

但是由于最好减肥膳食能量摄入量不能低于1200kcal，因此，最终推荐赵女士的每日能量摄入量应为（1200～1375）kcal

（2）能量平衡观察法：可以先明确减重目标，然后采用能量平衡观察法控制每日总能量摄入。通过评估长期以来患者的日常饮食能量水平，然后按照设立的减肥目标，减少饮食摄入和增加运动来亏空能量，从而达到减少体重的目的。按照能量平衡观察法控制每日总能量摄入举例如下：

案例

王女士，年龄30岁，身高160，体重77kg，待业在家。王女士近期体重不变，评估平时每日饮食中的总能量摄入约为1800kcal。

答： 给予目标减重计划为：1个月内减重2kg，即每周减重0.5kg。

由于消耗约7700kcal才能减掉1kg脂肪，因此

每周需要亏空的能量=7700×0.5=3850kcal，而每日需要亏空的能量=3850/7=550kcal

单纯依靠饮食控制，则每日能量摄入量=1800-550=1250kcal

如果同时通过运动进行控制，总减重控制目标不变的情况下，则每日能量摄入量可适当增加，如王女士同时通过运动减重，每天运动消耗150kcal，则每日能量摄入量可为1400kcal。

6. **推荐平衡膳食结构** 减重膳食除了需要控制总能量的摄入，同样应遵循平衡膳食的原则，但是营养素的构成比和来源应做适当的调整。根据我国居民的膳食特点和习惯，成年人膳食中碳水化合物提供的能量应占总能量的50%～65%，脂肪占20%～30%，蛋白质占10%～15%。超重及肥胖者进行体重控制期间，碳水化合物的能量适当减少，应占总能量的50%～60%，蛋白质适当增加占15%～20%，脂肪功能比不超过30%。不同能量需要水平的平衡膳食模式和食物量见表4-33。蛋白质建议多摄入优质蛋白；脂肪多以含不饱和脂肪酸的油脂和食物为宜，少摄入动物油脂和食物；碳水化合物宜选择全谷物；严格限制糖、巧克力、含糖饮料及零食等；新鲜蔬菜和水果含能量低、营养丰富且饱腹感强，在减肥及改善代谢紊乱方面都有一定的作用；适当增加膳食纤维的摄入，每天膳食纤维的供给量在25～30g为宜。

7. **指导记录每日饮食情况** 发放饮食日记表，指导记录每日饮食情况，记录饮食日记有助于提升饮食营养控制的依从性，同时，对于体重控制不理想者，饮食日记也有助于医务人员从其饮食中发现问题，并及时给予指导纠正。饮食日记表可参考表4-34。

8. **指导合理分配三餐** 餐次因人而异，一般为三餐，能量分配可参照早餐27%、午餐49%、晚餐24%。动物性蛋白和脂肪含量多的食物尽量安排在早餐和午餐进食，晚上以清淡为主，含糖量低且利于消化。晚餐要吃少，避免睡前加餐或晚餐吃得非常好之后又很少活动，三餐量的比例是午餐＞早餐＞晚餐。

9. **指导合理烹调方式** 食物烹调方式宜选用蒸、煮、炖、煨、汆等，忌用油煎、炸的方法。

10. **指导改变不良饮食行为** 建立节食意识，每餐不过饱，避免暴饮暴食、过量进食，控制食欲，每餐达到七分饱即可；避

表 4-33 不同能量需要水平的平衡膳食模式和食物量

食物种类		不同能量摄入水平（kcal）										
		1000	1200	1400	1600	1800	2000	2200	2400	2600	2800	3000
第一层	谷类	85	100	150	200	225	250	275	300	350	375	400
	——全谷物及杂豆	适量			50～150							
	薯类	适量			50～100					125	125	125
第二层	蔬菜	200	250	300	300	400	450	450	500	500	500	600
	——深色蔬菜	占所有蔬菜的1/2										
	水果	150	150	150	200	200	300	300	350	350	400	400
第三层	畜禽肉类	15	25	40	40	50	50	75	75	75	100	100
	蛋类	20	25	25	40	40	50	50	50	50	50	50
	水产品	15	20	40	40	50	50	75	75	75	100	100
第四层	乳制品	500	500	350	300	300	300	300	300	300	300	300
	大豆	5	15	15	15	15	15	25	25	25	25	25
	坚果	-	适量		10	10	10	10	10	10	10	10
第五层	烹调油	15～20	20～25		25	25	25	30	30	30	30	35
	食盐	< 2	< 3	< 4	< 6	< 6	< 6	< 6	< 6	< 6	< 6	< 6

引自：中国营养学会.中国居民膳食指南（2016）.北京：人民卫生出版社，2016.

表 4-34 饮食日记表

姓名：____ 　年龄：__岁　 身高：__cm　 体重：__kg　 BMI：__kg/m^2 　每日适宜能量摄入：____kcal

时间	年 月 日 星期			年 月 日 星期			年 月 日 星期		
	食物名称	量（g）	能量（kcal）	食物名称	量（g）	能量（kcal）	食物名称	量（g）	能量（kcal）
早餐									
加餐									
中餐									
加餐									
晚餐									
加餐									
合计									

免偏食、挑食；改掉喜吃零食、甜食等习惯，减少高能量、高脂肪、高糖食物的摄入，多选择低血糖生成指数（glycemic index，GI）、富含膳食纤维、营养素密度高的食物；改掉临睡前吃点心、饭后立即睡等习惯；避免边看手机、电视等进食，进食时充分咀嚼，细嚼慢咽以延长进食时间，减慢进食速度，使在进餐尚未完毕以前即对大脑发出饱足信号，有助于减少进食量；进食时可使用较小的餐具，使得中等量的食物看起来也不显得单薄；避免过量饮酒或经常在外就餐等。

☆★☆☆

11. 指导进行规律、中等强度的运动并记录运动日记　运动是肥胖患者减重减脂治疗中不可或缺的一部分，"吃""动"平衡才能更利于减重计划的成功实施。应评估并提高超重/肥胖患者对身体活动或运动与健康关系的认识，评估是否有运动禁忌证，在没有运动禁忌的情况下，指导超重或肥胖者每天累计达到 60～90min 中等强度的有氧运动，如游泳、快走、乒乓球、羽毛球、篮球、跳舞等，运动项目的选择应结合患者的兴趣爱好，并与患者的年龄、存在的合并症和身体承受能力相适应。需要注意

的是有氧活动时间可累计，但每次持续时间应不少于 10min，运动频率至多隔一天，最好每天都运动。同时，超重、肥胖患者建议每周坚持 2～3 天肌肉力量训练，如仰卧起坐、俯卧撑及利用哑铃、水瓶、沙袋、弹力带和健身器材等进行的抗阻运动，隔天进行，每次 10～20min。可发放常见身体活动强度和运动量表（表 4-35）及运动日记表（表 4-36）给患者，指导其记录每天的运动情况，记录运动日记有助于提升运动的依从性。

表 4-35　常见身体活动强度和运动量表

活动项目		身体活动强度 *（MET）		相当于 1000 步的运动时间（min）
		＜3 为低强度；3～6 为中强度；7～9 为高强度；10～11 为极高强度		
家务活动	整理床，站立	低	2.0	20
	洗碗，熨烫衣物	低	2.3	15
	收拾餐桌，做饭或准备食物	低	2.5	13
	擦窗户	低	2.8	11
	手洗衣服	中	3.3	9
	扫地、拖地板、吸尘	中	3.5	8
步行	慢速（3km/h）	低	2.5	13
	中速（5km/h）	中	3.5	8
	快速（5.5～6km/h）	中	4.0	7
	很快（7km/h）	中	4.5	6
	下楼	中	3.0	10
	上楼	高	8.0	3
	上下楼	中	4.5	6
跑步	走跑结合（慢跑成分不超过10min）	中	6.0	4
	慢跑，一般	高	7.0	3
	8km/h，原地	高	8.0	3
	9km/h	极高	10.0	2
	跑，上楼	极高	15.0	1
自行车	12～16km/h	中	4.0	7
	16～19km/h	中	6.0	4

续表

活动项目		身体活动强度 *（MET）		相当于 1000 步的运动时间（min）
		< 3 为低强度；3 ～ 6 为中强度；7 ～ 9 为高强度；10 ～ 11 为极高强度		
球类	乒乓球	中	4.0	7
	台球	低	2.5	13
	网球，一般	中	5.0	5
	网球，双打	中	6.0	4
	网球，单打	高	8.0	3
	羽毛球，一般	中	4.5	6
	保龄球	中	3.0	10
	高尔夫球	中	5.0	6
	篮球，一般	中	6.0	4
	篮球，比赛	高	7.0	3
	排球，一般	中	3.0	10
	足球，一般	高	7.0	3
跳绳	慢速	高	8.0	3
	中速，一般	极高	10.0	2
	快速	极高	12.0	2
舞蹈	慢速	中	3.0	10
	中速	中	4.5	6
	快速	中	5.5	4
游泳	踩水，中等用力，一般	中	4.0	7
	爬泳（慢），自由泳，仰泳	高	8.0	3
	蛙泳，一般速度	极高	10.0	2
	爬泳（快），蝶泳	极高	11.0	2
其他活动	瑜伽	中	4.0	7
	单杠	中	5.0	5
	俯卧撑	中	4.5	6
	太极拳	中	3.5	8
	健身操（轻或中等强度）	中	5.0	6
	轮滑旱冰	高	7.0	3

*1MET 相当于每千克体重每小时消耗能量 1kcal。应用举例：一个体重为 60kg 的人慢速行走 10min 后，其能量消耗量为 2.5×60（kg）×10（min）÷60min=25kcal。一个体重为 60kg 的人蛙泳 2min，相当于运动了 1000 步

引自：中国营养学会 . 中国居民膳食指南（2016）. 北京：人民卫生出版社，2016.

表 4-36 运动日记表

姓名：_____   年龄：_____

日期	是否有运动	运动项目	运动强度	运动时间（min）	自觉疲劳程度
	□是　□否		□低　□中　□高	□＜10　□10～20 □20～30　□≥30	□较轻　□稍累 □累　□很累
	□是　□否		□低　□中　□高	□＜10　□10～20 □20～30　□≥30	□较轻　□稍累 □累　□很累
	□是　□否		□低　□中　□高	□＜10　□10～20 □20～30　□≥30	□较轻　□稍累 □累　□很累
	□是　□否		□低　□中　□高	□＜10　□10～20 □20～30　□≥30	□较轻　□稍累 □累　□很累
	□是　□否		□低　□中　□高	□＜10　□10～20 □20～30　□≥30	□较轻　□稍累 □累　□很累
	□是　□否		□低　□中　□高	□＜10　□10～20 □20～30　□≥30	□较轻　□稍累 □累　□很累
	□是　□否		□低　□中　□高	□＜10　□10～20 □20～30　□≥30	□较轻　□稍累 □累　□很累
	□是　□否		□低　□中　□高	□＜10　□10～20 □20～30　□≥30	□较轻　□稍累 □累　□很累
	□是　□否		□低　□中　□高	□＜10　□10～20 □20～30　□≥30	□较轻　□稍累 □累　□很累
	□是　□否		□低　□中　□高	□＜10　□10～20 □20～30　□≥30	□较轻　□稍累 □累　□很累
	□是　□否		□低　□中　□高	□＜10　□10～20 □20～30　□≥30	□较轻　□稍累 □累　□很累
	□是　□否		□低　□中　□高	□＜10　□10～20 □20～30　□≥30	□较轻　□稍累 □累　□很累
	□是　□否		□低　□中　□高	□＜10　□10～20 □20～30　□≥30	□较轻　□稍累 □累　□很累
	□是　□否		□低　□中　□高	□＜10　□10～20 □20～30　□≥30	□较轻　□稍累 □累　□很累
	□是　□否		□低　□中　□高	□＜10　□10～20 □20～30　□≥30	□较轻　□稍累 □累　□很累

备注：同一天可做多种不同运动类型和强度的运动，建议每天至少有 60～90min 中等强度的运动，隔天进行 10～20min 肌肉力量训练

12. **做好心理护理**　肥胖者常见的心理因素如压力、沮丧、抑郁容易导致过度进食，并引发罪恶感而陷入恶性循环中，因此，精神 - 心理支持中，需要医务人员能识别干扰减重管理成功的心理或精神疾患，并请专科医师进行治疗。实施肥胖的营养和运动治疗时，肥胖患者可能会因为各种心理社会因素而拒绝减重的帮助，应对患者

表达充分尊重，仔细倾听并建立信任，通过健康教育提高其对肥胖加重疾病危险性的认识。尤其是在减重初期，应及时、适当给予其足够的关心、鼓励及适当的称赞。可以指导夫妇之间互相鼓励，比如达到多少减重目标互相赠送礼物等，提高减重的积极性及趣味性。

13. 追踪与评价　定期追踪患者饮食、运动及体重控制情况，最好有信息系统可识别患者饮食、运动及体重登记情况，对于未登记者系统会自动识别发送登记提醒，对于登记后存在问题者，系统自动可提示存在问题，如提示热量是否超过每日适宜能量摄入范围、运动量是否达标、体重减重情况是否理想等，对于达标者系统设置自动提示达标给予患者鼓励，不达标者系统自动给予警示提醒等。也可建立微信群动态随访患者的各项情况。肥胖合并血压、血糖、血脂等变化者，同时追踪其血压、血糖及血脂的变化情况。当肥胖患者的体重稳步下降，并最终达到适宜水平，且各项检验检查指标未出现异常，则证明该肥胖患者的管理有效。当通过饮食及运动等行为改变 3～6 个月仍不能使体重减轻达 5%，甚至体重有上升的趋势者，可考虑用药物辅助治疗。对于 BMI > 40kg/m² 的极度肥胖者，或因肥胖症引起心肺功能不全等，使用饮食、运动及药物治疗方法长期无效患者，经过慎重选择的病例可以考虑以外科手术作为辅助治疗的方法。

（二）消瘦

1. 充分评估　充分评估及分析导致其消瘦的原因，可通过问诊、饮食行为调查及体力活动问卷调查，了解其家族人员消瘦情况、判断其饮食行为及体力活动情况等，从中寻找并发现存在的问题。

2. 充分告知　告知其消瘦的危害及维持适宜体重（BMI 18.5～23.9kg/m²）的益处，通过充分的告知，引导其认识消瘦对妊娠及怀孕的不良影响，让其有正确的认识，同时告知其营养及锻炼对维持适宜体重的重要性，提高其做出饮食营养及运动锻炼等改变的积极性。

3. 根据患者个体情况，明确增重总目标及阶段性目标　总体的增重目标是使其体重处于适宜水平（BMI 18.5～23.9kg/m²），阶段性目标应视患者个体情况而定，应健康增重。可发放体重登记表登记体重变化情况。

4. 积极治疗原发病　疾病因素导致的消瘦，孕前应积极治疗原发病，并及时补充优质蛋白质和足够的热能。

5. 健脾养胃　对于体质性消瘦者，建议增加健脾养胃的食疗方，如莲子、淮山药、山楂、大枣、柿饼粥等。

6. 增加食物摄入量　对于外源性食量摄入不足导致消瘦者，应结合中国备孕妇女的平衡膳食宝塔（图 4-3），找出摄食不足的食物类别，建议进行相应食物强化，适当增加食物量。如每天加餐 1～2 次，每天增加摄入 200ml 牛奶或粮谷/畜肉类 50g 或蛋类/鱼类 75g。

7. 指导保证足够热量的同时三大产热营养素摄入要合理　消瘦者必须保证足够的热量，必要时在 1800kcal 基础上增加 10%～20%。消瘦者总热能中碳水化合物占 55%～60%，脂肪占 20%～30%，蛋白质占 15%～20%。根据患者的个体情况，给定了每日的能量摄入量后，可发放饮食日记表，指导记录每日进食情况，以查看是否达标。

8. 指导少吃多餐　如果长期摄入不足，机体不易耐受食物数量和质量的变化，应逐渐增加，使消化系统有适应的过程，避免骤然增加或改变食物的数量和组成，且一次进餐过多食物不易消化吸收，建议少吃多餐，两餐之间增加水果、酸奶等促进消化，这样可以保证必需的能量和营养素，又可以使食物得到充分的吸收。

9. 改进烹调方式，提高消瘦者食欲

☆★☆☆

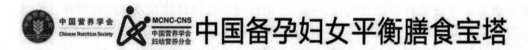

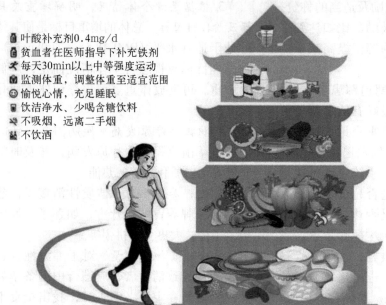

加碘食盐	<6g
油	25～30g
奶类	300g
大豆/坚果	15g/10g
肉禽蛋鱼类	130～180g
瘦畜禽肉	40～65g
每周一次动物血或畜禽肝脏	
鱼虾类	40～65g
蛋类	50g
蔬菜类	300～500g
每周一次含碘产品	
水果类	200～350g
谷薯类	200～350g
全谷物和杂豆	50～75g
薯类	50～75g
水	1500～1700mg

左侧项目：

- 叶酸补充剂0.4mg/d
- 贫血者在医师指导下补充铁剂
- 每天30min以上中等强度运动
- 监测体重，调整体重至适宜范围
- 愉悦心情，充足睡眠
- 饮洁净水、少喝含糖饮料
- 不吸烟、远离二手烟
- 不饮酒

图4-3 中国备孕妇女平衡膳食宝塔

引自：中国营养学会．中国居民膳食指南（2016）．北京：人民卫生出版社2016.

改善烹饪技术及改进烹调方式，变换食品花样，以色、香、味来刺激食欲，增加进食量。

10. 重视晚餐质量，临睡前适当加餐。

11. 指导生活规律，加强锻炼，保证充足的睡眠。

12. 必要时辅助医用食品　若不能从膳食中摄入所需的营养素，必要时可辅助医疗食品，如全营养素，乳清蛋白等。

13. 追踪与评价　定期追踪患者饮食情况和体重变化，最好有信息系统可识别患者饮食及体重登记情况，对于未登记者系统会自动识别发送登记提醒，对于登记后存在问题者，系统自动可提示存在问题，如提示热量是否低于每日适宜能量摄入范围、体重增重情况是否理想等，对于达标者系统设置自动提示达标给予患者鼓励，不达标者系统自动给予警示提醒等。也可建立微信群动态随访患者的各项情况。疾病原因如甲亢、糖尿

病等代谢性疾病、肺结核、肝病者等慢性消耗性疾病等，同时应追踪其甲状腺指标及血糖、肝功能等的变化情况。当消瘦患者的体重稳步上升，并最终达到适宜水平，且各项检验检查指标未出现异常，则证明该消瘦患者的管理有效。

五、血压异常患者的孕前指导

（一）高血压

1. 评估　高血压患者备孕时应孕前咨询，测量血压及体重指数（BMI），进行血尿常规、肝肾功能、血糖、血脂、心电图及超声心动图等检查，了解心功能及其他脏器受累情况，注意询问既往病史，包括既往妊娠情况、家族史、内科合并症等。孕前血压为130～139/85～89mmHg临界水平时，应密切随访血压变化。若低于140/90mmHg，但较基础血压升高30/15mmHg，需要密切随访血压及尿蛋白波动变化。

2. 提高咨询意识，选择适当时机怀孕

高血压患者血压未控制正常之前，应避免妊娠。根据中国人群 BMI 数值范围，建议患者血压控制在 130 ～ 140/80 ～ 90mmHg 以内，BMI < 28 时，可考虑妊娠。《2020 年加拿大成人和儿童高血压预防、诊断、风险评估和治疗指南》提出考虑高血压女性妊娠的可能性。指南提出，高血压治疗期间，应多次检查（包括电解质、肌酐、空腹血脂和妊娠），以了解临床伴随情况；生活方式改变或调整药物前，应考虑行妊娠测试。了解高血压对自身及妊娠的影响，给出健康处方，了解疾病的知识、预防及治疗，提高依从性。

3. 改变生活方式　在高血压患者中，改变生活方式对预防高血压和降低血压具有重要作用。生活方式干预包括提倡健康生活方式，消除不利于身体和心理健康的行为和习惯。生活方式干预应该连续贯穿高血压治疗全过程，必要时联合药物治疗。

（1）戒烟：吸烟是一种不健康行为，是心血管病和癌症的主要危险因素之一。被动吸烟显著增加心血管疾病风险，吸烟者可通过药物治疗（如伐尼克兰、安非他酮、尼古丁替代疗法）达到戒烟目的。

（2）戒酒：健康生活方式减少饮酒（或戒酒），从而降低血压和预防高血压。过量饮酒显著增加高血压的发病风险，且其风险随着饮酒量的增加而增加，限制饮酒可使血压降低。建议高血压患者不饮酒，如饮酒，则应少量并选择低度酒，避免饮用高度烈性酒。每日酒精摄入量男性不超过 25g，女性不超过 15g；每周酒精摄入量男性不超过 140g，女性不超过 80g。白酒、葡萄酒、啤酒摄入量每天分别少于 50ml、100ml、30ml。

（3）锻炼：对非高血压患者或高血压患者，每周 4 ～ 7d 累计 30 ～ 60min 的中等强度运动（如散步、慢跑、骑自行车或游泳），运动形式可采取有氧、阻抗和伸展等。以有氧运动为主，无氧运动作为补充。运动强度须因人而异，常用运动时最大心率来评估运动强度，中等强度运动为能达到最大心率 [最大心率（次 / 分钟）= 220 − 年龄] 的 60% ～ 70% 的运动。高危患者运动前需进行评估。非高血压患者或高血压患者收缩压 140 ～ 159mmHg/ 舒张压 90 ～ 99mmHg，采用阻抗或重量训练（自由重量推举、固定重量推举、握力练习）对血压无不良影响。

（4）减重：测量所有成人患者的身高、体重和腰围，并计算体质指数 [BMI= 体重 /（身高）^{2}]。建议非高血压人群或高血压患者保持健康体重，以预防高血压或降低血压（控制体重，使 BMI < 24；腰围：男性 < 90cm；女性 < 85cm）。建议所有超重的高血压患者均应减重，减重策略应采用多学科方法，包括饮食教育、增加体育锻炼和生活方式干预。

（5）饮食：合理膳食，平衡膳食，建议高血压患者和血压正常但存在高血压风险者膳食来源以控制高血压饮食模式（dietary approaches to stop hypertension，DASH）饮食为主，见表 4-37。原则有五多两少，即高钾、高镁、高钙、高膳食纤维、丰富的不饱和脂肪酸、控盐、节制饱和脂肪酸和反式脂肪酸。在高血压患者中，DASH 饮食可分别降低 SBP 11.4mmHg，DBP 5.5mmHg，一般人群可降低 SBP6.74mmHg，DBP 3.54mmHg，高血压患者控制热量摄入，血压降幅更大，能够有效降低冠心病和脑卒中风险。

（6）钠的摄入：为了预防高血压和降低高血压患者的血压，钠的摄入量减少至 2400mg/d（6g 氯化钠）。所有高血压患者均应采取各种措施，限制钠盐摄入量。主要措施包括：有条件者选择低钠盐，它是指以加碘食盐为基础，并添加一定量的氯化钾和硫酸镁，但有甲状腺疾患或肾功能不全的人慎用；减少烹调用盐及含钠高的

表 4-37　DASH 饮食种类及量

食物种类	食物指导
主食	以全谷物、杂豆类为主，例如糙米、小米、紫米、荞麦、绿豆、红小豆、芸豆等，尽量不吃或者少吃精米白面。每日摄入量 250～400g，其中豆类应该占有 25～50g，相当于 100g 豆腐中含有的量
蔬菜	深色蔬菜一般含钾量高，所以多吃高钾蔬菜，如菠菜、苋菜、甘蓝、芹菜、莴笋等，每天摄入新鲜蔬菜的量在 300～500g。健康成年人钾的适宜摄入量每天为 2000mg，高血压患者每天要摄入 3100mg 以上的钾
水果	新鲜水果成人每天的摄入量为 200～350g，最好食用当季水果，选择低糖型或中等含糖的水果，如苹果、猕猴桃、草莓、梨、柚子等；也可以摄入水果干（如葡萄干、杏干、苹果干等），但是果汁不能代替鲜果
牛奶	每天保证 250g 牛奶的摄入，以低脂奶或脱脂奶为佳
肉类	每天摄入畜禽类 40～75g，红肉（如猪、牛、羊肉类）摄入量不宜过多。对于高血压患者，可以多吃鱼虾贝类，每天的摄入量在 45～70g，相当于 5～8 只虾
坚果	每周适量食用坚果 50～70g，尽量选择原味、新鲜、小包装的坚果，油炸、过度调味的坚果要回避
油	优先选择植物油如含不饱和脂肪酸的橄榄油、菜籽油、茶油以及含有多不饱和脂肪酸的大豆油、玉米油、花生油等。每天烹饪用油控制在 20～30g（2～3 汤匙），烹饪方式也尽量选择蒸、煮、白灼、凉拌的少油的方式

引自：郭茹，廖晓阳，李志超，等.DASH 饮食模式治疗高血压的研究进展与挑战.中国全科医学，2021，24(20)：2508-2513.

调味品（包括味精、酱油），使用不含钠或低钠的香料或调味料如八角、胡椒粉、五香粉等替代；醋、番茄汁、柠檬汁、辣椒等增加酸、甜、麻、辣的口感；利用自身食物本身的独特风味，例如与青椒、番茄、香菜、蘑菇、虾米、洋葱、香菇等有味道的食物一起炒；避免或减少含钠盐量较高的加工食品，如咸菜、火腿、各类炒货和腌制品；建议在烹调时尽可能使用定量盐勺，以起到警示的作用或烹饪时晚放盐；避免隐形盐的摄入，如调味品味精、蚝油、酱油、甜面酱；甜品如蛋糕；快餐如方便面；熟食如香肠、熏肉、鸡腿、腊肉等；咸鱼、腐乳、咸鸭蛋、皮蛋等。

(7) 钙镁摄入量：不建议在预防或治疗高血压期间补充钙和镁。

(8) 钾摄入量：对无高钾血症风险患者，增加膳食钾摄入量以降低血压，肾功能不全者补钾前应咨询医师。增加膳食中钾摄入量可降低血压主要措施为：增加富钾食物（新鲜蔬菜、水果和豆类）的摄入量；肾功能良好者可选择低钠富钾替代盐。不建议服用钾补充剂（包括药物）来降低血压。

(9) 不饱和脂肪酸：主要来源于深海鱼（三文鱼、沙丁鱼、金枪鱼等）、种子/核果（芝麻、核桃、开心果、松子等）及各种植物油（如橄榄油、亚麻籽油、菜籽油、玉米油等）。

(10) 压力管理：在可能由于压力过大而导致高血压的患者中，压力管理应作为一种干预措施。

(11) 预防低血压：早上起床时可先在床边静坐数分钟，避免快速站立引起的直立性低血压，遵医嘱按时服用降压药。

4. 药物治疗　降压目标和降压药物选择等方面应坚持"个体化"的原则，选择适合患者个体的降压药物。待孕女性高血压患者的血压管理策略与妊娠期一致，要兼顾母胎安全，尽可能地将血压控制在合理范围内，同时要权衡降压药物对胎儿的潜在风险。轻度高血压患者，尤其是年轻女性，建议采用膳食和运动方式来控制血压。如收缩压（SBP）＞ 150 ～ 160mmHg（1mmHg=0.133kPa）或舒张压（DBP）＞ 100 ～ 110mmHg，即应开始降压药物治疗。建议提前 6 个月将降压药物换成对胎儿影响小的类型。应使用与孕期一致的药物将血压降到达标值，便于高血压患者在妊娠之后可以序贯性给药，便于孕期血压的控制；也避免在未能检测出妊娠的早孕阶段，应用具有致畸及其他不利作用的降压药物。2015 中国妊娠高血压指南推荐可用于妊娠期的口服降压药物有拉贝洛尔、硝苯地平，静脉用药包括拉贝洛尔、酚妥拉明。如经积极的生活方式干预和药物治疗后，仍不能使血压降至 150/100mmHg 以下，或轻度高血压伴有蛋白尿者，应暂缓妊娠。

5. 自我管理　提高意识，重视家庭血压监测：及时检出高血压是防治的第一步。在有条件的地方，应正确推广使用家庭自测血压技术，逐步建立网络化的信息管理系统，采用多种方式提高患者的防病知识和自我保健意识。血压全程管理应早期、强化、个体化：经药物治疗血压得到控制，仍要继续服用药物，擅自停药血压升高后难以控制，早期强化干预可延缓心血管病变进程。

（二）低血压

1. 评估低血压出现的原因　出现低血压症状需要及时检查，评估出现低血压的时机、症状、综合评估每一位患者的具体情况，包括年龄、伴随危险因素 / 合并症和靶器官损害等，以及患者个人意愿。

2. 调整生活习惯　在捡取地上东西时，不宜直接低头弯腰，应先蹲下。夜起或早晨起床之前要先在床上活动一下之后再慢慢起床，千万不要起床过猛，以防短暂性

大脑缺血。生活环境温度不要过高，以免血管舒张、血压下降。尽量少穿衣领太高、太紧的衣服，防止压迫到颈动脉窦引起血压骤降而昏倒。

3. 生活规律　注意休息，劳累、睡眠不足会使血压更低，因而应保持作息规律，避免过劳、熬夜。每天睡觉前最好能洗个热水澡，加强血液循环，但时间不要太长，入浴时要小心突然起立而晕倒。

4. 调整饮食，增加营养　中国传统养生医学认为生姜、桂圆、红枣、核桃、人参、五味子、山药等食物有助于健神补脑，改善低血压现象。多喝水，少饮酒，喝水能增加血容量，并且降低脱水风险，但是酒精会通过扩张血管而导致血压降低。

5. 高血压者听从医嘱，缓慢降压　药物影响的低血压，如高血压病患者，要在医师指导下平和缓慢地降压，不可过于心急，一下子把血压降得过快过低。重症低血压并伴有明显症状的患者，必须给予积极治疗，防止因灌注不足引起的大面积脑梗死或心肌缺血等严重后果。

六、糖尿病患者的孕前指导

1. 充分评估　应评估患者糖尿病病程、急慢性并发症情况、糖尿病治疗情况，并进行全面体格检查，主要包括血糖、血压、心电图、眼底、肝肾功能、糖化血红蛋白等以确定糖尿病的分级，评估是否适宜妊娠，孕前糖尿病妇女计划怀孕时应由内分泌科及产科医师共同管理。

2. 充分告知　所有糖尿病患者应计划妊娠，避免意外妊娠。应充分告知糖尿病对怀孕及妊娠的危害及饮食、运动等行为改变和遵医嘱应用降糖药对控制血糖水平的重要性，通过充分告知，引导其了解糖尿病与妊娠之间的相互影响及目前需要做的改变，提高治疗意识及依从性。

3. 合理选择怀孕时机　孕前评价糖尿病控制状态及慢性并发症的情况。器质性

病变较轻、血糖控制良好者可在积极治疗及密切监护下妊娠，若血糖控制不佳或已并发严重心血管疾病、肾脏功能减退、眼底有增殖性视网膜病变者应避孕。按 White 分类法，病情达 D、F、R 级易造成胎儿畸形、智力障碍、死胎，并可加重孕妇原有病情等不良后果，因此不宜妊娠。糖尿病肾病者若 24h 尿蛋白定量 < 1g 且肾功能正常者以及增殖性视网膜病变已接受治疗者，可以妊娠。糖尿病大血管病尤其心血管病变得有怀孕意愿的糖尿病妇女，心功能应该达到能够耐受平板运动试验的水平。

4. 饮食指导　饮食营养治疗是糖尿病的基础治疗。应在评估患者营养状况的前提下，设定合理的营养治疗目标，调整总能量的摄入，合理、均衡分配各种营养素，达到患者的代谢控制目标。需要注意的是调整饮食并不意味着让患者完全放弃所喜爱的食物，而是制订合理的饮食计划，并指导患者努力执行。

（1）医学营养治疗的目标：中国 2 型糖尿病防治指南（2017 年版）参考美国糖尿病学会（ADA）2017 膳食指南及中国糖尿病医学营养治疗指南（2015）的要求，确定糖尿病医学营养治疗的目标为：a. 维持健康体重：超重 / 肥胖患者减重的目标是 3 ~ 6 个月减轻体重的 5% ~ 10%，消瘦者应通过合理的营养计划达到并长期维持理想体重；b. 供给营养均衡的膳食，满足患者对微量营养素的需求；c. 达到并维持理想的血糖水平，降低 HbA1c 水平；d. 减少

心血管疾病的危险因素，包括控制血脂异常和高血压。

（2）每日总能量摄入计算：同肥胖患者，按照标准体重计算每日正常能量供给量，计算方法如下：

第一步：计算标准体重，标准体重 =[身高（cm）－ 105]kg。

第二步：评估日常体力劳动强度，确定单位标准体重每天能量需要量 [kcal/（kg·d）]，不同体力劳动的热量需求见表 4-38。

第三步：计算能量需要量，能量需要量 = 标准体重（kg）× 单位标准体重能量需要量 [kcal/（kg·d）]。

（3）营养素构成比和来源推荐

① 碳水化合物：糖尿病患者每日碳水化合物应占全日总热量的 50% ~ 65%。对碳水化合物的数量、质量的体验是血糖控制的关键环节，不同种类碳水化合物所引起血糖增高的速度和程度有较大的不同，可用食物血糖生成指数（glycemic index，GI）来衡量。GI 是指进食恒量的食物（含 50g 碳水化合物）与相当量的葡萄糖在一定时间内（一般为 2h）体内血糖反应水平的百分比值，反映食物与葡萄糖相比升高血糖的速度和能量，通常把葡萄糖的血糖生成指数定位 100。常见食物 GI 值见表 4-39。通过食物 GI 值，可分为：低 GI 食物（≤ 55）、中 GI 食物（55 ~ 70）、高 GI 食物（GI > 70）。豆类食品一般比谷薯类食品的 GI 值低，因为豆类碳水化合物含量较谷薯类少；谷类食品如大麦、荞麦及黑米等 GI 值又较小

表 4-38　不同体力劳动的热量需求 [kcal/（kg·d）]

体力劳动强度	日常生活工作方式描述及举例	消瘦	正常	肥胖
卧床休息	—	20 ~ 25	15 ~ 20	15
轻度体力劳动	静态生活方式 / 坐位工作，很少或没有重体力的休闲工作	35	30	20 ~ 25
中度体力劳动	站着或走着工作，或有强度的锻炼身体	40	35	30
重度体力劳动	重体力职业工作或重体力休闲活动方式	45	40	35

引自：杨月欣，葛可佑. 中国营养科学全书. 北京：人民卫生出版社，2019.

麦低；膳食纤维含量越多的食物，GI 值越低，如蔬菜尤其是叶和茎类蔬菜 GI 值一般较低，因为其碳水化合物的含量不超过 6%，而且富含膳食纤维，所以 GI 值低。低 GI 食物具有在消化道内停留时间长、消化吸收率低、葡萄糖摄入缓慢及进入血液后峰值低的特点，因此低 GI 食物可以有效减轻体重，改善胰岛素作用及糖耐量，除此之外，低 GI 食物还可以增加运动过程中全身脂肪氧化的速度，因此，为了更好控制体重和血糖情况，糖尿病患者应选择低 GI 食物。

②蛋白质：肾功能正常的糖尿病患者每日蛋白质摄入量可占全日总热量的 15% ～ 20%，应保证优质蛋白质比例超过 1/3，富含优质蛋白的食物包括鱼、禽、畜肉、蛋、奶及大豆。过高的蛋白摄入 [如 > 1.3g/(kg·d)]

与蛋白尿升高、肾功能下降、心血管及死亡风险增加有关，低于 0.8g/(kg·d) 的蛋白摄入并不能延缓糖尿病肾病进展，因此，一般推荐糖尿病患者蛋白质摄入量为 0.8 ～ 1.2g/(kg·d)，而伴有肝、肾疾病的糖尿病患者，蛋白质的供给可根据疾病的严重程度适当减少，有显性蛋白尿的患者推荐蛋白摄入量约 0.8g/(kg·d)。

③脂肪：糖尿病患者每日脂肪应占全日总热量的 20% ～ 30%。糖尿病患者饱和脂肪酸摄入量不应超过饮食总能量的 7%，尽量减少反式脂肪酸的摄入；单不饱和脂肪酸是较好的膳食脂肪酸来源，在总脂肪摄入中的供能比宜达到 10% ～ 20%；多不饱和脂肪酸摄入不宜超过总能量摄入的 10%，适当增加富含 n-3 脂肪酸的摄入比例。

表 4-39　常见食物血糖生成指数（GI）值

食物名称	GI 值	食物名称	GI 值	食物名称	GI 值
米饭（粳米）	90	麦芽糖	105	樱桃	22
米饭（籼米）	82	葡萄糖	100	柑（橘子）	43
馒头（精制小麦粉）	85	绵白糖	84	香蕉	52
白面包	75	果糖	23	香蕉（生）	30
面包（全麦粉）	74	蜂蜜	73	猕猴桃	52
面条（硬质小麦粉挂面）	55	蔗糖	65	葡萄	43
烙饼	80	意大利面（全麦）	48	梨	36
荞麦面条	59	苕粉	35	苹果	36
马铃薯（煮）	66	芋头（毛芋）（蒸）	48	鲜桃	28
甘薯（红薯）	77	山药（薯蓣）	51	柚	25
苏打饼干	72	芹菜	15	花生	14
南瓜	75	西红柿	15	腰果	25
甜菜	64	黄瓜	15	扁豆	38
胡萝卜（金笋）	71	牛奶	27.6	四季豆	27
菠萝	66	酸乳酪（普通）	36	绿豆	27
芒果	55	全脂牛奶	27	鹰嘴豆	33
西瓜	72	脱脂牛奶	32	黄豆（浸泡）	18
哈密瓜	70	酸奶（加糖）	48	豆腐（炖）	32
葡萄干	64	酸奶（水果）	41	豆腐干	24

引自：杨月欣 . 中国食物成分表标准版 . 第 6 版 . 北京：北京大学医学出版社，2018.

其中饱和脂肪酸多含于猪、牛、羊等动物的脂肪中；反式脂肪主要存在于使用氢化植物油制作的各类食物中，例如各式饼干、蛋糕、面包圈、糕点等；多不饱和脂肪酸多存在于鱼、禽、蛋、玉米、大豆、坚果类；橄榄油、茶油、菜籽油则多含单不饱和脂肪酸。糖尿病患者同时应限制胆固醇摄入量 < 300mg/d，高胆固醇食物主要有动物内脏、皮肤、脑、蛋黄等。平时应选择少油烹调方法，如蒸、煮、炖、焖等。

④膳食纤维：膳食纤维含量丰富的食品可以延缓食物的吸收，降低餐后血糖高峰，有利于改善血糖和血脂的代谢紊乱，同时增加饱腹感，因此建议多增加富含膳食纤维的食物摄入，建议摄入量为 25 ～ 30g/d。

⑤钠：食盐摄入量限制每天 6g 以内，每日钠摄入量不超过 2000mg，合并高血压患者更应严格限制摄入量，同时应限制摄入含钠高的调味品或食物，例如味精、酱油、调味酱、腌制品、盐浸等加工食品等。

⑥微量营养素：糖尿病患者三大营养素代谢紊乱往往会影响微量元素的代谢，导致易缺乏 B 族维生素、维生素 C、维生素 D 及铬、锌、硒、镁、铁、锰等多种微量营养素，可根据营养评估结果适量补充。长期使用二甲双胍控制血糖的患者可能导致维生素 B_{12} 缺乏，应监测维生素 B_{12} 水平，必要时补充，维生素 B_{12} 主要来源于动物性食物，如肉类、动物内脏、鱼、禽、贝类及蛋类。

（4）饮食分配及餐次安排：确定了每日总热量及三大营养素的构成比之后，按 1g 碳水化合物提供 4kcal、1g 蛋白质提供 4kcal、1g 脂肪提供 9kcal，将每日热量换算成食品后制订食谱，并根据个人生活习惯、病情和配合治疗的需要进行餐次安排。一日至少保证三餐，早中晚食物量可按 1：1：1 或 1：2：2 的模式分配。规律饮食，粗细搭配，在身体活动量稳定的情况下，应做到定时定量进餐。胰岛素治疗及易发生低血糖者，应在三餐之间加餐，但加餐不加量，加餐量应在正餐的总量中扣除。睡前加餐除主食外，可选用牛奶、鸡蛋、豆腐干等蛋白质食品，对预防夜间低血糖有利。非胰岛素治疗者也可酌情少量多餐、分散进食，以减轻单次餐后对胰腺的负担。

（5）糖尿病饮食估算：根据《国家基层糖尿病防治管理手册》（2019），糖尿病饮食估算有以下两种。肥胖妇女则应低热量膳食，主食及副食按下述的情况下减少 10% 以上，同时加强体育锻炼。存在营养不良、消耗性疾病的妇女则应高蛋白膳食，主食总热卡可比普通膳食增加 10% 以上，动物性蛋白质增加 20% 以上。

①饮食略估法一：

主食：根据体力活动量来确定，每日至少三餐，见表 4-40。

副食：糖尿病患者每日副食估算，见表 4-41。

表 4-40　糖尿病患者每日主食估算

休息	轻体力劳动	中体力劳动	重体力劳动
200 ～ 250g（4 ～ 5 两）	250 ～ 300g（5 ～ 6 两）	300 ～ 400g（6 ～ 8 两）	> 400g（> 8 两）

表 4-40 和表 4-41 引自：中华医学会糖尿病学分会，国家基层糖尿病防治管理办公室．国家基层糖尿病防治管理手册 (2019)．中华内科杂志，2019，58(10)：716.

表 4-41　糖尿病患者每日副食估算

新鲜蔬菜	牛奶	鸡蛋	瘦肉	豆制品	烹调油	盐
> 500g（> 1 斤）	250ml	1 个	100g（2 两）	50 ～ 100g（1 ～ 2 两）	2 ～ 3 汤匙（1 汤匙 =10g）	6g

②饮食略估法二：普通膳食：适用于体重大致正常，一般状况较好的患者。休息者每日主食200～250g（4～5两），轻体力活动者250g（5两），中体力活动者300g（6两），消瘦或重体力活动者350～400g（7～8两），动物性蛋白质100～200g（2～4两），油2～3汤匙（1汤匙=10g），蔬菜1～1.5kg，盐6g。

5. 运动指导　运动治疗在糖尿病的管理中占重要地位，尤其是对肥胖的2型糖尿病患者，运动可增加胰岛素敏感性，有助于控制血糖和体重。应根据患者年龄、体力、病情、有无并发症、既往运动情况及个人偏好等，指导其进行规律的中等强度有氧运动如游泳、快走、乒乓球、羽毛球、篮球、跳舞等，循序渐进并长期坚持。建议每周至少运动150min，最好每天运动至少30min，久坐时应每隔30min进行一次短暂的身体活动。如无禁忌证，每周最好进行2～3次抗阻运动（两次锻炼间隔≥48h），锻炼肌肉力量和耐力。锻炼部位应包括上肢、下肢、躯干等主要肌肉群，训练强度为中等。联合进行抗阻运动和有氧运动可获得更大程度的代谢改善。指导记录运动日记，有助于提升运动依从性。运动前后要加强血糖监测，运动量大或激烈运动时应建议患者临时调整饮食及药物治疗方案，以免发生低血糖。

（1）运动禁忌：FPG > 16.7mmol/L、反复低血糖或血糖波动较大、有糖尿病酮症酸中毒等急性代谢并发症、合并急性感染、增殖性视网膜病变、严重肾病、严重心脑血管疾病（不稳定型心绞痛、严重心律失常、一过性脑缺血发作）等情况下禁忌运动，病情控制稳定后方可逐步恢复运动。

（2）运动注意事项：运动过程中需注意以下几点：运动的选择应简单和安全。运动的时间和强度相对固定，切忌运动量忽大忽小；注射胰岛素的患者，运动前最好将胰岛素注射在身体的非运动区。因为肢体的活动使胰岛素吸收加快、作用加强，易发生低血糖；有条件者最好在运动前和运动后各测一次血糖，以掌握运动强度与血糖变化的规律，还应重视运动后的迟发低血糖；在正式运动前应先做低强度热身运动5～10min；运动过程中注意心率变化及感觉，如轻微喘息、出汗等，以掌握运动强度；若出现乏力、头晕、心慌、胸闷、憋气、出虚汗，以及腿痛等不适，应立即停止运动，原地休息。若休息后仍不能缓解，应及时到医院就诊；运动时要及时补充水分，以补充汗液的丢失；运动即将结束时，再做5～10min的恢复整理运动，并逐渐使心率降至运动前水平，而不要突然停止运动；运动后仔细检查双脚，发现红肿、发绀、水疱、血疱、感染等，应及时请专业人员协助处理。

6. 用药指导　饮食及运动等行为改变是孕期糖尿病治疗的基础，在饮食和运动不能使控制血糖达标时，应该加用药物治疗。糖尿病药物治疗包括口服药物和注射制剂两大类，应遵医嘱规范应用降糖药物治疗。孕前对二甲双胍无法控制的高血糖及时加用或改用胰岛素控制血糖，停用二甲双胍以外的其他类别口服降糖药；合并高血压者建议停用ACEI、ARB、β受体阻滞剂和利尿剂降压药，改为拉贝洛尔或二氢吡啶类钙拮抗剂控制血压；合并高血脂者建议停用他汀类及贝特类调脂药物。用胰岛素控制血糖者，应确保其掌握胰岛素注射的方法，《国家基层糖尿病防治管理手册》(2019) 明确了胰岛素注射规范如下：

（1）规范胰岛素注射九步骤：注射前洗手→核对胰岛素类型和注射剂量→安装胰岛素笔芯→预混胰岛素注射前需充分混匀→安装胰岛素注射笔用针头→检查注射部位和消毒→根据胰岛素注射笔针头的长度，明确是否捏皮及进针的角度→注射完毕以后，针头滞留至少10s后再拔出→注射完成后立即旋上外针帽，将针头从注射笔上取下，并丢弃在锐器收纳盒中。

（2）胰岛素注射器的使用

①使用步骤：开启瓶盖，摇匀药液→取75%酒精棉签消毒药瓶→取1ml注射器，查看有效使用期及包装完好后，打开包装袋，取出注射器→抽吸药液，并排尽注射器内的空气，将保护套套于针头上，针筒放在原注射器包装袋内→选择注射部位，常用腹部、上臂三角肌外缘、臀部、大腿的外侧（图4-4）→用75%酒精消毒棉签消毒皮肤，消毒范围直径为5～6cm→左手绷紧注射部位的皮肤，右手持注射器，使针头斜面向上与皮肤呈30°～40°角（4mm针头可以垂直注射），迅速刺入皮下→回抽活塞确定无回血，慢慢将药液全部注入→注射完毕以无菌棉球按压针眼处，快速拔针。

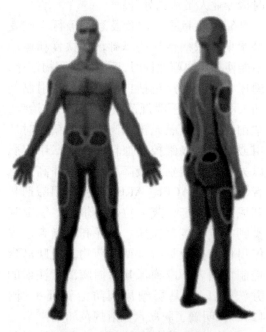

图4-4　推荐的胰岛素注射部位

引自：中华医学会糖尿病学分会，国家基层糖尿病防治管理办公室.国家基层糖尿病防治管理手册（2019）.中华内科杂志，2019，58(10)：719.

②注意事项：针头刺入角度不宜超过45°，以免刺入肌层；注射时应避开瘢痕、

压痛或结节等部位，以防药物吸收不良；应采用循环区域注射，在上臂外侧、股外侧、腹部和臀部交替注射，以防引起局部硬结和皮下脂肪增生；注射后15～30min嘱患者进餐，以防发生低血糖→用75%酒精消毒皮肤，禁用碘伏消毒→如药液储存在冰箱内，必须提前30 min取出，以免引起注射部位疼痛。

（3）胰岛素笔的使用

①使用步骤：取已备好的注射器，确认剂量选择处于零位，然后调取2 U拿起胰岛素笔，使之针尖向上，用手指轻弹笔芯架数下→按下注射推键→直至有一滴饱满的药液挂在针尖上→调整胰岛素的剂量→完全按下注射推键→直至剂量显示回复至零位。

②注意事项：只能用75%的酒精消毒皮肤，禁忌用碘酒消毒（碘和胰岛素的相互作用会降低胰岛素的效果）；注射后15～30min必须进食，以免发生低血糖；注射部位应经常轮换，腹部的注射部位应在脐周2～10 cm处；如药液储存在冰箱内，必须提前30 min取出，以免引起注射部位疼痛；胰岛素笔应在25℃左右的常温下保存，不需放入冰箱；注射完毕后应将针头取下，以免温度变化造成药液外溢；每次注射之前，都应针尖朝上，排尽空气；笔芯上的色带表示胰岛素不同剂型，注射前应仔细查对，确认无误后方可注射。

7.自我血糖监测指导　自我血糖监测（SMBG）能反映实时血糖水平，定期进行毛细血管自我血糖监测，可以评估治疗的有效性、及时发现低血糖或高血糖，并根据血糖监测结果及时调整治疗方案，提高治疗的有效性和安全性等，是糖尿病患者的日常管理重要和基础的手段。建议患者应用便携式血糖仪进行自我血糖监测（SMBG），应告知患者自我监测血糖的目的、方法、意义及注意事项，告知自我糖尿病管理血糖控制目标及血糖监测结果的判读，

指导记录血糖监测结果,养成记录血糖自我监测日记的习惯,并每次就诊时带上血糖监测日记,便于调整治疗方案。

(1) 血糖监测的时间点及频率:血糖监测的时间及频率要根据患者病情的实际需要来决定。血糖监测的频率选择一天中不同的时间点,包括餐前、餐后 2h、睡前及夜间(一般为凌晨 2 ~ 3 时)。国内外各指南建议的监测频率和各时间点血糖监测的适用范围见表 4-42、表 4-43。

(2) 血糖监测治疗原则

①采用生活方式干预控制糖尿病的患者,可根据需要有目的地通过血糖监测了解饮食控制和运动对血糖的影响来调整饮食和运动。

②使用口服降糖药者可每周监测 2 ~ 4 次 FPG 和(或)2hPG,或在就诊前 1 周内连续监测 3d,每天监测 7 个点血糖(早餐前后、午餐前后、晚餐前后和睡前)。

③使用胰岛素治疗者可根据胰岛素治疗方案进行相应的血糖监测:使用基础胰岛素的患者应监测空腹血糖,根据空腹血糖调整睡前胰岛素的剂量;使用预混胰岛素者应监测空腹和晚餐前血糖,根据空腹血糖调整晚餐前胰岛素剂量,根据晚餐前血糖调整早餐前胰岛素剂量,如果空腹血糖达标后,注意监测餐后血糖以优化治疗方案;使用餐时胰岛素者应监测餐后或餐前血糖,并根据餐后血糖和下一餐餐前血糖调整上一餐餐前的胰岛素剂量。

④特殊人群(围手术期患者、低血糖高危人群、危重症患者、老年患者、1 型糖尿病、GDM 等)的监测:应遵循以上血糖监测的基本原则,实行个体化的监测方案。

表 4-42　各指南对自我监测血糖(SMBG)频率的建议

治疗方案	指南	HbA1c 未达标(或治疗开始时)	HbA1c 已达标
胰岛素治疗	IDF(2012)	大多数 1 型糖尿病患者和妊娠期妇女:≥ 3 次 / 天	
	CDS(2013)	≥ 5 次 / 天	2 ~ 4 次 / 天
	ADA(2015)	多次注射或胰岛素泵治疗,应进行 SMBG 的时间点:正餐和点心前、偶尔餐后、睡前、运动前、怀疑低血糖时、治疗低血糖至血糖回复正常后、执行关键任务前(如驾驶)	
		1 ~ 2 次注射:SMBG 结果有助于指导治疗决策和(或)自我管理	
非胰岛素治疗	CDS(2013)	每周 3d,5 ~ 7 次 / 天	每周 3d,2 次 / 天
	ADA(2015)	SMBG 结果有助于指导治疗决策和(或)自我管理	

注:IDF. 国际糖尿病联盟;CDS. 中华医学会糖尿病学分会;ADA. 美国糖尿病学会

引自:中华医学会糖尿病学分会. 中国血糖监测临床应用指南 (2015 年版). 中华糖尿病杂志,2015,7(10):603-613.

表 4-43　各时间点血糖监测的适用范围

时间	适用范围
餐前血糖	空腹血糖较高,或有低血糖风险时(老年人、血糖控制较好者)
餐后 2h 血糖	空腹血糖已获良好控制,但 HbA1c 仍不能达标者;需要了解饮食和运动对血糖影响者
睡前血糖	注射胰岛素患者,特别是晚餐前注射胰岛素患者
夜间血糖	经治疗血糖已接近达标,但空腹血糖仍高者;或疑有夜间低血糖者
其他	出现低血糖症状时应及时监测血糖,剧烈运动前后宜监测血糖

引自:中华医学会糖尿病学分会. 中国血糖监测临床应用指南 (2015 年版). 中华糖尿病杂志,2015,7(10):603-613.

（3）血糖监测的方法：严格按照血糖仪操作说明书的要求进行操作，并在血糖仪产品适宜的操作温度范围内进行测量。测量步骤为：清洁采血部位（如指腹侧面），可用肥皂和温水将手（尤其是采血部位）洗干净，并用干净的餐巾纸或棉球擦干→准备75%酒精、医用消毒棉签、一次性采血针、血糖仪和血糖试纸→取出采血针保护套→试纸插入血糖仪→用75%酒精消毒采血部位，待干后进行皮肤穿刺→皮肤穿刺后，弃去第一滴血液，将第二滴血液置于试纸上指定区域→干棉签按压穿刺部位→针头集中回收处理→做好血糖记录。

（4）血糖自我监测注意事项：采血部位通常采用指尖、足跟两侧等末梢毛细血管全血，水肿或感染的部位不宜采用，在紧急时可在耳垂处采血；监测血糖时应轮换采血部位；手指侧面采血相比指尖及指腹采取疼痛较轻，为减轻疼痛，可多选择手指侧面采血；血糖试纸应确保在有效期内，试纸卡号要与血糖仪相匹配，在测试中不要按压或移动血糖试纸、血糖仪等；血糖仪应定期进行校正，如果测试结果可疑，则建议重新测试一次。若仍有疑问，则应咨询医护人员或与血糖仪产品厂家联系；采血针应丢弃在专用容器中，防止扎伤；应将血糖测试用品（血糖仪、血糖试纸、采血器等）存放在干燥清洁处。

（5）孕前血糖控制目标：《中国2型糖尿病防治指南》（2017年版）指出，孕前血糖控制目标为在不出现低血糖的前提下，空腹和餐后血糖尽可能接近正常，建议HbA1c < 6.5% 时妊娠；应用胰岛素治疗者可 HbA1c < 7.0%，餐前血糖控制在 3.9 ～ 6.5mmol/L，餐后血糖在 8.5mmol/L 以下。

（6）血糖自我监测的日记内容：日记内容主要包括测量血糖、尿糖或糖化血红蛋白的日期、时间；与吃饭的关系，即餐前还是餐后；血糖或尿糖测定的结果；有无注射胰岛素或口服降糖药，有的话血糖值对应注射胰岛素或口服降糖药的时间、种类和剂量；任何与血糖有关的因素，如进食的食物种类、数量、运动量及生病情况、情绪等；有无出现低血糖症状，症状出现的时间、与药物、进食或运动的关系、症状的体验等。

（7）尿糖的自我监测：虽然 SMBG 是最理想的血糖监测手段，但有时受条件所限无法测血糖时，也可以采用尿糖测定来进行自我监测。尿糖的控制目标是任何时间尿糖均为阴性，但是尿糖监测对发现低血糖没有帮助。特殊情况下，如肾糖阈增高（如老年人）或降低（妊娠）时，尿糖监测对治疗的指导作用不大。

8. 低血糖的预防及诊治　低血糖是糖尿病患者长期维持正常血糖水平的制约因素，严重低血糖发作会给患者带来巨大危害。预防和及时治疗低血糖可以帮助患者达到最适血糖水平，延缓并减少并发症的发生，应教会患者低血糖的症状识别及预防。

（1）低血糖症状识别：低血糖通常表现为心慌、颤抖、面色苍白、大汗淋漓、烦躁不安、饥饿感等，严重可出现精神不集中、躁动、昏迷跌倒等。

（2）低血糖的预防：常规随身备用碳水化合物类食品，一旦发生低血糖，立即食用；定时定量进餐，如果进餐量减少则相应减少降糖药物剂量，有可能误餐时应提前做好准备；运动前应增加额外的碳水化合物摄入；酒精能直接导致低血糖，应避免酗酒和空腹饮酒；使用胰岛素的患者出现低血糖时，应积极寻找原因，精心调整胰岛素治疗方案和用量；胰岛素或胰岛素促泌剂应从小剂量开始，逐渐增加剂量，谨慎地调整剂量；严重低血糖或反复发生低血糖者应调整糖尿病的治疗方案，并适当调整血糖控制目标。

（3）低血糖自我管理处方：见表 4-44。

（4）低血糖的治疗：糖尿病患者血糖 ≤ 3.9mmol/L，即需要补充葡萄糖或含糖食物。严重的低血糖需要根据患者的意识和血糖情况给予相应的治疗和监护（图 4-5）。

表 4-44　低血糖自我管理处方

低血糖可能原因	1. 比平时摄入的碳水化合物
	2. 漏餐或进餐延迟
	3. 运动量比平时大
	4. 注射过量胰岛素
运用"15 法则"处理低血糖	1. 当您感到低血糖症状时，请检测血糖
	2. 假如您的血糖水平低，请进食 15g 碳水化合物
	3. 15min 后复测血糖
	4. 假如您的血糖仍然低，请再进食 15g 碳水化合物
	5. 15min 后复测血糖，假如必要，请再进食 15g 碳水化合物
	6. 在进食 3 次 15g 碳水化合物后，若血糖仍低，请打电话联系您的医师或拨打 120
15g 碳水化合物	3 ～ 5 个葡萄糖片；3 ～ 4 块方糖；一杯脱脂牛奶（250ml）；半杯橘子汁（100ml）；一大汤勺蜂蜜；5 ～ 6 块苏打饼干

引自：中华医学会糖尿病学分会糖尿病教育与管理学组 . 中国 2 型糖尿病自我管理处方专家共识 (2017 年版). 中华糖尿病杂志，2017，9(12)：740-750.

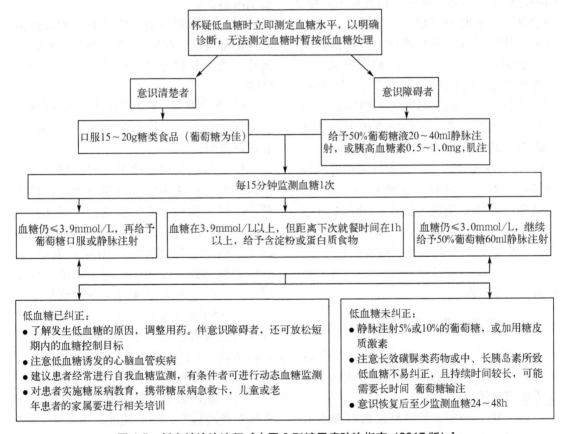

图 4-5　低血糖诊治流程 [中国 2 型糖尿病防治指南（2017 版）]

引自：中华医学会糖尿病学分会 . 中国 2 型糖尿病防治指南 (2017 年版). 中华糖尿病杂志，2018，10(1)：4-67.

9. 生活指导　吸烟、饮酒对血糖、血压及血脂的控制均不利，且对怀孕也不利，因此，应指导戒烟、禁酒。睡眠在机体内分泌代谢过程发挥着重要的作用，睡眠时间过短（≤ 5h）或过长（≥ 9h）都会导致糖代谢异常，影响血糖的控制，因此应指导糖尿病患者保持充足睡眠，但不宜超过9h。由于糖尿病患者抵抗力下降，容易发生各种感染，因此，也应指导糖尿病患者注意卫生，预防感染。

10. 心理护理　糖尿病会为患者带来不同程度的情绪反应，如沮丧、易怒、多虑、孤独感、挫败感、内疚感等，而这些又同时在糖尿病的发生、发展及转归中也起着重要的作用。可采用糖尿病生命质量（diabetes quality of life）测定量表、焦虑自评量表、抑郁自评量表等评估患者心理状态，同时评估患者及其家人对疾病知识的掌握程度，认知态度，社会及家庭支持系统是否完善等，然后针对存在的问题给予相应的护理措施。如加强糖尿病相关知识教育、鼓励其讨论面临的问题和心理感受，提出改善情绪障碍的实用性建议，协助澄清错误观念和行为，教会其心理调适方法。在患者同意的情况下，可纳入其家属参与讨论。同伴支持对于负面情绪改善的影响也不可忽视，可根据患者的性格特点等组织合适的患者小组开展相关活动。

11. 追踪与评价　根据病情定期监测血糖情况，对患者的自我血糖监测及饮食、运动等情况应定期进行随访。HbA1c 开始治疗时每 3 个月检测 1 次，血糖达标后每年至少检测 2 次。每次就诊时都要测量血压，每年至少 1 次全面了解血脂、心、肾、神经及眼底等情况。

七、血脂异常患者的孕前指导

1. 充分评估　血脂异常妇女，了解其可能造成血脂异常的原因。主要从以下几个方面进行评估。

（1）病史采集：了解有无合并血脂异常的疾病（如超重、肥胖、高血压、糖尿病等）、既往病史（既往 ASCVD 病史、查体发现皮肤或肌腱黄色瘤及跟腱增厚）、家族史、不良的生活方式（如长期静坐、吸烟、饮酒等）、用药史（如口服避孕药物、使用

糖皮质激素等）。

（2）体格检查：身高、体重、腰围、臀围、血压；有无黄色瘤 / 角膜环等。

（3）辅助检查：血脂全套、甲状腺功能、肝肾功能、血、尿常规、空腹血糖、心电图、腹部超声等。

2. 充分告知　通过充分告知，提高育龄妇女对血脂异常的治疗意识，让育龄妇女认识到血脂异常对妊娠及胎儿的危害，提高其对疾病的重视程度，患者应保持正确的疾病观，对血脂异常的治疗应有耐心及信心。

3. 生活指导

（1）生活规律，劳逸结合，保证充足睡眠，戒烟限酒。

（2）有研究表明，情绪紧张和过度激动兴奋都可以引起血中 TC、TG 含量增高。因此，血脂异常患者应保持乐观、愉快的情绪。

（3）控制体重：努力将体质量指数（body mass index，BMI）控制在 $18.5 \sim 23.9 kg/m^2$ 的正常范围。

（4）运动量和运动形式可根据个体身体情况和喜好确定，注意量力而行、循序渐进，以运动后第 2 天感觉精力充沛、无不适感为宜。适宜进行快走、慢跑、骑自行车、游泳、广播操、登山等有氧运动，运动强度达到中等强度，运动频度一般每周 5 ～ 7 次，运动持续时间每次或每日累计达到 30min 及以上。对于心血管病危险分层极高危者，开始运动前应先进行运动负荷试验，充分评估运动安全性。

4. 生育指导

（1）建议患有高脂血症的女性孕前做详细的产前检查，如肝功能、体质指数等，经过治疗和调理后，可在医师指导下怀孕。

（2）孕前尽可能控制血脂达标。当计划妊娠时，建议提前至少 1 个月，甚至可能长达 3 个月停止除胆酸螯合剂以外的调脂药物治疗。他汀类药物建议停药 3 个月

后妊娠；烟酸类、依折麦布建议至少停药 4 周后妊娠。

(3) 对于正服用全身吸收的调脂药物的 FH 妇女，在确定怀孕后应立即停药。

(4) 推荐对育龄期妇女血脂异常筛查的频率：

① 建议育龄期妇女备孕前至少 6 个月检测 1 次血脂。

② 孕期每 3 月检查，产后 6 周复查，以后按普通成人检查频率。

③ ASCVD 患者及其高危人群，应每 3 ～ 6 个月测定 1 次血脂。

④ 因 ASCVD 住院患者，应在入院时或入院 24h 内检测血脂。

5. 饮食指导

(1) 减少膳食脂肪摄入，每日摄入脂肪不应超过总能量的 20% ～ 30%，胆固醇不超过 300mg（一个鸡蛋黄约含胆固醇 200mg），每日烹调油少于 30g。高胆固醇血症者饱和脂肪酸摄入量应小于总能量的 7%，反式脂肪酸摄入量应小于总能量的 1%。脂肪摄入应优先选择富含 ω-3 多不饱和脂肪酸的食物（如深海鱼、鱼油、植物油）。

(2) 每日摄入碳水化合物占总能量的 50% ～ 65%，每日饮食应包含 25 ～ 40g 膳食纤维。碳水化合物以谷类、薯类和全谷物为主，新鲜蔬菜每日 400 ～ 500g，水果 200 ～ 350g。控制添加糖的摄入量，每天摄入不超过 50g，最好控制在 25g 以下，糖摄入不应超过总能量的 10%。

(3) 适量吃鱼、禽、蛋、瘦肉：鱼、禽、蛋和瘦肉摄入要适量。每周食用鱼类 280 ～ 525g，畜禽肉 280 ～ 525g，蛋类 280 ～ 350g，平均每天摄入总量 120 ～ 200g。优先选择鱼和禽，吃鸡蛋不弃蛋黄。

(4) 吃清淡少盐的膳食有利于健康，不要吃过多的动物性食物和油炸、烟熏食物，食盐用量以不超过 6g/d 为宜。

(5) 足量饮水：成年人每天 7 ～ 8 杯（1500 ～ 1700ml），提倡饮用白开水和茶水；

不喝或少喝含糖饮料。研究表明，茶中的儿茶素能降低血浆中总胆固醇、游离胆固醇、低密度脂蛋白胆固醇，同时可以增加高密度脂蛋白胆固醇。在 2017 年《血脂异常中西医结合诊疗专家共识》中提到了一些可减低血脂的泡茶剂，分别如下：

① 山楂玫瑰花茶：干山楂 6g、玫瑰花 3g 泡茶饮用。

② 绞股蓝茶：绞股蓝叶 2 ～ 3g 开水冲泡后饮用。

③ 普洱菊花茶：普洱茶、菊花各 2 ～ 3g 开水冲泡后饮用。

④ 槐花莲子心茶：干槐花、莲心各 2 ～ 3g 泡茶饮用。

⑤ 葛根茶：葛根 2 ～ 3g 泡茶饮用。

(6) 超重或肥胖者能量摄入应低于能量消耗，每日膳食总能量减少 300 ～ 500kcal（1kcal=4.186kJ），改善饮食结构，增加身体活动，每天至少消耗 200kcal 热量。

6. 用药指导

(1) 调脂药物主要有六大类，即他汀类、贝特类、胆固醇吸收抑制剂、烟酸、高纯度鱼油制剂和其他调脂药，以他汀类和贝特类为主要调脂药物。

(2) 因激素代谢的干扰，和男性相比，女性更容易发生药物的不良反应，在使用他汀需要注意两点：第一，孕妇、哺乳期禁止使用他汀，拟近期怀孕妇女不建议使用他汀；第二，建议使用中小剂量的他汀，如不达标或他汀类不耐受可联合依折麦布 5 ～ 10mg/d。

(3) 使用他汀类药物使血脂达标后，可根据血脂水平调整剂量，以最小而又安全、达标的剂量，长期坚持维持用药。一般无特殊原因不应停药。随意停药，容易引起血脂异常反跳，会使心血管事件发生率上升。

(4) 药物不良反应：他汀类药物不良反应：肝酶异常、肾功能损害、食欲缺乏、腹胀、腹痛、腹泻、肌肉酸痛、压痛、疲怠乏力、肌肉萎缩、痉挛、关节炎及关节痛等；贝特类药物常见的不良反应包括消化不良、胆石症、肝酶升高，可引起肌病；烟酸类药物常见不良反应包括颜面潮红、高血糖、高尿酸血症（或痛风）等；胆固醇吸收抑制剂常见不良反应包括头痛和恶心，可出现肌酶、肝酶升高。

（5）药物治疗开始后4～8周复查血脂、肝功能、肌酸激酶，若无特殊情况且血脂达标可改为每6～12个月复查1次；长期达标者可每年复查1次。如血脂未达标则需调整降脂药剂量或种类，或联合应用不同作用机制的降脂药进行治疗。每当调整降脂药种类或剂量时，都应在治疗6周内复查。

7. 自我管理　血脂异常患者和高危个体要树立对健康负责的信念，了解血脂异常的危害、诊断标准和控制目标，了解调脂药物作用、使用方法、副作用与禁忌证，掌握行为矫正基本技能（合理膳食、适量运动、戒烟限酒、控制体重等）和情绪管理方法，增强自身对血脂异常药物治疗和非药物治疗、随访管理的主动性和依从性，提高与医务人员沟通能力和寻求医疗帮助的能力。

8. 追踪与评价　建议20～40岁成年人至少每5年检测1次血脂；40岁以上绝经期后女性每年检测血脂；ASCVD患者及其高危人群，应每3～6个月检测1次血脂；因ASCVD住院患者，应在入院时或入院24h内检测血脂。对采取饮食控制等非药物治疗者，开始3～6个月应复查血脂水平，如血脂控制达到建议目标，则继续非药物治疗，但仍需每6个月至1年复查1次，长期达标者可每年复查1次。

八、贫血患者的孕前指导

1. 充分评估　充分评估贫血妇女的情况，了解造成贫血的原因。如评估既往史判断是否有引起贫血的原发病，家族史提供发生贫血的遗传背景；了解本次贫血发生的时间、速度、程度、并发症、可能诱因、干预治疗的反应等；评估营养史，判断是否是由于营养元素的缺乏导致的贫血；评估月经生育史，因生育过多、过密或哺乳时间过长，由于铁剂供应不足，也容易引起贫血。

2. 充分告知　通过充分告知，提高育龄妇女对贫血的防范治疗意识，提高贫血妇女对贫血在生育方面可造成危害，鼓励贫血妇女在妊娠前应积极治疗慢性失血性疾病，如月经过多等，以增加铁的储备。对于有地中海贫血等家族遗传病史的妇女，建议其与配偶在婚前进行检查。对于不可排除有孕育出重度地中海贫血患儿可能的夫妻，则建议其在孕期进行产前诊断学检查，以减少重度缺陷儿的出生。对于备孕妇女鼓励其养成良好的饮食习惯，纠正不良的饮食行为。饮食中如果缺少铁质、蛋白质、维生素 B_{12} 或叶酸等营养物质，都可以引起贫血。

3. 生活指导　养成良好的生活习惯，不熬夜，适当运动，保持心情愉悦。备孕妇女，在备孕期间少饮或不饮浓茶和咖啡。贫血患者往往机体抵抗力较差，家庭的居住环境，要保证安全、卫生，每天要通风换气，室内物品保持整洁、干净。尽量避免去人员密集的地方，家里的客人数量要有所限制，家里到访的客人人数尽可能减少。

4. 饮食指导　多吃含铁丰富的食物，增加身体铁储备，如动物血、肝脏及红肉中铁含量及铁的吸收率均较高。一日三餐中应该有瘦畜肉50～100g，每周1次动物血或畜禽肝肾25～50g。在摄入富含铁的畜肉或动物血和肝脏时，同时摄入含维生素C较多的蔬菜和水果，可提高膳食铁的吸收与利用率。多进食富含叶酸及维生素 B_{12} 的食物，增加叶酸及维生素 B_{12} 的摄入量。多进食富含叶酸的食物，如绿叶蔬菜、豆类和柑橘类等。可在补充叶酸的同时，适当补充维生素C，其有利于叶酸还原为四氢叶酸。但需注意维生素 C 的大量补充有破坏食物中的维生素 B_{12} 的可能，膳食中含维生素 B_{12} 的食物有肉类、动物内脏、鱼、禽、贝壳类及蛋类，乳及乳制品中含少量，植物性食物基本不含维生素 B_{12}。

5. 用药指导

（1）叶酸的补充：每天进食天然食物中的叶酸利用率仅达到 50%，因此备孕妇女应每天额外补充 400μg 叶酸。在《地中海贫血专家共识（2020）》中，则建议所有类型的地贫患者在计划妊娠前 3 个月开始补充叶酸 5mg/d。确诊巨幼细胞性贫血的孕妇应口服叶酸 15mg/d 或肌注 10～30mg/d，至症状消失、血红蛋白恢复正常后，则改用预防性剂量维持。

（2）铁剂的补充

①用药原则：以口服给药为主。常用的口服药物有硫酸亚铁、富马酸亚铁、葡萄糖酸亚铁及乳化铁剂等。铁缺乏和轻、中度贫血者，一般以口服铁剂为主；重度贫血者口服或注射铁剂治疗；极重度贫血者首选输注浓缩红细胞，待血红蛋白达 70g/L、症状改善后，可改为口服铁剂或注射铁剂治疗，并在血红蛋白恢复正常后，继续口服铁剂 3～6 个月或至产后 3 个月。当采取注射手段时，常用的注射铁剂有蔗糖铁（目前认为最安全的注射铁剂）、右旋糖酐铁和山梨醇铁。注射铁剂用量按如下公式计算：静脉注射铁量 = 体重（kg）×（期望的 Hb 值 - 实际 Hb 测定值，g/L）× 0.24+500mg（储存铁）。

②用药注意事项：建议饭前 1h 口服，以减少食物对非血红素铁吸收的抑制作用，同时口服维生素 C，可有效促进铁吸收，提升治疗效果，避免与其他药物同时服用。在口服铁剂补充铁元素时，当铁元素≥200mg/d 时易出现上腹部不适及恶心等胃肠道症状，因此，建议铁剂的补充应从小剂量开始，根据需要逐渐递增。当孕妇有过敏史、处于妊娠早期、急慢性感染

和慢性肝病时禁止使用。注射铁剂时可出现头晕、头痛、注射部位疼痛，偶可有致命性过敏反应。

（3）维生素 B_{12} 补充：维生素 B_{12} 缺乏患者，给予肌注维生素 B_{12} 100μg/d，连续 14d，随后每周 2 次，直至血红蛋白恢复正常。

6. 遗传咨询指导　因地中海贫血为遗传性疾病，若父母双方均携带地贫基因，则可能孕育出中间型或重型地贫患儿。调查数据显示，我国重型和中间型地贫患者约有 30 万人，地贫基因携带者高达 3000 万人，长江以南为高发区，尤以两广地区最为严重，广西和广东地区地贫基因携带率分别高达 20% 和 10%。因此，地中海贫血的高危孕妇及其配偶均应进行遗传咨询，了解胎儿产前诊断及产前筛查的相关信息。

7. 自我管理　慢性贫血往往较难察觉，但如果经常出现以下症状，就应该引起重视：容易感觉疲劳、憋气、心跳；头重脚轻、早晨很难起床；脸色不好，眼睑变白；指甲变薄、易折或翘成匙状；食欲不振、恶心、便秘；食物难以下咽等，则应引起重视，及时去医院进行检查。

8. 追踪与评价　对于贫血的妇女，建议每月复查一次血常规。正常成年女性的血红蛋白浓度应在 110～150g/L。在《妊娠期铁缺乏和缺铁性贫血诊治指南》推荐对于产后出血或在产前未纠正贫血者，应在产后 48h 复查 Hb。

九、肝炎患者的孕前指导

1. 充分评估　肝功能异常患者病史及各项检查如病原学检查及肝脏功能检查，了解其可能造成肝功能异常的原因，如有无肝炎病毒感染、有无吸烟、酗酒及不合理用药等。

（1）病原学检查结果判读：病毒感染导致的肝炎最常见的为乙型病毒性肝炎，乙肝五项定性检查结果常见 9 种模式，如表 4-45 所示，必要时可采用定量检测。

☆★☆ ☆

表 4-45 乙肝五项定性检查结果常见 9 种模式

乙肝五项 指标 序号	HBsAg	HBsAb	HBeAg	HBeAb	HBcAb	意义
1	-	-	-	-	-	过去和现在未感染过 HBV
2	-	-	-	-	+	既往感染未能测出 HBs；恢复期 HBsAg 已消，抗体 HBs 尚未出现；无症状 HBsAg 携带者
3	-	-	-	+	+	既往感染过 HBV；急性 HBV 感染恢复期；少数仍有传染性；HBV 感染已过；抗 HBs 出现前的窗口期
4	-	+	-	-	-	注射过乙肝疫苗有免疫；既往感染；假阳性
5	-	+	-	+	+	急性 HBV 感染后康复
6	+	-	-	-	+	急性 HBV 感染；慢性 HBsAg 携带者；传染性弱
7	-	+	-	-	+	既往感染过乙肝病毒，现已基本清除，身体在康复
8	+	-	-	+	+	急性 HBV 感染趋向恢复；慢性 HBsAg 携带者；传染性弱，俗称"小三阳"
9	+	-	+	-	+	急性或慢性乙型肝炎感染。提示 HBV 复制，传染性强，俗称"大三阳"

注：HBsAg 为乙肝表面抗原；HBsAb 为乙肝表面抗体；HBeAg 为乙肝 e 抗原；HBeAb 为乙肝抗体；HBcAb 为乙肝核心抗体

（2）肝功能检查：常用反映肝功能的各项指标，详见表 4-46。肝功能检查前的注意事项：肝功能检查应为空腹抽血，空腹时间一般为 8 ~ 12h；肝功能检查前一天晚餐应避免饮酒，不要进食高脂肪、高蛋白食物检查；肝功能检查当天早上不能进行体育锻炼或剧烈运动，应到医院后安静休息 20min 后再抽血化验；尽量避免在静脉输液期间或在用药 4h 内做肝功能检查；肝功能检查前，注意保证充足的睡眠，睡眠不足，会影响转氨酶结果。

表 4-46 肝功能各项常用指标及意义

指标	意义
谷丙转氨酶（ALT）	反映肝细胞是否损伤
天冬氨酸氨基转移酶（AST）	反映肝细胞是否损伤
总蛋白（TP）	反映肝脏合成储备能力
清蛋白（ALB）	反映肝脏合成储备能力
球蛋白	反映肝脏合成储备能力
凝血酶原时间（PT）	反映肝脏合成储备能力
总胆红素（TBIL）	反映肝脏分泌排泄的能力
直接胆红素（DBIL）	反映肝脏分泌排泄的能力
间接胆红素（IBIL）	反映肝脏分泌排泄的能力
血清总胆汁酸（TBA）	反映是否存在肝外胆管阻塞和肝内胆汁淤积

2. 充分告知　通过充分告知，提高育龄妇女对肝炎的治疗意识，让育龄妇女认识到肝功能异常对于妊娠及胎儿的危害，提高其对疾病的重视程度。患者应保持正确的疾病观，对肝炎的治疗应有耐心及信心。

3. 生活指导

(1) HBV 的主要传播途径是母婴传播、血液、体液传播、性传播，不经呼吸道和消化道传播。因此，日常学习、工作或生活接触，如在同一办公室工作（包括共用计算机等）、握手、拥抱、同住一宿舍、同一餐厅用餐和共用厕所等无血液暴露的接触，不会传染 HBV。

(2) 肝功能异常者不可从事过于激烈和繁重的运动和劳动，否则会加重肝脏的负担，对病情不利。无明显不适症状者，活动强度以活动后不觉疲乏为度，症状明显者以卧床休息为主。

(3) 保证充足的休息，不熬夜，每天睡眠时间需达 8h。

4. 生育指导

(1) 对于无症状病毒携带者，应告知其妊娠可能的风险和处理措施。感染 HBV 者孕前检查肝肾功能、HBV-DNA、肝胆超声等，如有异常需及时到传染科进行治疗，以减少母婴不良结局等风险。肝功能异常者，经过治疗恢复正常且停药超过 6 个月，复查肝功能正常后可妊娠。

(2) 对于计划怀孕的妇女，建议孕前 3 个月行乙肝病毒标志物检查。HBV 表面抗体及 HBV 核心抗体都呈阴性的女性，应建议其进行妊娠前 HBV 疫苗接种免疫。

(3) 抗病毒治疗期间意外妊娠的患者，若正在服用 TDF，建议继续妊娠；若正在服用恩替卡韦者，可不必终止妊娠，建议更换为 TDF 继续治疗；若正在接受 IFNα（α干扰素）治疗，建议向孕妇和家属充分告知风险，由其决定是否继续妊娠，若决定继续妊娠则要换用 TDF 治疗。

(4) 对于有饮酒习惯的备孕妇女，建议在备孕过程中，要远离酒精。有研究表明，过量饮酒的女性与适量饮酒的女性相比，需要花费更长时间才能受孕。根据我国《中国居民膳食指南》的建议，女性每日摄入的纯酒精量不超过 15g，其中酒精摄入量可以通过公式"饮酒量（ml）× 酒精浓度（%）×0.8= 酒精摄入量（g）"来计算。

5. 饮食指导　饮食原则：适当的高蛋白、高热量、高维生素的易消化食物有利于肝脏修复，不须过分强调高营养，以防止脂肪肝的发生。

(1) 适当的高蛋白饮食：蛋白质不仅能增强肝脏抵抗力，保护肝细胞，维持血浆蛋白的含量，还可以减少或防止肝细胞脂肪浸润致脂肪肝的发生，同时有助于补充因肝功能不良造成的蛋白质利用不足。因此蛋白质供给量达到总热量的 15%。对急性病毒性肝炎患者，蛋白质摄入争取达到每日 1 ～ 1.5g/kg，对有腹水的患者蛋白质可增至每日 2 ～ 3g/kg，但慢性病毒性肝炎重型应严格限制蛋白质摄入，因重型肝炎肝细胞大量坏死。肝脏处于衰竭状态，过多蛋白质可加重肝脏负担，易引发肝性脑病，为了尽量减轻肝脏负担，蛋白质供应量应为总热量的 1%。蛋白质的选择首先优质蛋白，优质蛋白质主要来自动物性食品和大豆类食品，如瘦肉、鱼、虾、蛋、牛奶、鱿鱼、豆类及豆制品等。

(2) 高维生素饮食：慢性肝炎可引起机体各类维生素缺乏和钙、凝血因子等物质代谢紊乱，从而加剧肝功能损害，因此需供给丰富维生素改善代谢。富含维生素 C 的食物有助肝脏解毒，对保肝护肝有着非常好的功效，如西红柿、柑橘等。

(3) 低脂肪饮食：肝炎患者摄入适量脂肪可减少肝脏负担，脂肪的供应量占总热量的 20% ～ 25%。每人每日脂肪主要来自动物脂肪和富含油脂的植物，如植物油、核桃、葵花子、花生、芝麻等。适量的脂肪可刺激胆汁分泌，促进脂溶性维生素的吸收。

（4）忌高铜饮食：肝功能异常时不能很好地调节体内铜的平衡，而铜易于在肝脏内积聚。研究表明，肝病患者的肝脏内铜的储存量是正常人的 5～10 倍。医学专家指出，肝脏内存铜过多，可导致肝细胞坏死。同时，体内铜过多，可引起肾功能不全。故肝功能异常者应少吃海蜇、乌贼、虾、螺类等含铜多的食品。

（5）忌食加工食品：肝功能不正常的患者要少吃罐装或瓶装的饮料、食品。这是由于罐装、瓶装的饮料、食品中往往加入防腐剂，对肝脏或多或少都有毒性。

（6）忌酒：酒精的 90% 要在肝脏内代谢，酒精可以使肝细胞的正常酶系统受到干扰破坏，直接损害肝细胞，使肝细胞坏死。患有急性肝炎或慢性活动期肝炎的患者，即使少量饮酒，也会使病情反复或发生变化。

（7）多食用菌类食品，如木耳，香菇，蘑菇等，能提高免疫力。

6. 用药指导

（1）治疗方法：急性肝炎多为自限性，多可完全康复。慢性肝炎需改善和恢复肝功能、免疫调节、抗肝纤维化、抗病毒治疗（包括干扰素和核苷类似物治疗）。

（2）母婴传播的阻断方式：新生儿免疫接种是阻断 HBV 母婴传播的最重要的措施，对母亲 HBsAg 阳性孕妇的新生儿，首剂乙肝疫苗和乙肝免疫球蛋白的接种时机非常关键。新生儿出生后 12h 内应尽快完成乙肝疫苗和乙肝免疫球蛋白的联合免疫。

7. 自我管理 作为肝功能异常者，在疾病的自我管理过程中需要认知肝脏、认知疾病、认知妊娠及疾病和妊娠的相互影响和母婴结局。积极配合治疗，而计划妊娠者，则需要做好备孕计划，积极治疗原

发病，在医师的指导下，选择合适的受孕时机。

8. 追踪与评价 对于肝功能异常的患者，建议每隔半个月或是 1 个月复查一次肝功能，及时掌握病情变化，为医师治疗提供依据。对于已经在行干扰素治疗的妇女，停药后 6 个月内每 2 个月检测 1 次，以后每 3～6 个月检测 1 次 ALT、AST、HBV 血清标志和 HBV-DNA。对于行核苷类似物治疗的妇女，停药后前 3 个月检测 1 次 ALT、AST、血清胆红素（必要时）、HBV 血清学标志和 HBV-DNA，以后每 3～6 个月检测 1 次，至少随访 12 个月。无论采用何种治疗方法，在随访中病情发生变化，应缩短随访间隔。

十、肾功能异常患者的孕前指导

1. 充分评估 肾功能异常妇女，了解其可能造成肾功能异常的原因；需要在肾内科医师的指导下行全面的检查，了解既往及目前疾病的状况，以及既往妊娠的母婴情况，特别是了解目前及过去的高血压、蛋白尿、肾功能的情况。肾脏疾病的检查主要包括尿液检查、肾功能检查、影像学检查和肾脏病理学检查等。

2. 充分告知 通过充分告知，提高育龄妇女对肾功能异常的治疗意识，让育龄妇女认识到肾功能异常对妊娠及胎儿的危害，提高其对疾病的重视程度。患者应保持正确的疾病观，对肾病的治疗应有耐心及信心。

3. 生活指导

（1）肾功能异常者要避免过度劳累，防止呼吸道感染的发生，养成健康的生活方式，如戒烟、限制饮酒、控制情绪等。

（2）注意性生活及外阴卫生：女性患肾盂肾炎与性生活有关者，应在性生活后即排尿，同时注意会阴部的卫生，勤换洗衬裤。怀孕期及月经期更应注意外阴清洁，以增强局部抵抗力。

（3）体育锻炼：提倡慢性肾脏病患者在医师指导下参加能够耐受的体育锻炼，适合慢性肾脏病患者的运动康复处方，包括有氧运动、抗阻运动和灵活性运动，中等强度，每次 30～60min，3～5 次 / 周。常见有氧运动项目有：步行、慢跑、滑冰、游泳、骑自行车、跳健身舞、韵律操等；常见的抗阻运动项目包括：拉伸拉力器或者弹力绷带、抬举哑铃、仰卧起坐、俯卧撑等；常见的灵活性运动有：太极拳、八段锦、广场舞等。

（4）保持健康体重：维持 BMI 18.5～24.0kg/m²。

4. 生育指导

（1）对于有肾功能异常的育龄妇女，应行孕前保健，了解妊娠与泌尿系统疾病的关系，妊娠前须对已存在的肾脏疾患进行认真的评估，在医师的指导下，以确定能否妊娠。

（2）以下情况不宜妊娠：急性泌尿系感染期（如急性肾小球肾炎、急进性肾小球肾炎、坏死性肾小球肾炎等）、重度肾病综合征、狼疮肾病处于系统性红斑狼疮活动期、干燥综合征伴严重肾受累者、慢性肾盂肾炎未能控制，伴有肾功能不全或有反流性肾病、孕前已有肾功能不全伴高血压者、泌尿系结石伴感染或梗阻、肾透析者、行肾切除术后存在任何肾功能受损者等。

（3）以下情况适宜妊娠：慢性肾功能不全的妇女，如血压控制正常，24h 尿蛋白定量＜ 1g；急性感染得到控制，病情控制稳定；肾功能肌酐＜ 1.5mg/dl，不伴高血压者；肾移植术后，至少 2 年及以上，无排斥反应且血压处于正常范围。

（4）避孕：所有 CKD 女性患者在疾病缓解前均要严格避孕。避孕措施只推荐含孕激素的制剂，包括只含孕酮的片剂、肌内注射剂和宫内节育装置。工具避孕不可靠，不推荐作为唯一的避孕方法。

（5）任何活动性肾脏疾病都有可能导致不良妊娠结局，推荐至少在尝试受孕前 3～6 个月采用妊娠期安全的免疫抑制剂以获得疾病缓解。

5. 饮食指导　饮食的基本原则是低盐、低脂、低钾、低磷、优质蛋白饮食。

（1）选择多样化、营养合理的食物，定时定量进餐。早、中、晚三餐的能量可占总能量 20%～30%、30%～35%、30%～35%。均匀分配三餐食物中的蛋白质。为保证摄取能量充足，可在三餐间增加点心，占总能量的 5%～10%。建议根据患者年龄、性别、去脂体重及其他因素个体化调整热量的摄入。

（2）各期 CKD（慢性肾脏病）患者钠摄入量应低于 2000mg/d。

（3）CKD 患者每日脂肪供能比 25%～35%，其中饱和脂肪酸不超过 10%，反式脂肪酸不超过 1%。可适当提高 n-3 脂肪酸和单不饱和脂肪酸摄入量。

（4）在适当限制蛋白质摄入的同时保证充足的能量摄入以防止营养不良发生。在低蛋白饮食中，约 50% 蛋白应为高生物价蛋白。适量的奶类、蛋类或各种肉类、大豆蛋白等优质蛋白质的食品作为蛋白质的主要来源。

（5）限制米类、面类等植物蛋白质的摄入量，采用小麦淀粉（或其他淀粉）作为主食部分代替普通米类、面类，可选用的食品包括马铃薯、白薯、藕、荸荠、澄粉、山药、芋头、南瓜、粉条、菱角粉等富含淀粉的食物替代普通主食。莲藕粉是一种相对纯的淀粉，其中蛋白质含量很低，但热量很高，特别适合慢性肾功能衰竭患者食用，但莲藕粉的糖含量也很高，不适用于高血糖肾病患者。

（6）当病情需要限制含钾高的食品时，应慎选水果、马铃薯及其淀粉、绿叶蔬菜等，详见表 4-47。最好少吃含植物蛋白较高的蔬菜，如各种豆类（四季豆、豌豆、蚕豆、扁豆等）、花生、蘑菇、木耳等。

★☆☆☆☆

表4-47　常见蔬果的含钾量情况

含钾量	蔬菜	水果
较高	菠菜、榨菜、莴笋、藕、辣椒、芹菜、山药、土豆等	香蕉、橙子、橙子、椰子、鲜枣、菠萝蜜、山楂、榴莲、龙眼、番石榴、樱桃等
较低	南瓜、西葫芦、冬瓜、茄子、洋葱、胡萝卜、白萝卜、大白菜、洋白菜、蒿子杆、苦瓜、丝瓜、黄瓜、番茄等	苹果、梨、西瓜、葡萄、菠萝等

（7）当出现高磷血症时磷摄入量应限制在800mg/d以下（最佳入量为500mg/d）。当病情需要限制含磷高的食品时，应慎选动物肝脏、坚果类、干豆类、各种含磷的加工食品等。坚果还富含磷，肾功能不全的患者，尽量少吃，因为肾小球滤过率降低，容易发生高磷血症，不利于该病。

（8）CKD患者出现少尿（每日尿液量<400ml）或合并严重心血管疾病、水肿时需适当限制水的摄入量，以维持出入量平衡。

6.用药指导

（1）推荐CKD女性患者在尝试受孕前3～6个月采用妊娠期安全的免疫抑制剂获得疾病的缓解。

（2）育龄期女性尽量避免使用环磷酰胺，可选择其他合适的药物如吗替麦考酚酯、钙调蛋白抑制剂、硫唑嘌呤和利妥昔单抗治疗LN、肾病综合征和血管炎等免疫性肾小球疾病。环磷酰胺、吗替麦考酚酯、来氟米特和甲氨蝶呤有致畸作用，妊娠期禁忌使用，应至少在受孕前3～6个月停用。

7.自我管理　自我管理不足的患者，往往会导致病情恶化，陷入被动局面。作为一名肾功能异常患者，有效的自我管理，对于疾病的防治起到了至关重要的作用。建议从以下4个方面进行：

（1）接纳肾病，与肾病"和解"：提高治疗信心，主动了解慢性肾脏病的有关知识，认识肾病，接纳肾病，尽最大努力去保持积极向上的心态，及时宣泄自己的负面情绪。

（2）把肾病当作生活的一部分，建立好的生活习惯。

（3）把治疗融入生活，持续、规范、系统地治疗。

（4）与主治医师建立长期的合作伙伴关系。

8.追踪与评价　无论有无危险因素都要进行筛查，建议每年进行一次白蛋白尿和血肌酐的检测。对于慢性肾脏病高风险人群，如肾脏病家族史、糖尿病、高血压、高尿酸血症、高龄（>65岁）及肥胖等，应开展一级预防，每6个月开展一次慢性肾脏病防治知识宣教，每年至少进行一次尿白蛋白/肌酐比（ACR）和血肌酐的检测以估算肾小球滤过率（GFR）。AKI/AKD患者随访可改善远期预后。AKI及AKD与随后的肾衰竭、高血压、心血管疾病和死亡相关联，因此AKD患者随访至关重要，AKI/AKD严重程度决定随访的频率和强度。专家建议，CKD患者应重点监测蛋白质摄入量、能量摄入量以评估营养治疗依从性，建议每2～4周监测1次，稳定期每3个月监测1次。慢性肾脏病患者建议每年至少检测一次eGFR和尿白蛋白，进展风险较高或检测结果影响治疗方案时，频率应适当增加。

十一、甲状腺功能异常患者的孕前指导

（一）甲状腺功能亢进

1.充分评估　充分评估患者甲功情况，患者需要在内分泌科医师的指导下行全面

的检查，了解既往及目前疾病的状况，评估是否适宜妊娠。还需评估患者对疾病的认识，以及评估其是否了解甲状腺功能亢进对怀孕及母儿的影响。

2. 充分告知　通过充分告知，提高育龄妇女对甲亢的治疗意识，让育龄妇女认识到甲亢对妊娠及胎儿的危害，提高其对疾病的重视程度。

3. 规范治疗　患有甲状腺功能亢进者，孕前需到内分泌科就诊并进行规范治疗。甲亢的治疗主要有三种，即抗甲状腺药物（antithyroid drugs，ATD）、放射碘和手术治疗。原则上首选 ATD 治疗，我国普遍使用甲巯咪唑（methimazole，MMI）和丙硫氧嘧啶（propylthiouracil，PTU）。由于 PTU 的肝毒性明显，两药比较倾向于优选 MMI。ATD 都可以穿过胎盘进入胎儿，抑制胎儿甲状腺素的产生，但是由于 PTU 致畸的危险小于 MMI，妊娠 T1 期（1～3 个月）甲亢和甲状腺危象优选 PTU。ATD 治疗是甲亢的基础治疗，但是单纯的 ATD 治疗的治愈率只有 40% 左右，

复发率高达 50%～60%。因此，ATD 治疗也用于手术和 ^{131}I 治疗前的准备阶段。甲亢不同治疗方法的适应证与禁忌证如表 4-48 所示。

4. 合理选择怀孕时机　告知备孕者未经治疗控制或治疗欠佳的甲亢对怀孕及妊娠的影响，建议病人如果甲亢未控制，暂时不要怀孕，待甲状腺功能处于正常稳定状态，再行妊娠。如果患者正在接受 ATD 治疗，血清 TT3、TT4 达到正常范围，需停用 ATD3 个月后再妊娠。^{131}I 对胎儿有影响，治疗后需至少 6 个月方可妊娠。

5. 饮食指导　高蛋白、高热量、高维生素、易消化饮食，多食粗纤维新鲜蔬菜，少吃辛辣食物。指导控制食物中碘的摄入量在合理水平，少食紫菜、海带、海鱼、海蜇皮、海参等含碘丰富的食物，避免碘过量。指导戒烟、禁酒，平时不宜饮浓茶、咖啡等，以免造成兴奋加重对神经系统影响。

6. 生活指导　适当休息与活动，合理调节自我情绪，避免精神刺激和情绪波动，

表 4-48　甲亢不同治疗方法的适应证与禁忌证

治疗方法	适应证	禁忌证
ATD	轻、中度病情；甲状腺轻、中度肿大；孕妇、高龄或由于其他严重疾病不适宜手术者；手术前和 ^{131}I 治疗前准备；手术后复发且不适宜 ^{131}I 治疗者；中至重度活动的甲亢突眼患者	外周血白细胞计数 $< 3.0 \times 10^9$/L 或对该类药物有过敏反应及其他不良反应的患者
^{131}I	甲状腺肿大 II 度以上；对 ATD 过敏；ATD 治疗或者手术治疗后复发；甲亢合并心脏病；甲亢伴白细胞减少、血小板减少或全血细胞减少；甲亢合并肝、肾等脏器功能损害；拒绝手术治疗或者有手术禁忌证；浸润性突眼	妊娠和哺乳期
手术	甲状腺肿大显著（＞80 g），有压迫症状；中度、重度甲亢长期服药无效，或停药复发，或不能坚持服药者；胸骨后甲状腺肿；细针穿刺细胞学（FNAC）证实甲状腺癌或者怀疑恶变；ATD 治疗无效或者过敏的妊娠期甲亢患者，手术需要在孕中期（4～6 个月）实施	合并较重心脏、肝、肾疾病不能耐受手术者；孕早期（1～3 个月）和孕晚期（7～9 个月），在孕早期和孕晚期手术可出现流产和麻醉剂致畸副作用

引自：葛均波，徐永健，王辰．内科学（第 9 版）．北京：人民卫生出版社，2018.

避免感染、过度疲劳，以免诱发甲亢危象发生。如烦躁不安或失眠较重者可给予地西泮类镇静剂。

7. 用药指导　遵医嘱用药，避免自行加减药量或自行停药。ATD 治疗期需要 4 ～ 8 周，用药为 MMI10 ～ 30mg 每天 1 次口服，或者 PTU 每次 50 ～ 150mg 每天 2 ～ 3 次口服。病情严重者可加大剂量。ATD 维持期当血清甲状腺激素达正常后减量，MMI5 ～ 10mg 每天 1 次口服，或者 PTU 每次 50 ～ 100mg 每天 2 ～ 3 次口服。维持期 12 ～ 18 个月。

8. 心理护理　耐心讲解相关知识，让患者正确并充分了解甲状腺功能亢进的病因、病情变化、治疗方案及预后等，教会患者劳逸结合，消除紧张心理，增强对抗疾病的信心。

9. 追踪与评价　指导遵医嘱定期复查甲状腺功能。ATD 治疗期每 4 周检测甲状腺功能 1 次，ATD 维持期每 2 个月检测甲状腺功能 1 次。^{131}I 治疗后也每 4 周检测甲状腺功能 1 次，尽早发现甲减，及时给予甲状腺素替代治疗。

（二）甲状腺功能减退

1. 充分评估　充分评估患者甲状腺功能，患者需要在内分泌科医师的指导下行全面的检查，了解既往及目前疾病的状况，评估是否适宜妊娠。还需评估患者对疾病的认识，以及评估其是否了解甲状腺功能减退对怀孕及母儿的影响。

2. 充分告知　通过充分告知，提高育龄妇女对甲状腺功能减退的治疗意识，让育龄妇女认识到甲状腺功能减退对妊娠及胎儿的危害，提高其对疾病的重视程度。

3. 规范治疗　患有甲状腺功能减退者，孕前需要到内分泌科就诊并进行规范治疗。甲减治疗目的是将血清 TSH 和甲状腺激素水平恢复至正常范围，降低围产期不良结局的发生。甲减的主要治疗为左甲

状腺素（L-T4）治疗，需要终身服药。药物剂量取决于患者的病情、年龄、体重和个体差异，一般成年患者 L-T4 替代剂量为 50 ～ 200μg/d，平均 125μg/d；按照体重计算剂量是 1.6 ～ 1.8μg/（kg·d）；甲状腺癌术后的患者需要剂量较大，约为 2.2μg/（kg·d）；目前尚未发现 L-T4 对孕妇或胎儿有明确的不良反应，且由于妊娠期母体和胎儿对甲状腺激素的需求量增加从 4 ～ 6 周开始，直到 20 周达平衡状态，所以妊娠期间 L-T4 用量需较孕前增加 30% ～ 50%，需要增加的剂量很大程度上取决于甲减的原因，由于甲状腺切除和 ^{131}I 消融治疗所致的甲减可能需要更大剂量。对于亚临床甲减，目前认为孕前存在高脂血症、血清 TSH > 10mU/L 的情况需要给予 L-T4 治疗；妊娠期如果亚临床甲减合并 TPOAb 阳性或 TPOAb 阴性但血清 TSH > 10mU/L 需要使用 L-T4 治疗，如果 TPOAb 阴性，TSH 正常则不需要 L-T4 治疗。

4. 合理选择怀孕时机　育龄期妇女行孕前检查发现临床甲减，建议通过 L-T4 替代治疗将甲状腺激素水平恢复正常，将血清 TSH 控制在 0.1 ～ 2.5mU/L 方可怀孕，更理想的目标是将血清 TSH 上限切点值降到 1.2 ～ 1.5mU/L。虽然这两个控制水平的妊娠结局没有差别，但是后者妊娠早期发生轻度甲减的风险进一步降低。

5. 饮食指导　甲状腺功能减退患者机体处于低代谢状态，肠蠕动缓慢及消化功能差，可表现为食欲减退，进食量下降等，也可能出现腹胀、便秘的情况，多合并营养失调，因此，从总体的营养治疗角度而言，我们应推荐患者遵循"高蛋白、高维生素、高纤维素、低脂饮食"原则，同时指导注意烹调方法及食品的多样化以增加患者食欲，可以选择少量多餐的方式，并指导注意多食蔬菜、水果，每日饮水 2 ～ 3L，减轻便秘。如果甲减是由于单纯缺碘引起的（如地方性甲状腺肿引起的甲减），则可在

医师指导下适当补碘；如果甲减是由桥本甲状腺炎引起的，则要求低碘饮食，限制海带、紫菜及各种海产品。当合并贫血时，指导进食含铁丰富食物，必要时遵医嘱补充铁剂。甲状腺功能减退性心脏病的患者应限制钠盐摄入，以免水钠潴留增加心脏负担。

6. **生活指导**　鼓励适当活动，养成每天大便的习惯并经常进行腹部按摩，以促进肠蠕动，减轻便秘。对于畏寒及体温过低者指导注意保暖，避免受凉。甲状腺功能减退患者常表现为全身皮肤过度角化、干燥及粗糙脱屑等。指导注意皮肤护理，每日涂擦润肤油以保护皮肤，洗澡时避免使用肥皂，使用不含酒精的护肤品以免刺激皮肤。

7. **用药指导**　甲状腺激素替代疗法是治疗甲状腺功能减退唯一有效的方法。应严格遵循从小剂量开始，逐渐增加剂量至维持剂量的治疗原则。若剂量过大或增加过快，会使组织需氧量突然增加，加重心脏负担，诱发心绞痛、心律失常或心力衰竭。应指导患者遵医嘱合理规范用药，评估药物疗效及不良反应，避免自行加减药量或自行停药。如果以 TSH 的控制水平为标准，那么不同的服药时间相比较，从吸收最好到最差排序是早餐前 1h、睡前、早餐前 30min、餐时，因此，L-T4 的服药方法首选早饭前 1h，如果不能早餐前 1h 服用，睡前服药也可选择。有些药物和食物会影响 L-T4 的吸收和代谢，如肠道吸收不良及氢氧化铝、碳酸钙、消胆胺、硫糖铝、硫酸亚铁、食物纤维添加剂等均可影响小肠对 L-T4 的吸收，因此指导服用 L-T4 时需要与其他药物和某些事物的服用间隔应当在 4h 以上。

8. **心理护理**　耐心讲解相关知识，让患者正确并充分了解甲状腺功能减退的病因、病情变化、治疗方案及预后等，教会患者劳逸结合，消除紧张焦虑心理，增强对抗疾病的信心。

9. **追踪与评价**　指导遵医嘱定期复查血清甲状腺功能指标及心电图等，根据检查结果调整药物剂量。补充甲状腺激素，一般重新建立下丘脑 - 垂体 - 甲状腺轴的平衡需 4～6 周，因此治疗初期时每 4～6 周需测定激素指标，以根据检查结果调整 L-T4 的剂量，直到达到治疗目标。如果临床甲减患者进入了妊娠期，应于 28 周前每 4 周检测 1 次甲状腺功能，并于 28～32 周期间至少检测 1 次，以根据甲状腺功能调整用药剂量，使 TSH 值孕早、中、晚期分别控制在 0.1～2.5mU/L、0.2～3.0mU/L、0.3～3.0mU/L。

十二、行为及生活方式指导

1. **充分评估**　通过问诊及观察等，评估备孕夫妇有哪些不良健康行为和生活方式。

2. **充分告知**　告知并引导备孕者认识不良健康行为和生活方式的危害，以及保持健康行为和生活方式的益处，通过充分告知，让其有正确的认知，提高其纠正不良健康行为和生活方式的积极性。

3. **指导戒烟、禁酒、远离二手烟**　有吸烟、饮酒习惯者，计划怀孕开始，指导备孕夫妇应戒除烟酒。在准备怀孕前 6 个月，夫妇双方均应停止吸烟、饮酒，并远离吸烟环境。

4. **戒毒、谨慎用药**　吸食毒品者，从计划怀孕开始建议戒毒 1～2 年后再行妊娠。平时用药前应谨慎，注意其对怀孕及妊娠的影响，避免滥用及无意识用药，以降低其对生殖细胞及胎儿的影响。需要注意的是谨慎用药避免药物滥用并不等于有病不治，谁都不能保证孕前及孕后不生病，患病后应及时就医，选用安全的药物治疗。目前国际上将药物对胚胎或胎儿的危险性评估多按美国食品药品监督管理局（FDA）制定的分类标准。根据药物对动物

☆☆☆☆

和人类具有不同程度的致畸危险，FDA 将其分为以下五类：① A 类（安全）：动物实验及临床试验观察示未发现对胎儿有损害，危险性极小，是最安全的一类，如维生素 E、叶酸等。② B 类（相对安全）：临床对照研究中，药物对胎儿的危害证据不足或不能证实。如动物实验显示对胎儿有危害，但临床研究未能证实；或动物实验未发现有致畸作用，但无临床验证资料。③ C 类（相对危险）：仅在动物实验证实对胎儿有致畸形或杀胚胎作用，但无人类对照研究，在人类缺乏研究资料证实，使用时，必须权衡药物对胎儿的影响。④ D 类（危险）：临床有一定资料表明对胎儿有危害的迹象，但治疗孕妇疾病的疗效肯定，又无代替之药物。应充分权衡利弊，当其疗效明显超过其危害时，再考虑应用。⑤ X 类（高度危险）：证实对胎儿有危害，这类药物为妊娠期禁用的药物。

5. 改变不良饮食行为，指导健康规律平衡膳食

（1）改变不良饮食行为：指导备孕者改变不良饮食习惯，指导健康规律平衡饮食。在饮食方面，应规律进食，为保持营养均衡，应避免偏食挑食，以免引起营养单一，体内营养不全面；注意食物量，不节食，但也不暴饮暴食、无节制进食；少吃过甜、过咸、油腻食物；少吃熏制、腌制、酱制食品；避免进食油炸、辛辣刺激的食物；少喝含糖饮料、浓咖啡及碳酸饮料等。

（2）备孕期一天的食物量建议：见表 4-49。

（3）额外补充叶酸、铁、碘等营养素：在依据《中国居民膳食指南》进行均衡膳食、足量摄取营养素的前提下，为了将来胎儿的健康发育，备孕妇女还要额外补充叶酸、铁、碘等营养素。

表 4-49　备孕期一天食物量建议

膳食宝塔	膳食大类	推荐量（g）
第五层	油	25 ～ 30
	加碘食盐	＜ 6
第四层	奶类	300
	大豆 / 坚果	15/10
第三层	鱼禽蛋肉类	130 ～ 180 瘦畜禽肉 40 ～ 65 每周 1 次动物血或肝脏 鱼虾类 40 ～ 65 蛋类 50
第二层	蔬菜类	300 ～ 500 每周 1 次含碘海产品
	水果	200 ～ 350
第一层	谷类薯类及杂豆	250 ～ 300 全谷物和杂豆 50 ～ 75 薯类 50 ～ 75
水		1500 ～ 1700ml

引自：中国营养学会 . 中国居民膳食指南，2016.

①孕前 3 个月开始补充叶酸：叶酸作为一碳单位的主要供体之一，在同型半胱氨酸代谢、DNA 合成、甲基化等方面发挥着重要作用，它是细胞增殖、组织生长及机体发育所不可或缺的微量营养素，与正常发育、健康维持及多种疾病的风险息息相关。动物实验和人群流行病学研究表明，孕早期叶酸缺乏可引起死胎、流产及脑和神经管畸形，还可以导致眼、口唇、腭、胃肠道、心血管、肾、骨骼等器官的畸形。其中，神经管畸形是我国重大公共卫生问题，母亲体内充足的叶酸水平对于预防胎儿神经管缺陷有着至关重要的作用。为降低神经管畸形的发生率，原卫生部于 2009 年 6 月启动了"增补叶酸预防神经管缺陷"重大公共卫生项目，为农村户籍育龄妇女免费提供叶酸增补剂。此后，有生育计划的城镇户籍妇女也被纳入叶酸增补剂发放对象。我国每年有 8 万～ 10 万名神经管畸

形儿出生，全国神经管畸形呈现北方高于南方，农村高于城镇的特点，平均发病率为 2.74‰（北方约 7‰、南方约 1.5‰）。国内外多项人体叶酸干预试验证实，胚胎神经管分化期补充叶酸可有效降低胎儿神经管畸形的发生率，从备孕期开始服用叶酸补充剂，可以预防 80% 的神经管畸形儿出生；给曾经生育过神经管畸形儿的母亲补充叶酸，可使下次妊娠时神经管畸形率减少 70%。胚胎神经管分化发生在受精后 2～4 周，即妊娠 4～6 周，而多数妇女在自我意识到怀孕时，往往已经处于妊娠第 5 周后甚至更晚，此时再增补叶酸已错过了预防神经管畸形的最佳时机。因此，为保证胚胎早期有较好的叶酸营养状态，满足神经管分化对甲基的需要，应至少从孕前 3 个月开始补充叶酸，剂量为 0.4mg/d。对于曾经有过神经管畸形儿生育史及怀疑有叶酸缺乏的妇女，则应在医师指导下，进行更大剂量的叶酸补充。

②富铁膳食，增加铁的摄入：育龄妇女是铁缺乏和缺铁性贫血患病率较高的人群，若怀孕前或孕早期缺铁，可影响妊娠结局和母婴双方的健康，导致早产、胎儿生长受限、新生儿低出生体重及妊娠期缺铁性贫血等的发生。正常成年女性体内储存铁量为 0.3～1.0g，但育龄妇女因生育和月经失血，往往体内储铁不足。而妊娠本身对铁的需要量会显著增加，良好的铁营养状况是成功妊娠的必要条件。因此，育龄妇女应从计划怀孕开始进行富铁膳食，增加铁的摄入。经常食用含铁丰富、利用率高的动物性食物如动物血、肝脏及红肉可为妊娠储备充足的铁。为预防铁缺乏，一日三餐中应该有瘦畜肉 50～100g，每周 1 次动物血或畜禽肝肾 25～50g。为提高膳食铁的吸收和利用率，在摄入含铁丰富的畜肉或动物血和肝脏时，可同时摄入含维生素 C 较多的蔬菜和水果。而对于铁缺乏或缺铁性贫血者，应在医师指导下进行铁剂补充，

铁缺乏或贫血纠正后再怀孕。一日三餐含铁丰富的食物安排举例及含铁和维生素 C 丰富的菜肴举例，见表 4-50 及表 4-51。

表 4-50　达到铁推荐量一日膳食举例

餐次	食品名称	主要原料及其重量
早餐	肉末画卷	面粉 50g，瘦猪肉 10g
	煮鸡蛋	鸡蛋 50g
	牛奶	鲜牛奶 200ml
	水果	橘子 150g
中餐	米饭	大米 150g
	青椒炒肉丝	猪肉（瘦）50g，柿子椒 100g
	清炒油菜	油菜 150g
	鸭血粉丝汤	鸭血 50g，粉丝 10g
晚餐	牛肉馅馄饨	面粉 50g，牛肉 50g，韭菜 50g
	芹菜炒香干	芹菜 100g，香干 15g
	煮红薯	红薯 25g
	水果	苹果 150g
加餐	酸奶	酸奶 100ml

备注：依据《中国食物成分表 2002》计算，三餐膳食铁摄入量 32.2mg，其中动物性食物来源铁 20.4mg；维生素 C190mg

引自：中国营养学会. 中国居民膳食指南，2016.

③选用碘盐及常吃含碘丰富食物：碘是合成甲状腺激素的重要原料，是调节新陈代谢和促进蛋白质合成的必需微量元素，对母体和胎儿维持正常的甲状腺功能和能量代谢，以及胎儿的体格和神经发育均必不可少。孕期碘缺乏，可导致母亲和胎儿甲状腺合成不足，影响神经元的分化与发育，使胎儿脑细胞数量减少、体积减少，引起胎儿大脑发育落后、智力低下、反应迟钝，严重者导致以生长发育迟缓、认知能力降低为标志的不可逆转的克汀病的发生，患儿表现为呆、小、聋、哑、瘫等。甲状腺激素合成不足还可以引起早产、流产及死胎发生率增加，也可造成孕期高血压、胎盘早剥等严重妊娠并发症的发生，严重影响胎儿的生长发育及健康。

☆★☆ ☆

表 4-51　含铁和维生素 C 丰富的菜肴举例

菜名	主要原料及其重量	含铁量	含维生素 C 量
猪肝炒柿子椒	猪肝 50g，柿子椒 150g	12.5mg	118mg
鸭血炒韭菜	鸭血 50g，韭菜 100g	16.8mg	24mg
水煮羊肉片	羊肉 50g，豌豆苗 100g	7.6mg	118mg
	油菜 100g，辣椒 25g		

引自：中国营养学会 . 中国居民膳食指南，2016.

人体内的碘主要储存在甲状腺，约 8～15mg，可维持机体 2～3 个月的需要。依据我国现行食盐强化碘量 25mg/kg、碘的烹调损失率 20%、每日摄入食盐量按 6g 计算，摄入碘约 120μg，基本达到成人推荐量。但碘盐在烹饪等环节会造成一定量的损失，孕期新陈代谢增强，甲状腺素合成增加，对碘的需要量也显著增加，而孕早期妊娠反应又会影响碘的摄入，从而导致碘缺乏发生的可能。因此，考虑到碘缺乏所产生的不良的影响，育龄妇女在备孕期除应规律地食用碘盐外，还应每周再摄入 1 次含碘丰富的食物，如海带、紫菜、贻贝（淡菜）等，以增加机体碘的储备。含碘丰富的菜肴举例，见表 4-52。

表 4-52　含碘丰富的菜肴举例

菜名	主要原料重量及含碘量	含碘量
海带炖豆腐	鲜海带 100g	114μg
	豆腐 200g	15.4μg
紫菜蛋花汤	紫菜 5g	212μg
	鸡蛋 25g	6.8μg
贻贝（淡菜）	贻贝 100g	346μg
炒洋葱	洋葱 100g	1.2μg

备注：上述菜肴的含碘量分别加上每天由碘盐获得的 120μg 碘，碘摄入量为 250～470μg，既能满足备孕妇女碘需要，也在安全范围之内。

引自：中国营养学会 . 中国居民膳食指南，2016.

6. 指导适度运动，避免久坐少动

（1）孕前运动的好处：孕前进行适度的运动包含但不限于以下作用：①避免超重和肥胖，帮助控制体重，维持孕前体重在适宜的范围内；②增进心肺功能，改善血液循环与呼吸、消化及神经系统的功能，提高抗病能力，增强机体的适应能力；③提高机体代谢率，改善内分泌系统的调节；④帮助调节心理平衡，减轻压力，缓解焦虑、改善睡眠；⑤可促进激素的合理调配，有利于增强生殖细胞的活力及受精卵着床，增加受孕概率，并促进胚胎及胎儿的发育；⑥可强健肌肉及锻炼韧带弹性，使关节更灵活，有利于妊娠并为分娩打下良好基础。

（2）运动方式：走路、快走、慢跑、骑车、爬山、打球、游泳、跳舞、瑜伽、健身操、划船、滑冰、滑雪等都是孕前适宜的运动方式，备孕期的女性，可根据自己的实际情况和喜好，选择合适的运动方式，有规划地做出健康锻炼计划并坚持下去。夫妇二人可以共同参与运动，不但锻炼身体，还能增进感情、缓解压力。同时，应指导日常生活中尽量减少静坐（如看电视、看书、写字、玩电脑游戏等）的时间，在静态的生活间可穿插一些做操或家务劳动等身体活动。

（3）运动强度：运动强度以中等强度为宜，一般可通过以下几种方法评估是否为中等强度运动。

①心率法：中等强度运动需要中等强度的努力并可明显加快心率，一般为运动后心率达到最大心率的 50%～70%，主观感觉稍疲劳，但 10min 左右可得以恢复。最大心率为 220－年龄，中等强度运动心率计算举例如下：

☆ ☆ ☆ ☆

中等强度运动心率计算举例

赵太太，年龄 26 岁：

最大心率 = 220−26=194

中等强度运动心率范围 =194×50% ～ 194×
70%=97 ～ 136

即活动后的心率以 97 ～ 136 次 / 分钟为宜

② 谈话测试：1939 年，英国牛津大学 John Grayson 教授在指导登山运动时，建议登山者"climb no faster than you can speak"，这是最早的谈话测试。20 世纪 90 年代后期，有研究通过观察运动时谈话流畅度（谈话测试），可保证运动个体处于适宜发展心肺功能的运动强度范围。谈话测试是一种保证训练强度的简便方法，孕妇在运动过程中，以运动时能够维持一般的对话为宜，如上气不接下气，甚至不能说话，表示运动强度过量。

③ 感知尽力程度评级：感知尽力程度评级 RPE（Rate of Perceived Exertion，RPE）是瑞典著名的生理心理学家 Gunnar Borg 于 20 世纪 70 年代创立的。如表 4-53 所示，RPE 的范围是 6 ～ 20，6 代表"非常轻松"（Very very light），20 代表"非常吃力"（Very very hard）。孕期安全有效的运动强度应控制在 12 ～ 14 较为合适，也就是"稍吃力"（somewhat hard）这一水平。

表 4-53　感知尽力程度评级

RPE	主观运动感觉特征	
6	Very very light	非常轻松
7		
8		
9	Very light	很轻松
10		
11	Fairly light	轻松
12		
13	Somewhat hard	稍吃力
14		

续表

RPE	主观运动感觉特征	
15	Hard	吃力
16		
17	Very hard	很吃力
18		
19	Very very hard	非常吃力
20		

引自：徐鑫芬，熊永芳，余桂珍.助产临床指南荟萃.北京：科学出版社，2021.

④ 自我感觉运动强度量表：安全有效的运动也可通过运动时自觉疲劳程度来估计运动强度，见表 4-54。1 ～ 4 属于低强度；5 ～ 7 属于中等强度；8 ～ 10 属于高强度。这个强度与个体身体状况和运动水平有关。

表 4-54　自我感觉运动强度量表

级别	感觉
0	休息状态
1 ～ 2	很轻、轻
3 ～ 4	较轻
5 ～ 6	稍累
7 ～ 8	累
9 ～ 10	很累

引自：中国营养学会.中国居民膳食指南，2016.

（4）运动时间：每天进行 30min 中等强度的身体活动对健康的益处证据充足，但延长活动时间可以获得更大的健康效益，增加身体活动强度和延长中等强度的身体活动时间都能增加运动量，但延长中等强度的身体活动时间造成运动伤害的风险更低。因此，建议备孕妇女每天进行至少 30min，每周累计 150min 以上的身体活动。

（5）运动注意事项：运动时需注意以下几个方面：① 每次运动前应先做准备活

动，运动强度循序渐进，逐步提高身体适应能力，可根据天气和身体状况调整当天的运动量。②以户外运动为宜，但应注意气候和环境的变化，不要在烈日、狂风、雨雪等天气及不良空气质量的环境中运动。③出汗多时注意补充水分和电解质。④运动后不要立即停止活动，应逐渐放松。

（6）停止运动的征兆：①心跳不正常如出现心率比日常运动时明显加快、心律失常、心悸、心慌、心率快而后突然变慢等；②运动中或运动后即刻出现胸闷、上臂或咽喉部疼痛或沉重感；③晕眩或轻度头痛、意识紊乱、出冷汗或晕厥；④严重气短；⑤身体任何一个部位突然疼痛或麻木；⑥出现一时性失明或失语等。

7. 指导养成良好卫生习惯

（1）避免密切接触宠物及进食生肉，进食前注意手部卫生清洁。

（2）保持口腔健康，准备怀孕的育龄妇女应坚持每天早晚两次有效刷牙和餐后漱口，及时清除牙菌斑，并应定期检查与治疗牙周病，保持口腔健康，以预防早产低体质量儿的发生。

（3）贴身衣物如内衣裤尽量穿纯棉材质并手洗，且与袜子等其余衣物分开清洗。

（4）注意性生理卫生，经期避免性生活，每次性生活前应清洁双手及双方外生殖器，同时合理安排性生活时间、频率和时机，注意预防性传播疾病，一方有性传播疾病期间，在治愈前建议使用避孕套避孕。

8. 指导健康规律作息，保证充足睡眠

在作息方面，应早睡早起，不熬夜，尽量做到生活规律，作息按时。备孕期的女性，拥有规律的生活作息和良好的睡眠非常重要，只有保证充足的睡眠和规律的作息，人体脏器的运转、生殖功能和激素分泌才不会被打乱，同时怀孕的概率也会增加。每天保证有 7～8h 的睡眠时间更有利于生殖健康。如果夜里睡不着或者是失眠，可以在睡觉之前适当地做一些运动、

热水泡泡脚或者是喝一杯热牛奶，可以帮助睡眠，提高睡眠质量。

十三、生活与工作环境指导

1. 避免生物有害因素的损害　生物有害因素主要包括细菌、真菌、病毒及寄生虫等感染。为了避免生物有害因素的损害，孕前及孕期均应避免密切接触宠物、进食生肉或喝生水，进食前注意手部卫生清洁，以预防弓形虫感染的发生。如非必要，备孕者家中尽量不要养猫狗等宠物，有宠物者应对宠物进行定期驱虫及预防注射，触摸宠物后，需及时洗手，避免将病原微生物入口造成感染。备孕者尽量不要清理宠物的排泄物，最好让家人代为处理。保险起见，最好在准备怀孕前把宠物暂时寄养他处，同时应做好孕前检测，如果发现有弓形虫感染，应治愈后再怀孕。有些需要接触动物的人员，如宠物医院工作人员、园艺人员、养殖业、动物园工作人员、动物实验人员等，应加强自我保健和防护，必要时申请暂时调换岗位或更换工种。日常生活及工作中备孕者应保持良好卫生习惯，同时注意自我防护，避免一些疾病的暴露，如水痘、麻疹、腮腺炎、风疹、巨细胞病毒等感染。没有接种过相关疫苗的女性，最好咨询医师后在怀孕前对可避免的疾病进行免疫接种。一般孕前 3 个月接种，建议接种的疫苗包括流感疫苗、水痘疫苗、风疹疫苗、甲肝疫苗、乙肝疫苗等。

2. 避免化学有害因素的损害　化学有害物质主要包括接触砷、铅、汞、苯、甲醛、氯丁二烯、氯化乙烯等，这些化学物质会对精子和卵子的质量产生影响，影响胚胎的早期发育和着床，并导致流产、死胎、胎儿畸形等情况发生。为了避免这些有毒有害的化学物质的损害，从计划怀孕开始，需注意居室及办公环境有害物质是否超标，尽量不要过早搬到新装修的房子内居住，通风至少半年再入住，在搬进去之前

最好请环保部门进行监测，达标后方可入住。家里尽量不要添置新家具，添置时需确保甲醛等是否超标。备孕开始尽量不染发、染指甲及纹眉，尽量减少不必要的化妆，确需化妆时尽量以淡妆为主，同时确保化妆品质量。避免接触消毒剂、避免使用樟脑丸，如果家里有杀虫剂、空气清洗剂，也应该减少其使用。腌制食品中都含有大量的亚硝酸盐、苯丙芘等，对身体很不利，备孕期尽量不吃该类食品。某些职业如美容美发、印刷业、化工基地、加油站、造纸、印染、建材、皮革生产、水银温度计及血压计制造工作环境等，较大的概率会接触到一些有毒有害物质，需做好自我保健和防护，必要时申请调换岗位或更换工种。

3. **避免不良物理因素的损害**　放射线、电离辐射、高温、高噪声环境等不良物理因素会对精子及卵子的发育产生不良影响，即便是成功妊娠，也会导致胚胎异常的风险增加，因此，在日常生活及工作中应注意是否有这些不良物理因素存在。如非必要，尽量避免进行 CT 或者 X 线检查。在微波炉运作时尽可能保持一米以上的距离，手机也尽量不要长时间随身携带。某些行业如放射科医护人员、核能发电站工作人员、抗癌药物研究人员、石材加工基地等可能暴露在高辐射领域的人，建议暂时脱离原来的工作岗位 6 个月后再怀孕。有些从事厨师、冶金、电焊等高温作业者，应做好日常降温工作，避免高温对生殖细胞的影响。从计划怀孕开始，夫妇双方均应避免桑拿、泡温泉及洗过高温度热水澡。振动甚剧，或噪声过大的工种，也会对胎儿的生长发育造成不良影响，必要时申请调换岗位或更换工种。

十四、生活与工作压力指导

可参考以下几个方面进行指导：

1. **避免新婚疲惫情况下受孕**　在新婚阶段，由于筹备婚礼、应酬宾客等原因，往往双方身体都处于比较疲乏的状态，且举办婚礼期间接触烟酒的机会较多，如果此时受孕有可能会对孕妇的健康和胎儿有不良的影响。因此，一般认为新婚阶段不宜妊娠，最好延续到婚后 3～6 个月。因为经历了 3～6 个月的婚后生活之后，双方疲劳的身体基本恢复，工作和家务也基本已安排妥当，夫妻双方性生活也有了规律，夫妇双方一起生活在各方面有了一定的适应和磨合，如果此时健康状态良好，可以考虑受孕。

2. **学习妊娠相关知识，了解性别决定因素**　通过开展相关知识讲座、发放相关宣传资料及指导备孕者购买相关书籍自学等方式，帮助备孕夫妇学习和掌握妊娠、分娩和胎儿发育等相关知识，了解受孕及妊娠过程中出现的一些生理现象，充分认识妊娠生理过程，树立顺利完成妊娠及分娩的信心，减轻焦虑恐惧等心理。同时应帮助其端正对妊娠的态度，树立正确的生育观，孕前的相关知识尤其是胎儿性别的决定因素，应让备孕夫妇及尤其关心胎儿性别的家属充分掌握，以消除备孕者心理负担，减轻家人对胎儿性别的期待给备孕者所带来的压力，使其乐观积极为妊娠做好各项准备。

3. **正确看待怀孕与工作的关系**　工作与怀孕之间并不存在必然的矛盾，如果不是体力劳动为主的或存在有害因素的职业，工作是可以坚持的。在工作中可能会感受到很大的工作压力，如担心怀孕后上司不重视而失去职位升迁机会等，应和家人做好充分沟通，权衡及协调好工作和备孕计划。备孕时合理安排自身工作，尽量避开年终或者工作较忙的阶段受孕。同时，要懂得如何释放工作中的压力，避免备孕及怀孕期间过度劳累。

4. **深化夫妻感情**　有助于提高性生活质量，而美满和谐的性生活，有利于妻子排出高质量的卵子，并能更顺利地达到性高潮，以促使子宫收缩上提，阴道后穹隆

☆★☆☆

形成较大的精液池，使宫颈口与精液池有更多的接触，有更多的优质精子游向子宫、游向输卵管。备孕夫妇应经常加强感情交流，遇到问题积极面对，主动沟通，互相尊重、彼此关心、互相包容，使夫妻感情不断深化，有助于心态积极，使备孕女性有一种幸福感、安全感和归属感，这对稳定备孕女性的情绪，培养良好的心境是十分有益的。

5. 情绪调控和压力宣泄 面对生活与工作中的系列压力，备孕者应学会掌握情绪调控和压力宣泄的方法，尽可能不生气、不急躁，改变悲观心态。深呼吸、听音乐、冥想、瑜伽、做手工、看电影、唱歌、进行户外运动或找家人及朋友倾诉、哭泣等，都是较合适的调控情绪和宣泄的方法，备孕者应根据自身情况和喜好，选择适合自己的情绪调控方法，适时进行放松，舒缓自身情绪。

6. 人际关系的应对 每个人的人际关系都是极其复杂的，都具有多种的不同的角色，而所有的人际关系都编织着我们的生活，影响着我们的生活质量，包括家庭亲属关系、朋友关系、学友（同学）关系、师生关系、雇佣关系、同事及领导与被领导关系等。我国著名的医学心理学家丁瓒指出："人类的心理适应，最主要的就是对于人际关系的适应，所有人类的心理变态，主要由于人际关系失调而来"。由此可见，人际关系是影响心理健康的重要社会因素，和谐的人际关系是维持心理健康必不可少的重要条件。可通过问诊及应用一些量表如家庭亲密度和适应性量表（FACES Ⅱ-CV）、家庭功能评定量表（FAD）、社会支持评定量表（SSRS）等，对备孕者的家庭成员之间的亲密度、适应性、家庭功能是否良好、社会支持度情况如何等的情况进行评估，然后根据其存在的问题进行针对性的指导和宣教。

（1）量表简介

①家庭亲密度和适应性量表（FACES Ⅱ-CV）：该量表是一种常用的家庭评估工具，由 Olson 等于 1982 年编制，我国应用 FACES 是从 1991 年由费立鹏等引进 FACES Ⅱ进行翻译和回译开始的，而且费立鹏等根据我国家庭环境状况对 FACES Ⅱ中文版进行了三次修订。修订后的 FACES Ⅱ在中国使用具有良好的信度和效度。主要用来评估两方面：亲密度：即家庭成员之间的情感联系程度；适应性：即家庭系统随着家庭环境变化和家庭不同发展阶段所出现问题而做出相应改变的能力。该量表共有 30 个条目，其中家庭适应性维度包括条目 2、4、6、8、10、12、14、16、18、20、22、24、26、28 共 14 个条目，其余 16 个条目为家庭亲密度，各个条目采用 5 级评分，其中条目 3、9、19、24、28、29 为负向评分，其他条目均按正向评分。该量表已经被广泛用于众多研究并证明具有良好的信度和效度，具体量表内容见表 4-55。

②家庭功能评定量表（FAD）：该量表仅是一个筛选问卷，其目的是简单有效地找到家庭系统中可能存在的问题，具有良好的信度和效度，具体量表内容见表 4-56。FAD 的七个分量表：

A. 问题解决（Problem sloving，PS）：指在维持有效的家庭功能水平时，这个家庭解决问题（指威胁到家庭完整和功能容量的问题）的能力，包含以下条目：2，12，24，38，50，60。

B. 沟通（Communication，CM）：家庭成员的信息交流。重点在言语信息的内容是否清楚，信息传递是否直接。包含以下条目：3、14、18、22、29、35、43、52、59。

C. 角色（Roles，RL）：这里指家庭是否建立了完成一系列家庭功能的行为模式，如提供生活来源，营养和支持，支持个人发展，管理家庭，提供成人性的满足。此外，还包括任务分工是否明确和公平及家庭成员是否认真地完成了任务，本分表包含的条目是：4、8、10、15、23、30、34、40、45、53、58。

表 4-55　**家庭亲密度和适应性量表**（FACES Ⅱ-CV）

	问题描述	不是	极少	有时	经常	总是
1	在有难处的时候，家庭成员都会尽力相互支持，共同商讨					
2	在我们的家庭中，每个成员都可以随便发表自己的意见					
3	我们家的成员比较愿意与朋友商讨个人问题，而不太愿意与家人商讨					
4	每个家庭成员都参与做出重大的家庭决定					
5	所有家庭成员聚集在一起进行活动					
6	晚辈对长辈的教导可以发表自己的意见					
7	在家里，有事大家一起做					
8	家庭成员一起讨论问题，并对问题的解决感到满意					
9	家庭成员与朋友的关系比家庭成员之间的关系更密切					
10	在家庭中，我们轮流分担不同的家务					
11	家庭成员之间都熟悉每个成员的亲密朋友					
12	家庭遇到事情时，家庭平常的生活习惯和规矩很容易根据需要改变					
13	家庭成员自己要作决定时，喜欢与家人一起商量					
14	家庭中出现矛盾时，成员间相互谦让取得妥协					
15	在我们家，娱乐活动都是全家一起参加					
16	在解决问题时，孩子们的建议能够被接受					
17	家庭成员之间的关系是非常密切的					
18	我们家的管教是合理的					
19	在家中，每个成员习惯单独活动					
20	我们家喜欢尝试不同的办法去解决遇到的问题					
21	家庭成员都能按家庭所做的决定去做事					
22	在我们家，每个成员都分担家庭义务					
23	家庭成员喜欢在一起度过业余时间					
24	家里人想改变家庭的生活习惯或规矩时，最终还是难以改变					
25	家庭成员都很主动向家里其他人谈自己的心里话					
26	在家里，家庭成员可以随便提出自己的要求					
27	在家庭中，每个家庭成员的朋友都会受到极为热情的接待					
28	家庭产生矛盾时，家庭成员会把自己的想法藏在心里					
29	在家里，我们更愿意分开做事，而不太愿意和全家人一起做					
30	家庭成员乐于谈论彼此的兴趣和爱好					

引自：戴晓阳.常用心理评估量表手册.北京：人民军医出版社，2010.

☆ ☆ ☆ ☆

表 4-56　家庭功能评定量表（FAD）

指导语：这份量表包含了一些对家庭的描述，请仔细阅读每一项，并根据近两个月您对您家庭的看法（或者您对家庭近期的印象），在四个可能的答案中圈选出与您家庭最接近的数字。选择答案的原则是：①很像我家：这一项非常准确地描述了您的家庭；②像我家：这一项大致上描述了您的家庭；③不像我家：这一项不太符合您的家庭；④完全不像我家：这一项完全不符合您的家庭

题干	很像我家	像我家	不像我家	完全不像我家
*1. 由于我们彼此误解，难于安排一些家庭活动				
2. 我们在住处附近解决大多数日常问题				
3. 当家中有人烦恼时，其他人知道他为什么烦恼				
*4. 当你要求某人去做某事时，你必须检查他们是否做了				
*5. 如果某人遇到麻烦时，其他人会过分关注				
6. 发生危机时，我们能相互支持				
*7. 当发生出乎预料的意外时，我们手足无措				
*8. 我们家时常把我们所需要的东西用光了				
*9. 我们相互都不愿流露自己的感情				
10. 我们肯定家庭成员都尽到了各自的家庭职责				
*11. 我们不能相互谈论我们的忧愁				
12. 我们常根据我们对问题的决定去行动				
*13. 你的事只有对别人也重要时，他们才会感兴趣				
*14. 从那些人正在谈的话中，你不明白其中一个人是怎么想的				
*15. 家务事没有由家庭成员充分分担				
16. 每个人是什么样的，都能被别人认可				
*17. 你不按规矩办事，却很易逃脱处分				
18. 大家都把事情摆在桌面上说，而不用暗示的方法				
*19. 我们中有些人缺乏感情				
20. 在遇到突发事件时，我们知道怎么处理				
21. 我们避免谈及我们害怕和关注的事				
*22. 我们难得相互说出温存的感受				
*23. 我们遇到经济困难				
24. 在我们家试图解决一个问题之后，我们通常要讨论这个问题是否已解决				
*25. 我们太以自我为中心了				
26. 我们能相互表达出自己的感受				
*27. 我们对梳妆服饰习惯无明确要求				
*28. 我们彼此间不表示爱意				
29. 我们对人说话都直说，而不转弯抹角				

续表

题干	很像我家	像我家	不像我家	完全不像我家
30. 我们每个人都有特定的任务和职责				
*31. 家庭的情绪氛围很不好				
32. 我们有惩罚人的原则				
*33. 只有当某事使我们都感兴趣时，我们才一起参加				
*34. 没有时间去做自己感兴趣的事				
*35. 我们常不把自己的想法说出来				
36. 我们感到我们能被别人容忍				
*37. 只有当某件事对个人有利时我们相互才感兴趣				
38. 我们能解决大多数情绪上的烦恼				
*39. 在我们家，亲密和温存居次要地位				
40. 我们讨论谁做家务				
*41. 在我们家对事情作出决定是困难的				
*42. 我们家的人只有在对自己有利时，才彼此关照				
43. 我们相互间都很坦率				
*44. 我们不遵从任何规则和标准				
*45. 如果要人去做某件事，他们常需别人提醒				
46. 我们能够对如何解决问题作出决定				
*47. 如果原则被打破，我们不知道将会发生什么事				
*48. 在我们家任何事都行得通				
49. 我们将温存表达出来				
50. 我们镇静地面对涉及感情的问题				
*51. 我们不能和睦相处				
*52. 我们一生了气，就互不讲话				
*53. 一般来说，我们对分配给自己的家务活都感到不满意				
*54. 尽管我们用意良好，但还是过多地干预了彼此的生活				
55. 我们有应付危险情况的原则				
56. 我们相互信赖				
57. 我们当众哭出来				
58. 我们没有合适的交通工具				
59. 当我们不喜欢有的人的所作所为时，我们就会给他指出来				
60. 我们想尽各种办法来解决问题				

引自：张玉梅，宋鲁平. 康复评定常用量表. 北京：科学技术文献出版社，2018.

D. 情感反应（Affective Responsiveness, AR）：评定家庭成员对刺激的情感反应的程度，包含的条目为：9、19、28、39、49、57。

E. 情感介入（Affective Involvement, AI）：评定家庭成员相互之间对对方的活动和一些事情关心和重视的程度，包含的条目：5、13、25、33、37、42、54。

F. 行为控制（Behavior Control，BC）：评定一个家庭的行为方式。在不同的情形下有不同的行为控制模式。本分表包含的条目有：7、17、20、27、32、44、47、48、55。

G. 总的功能（General Functioning，GF）：从总体上评定家庭的功能，共有12个条目：1、6、11、16、21、26、31、36、41、46、51、56。每个条目有四个答案供选择，很像我家 =1 分、像我家 =2 分、不像我家 =3 分、完全不像我家 -4 分。对不健康条目（即前带 * 号者）其评分为 5 减去表中得分。得分越高，提示家庭功能越差。

③社会支持评定量表（SSRS）：该量表是肖水源等心理卫生工作者在借鉴国外量表的基础上，根据我国的实际情况，自行设计编制的，帮助人们对自己的社会支持有一个全面的评定。在心理学中，所谓的社会支持指的是一个人从自己的社会关系（家人、朋友、同事等）中获得的客观支持及个人对这种支持的主观感受。社会支持不仅指物质上的条件和资源也包括在情感上的支持，社会支持是影响人们社会生活的重要因素。社会支持从性质上可以分为两类，一类为客观的支持，这类支持是可见的或实际的，包括物质上的直接援助、团体关系的存在和参与等。另一类是主观的支持，这类支持是个体体验到的或情感上感受到的支持，指的是个体在社会中受尊重、被支持与理解的情感体验和满意程度，与个体的主观感受密切相关。目前采用的社会支持量表多采用多轴评价法。该

量表有 10 个条目，包括客观支持（3 条）、主观支持（4 条）和对社会支持的利用度（3 条）等三个维度，具体见表 4-57。量表设计合理，具有较好的信度和效度，能较好地反映个体的社会支持水平。通过该量表可以了解个体的社会支持水平，能更好地帮助人们适应社会和环境，提高个体的身心健康水平。量表的统计指标：a. 总分：即十个条目评分之和。b. 客观支持分：2、6、7 条评分之和。c. 主观支持分：1、3、4、5 条评分之和。d. 对支持的利用度：第 8、9、10 条评分之和。总得分和各分量表得分越高，说明社会支持程度越好。

（2）婆媳关系应对：常言道"家家有本难念的经"，其中一本就叫"婆媳经"，婆媳关系可以说是所有人际关系中最难以说完、道尽、理清的关系。虽然现在婆媳关系和谐是主流，但矛盾与冲突也是在所难免的，部分婆媳关系不和也是客观存在的事实。婆媳之间的矛盾焦点主要集中在生活习惯、经济问题、传统观念、交流少、包容不够和照顾孩子等问题上，由于受经济水平、生活方式、文化观念等因素的影响，每个家庭之间的婆媳矛盾焦点都会有所不同。婆媳关系不和谐不仅会使备孕妇女的情绪及精神更易受到刺激，还会使其在产褥期变得更易紧张，造成产后抑郁发病率的增高。因此，对存在婆媳关系不和谐的妇女应给予相应的心理支持，并积极开导双方，使其相互谅解，避免婆媳关系进一步恶化。和谐的婆媳关系需要做到以下几点：

①相互理解，学会换位思考：婆媳之间的不和谐，问题往往出在多以自我为中心，彼此没有将心比心，当婆媳之间出现问题，双方往往容易思考对方哪里做的不对，而不是去思考自己哪里做的不对，自己的哪些地方需要改善，来缓解双方的关系。而常作"换位思考"是协调好婆媳关系的良方。婆媳之间的换位思考，就是婆媳双方

表 4-57 社会支持评定量表（SSRS）

指导语：下面的问题用于反映您在社会中所获得的支持，请按各个问题的具体要求，根据您的实际情况来回答。谢谢您的合作

1. 您有多少关系密切，可以得到支持和帮助的朋友？（只选一项）

A. 一个也没有　　　　B. 1～2 个　　　　C. 3～5 个　　　　D. 6 个或 6 个以上

2. 近一年来您：（只选一项）

A. 远离家人，且独居一室　　　　　　B. 住处经常变动，多数时间和陌生人住在一起

C. 和同学、同事或朋友住在一起　　　D. 和家人住在一起

3. 您与邻居：（只选一项）

A. 相互之间从不关心，只是点头之交　　B. 遇到困难可能稍微关心

C. 有些邻居都很关心您　　　　　　　　D. 大多数邻居都很关心您

4. 您与同事：（只选一项）

A. 相互之间从不关心，只是点头之交　　　　B. 遇到困难可能稍微关心

C. 有些同事很关心您　　　　　　　　　　　D. 大多数同事都很关心您

5. 从家庭成员得到的支持和照顾（在合适的框内画"√"）	无	极少	一般	全力支持
A. 夫妻（恋人）				
B. 父母				
C. 儿女				
D. 兄弟妹妹				
E. 其他成员（如嫂子）				

6. 过去，在您遇到急难情况时，曾经得到的经济支持和解决实际问题的帮助的来源有：

（1）无任何来源

（2）下列来源（可选多项）

A. 配偶　　B. 其他家人　　C. 朋友　　D. 亲戚　　E. 同事　　F. 工作单位

G. 党团工会等官方或半官方组织　　　H. 宗教、社会团体等非官方组织　　　I. 其他（请列出）

7. 过去，在您遇到急难情况时，曾经得到的安慰和关心的来源有：

（1）无任何来源

（2）下列来源（可选多项）

A. 配偶　　B. 其他家人　　C. 朋友　　D. 亲戚　　E. 同事　　F. 工作单位

G. 党团工会等官方或半官方组织　　　H. 宗教、社会团体等非官方组织　　　I. 其他（请列出）

8. 您遇到烦恼时的倾诉方式（只选一项）

A. 从不向任何人诉述　　　　　　　　B. 只向关系极为密切的 1～2 个人诉述

C. 如果朋友主动询问您会说出来　　　D. 主动述说自己的烦恼，以获得支持和理解

9. 您遇到烦恼时的求助方式（只选一项）

A. 只靠自己，不接受别人帮助　　　　B. 很少请求别人帮助

C. 有时请求别人帮助　　　　　　　　D. 有困难时经常向家人、亲友、组织求援

10. 对于团体（如党团组织、宗教组织、工会、学生会等）组织活动，您（只选一项）

A. 从不参加　　B. 偶尔参加　　C. 经常参加　　D. 主动参加并积极活动

引自：袁勇贵. 快速识别心理障碍. 南京：东南大学出版社，2013.

都站在对方的立场上设身处地思考家庭问题，彼此都站在对方立场上客观的看待问题、分析问题，想人所想，理解至上。

②多沟通、相互关怀、相互尊重：婆媳之间的不和谐，许多问题都是由于沟通不当或缺少沟通而引起的。婆媳原非一家，双方扮演不同的家庭角色，有自身的局限和难处，且彼此之间缺乏相应的了解，对于各自的个性、兴趣爱好、为人处世等，缺乏了解且存在差异。因此，婆媳要经常沟通，善于沟通，有事多征求对方的意见，彼此真诚相待。同时，婆媳之间主动地关心、爱护对方，婆婆要以长辈的慈爱之心来爱护媳妇，媳妇要以一种孝敬母亲的情怀，来孝敬婆婆，互相学会以宽容的态度来解决婆媳之间发生的问题。只有婆媳之间相互关怀、相互理解，婆媳关系才能由冲突走向融洽。

③丈夫发挥婆媳之"中介"的作用：在婆媳关系中，婆媳关系相处是否融洽，丈夫发挥着重要的作用。婆媳关系是由于丈夫的这一中介作用产生的，因此，婆媳之间发生问题，通常会通过中介-儿子/丈夫，来表达自己的想法和意见。如果中介能够以恰当的方式替婆媳双方表达想法观念，婆媳关系就会融洽。如果儿子（丈夫）不能很好地发挥中介作用，婆媳之间就会出现问题，也会影响整个家庭的和谐。如果提前发觉母亲或妻子情绪不对头，不要轻易让双方发生直接接触，以免一触即发，而应该单独做双方的工作，将矛盾和争议化为无形。遇到婆媳有争议时，决不能让私心或偏心主宰自己的情绪，打圆场、和稀泥是必须掌握的本领。遇到婆婆数落媳妇的不是时，作为儿子要尽量承担责任，缓和婆婆对媳妇的怨气。如果遇到妻子诉苦，也要向她多做解释和安慰，要她看长辈的份上及夫妻间的情分上，给予谅解。婆媳之间的争议和矛盾，丈夫的职能不是像"法官"那样区分对错和评理，关键要注重平衡。

（3）计划再次妊娠大宝的应对：我国计生政策经历了从1979年的"一对夫妻只能生育一个孩子"，到2013年12月的"夫妻两人中有一人是独生子女的可以生育二孩"，到2015年10月的"所有夫妻均可生育二孩"，再到2021年6月所有夫妻均可生育三孩的变化。自二孩全面开放以来，许多家庭积极响应国家政策，生育二孩甚至三孩。然而并不是所有的大宝都乐意接纳新生命的到来，因此，如何让一直受到独宠的大宝接受父母的再次妊娠计划，并接纳家庭新成员的到来，也成了计划再次妊娠的备孕夫妇的一大难题。生育二孩或三孩并不仅是夫妇双方的事情，还要考虑到对已生育子女的影响。在打算要二孩甚至三孩之前应该做好已生育子女的思想准备工作，使已生育子女对新生命到来有一个正确的认识。作为父母，应该与头胎幼儿建立起针对再生育的沟通与了解，允许已生育子女发表自己对父母再生育的看法。父母应该尊重子女的意见表达，积极与其进行情感交流，认真倾听与了解她们对于二孩或三孩的想法，避免已生育子女因压抑自己内心的想法与情绪而出现心理问题。平时不妨多和已生育子女讲述兄弟姐妹间的故事，接触多子女家庭，用自身及其他他们认识的人的手足之情感染他们。言语营造欢迎弟弟妹妹的家庭氛围，多让已生育子女切身感受到有弟弟或妹妹的好处，并且让其感受到父母的爱不会因为弟弟妹妹的出生而发生变化，避免让其听到别人诸如"你爸妈有弟弟妹妹就不疼你了"的话语，以免给其错误的引导。可以让已生育子女多参与到各项迎接新胎儿的准备，如一起取名字、一起去医院做检查、让其感受胎儿心跳和胎动、一起为弟弟妹妹准备衣服等，提升其对弟弟妹妹出生过程的参与感。年纪较小的已生育子女也可以通过一些绘本或动画片对其产生潜移默化的影响。

（余桂珍　黄丽华　王　芳　梁　曼
叶美欣　石晓婷　黄玉枚　丘　丹）

第 5 章
孕期相关理论与实践

第一节 概　述

一、孕期保健定义

孕期保健是指从妊娠开始至分娩前的整个时期，对孕妇及其胎儿进行疾病筛查、诊断和预防，以及为孕产妇及其家庭提供健康教育和社会、心理支持的卫生保健服务。

孕期保健作为孕产妇保健的重要组成部分，在保护孕产妇健康和促进安全分娩中起着十分重要的作用。我国自 1995 年颁布及实施《中华人民共和国母婴保健法》，人们开始逐渐重视孕期保健工作，各级医疗卫生部门也加强了母婴保健宣教指导工作，孕期保健利用率明显提高，分娩结局也有了明显的改善。

母婴健康是人类持续发展的前提和基础，关乎家庭幸福，国民素质、国家经济和社会的发展。孕期保健可以监控孕期孕妇及胎儿的健康状况，降低孕期并发症的发生率，降低孕产妇及新生儿死亡率，是减少出生缺陷、提高婴儿出生质量的关键及保障母婴健康最重要的措施，也是现今各国使用最广泛的预防保健服务之一。在孕期保健过程中，通过对于孕产妇的健康指导可以使孕产妇及其家属了解分娩是一个健康、自然、正常的生理过程，产妇和胎儿都具有承担自然分娩的能力，进行孕期健康教育后的孕产妇了解自然分娩的基本知识，增加了对自然分娩的信心，降低了剖宫产率。近年来，随着国家基本公共卫生服务项目和重大公共卫生服务项目的全面实施，孕期保健无论是从个人需求还是社会需求愈来愈受到各方面的重视。

二、我国孕期保健与健康促进现状

自 20 世纪 70 年代，上海市率先提出孕产妇系统保健的概念。随着孕产保健概念的提出，我国也相继出台了一系列的政策以提高我国妇女儿童的健康水平。1995 年、2001 年分别颁布的《中华人民共和国母婴保健法》《母婴保健法实施办法》中都规定了围产期保健是每位孕产妇该享受的权利，也是医务人员需提供的服务。2009 年，卫生部对孕产妇保健工作进行明确规定，并形成《孕产妇健康管理服务规范》，为孕产妇保健工作提供了参考依据，其中规定孕产妇在孕 12 周前由居住地的乡镇卫生院、社区卫生服务中心为其建立《孕产妇保健手册》，对孕产妇孕期、围产期进行系统的保健管理，做到预防、防治相结合，达到降低围产期合并症、并发症和难产的发病率、孕产妇死亡率的目的。2011 年我国发布的《卫生部贯彻 2011—2020 年中国妇女儿童发展纲要实施方案》对未来 10 年的围产期保健工作提出了目标，其总目标包括建立覆盖城乡妇女儿童的基础医疗卫生制度，健全妇幼服务体系，保障妇女儿童平等享有基本医疗卫生服务，不断提高妇女儿童健康水平。2014 年 8 月，卫计委印发了《关于实施妇幼健康优质服务示范工程的通知》，要求全面提升妇幼保健服务的质量，不断提高我国妇女儿童的健康水平。

孕产妇死亡率（maternal mortality rate，MMR）和围产儿死亡率（perinatal mortality rate，PMR）不仅是衡量一个国家或地区社会经济文化发展水平的一项重要指标，也是衡量围产医学发展水平，评价围产期保健服务的重要指标之一。2001—2014 年，我国 MMR 下降趋势明显，由 50.20/10 万下降到 21.70/10 万，年平均下降速度为 6.25%，顺利实现了 2000 年我国在联合国首脑会议上签署的《联合国千年宣言》中的千年发展目标。PMR 是评价围产期保健服务水平的另一重要指标，也是政府制订妇幼工作计划和决策的重要依据之一，2001—2014 年，我国 PMR 也呈显著下降趋势，由 13.28‰下降到 5.37‰，年平均下降速度为 6.73%。

目前，全国范围内已经形成规范的三级妇幼保健网络，针对孕产妇人群主要采取的是社区医院与妇幼专科医院或大型综合医院双向转诊制度。孕产妇保健服务提供单位有孕妇居住地的乡镇卫生院、村卫生室和社区卫生服务中心（站）等城乡基层医疗卫生机构，辖区内所有孕产妇均为目标服务对象，充分利用各社区医院的服务功能和网点资源，促使围产期的保健服务工作得以深入细致开展。

三、国内外相关孕期保健指南与健康促进指南

（一）国内相关孕期保健指南与健康促进指南

2011 年，我国有关专家在中华医学会妇产科学分会产科学组组织下制定了《孕前和孕期保健指南（第 1 版）》，其内容主要涵盖健康教育及指导、常规保健内容、辅助检查项目三大方面，该指南是我国制定的第 1 部适宜我国国情的指南，通过指南在全国的实施和推广，2011 版指南在规范我国孕前检查和产前检查方面起到了重要的作用。随着产前检查方案的不断更新，尤其是产前筛查技术的发展，2018 年我国产科学组在第 1 版指南的基础上，并结合美国、英国、加拿大和世界卫生组织等发布的孕前和保健指南，同时参照了我国相关法律法规、管理办法及技术规范，在符合卫生经济学的要求上制定了《孕前和孕期保健指南（2018）》。2011 年制定指南的主要是为了统一产科医师提供产检方案的不一致，而 2018 年的指南则开始侧重于保障母婴安全。随着我国高龄孕产妇的比例增加，高龄妇女妊娠的相关风险逐渐凸显。2019 年，中华医学会妇产科学分会妊娠期高血压疾病学组为加强我国高龄妇女妊娠前的评估及妊娠期、分娩期的规范管理制定了《高龄妇女妊娠前、妊娠期及分娩期管理专家共识（2019）》，针对高龄妇女妊娠前及妊娠期的特殊性，对高龄孕产妇的管理更加规范化，改善高龄孕产妇的母儿预后。

近年来，孕期膳食营养指导逐渐得到重视。2016 年中国营养学会妇幼营养分会根据我国孕妇人群的主要营养健康问题，制定了《孕期妇女膳食指南（2016）》，其内容主要包括孕期膳食指导原则和平衡膳食宝塔两部分，该指南是指导我国孕期保健临床实践的重要依据，对于预防妊娠不良结局、促进母婴健康具有重要意义。2021 年，中国医药教育协会发布了《生殖健康与补充多种微量营养素的中国专家共识》，为临床工作者向备孕期夫妇双方、孕期女性及采取辅助生殖技术助孕的女性开展营养干预咨询时，提供指导和参考意见，为其生殖健康及子代健康提供帮助。

（二）国外相关孕期保健指南与健康促进指南

2015 年，国际妇产科联盟发表了《国际妇产科联盟关于青少年、孕前及孕期女性营养建议》，强烈建议妊娠期女性应尽早进行产前检查、营养咨询和干预，及时治疗危及妊娠结局的疾病，如疟疾、肺结核、慢性非传染性疾病等。2016 年，世界卫生组织完成了对全球孕期保健实施现况和妊娠结局的数据统计分析，其结果显示，仍有数量众多的不良妊娠结局案例可以通过提高孕期保健质量予以避免，并于同年 11 月发布了一项关于《世界卫生组织关于开展产前保健促进积极妊娠体验的建议》，其中包括 39 项建议，涉及 5 类干预措施：①营养干预措施；②对孕产妇和胎儿的评估；③预防措施；④常见生理症状的干预措施；⑤提高产前保健利用率和质量的卫生系统干预措施。WHO 希望各国通过参考建议，切实增进孕期保健质量，降低妊娠方面可预防的发病率和死亡率，并重视妇女的孕期保健体验，提供"以妇女为中心"的、整体的卫生保健服务。2017 年 10 月，世界卫生组织发布了《孕产妇卫生保健建议》，其内容主要涉及怀孕、分娩和分期期间及产后的卫生干预措施及在此期间女性照顾自己和婴幼儿的健康行为训练。2018 年 2 月，澳大利亚政府卫生部门发布了《孕期保健指南（2018 版）》，该指南面向高质量、安全的孕期管理提出循证建议，涵盖了健康孕期女性的产前保健。

2018 年，加拿大妇产科医师协会联合加拿大运动生理学会共同发布了《妊娠期间体育活动指南》，旨在面向孕期女性和产科护理以及运动专家针对孕期体育活动提供指导建议。2020 年 9 月，加拿大妇产医师学会理事会审批了《第 405 个指南：怀孕期间饮酒的筛查和建议》，该建议为照顾孕妇和育龄妇女的医疗保健工作者建立了筛查和咨询孕妇和育龄妇女饮酒和可能饮酒障碍的国家护理标准，提高了产科医护人员对育龄妇女和怀孕妇女饮酒和有问题的饮酒的认识，有利于其帮助这类人群获得最佳的妊娠结局。

当今社会，肥胖已然成为育龄期女性最常见的健康问题。2018 年，英国皇家妇产科医师学院发布了《妊娠期肥胖的管理指南（第 2 版）》，旨在为妊娠期肥胖管理的相关内容提出指导建议，其中建议应尽可能对此类人群在怀孕初期提供专业的饮食建议，并应将怀孕期间肥胖妇女的护理纳入所有产前诊所。2021 年 5 月，美国预防医学工作组发布了《孕期健康体重和体重增加的行为咨询干预建议声明》，建议临床医师应为孕妇提供有效的行为咨询和干预措施，以促进孕期健康体重增加并防止妊娠期体重过度增加。

四、孕期保健与孕期管理存在的问题

虽然我国孕期保健的内容在不断完善，技术与方法也趋向成熟，但是保健的模式却仍停留在传统的生物医学层面，主要关注产前疾病的筛查和诊断，对孕妇心理支持和社会支持有限。孕期检查以医师为主导，缺少对孕妇的赋权，以致孕妇对孕期检查缺乏理解，盲目补充各种营养素，对整个孕期缺少自控感。我国大部分育龄妇女在怀孕 3 个月后才能更好地从专业医师处得知优生优育相关知识，实施第一次产前保健也均是从此时开始，但此时已错过了胎儿器官发育最为敏感的时期。

由于我国生育人口基数较大，产科人力资源相对缺乏，医患比例失调，医护人员每天面对超额的工作量，许多产科医师没有及时系统地更新孕期保健的理念，花费在优生咨询和孕期健康促进方面的时间较少。既往产科门诊，孕期体重的管理往往不太重视，更有许多医师完全忽视这一问题。医师在门诊为每例孕妇提供服务的时间每次仅有 10min 左右，助产士和产科护士仅在健康教育时与孕妇接触 1h 左右。由于孕妇和孕期主要保健提供者（医师、助产士、产科护士）交流的时间有限，导致孕妇获得的支持不足。

我国孕期教育起步较晚，存在着授课教师资质参差不齐、教育形式以说教为主、教育内容不规范、孕产妇参与度低等问题。同时，由于孕期健康教育与孕期检查脱节，忽略了以孕妇为中心的理念，难以满足孕妇多样化、个性化的需求，导致孕期保健利用率不高。医师盲目开出许多检查项目，没有卫生经济学概念，没有针对性，没有计划性，而一些关键的检查项目常常漏掉，导致医疗纠纷。根据国内相关研究报道，不同地区围孕期保健利用率各异，孕前检查率多在 6% ~ 50.0%。

五、助产士在孕期保健与孕期管理中的作用

在欧美部分国家助产士主导模式下的孕期保健早已经成为主流，且培训及考核合格后的助产士享有基本的检查、药物处方权。目前，在全球范围内有二十多个国家的护士有处方权，如英国、新西兰、美国、澳大利亚、加拿大、瑞典等，且这些数量在逐年上升。尤其是瑞典、芬兰等国家，助产士不仅拥有处方权，还可以进行常规的孕期随访、检查及分娩的全程管理。国外许多国家如美国等助产士执业地点可以是医院、家中、诊所及生产中心等。在我国香港地区，助产士进行专科业务培训，也可以拥有与医师同样的专科技术职务资格，获得相应的处方权，如掌握B超技术，为孕妇做产前超声波检查。然而，受各种条件限制，我国内地围产期的照护模式仍多以产科医师为主导，助产士的执业地点和范围在一定程度上还较局限

于产房及产妇的分娩阶段，直至 2006 年内地首家助产士门诊才在无锡市妇幼保健院开诊。近年来，随着孕产妇及家庭日益增长的围产期保健的服务需求及专科护理工作的重视，各医院陆续对助产士门诊模式进行了实践与探索。目前，我国助产士门诊已经形成一定规模，总体呈现良好的发展态势，越来越多的助产士走出产房在门诊为孕产妇提供孕前、孕期及产后的服务。

妊娠及分娩不是疾病，而是一个生理的自然的健康的过程，绝大多数的妇女都能健康、顺利、平安地度过人生这一阶段。对于低危孕产妇，助产士有能力为其提供基本的孕期保健服务，及早发现异常并且把异常的产妇转给医师处理。由助产士主导的孕期保健与由产科医师主导的孕期保健相比，前者更能为孕产妇提供连续性、高水平的护理服务。助产士为主导的孕期保健可为孕产妇带来诸多的积极的作用，如提高孕产妇围产期保健知识、缓解分娩恐惧焦虑心理、减少产后抑郁、控制体重增长、减轻不良并发症，降低剖宫产率、改善分娩结局、提升哺乳技能及提高母乳喂养率等。另外，以产科医师为主的产前保健服务，等待时间长及看诊时间短往往是影响产妇满意度的因素之一。而助产士门诊助产士重视与孕产妇的沟通，并能根据不同孕产妇群体与个体需求提供多种形式与方法的服务，满足孕产妇心理、知识、技术及信息需求，解答其相关的疑虑与问题，能有效地提高服务满意率。助产士门诊可在一定程度上减轻医疗负担，让医师有更多的精力放在高危孕产妇身上，处理疑难病例。因此，除有重大医学或产科并发症的孕产妇外，应鼓励低危孕产妇选择以助产士为主导的保健模式。

（余桂珍　黄丽华　梁　曼　叶美欣）

☆ ☆ ☆ ☆

第二节　孕早期母儿变化及主要健康问题

一、孕早期母体身体变化

（一）生殖系统的变化

1. 子宫　在子宫大小方面，为供给胎儿、胎盘生长发育，子宫体逐渐增大变软，主要受雌激素影响，孕激素作用尚不确切。妊娠早期子宫略呈球形且不对称，受精卵着床部位的子宫壁明显突出，12周超出盆腔，宫底高度位于耻骨联合上 2～3 指。妊娠早期开始，子宫可出现不规律无痛性收缩，不伴随出血，特点为稀发、不规律和不对称；在子宫血流量方面，妊娠期子宫血管扩张、增粗，子宫血流量增加，以适应胎儿-胎盘循环需要。早期血流量为 50ml/min，主要供应子宫肌层和蜕膜；在宫颈变化方面，在激素的作用下，子宫颈充血、水肿，腺体的增生、肥大，使子宫颈自妊娠早期逐渐变软，呈紫蓝色，子宫颈分泌物增多。子宫颈主要成分为胶原丰富的结缔组织，这些结缔组织重新分布，使子宫颈关闭。

2. 卵巢　妊娠期卵巢排卵和新卵泡发育均停止。妊娠 6～7 周产生大量雌激素及孕激素，以维持妊娠。黄体功能 10 周后由胎盘取代。

3. 输卵管　妊娠期输卵管伸长，但肌层并不增厚。黏膜层上皮细胞稍扁平，在基质中可见蜕膜细胞。有时黏膜呈蜕膜样改变。

4. 阴道　妊娠期阴道受激素作用黏膜变软，增生变厚，水肿充血呈紫蓝色（Chadwick 征），阴道分泌物增多。阴道上皮细胞糖原水平增加，乳酸含量增多，pH 降低，不利于致病菌生长，有利于防止感染。

5. 外阴　妊娠期皮肤增厚，大小阴唇色素沉着。

（二）循环系统的变化

妊娠期增大的子宫使膈肌升高，心脏向左、上、前方移位，妊娠早期血压偏低。妊娠期血容量增加，为维持胎盘和胎儿的生长发育，于 6～8 周开始增加，心搏出量 6 周开始增加。

（三）呼吸系统的变化

妊娠期耗氧量增加，供给孕妇及胎儿所需氧，呼吸逐渐深大，孕早期有过度通气的现象。

（四）消化系统的变化

晨吐、食欲不振等早孕现象于 6 周左右出现，部分孕妇出现情绪变化，于孕 12 周左右消失，由于孕激素的作用，牙龈容易充血、水肿、出血，易发生牙龈出血；胃肠蠕动减慢，加上孕期活动减少，容易引发便秘。

（五）泌尿系统的变化

妊娠早期，增大的子宫压迫膀胱易引起尿频，妊娠 12 周后子宫体高出盆腔则症状缓解。孕期易患急性肾盂肾炎，以右侧居多。

（六）其他

妊娠期胎盘分泌大量雌激素刺激乳腺腺管发育，分泌大量孕激素刺激乳腺腺泡发育，妊娠早期乳房开始增大，充血明显，孕妇自觉乳房发胀疼痛最为常见。孕早期体重无明显变化。

二、孕早期胎儿发育

（一）胚胎、胎儿发育变化（表 5-1）

表 5-1　孕早期胚胎、胎儿发育变化

孕龄	生理变化
4 周末	可辨认出胚盘和体蒂
8 周末	B 超可见胎心搏动，头大小占胎体的一半，心脏已形成，能辨认出眼、耳、口、手指及足趾
12 周末	外生殖器已发育，可辨认性别，四肢可活动，身长约 9cm，体重约 20g，顶臀长 6～7cm

引自：谢幸，孔北华，段涛．妇产科学（第 9 版）．人民卫生出版社，2018.

（二）胎儿生理变化

5周，卵黄囊开始造血，后肝、骨髓、脾逐渐替代造血功能；6周甲状腺开始发育；8周后，胎儿血液循环出现粒细胞；10～12周可合成甲状腺激素，有利于胎儿大脑发育；11周超声可见胎儿胸壁运动；12周胸腺、脾产生的淋巴细胞成为抗体的主要来源，同时胰腺开始分泌胰岛素，此时多普勒可探测到胎心；11～14周胎儿肾已经有排尿功能。

三、孕早期主要健康问题

（一）流产风险

1. 流产的定义　胚胎或胎儿尚未具有生存能力而妊娠终止，称为流产。发生在12周前者，称为早期流产，而发生在12周后称为晚期流产。12%～15%妊娠最终发展成自然流产（spontaneous abortion，SA），将3次或3次以上在妊娠28周之前的胎儿丢失定义为复发性流产（recurrent spontaneous abortion，RSA），发生率为1%～5%。

2. 流产的分类及临床表现

（1）早期流产：阴道流血发生在妊娠12周以内流产者，开始时绒毛与蜕膜分离，血窦开放，即开始出血。当胚胎完全分离排出后，由于子宫收缩，出血停止。早期流产的全过程均伴有阴道流血；出现阴道流血后，胚胎分离及宫腔内存有的血块刺激子宫收缩，出现阵发性下腹疼痛，特点是阴道流血往往出现在腹痛之前。

（2）晚期流产：胎盘已形成，流产过程与早产相似，胎盘继胎儿娩出后排出，一般出血不多，特点是往往先有腹痛，然后出现阴道流血。流产时腹痛系阵发性宫缩样疼痛，晚期流产时先有阵发性子宫收缩，然后胎盘剥离，故阴道流血出现在腹痛之后。

（3）各型流产的临床表现，见表5-2。

3. 流产的原因

（1）母体因素

①全身性疾病：如严重感染、高热疾病、严重贫血或心力衰竭、血栓性疾病、慢性消化性疾病等。

②产道异常：影响胚胎着床或发育的异常情况，包括子宫畸形、子宫肌瘤、宫腔粘连等，或宫颈严重裂伤、宫颈内口松弛等。

③免疫及内分泌异常：如自身免疫功能异常和同种免疫功能异常，甲状腺功能减退、糖尿病血糖控制不良等。

④强烈应激和不良生活习惯：严重生理或心理刺激，母体长期接触烟酒、吸食毒品，过多接触放射线、铅等化学物质。

（2）胚胎或胎儿因素：50%～60%的原因是胚胎或胎儿染色体异常，包括染色体数目和结构异常。

（3）父亲因素：精子染色体异常可能导致流产。

4. 流产的诊断

（1）病史：询问是否有停经史和反复流产史，有无早孕反应及阴道流血，25%

表5-2　各型流产的临床表现

类型	病史			妇科检查	
	出血量	下腹痛	组织排出	宫颈口	子宫大小
先兆流产	少	无或轻	无	闭	与妊娠周数相符
难免流产	中→多	加剧	无	扩张	相符或略小
不全流产	少→多	减轻	部分排出	扩张或有组织物堵塞	小于妊娠周数
完全流产	少→无	无	全部排出	闭	正常或略大

引自：谢幸，孔北华，段涛. 妇产科学（第9版）. 人民卫生出版社，2018.

妊娠最初两个月会发生一定程度阴道出血，其中 50% 会发生真正流产；有无阴道排液或妊娠物排出；有无腹痛，阴道分泌物有无异味。

（2）体格检查：测量生命体征，进行妇科检查，检查宫颈口是否扩张，针对宫颈机能不全做出诊断；子宫大小是否符合孕周，有无压痛。

（3）辅助检查

①血、尿 hCG 测定：受精卵着床后不久，即可用放射免疫法测出受检者血液中 hCG 水平升高，进一步判断妊娠转归，动态监测血 hCG，6 ～ 8 周应每日以 66% 速度增长；若 48h 内增长速度 < 66%，则预后不良。

②超声检查：明确孕囊位置与胎心搏动，判断是否存活，妊娠 8 周前经阴道超声更准确，见表 5-3。

5. 流产对妊娠妇女的影响　主要表现在身体影响和心理影响两大方面，首先，对身体的影响，因流产及其相关侵入性操作带来的并发症如继发性不孕症、异位妊娠、习惯性流产、宫腔粘连、宫腔积血、月经紊乱、继发闭经、子宫内膜炎、附件炎、盆腔炎、子宫内膜异位症等妇科疾病。此外，因流产造成的产前、产后出血率增加，新生儿溶血症增加。另一方面，意外流产对妇女的心理影响也是不可忽视的。国内外研究表明，妊娠期高心理压力水平是引起自然流产的重要危险因素，而自然流产经历也会加重再次妊娠妇女的心理负担，形成恶性循环。有研究表明有自然流产经历再次妊娠的妇女在妊娠早期焦虑、抑郁水平高于初次妊娠孕妇。这些影响如果得不到合理的排遣和调节，会造成心理隐患，严重影响身心健康。

（二）胎儿畸形风险

1. 胎儿畸形的定义　胎儿畸形指胎儿在子宫内发生的结构或染色体异常，也称为出生缺陷，其为早期流产、死胎、新生儿疾病和先天性残疾的重要原因之一。婴幼儿死亡的病因当中，出生缺陷占第 2 位，接近 20%，目前我国的发生率为 5.6%。胎儿畸形约占活产儿的 3%，全世界每年大约有 500 万出生缺陷婴儿出生，平均每 5 ～ 6min 就有一个，85% 以上发生在发展中国家。有研究数据指出，我国先天畸形婴儿出生约 100 万，具有较大数量，而孕早期的前 3 个月，是胎儿发生畸形的高峰期。

2. 胎儿畸形的原因

（1）环境因素

①妊娠期服用药物：一是孕妇在不知情的情况下服用药物（如中成药、解热镇痛药、抗生素）；二是孕妇因患有慢性疾病或是精神类疾病等需长期口服药物治疗（如精神类药物、激素等）。用药时间对胎儿也有一定的影响，受精后 2 周，药物对胚胎

表 5-3　经阴道超声诊断早期流产

可确诊早期流产的结果	暗示可能为早期流产，但不能确诊的结果
顶臀长度为 7mm 或更长，无心跳	顶臀长度小于 7mm，无心跳
平均孕囊直径 25mm 以上，无胚胎	平均孕囊直径 16 ～ 24mm，无胚胎
超声显示孕囊但无卵黄囊后 2 周以上，无或有心跳的胚胎	超声显示孕囊但无卵黄囊后 7 ～ 13d，仍无或有心跳的胚胎
超声显示孕囊及卵黄囊后 11d 以上，无或有心跳的胚胎	超声显示孕囊卵黄囊后 7 ～ 10d 以上，无或有心跳的胚胎
	末次月经 6 周以上，无胚胎
	空羊膜（邻近卵黄囊观察到羊膜，没有可见的胚胎）
	卵黄囊增大（大于 7mm）
	相对于胚胎大小的小妊娠囊（平均囊直径和顶臀长度之间的差异小于 5mm）

引自：薄菱君 . 胚胎停育目前超声早期诊断与相关因素关系的探讨 .2017 中国超声医师学术大会暨中国医师协会超声医师分会成立十周年大会论文集，2017：478-479.

影响出现流产或继续发育两个结果；受精后 3 ～ 8 周，受到有害药物作用，可能产生形态上的异常；受精后 9 周至足月期间受到药物作用，由于血脑屏障和肝酶结合功能差，常表现为胎儿生长受限、低出生体重儿和功能行为异常。

②接触不良环境因素：如长期接触 X 射线、电脑、无线电波、微波、化浓妆等化学物质。

③患各种感染性疾病：单纯疱疹病毒、风疹病毒、巨细胞病毒等病原微生物在孕期特别是孕早期发生感染，可导致各种出生缺陷的发生。

（2）遗传因素：从当前的研究可知，遗传所造成畸形儿的概率低于 10%。夫妻双方有遗传性疾病，如血友病、地中海贫血等；或是夫妻双方无遗传性疾病，但既往怀孕的胎儿或出生的婴幼儿患有先天性结构畸形，如无脑畸形、唇腭裂、先天性腹裂、先天性心脏病等。

3. 胎儿畸形对孕妇的影响　无论何种原因造成的胎儿死亡及畸形引产，对于孕妇均是巨大的打击，这个胎儿异常情况就相当于一个应激源，会刺激孕妇的交感神经，使其处于应激状态，带来一系列心理反应。有研究指出，当孕妇肚中胎儿确诊为畸形，会给孕妇及家属带来较大的压力和负担，使其产生负罪感，孕妇也会出现焦虑、恐惧、矛盾、孤独及自卑的心理情绪，对患者的身心健康造成巨大的影响。

（三）感染风险

妊娠期感染性疾病为妇产科临床常见病症，对孕妇和胎儿的健康均可产生一定危害，也是临床导致不良妊娠和胎儿缺陷的重要原因。感染性疾病在妊娠期孕产妇群体中较常见，此时期孕产妇的胎盘与胎儿连接，感染后病原菌极易经生殖道或血液等途径透过胎盘致胎儿感染。每年全球超过 30 万的孕产妇死亡个案中，11% 是由于感染引起的。

1. 感染的诱因　妊娠期体内激素的变化、免疫功能的下降、贫血、营养不良、不良生活习惯（如不吃未煮熟的肉类及奶制品）、接触携带致病菌的小动物等。

2. 妊娠期感染性疾病的类别　在妊娠期间出现感染性疾病主要分为以下几种类别：病毒 [（风疹病毒、单纯疱疹病毒、巨细胞病毒（CMV）、微小病毒 B19、人类免疫缺陷病毒（HIV）、肝炎病毒等]、细菌（如 B 族链球菌）及其他病原体如弓形虫（TOX）、梅毒螺旋体、衣原体等。

3. 妊娠期感染对孕妇及胎儿的影响　妇女在妊娠期由于体内激素的变化和免疫功能的下降，极容易发生感染，同时体内潜伏的病毒也易被激活而导致复发感染，病毒通过胎盘或产道感染胎儿，导致发生各种妊娠并发症。妊娠期感染可导致胎儿生长受限、出生缺陷、流产、早产、死胎或新生儿感染等，而新生儿受到感染容易出现脑瘫等并发症，严重危害孕产妇健康及胎婴儿的生长发育。妊娠期感染是早产的重要危险因素。既往研究表明，25% ～ 40% 的早产是由于宫内感染引起的。一项回顾性队列研究表明，有妊娠期感染和炎症的孕妇发生早产的风险是无感染孕妇的 2.07 倍。

（四）便秘

1. 便秘的定义　便秘是指持续排便困难、排便不尽或排便次数减少。排便困难包括排便量少、干结、排便费时和费力、排便不尽感，甚至需要用手法帮助排便。排便次数减少是指每周排便次数少于 3 次或长期无便意。慢性便秘的病程至少为 6 个月。

孕产妇由于特殊的生理结构，便秘患病率高于一般人群。研究发现，妊娠期妇女的便秘发生率高达 40%。其中，妊娠早、中、晚期和产后功能性便秘的患病率分别为 35%、39%、21% 和 17%，以妊娠早、中期最高。

2. 孕期便秘病因 有研究表明，便秘的危险因素除了高龄和女性外，还包括经济状况、文化程度、生活方式、饮食习惯和精神心理因素等。焦虑、抑郁和不良生活事件等精神心理因素也是便秘发生的危险因素。某些药物的使用也是便秘的危险因素，包括抗胆碱能药物、阿片类药、抗抑郁药、抗癫痫药、抗组胺药、抗精神病药、抗震颤麻痹药、解痉药、钙拮抗剂、钙剂、铁剂、止泻药、NSAID 等。便秘与肛门直肠疾病，如痔、肛裂和直肠脱垂等关系密切。妊娠期便秘的发病机制为多因素，主要与孕激素、机械性因素和生活方式改变有关。

(1) 激素作用：激素作用是孕期便秘最主要的原因，怀孕后体内孕激素及生长抑素分泌增加、胃动素分泌减少，可降低结肠平滑肌的活动，使排空时间延长。

(2) 机械性因素：妊娠达 6 个月以上时，子宫增大，增大的子宫和胎先露对肠道下段进行压迫，使肠内容物运行障碍。膈肌、腹肌运动受限导致排便缺乏动力。

(3) 结肠水分吸收增加：肾素 - 血管紧张素 - 醛固酮分泌增加，肠道蠕动减慢，均导致结肠水分吸收、大便秘结。

(4) 药物因素：解痉药硫酸镁及铁剂的应用等均会造成便秘的发生。

(5) 饮食、活动因素：膳食纤维摄入不足，活动量减少，均不利于结肠蠕动，导致便秘发生。

3. 预防孕期便秘的重要性 孕产妇便秘可导致胎儿生长发育受影响；妊娠期用力排便可能导致流产、早产等严重不良后果；产后便秘不利于伤口愈合。

（五）睡眠障碍

1. 睡眠障碍的定义 睡眠障碍是指在合适的睡眠环境中不能进行正常的睡眠。妊娠期睡眠障碍指在妊娠期发生的睡眠形态和行为的紊乱，主要包括失眠、夜间觉醒、异态睡眠（主要指妊娠期不宁腿和打鼾）和嗜睡。睡眠呼吸障碍、日间嗜睡、夜间睡眠时间减少、睡眠质量下降及不宁腿综合征是妊娠期睡眠障碍的主要表现形式。人的一生有 1/3 以上的时间是在睡眠中度过的，睡眠问题可诱发多种疾病，严重威胁人类的健康。睡眠可以更新免疫系统预防疾病，还可以调整生物钟，高质量的睡眠不仅可以维持身心健康，还可以缓解压力，维持体内性激素等主要激素的正常分泌。高质量的睡眠标志是指几分钟之内入睡，有正常的睡眠时间（一般 7 ～ 8h），整个睡眠过程中不易惊醒，无夜间觉醒或者很少觉醒，醒后能很快再入睡，且睡醒后自我感觉周身舒适，疲劳感消失，头脑清醒，能精力充沛地从事各项活动。

2. 睡眠与妊娠 是一个动态的具有独特生理基础的过程，睡眠问题在妊娠期较常见。妊娠期间，为了满足胎儿的需要，母体会发生一系列适应性的变化，如体质量增加、雌激素和黄体酮水平升高等，这些生理变化或多或少会使睡眠发生改变。孕妇妊娠早期的睡眠时间会有所增多，但是睡眠质量会下降，慢波睡眠逐渐减少。有研究表明多达 25% 的女性在孕早期会有明显的睡眠障碍，孕妇孕早期失眠的发生率约为 12.6%，孕早期睡眠时长过短的发生率约为 13.0%，且孕期睡眠障碍的发生率随着孕周的增加而升高。阻塞性睡眠呼吸暂停综合征（obstructive sleep apnea syndrome，OSAS）是一种常见的睡眠呼吸疾病，育龄期妇女发病率为 5% ～ 6%，妊娠期妇女由于生理上的变化，发病率是普通女性的 2 ～ 4 倍。另有资料记载，高达 80.0% 的孕妇存在睡眠呼吸障碍、不宁腿综合征、日间嗜睡、夜间睡眠时间减少、夜醒等问题。

3. 妊娠期导致睡眠障碍的生理心理变化

(1) 生理因素：妊娠期妇女体重进行性增加，全身皮下脂肪（尤其是颈部脂肪）的堆积。随着妊娠的进展，子宫逐渐增大，膈肌上抬，减少了胸腔体积，胸腔体积的生理性变化引起了支气管的缩短和功能残气量的下降，同时，随着功能残气量的减少及肺泡动脉血氧分压差的增大，孕妇的氧合功能有所下降，平静呼吸时气道闭合增加导致的通气血流比的下降。此外，妊娠期血容量、心排血量增多，可致上呼吸道黏膜充血甚至水肿。肾血流量及肾小球滤过率增加，仰卧位时尿量增加，夜尿增多，可使妊娠期妇女夜间睡眠间断次数增多，致睡眠时间减少及睡眠质量下降。

（2）内分泌因素：妊娠期妇女的血雌二醇、孕酮较非孕期明显升高。雌激素作用于黑质纹状体通路多巴胺递质系统，调节多巴胺的释放，影响肌张力，造成快速动眼睡眠中肌张力消失不出现，从而出现快速动眼睡眠障碍，使得妊娠期女性的快速动眼期睡眠时间减少。雌激素还可引起海马、下丘脑杏仁核等处的神经元的活动改变，提高神经细胞兴奋性，而神经细胞过度兴奋会导致妇女呈困倦疲乏状，睡眠质量差、异相睡眠时间延长。孕激素可提高丘脑非特异投射系统的功能活动，改变大脑皮质兴奋性，使非快速动眼睡眠期睡眠时间增多，导致入睡困难以及睡眠时间变短，影响孕妇精力和体力的恢复。雌二醇、孕酮水平的显著升高还可导致鼻黏膜充血和鼻炎，鼻腔开放程度降低及鼻腔阻力的增加，致吸气时呼吸道负压的增大和睡眠时呼吸道塌陷程度的增加。

（3）社会心理因素：社会支持不足、即将分娩的恐惧、对胎儿性别的期待、妊娠对事业和工作的影响及家庭经济条件、对体型改变的焦虑、体内激素所致的情绪紊乱等原因。

4. 常见的睡眠障碍

（1）失眠：研究结果表明超过80%的孕妇在怀孕期间会发生失眠。失眠通常是指患者对睡眠时间和（或）质量不满足，并影响白天社会功能的一种主观体验，包括入睡困难、时常觉醒及（或）晨醒过早。

失眠的临床表现：睡眠潜入期：入睡时间超过30min；睡眠维持：夜间觉醒次数超过2次或凌晨早醒；睡眠质量：多噩梦；睡眠时间：总的睡眠时间少于6h；日间残留效应：次晨感到头晕、精神不振、嗜睡、乏力等。

（2）日间嗜睡：研究报道，嗜睡人群的发生率达5%～15%。另有研究表明，妊娠期妇女的嗜睡发生率为40.5%，妊娠早、中、晚期分别为27.8%、35.3%、56.5%。嗜睡（Daytime Sleepiness）是指过度的白天睡眠或睡眠发作，可由任何影响其必需睡眠的因素引起，例如睡眠不足，睡眠障碍或其他影响睡眠的因素。白天过度嗜睡（Excessive Daytime Sleepiness, EDS）是指在觉醒/睡眠节律周期的应该觉醒阶段，患者无力保持十分的警觉状态或觉醒，久坐后易打盹、瞌睡；症状几乎或每天发生，EDS严重影响患者的日间功能，致使工作、学习、生活均受干扰，并且具有较高的潜在危险性。

（3）阻碍性睡眠呼吸暂停综合征：睡眠呼吸障碍（Sleep-Disordered Breathing, SDB）是指在睡眠中，一组以呼吸模式的紊乱（如窒息、呼吸浅慢）或异常的气体交换（如组织低氧）为特征的临床综合征，包括打鼾、上气道气流受限和阻塞性睡眠呼吸暂停（OSA），其中OSA与妊娠密切相关，其对孕妇和胎儿的健康，甚至生命造成严重的危害。阻塞性睡眠呼吸暂停低通气综合征（obstructive sleep apnea hypopnea syndrome, OSAHS）是以睡眠过程中由于上气道阻塞（结构性和功能性狭窄）引起反复、频繁发生呼吸暂停和低通气为特点的睡眠呼吸障碍性疾病。SDB和OSA的主要临床症状是睡眠打鼾且伴有呼吸暂停。

（4）不宁腿综合征（restless legs syndrome, RLS）：孕妇是不宁腿综合征的高危人群，在一项研究表明，妊娠妇女中有11.58%发生不宁腿综合征。不宁腿综合征是发生于下肢的一种自发的、难以忍受的痛苦的异常感觉，是指夜间睡觉时四肢阵发性运动，又称多动腿或不安腿综合征。不宁腿综合征的典型临床表现：患者有强烈、迫切想要移动肢体的冲动 / 欲望，夜间睡眠或安静时出现或加重，患者对肢体深处不适感描述各异，如蚁爬感、蠕动感、灼烧感、触电感、憋胀感、酸困感、牵拉感、紧箍感、撕裂感、甚至疼痛。主要是下肢，其运动的主要表现为来回走动、不停晃动或屈曲伸展下肢、床上辗转反侧。

5. 睡眠障碍对孕妇及胎儿的影响　长期睡眠障碍不仅会导致妊娠期妇女大脑皮质活动失常，各种机体反射减弱，甚至增加心血管代谢风险、妊娠合并糖尿病等疾病罹患的风险，而且还会影响胎儿的体格健康成长和脑部正常发育，远期的还会影响妊娠结局和延迟首次泌乳时间等。妊娠期母亲睡眠障碍可能是发生不良妊娠结局的危险因素，包括妊娠期糖尿病、先兆子痫、早产、剖宫产、低出生体重、死胎死产等。

有研究表明，睡眠质量差及睡眠时间过长或过短的孕妇更容易发生妊娠期高血压、妊娠期糖尿病、剖宫产亦或早产等风险；患有不宁腿综合征的孕妇则容易发生妊娠期高血压和妊娠期糖尿病；而存在睡眠呼吸问题的孕妇则最为严重，发生妊娠期高血压、妊娠期糖尿病、剖宫产、早产及低出生体重的风险都大大增加。OSAHS 导致的呼吸系统障碍能够引起一系列生理性、病理性临床综合征，加重妊娠期高血压、糖尿病等并发症的严重程度，中、重度 OSAHS 还可以引起流产、新生儿缺氧、死产和死胎，严重威胁妊娠妇女和胎儿的生命健康。多项研究显示，妊娠妇女的睡眠可以直接对孕期、胎儿的健康等产生影响，且妊娠时期睡眠质量的改变是直接关系到产后抑郁的发生与否。有研究指出，孕妇妊娠期间白天嗜睡与儿童精神发育相关，导致儿童在注意力、记忆力及控制力方面表现较差。

（六）食欲不振与呕吐

1. 妊娠呕吐的原因　妊娠呕吐在早孕期常见，文献报道发生率为 50%，容易被忽略，70% ～ 80% 的孕妇在妊娠期间出现恶心，0.3% ～ 1.5% 发展为妊娠剧吐，严重时可导致代谢障碍及电解质失衡甚至危及患者生命，必须住院治疗进行有效规范医疗干预，而再次妊娠时妊娠呕吐的再次发生率为 15.2% ～ 81.0%。

妊娠呕吐病因尚不清楚，很多理论被提出，包括激素刺激理论、进化适应理论和心理易感性理论。其发病的危险因素包括胎盘质量增大（例如：晚期葡萄胎或多胎妊娠）、家族史（遗传学）或既往妊娠有严重恶心呕吐病史、晕动症或偏头痛病史等。

2. 妊娠呕吐的诊断和分度　妊娠呕吐在停经 5 ～ 6 周，一般出现在孕 9 周前，出现畏寒、头晕、流涎、乏力、嗜睡、食欲缺乏、喜食酸物、厌恶油腻、恶心、晨起呕吐等症状，通常 12 周后逐渐缓解，呕吐出现的时间和规律需要与其他疾病相鉴别。美国妇产科医师学会发表的"妊娠期恶心呕吐指南 2018 版"指出，妊娠期恶心呕吐专用量化表（PUQE）具有临床实用性，可用于评估早孕期呕吐的严重程度，总分≤ 6 分为轻度，7 ～ 12 分为中度，≥ 13 分为重度，见表 5-4。

3. 妊娠剧吐（hyperemesis gravidarum，HG）　是妊娠呕吐最严重的阶段，是指妊娠早期孕妇出现严重持续的恶心、呕吐，并引起脱水、酮症甚至酸中毒，需要住院治疗者。往往因对早孕期用药安全性的顾虑而延误就诊或治疗，从而导致孕妇发生严重的脱水、酮症酸中毒等并发症，甚至危及孕妇生命，最终被迫终止妊娠。

通常在有恶心呕吐的孕妇中，只有 0.3% ～ 1.0% 发展为妊娠剧吐。其大多发生于妊娠 10 周以前，典型临床表现为妊娠

★ ☆ ☆ ☆

表 5-4　改良妊娠期恶心呕吐专用量化表

从孕早期开始圈出以下最符合你情况的答案				
1. 平均每天有多长时间感到恶心呕吐？				
从不	≤ 1h	2～3h	4～6h	≥ 6h
（1分）	（2分）	（3分）	（4分）	（5分）
2. 平均每天呕吐几次？				
≥ 7次	5～6次	3～4次	1～2次	从不
（5分）	（4分）	（3分）	（2分）	（1分）
3. 平均每天干呕几次？				
0次	1～2次	3～4次	5～6次	≥ 7h
（1分）	（2分）	（3分）	（4分）	（5分）

引自：李霞，张师前 . 美国妇产科医师协会"妊娠期恶心呕吐诊治指南 2018 版"解读 . 中国实用妇科与产科杂志，2018，34(4)：409-412.

6 周左右出现恶心、呕吐，并伴随妊娠进展而加重，至妊娠 8 周左右发展为持续性呕吐，无法进食，导致脱水、电解质紊乱甚至酸中毒的发生。少数极为严重者，可出现嗜睡、意识模糊、谵妄甚至昏迷、死亡。是否需要住院治疗常作为临床上判断妊娠剧吐的重要依据之一。

4. 妊娠呕吐对母儿的影响

（1）对母体的影响：妊娠呕吐的孕妇可出现体重下降，严重者下降幅度超过发病前的 5%，可出现明显消瘦、极度疲乏、口唇干裂、皮肤干燥、眼球凹陷及尿量减少等症状。尽管严重的妊娠呕吐导致孕妇死亡的报道极其罕见，但其可因维生素 B_1 缺乏引起例如韦尼克（Wernicke）脑病等的严重并发症，并增加医疗花费、住院率及孕妇心理压力，甚至部分孕妇因严重心理疾患而最终决定终止妊娠。

（2）对胎儿的影响：妊娠呕吐对胚胎和胎儿的影响主要取决于病情的严重程度。轻度或中度呕吐对妊娠结局几乎没有影响，重度患者最常见的不良影响是低出生体重儿（LBW）的发生，酮症的发生也会对胎儿的大脑和神经发育产生不可逆的损伤。

（七）低血糖

1. 低血糖的定义　低血糖是由多种因素引起的血糖浓度过低所致的症候群。对非糖尿病患者而言低血糖的诊断是血糖水平＜ 2.8mmol/L，而糖尿病患者血糖浓度≤ 3.9mmol/L 就属于低血糖范畴。

2. 低血糖的临床表现　与血糖水平及血糖的下降速度有关，在低血糖状态下，供糖不足和供氧不足同样会引起机体功能紊乱及组织损伤，严重者可导致患者昏迷乃至死亡。低血糖主要表现为头晕、头痛、心慌、手抖、过度饥饿感、冒冷汗、面色苍白、打冷战等，严重还会出现神志改变、认知障碍、抽搐和昏迷。夜间低血糖常因难以发现而得不到及时处理。有些患者屡发低血糖后，可表现为无先兆症状的低血糖昏迷。孕期常见两种类型的低血糖症，一种是反应性低血糖，餐后几小时内血糖水平下降时，就会发生这种低血糖症，这在糖尿病患者中很常见。另一种为空腹低血糖症，这发生在两餐之间血糖下降危险性较低时，这种形式更可能发生在糖尿病以外疾病的人。

3. 低血糖的原因　低血糖常见于进食过少、漏餐、过餐、超负荷运动、疾病影响或药物作用时。在孕早期胎儿就已开始不断从母血中摄取葡萄糖，此时女性血液中孕酮增多，出现妊娠呕吐，同时影响孕妇食欲，而身体消耗增加，容易在早晨出现低血糖症状。随着妊娠的进展，胎儿对葡萄糖的需求也逐渐增多，足月胎儿每天需葡萄糖 30g，每分钟需 6mg/kg，而正常成人每分钟仅需 2～3mg/kg。

4. 低血糖的危害　妊娠期低血糖与胎儿畸形有着一定相关性，其发生率在 4%～10%，程度严重或持续时间较长者，可引起严重的中枢神经系统损害而导致胎儿智力发育问题。孕妇血糖轻度下降（2.8～3.3mmol/L），及时补充糖分后，对胎儿影响较小。当血糖值 < 1.5mmol/L，或出现昏迷、全身抽搐等情况，不单危及母亲生命，还会造成胎儿的低血糖。超过 6h 未处理，胎儿大脑会受到严重损伤，甚至死亡。因此，对孕妇进行防低血糖的教育具有非常重要的意义。

（八）尿酮阳性

1. 酮体的产生　酮体是体内脂肪分解代谢时的中间产物，是三种不同成分的总称，它们是丙酮、乙酰乙酸和 β- 羟丁酸，各组分别约占 2%、20% 和 78%。若糖代谢能满足机体能量供应，脂肪则不参与氧化供能，因此正常情况下产生极少，用常规方法检测不出，即正常人尿酮体定性试验为阴性。当糖代谢发生障碍，脂肪分解增多，酮体产生速度超过机体组织利用速度时，即可出现酮血症（ketonemia），酮体血浓度一旦超过肾阈值（70g/L），酮体经肾小球的滤过量超过肾小管的重吸收能力，就可产生酮尿（ketonuria），此时可检测出尿酮体阳性。酮血症和酮尿两者又合称为酮症。

2. 尿酮体阳性的原因　正常情况下尿酮体为阴性，尿酮体出现阳性的情况常发生于延迟进餐者、漏餐、糖尿病血糖控制不佳、注射胰岛素过量而出现低血糖的孕妇，或者因妊娠剧吐而几天没有正常进食者。正常妊娠期妇女少数情况下可能出现饥饿所致尿酮体阳性，但多为 +～++，应进食后 1～2h 再次复查，排除病理情况；若

出现 +++ 则需考虑为病理性，应及时鉴别诊断，动态监测，规范治疗。早孕反应是妊娠早期妇女常见的一种现象，部分孕妇早孕反应严重者进食没有达到机体基本需要量，致使脂肪分解增加，产生的酮体超过机体清除能力，即会出现尿酮体阳性的情况，通常为饥饿型酮症。尿酮体除了有助于及时发现孕妇碳水化合物或能量摄入不足外，也是糖尿病酮症酸中毒的一项敏感指标。

3. 尿酮体阳性的危害　酮体分子小，易溶于水，便于血液运输，容易通过血脑屏障和毛细血管壁而被人体各组织摄取利用，当母亲酮体生产过多而在体内聚积，酮体可进入胎盘被胎儿所利用，而酮体的利用会对胎儿脑、神经等发育产生严重不良影响。

4. 尿酮体检查注意事项

（1）避免一过性饥饿性尿酮体阳性的干扰：引起尿酮体阳性的因素很多，既要考虑某些疾病的因素，也要考虑某些生理性因素。许多孕产妇经常留取尿标本时处于长时间饥饿的状态，导致最终检查结果为尿酮体阳性，一般进食后复查尿酮体为阴性。因此，在无特殊要求的情况下，为了避免一过性饥饿性尿酮体阳性干扰对疾病的判断，应指导孕产妇进食后 1～2h 再留取尿标本检测。

（2）及时送检标本：由于尿酮体中的丙酮和乙酰乙酸都具挥发性，乙酰乙酸更易受热分解成丙酮，所以随着时间的延长，总酮体量减低，当标本超过 3h 以后酮体会自然消失。因此尿液必须新鲜，及时送检，以免因酮体的挥发或分解出现假阴性结果或结果偏低。

（九）阴道出血

1. 阴道出血的概述　阴道出血是一种较常见于孕早期的临床症状，是发生于妊娠 12 周以内的阴道不规则出血，出血可来自宫腔、宫颈或阴道等部位。有数据显示，在所有准妈妈中，20%～30% 有过早孕期

出血的症状，其中 50% 最终可以顺利地产下健康的胎儿，国内外有研究报道孕妇孕早期其阴道出血率可达 6.9% ～ 10.2%。

2. **阴道出血的诱因** 有很多，如染色体异常、母体激素分泌失调、子宫先天发育异常或后天缺陷、免疫系统问题、病毒感染、孕妇患有慢性疾病（如心脏病、肾脏病及血液疾病）、过度操劳、压力过大、性生活太剧烈、外力撞击、环境污染、用药不当、吸烟、喝酒、摄取过量咖啡因或者其他促进子宫收缩的食物等都可诱发阴道出血的发生。

3. **阴道出血常见的原因及临床表现** 早孕期阴道流血的原因较多，主要原因可能有：先兆流产、流产、异位妊娠、葡萄胎等，亦可见于宫颈及阴道病变所致。少量出血一般属于正常的妊娠早期生理变化，流血量由少变多则可能是流产征兆，而异位妊娠、妊娠滋养细胞等疾病也是造成阴道流血的重要原因。

（1）正常出血的原因及临床表现：正常出血通常血呈深红或粉红色，没有痛感、短暂、血流量少，并且不会引起其他不适。

①胎儿着床出血：通常在受孕后，胚胎进入血管丰富的子宫内膜着床后的 2 ～ 4 周内发生，通常表现为点滴出血，这是生理性的。

②月经出血：怀孕后持续生长的胎盘会释放出激素以抑制月经的发生，不过由于前几周所释放的激素量不足以抑制即将来临的月经，因此在怀孕早期的一两个月还有少量、短暂的月经。

③性交后出血：性交时生殖器官摩擦，使阴道内某些微血管破裂导致出血是孕期常见的出血现象，一般无大碍。

（2）异常出血的原因及临床表现

①先兆流产和流产：当底蜕膜出血，使胎盘和子宫壁分离，然后刺激子宫，使子宫收缩，子宫颈扩张，血液从子宫中流出。

②异位妊娠：当受精卵发育到一定程度，会使输卵管壁发生破裂而出血。

③葡萄胎：葡萄胎流产一般开始于闭经后的 2 ～ 3 个月。多为断断续续少量出血，但有的也会反复多次大量出血。

④阴道与宫颈病变：常表现为不规则的阴道出血或有血性分泌物，易发生在阴道检查或性交之后，但无腹痛。常见的病变有阴道或宫颈炎症、宫颈糜烂、子宫颈息肉、子宫黏膜下肌瘤脱出宫颈口或宫颈癌等。这些病变伴随腹痛症状，但不会直接引发流产。

4. **阴道出血对母儿的影响** 目前，妊娠孕妇孕早期阴道出血更易出现不良妊娠结局已被证实，其胎盘早剥、早产、先兆子痫、胎膜早破、生长受限发生率均较高，且孕早期阴道出血是导致不良妊娠结局的独立危险因素之一。研究发现，阴道流血时间越长，越容易引发感染，造成流产死胎及胎膜早破。阴道流血会严重损害女性的身体健康，如果无法及时明确病因并采取有效地治疗措施，会导致患者出现贫血、严重出血、休克等多种不良症状。有研究表明，孕早期阴道出血可影响足月分娩婴儿的出生体重，促使胎儿窘迫发生率升高。

（十）HCG、孕酮异常

1. **hCG、孕酮的产生** 人绒毛膜促性腺激素（humanchorionicgonadotropin，hCG）是由胎盘合体滋养层细胞产生的一种糖蛋白激素，能够促进妊娠黄体发育及雌、孕激素的分泌，使子宫内膜适于胚胎附着和着床，此外还能阻止胎儿滋养细胞与母体血清中的抗体结合或被母体淋巴细胞识别，故在早期妊娠的维持中发挥重要的作用。hCG 还具有刺激胎儿睾丸分泌睾酮，促进男胎性分化及与母体甲状腺细胞 TSH 受体结合，刺激甲状腺活性等功能。

孕酮（Prog）又称为黄体酮，可缩写为 P，是由卵巢黄体、肾上腺和妊娠的胎盘产生的一种天然孕激素，在体内对雌激素激发过的子宫内膜有显著影响，是维持妊娠所必需的成分。孕酮在妊娠初期来源于妊娠黄体，8 周以后主要来源于胎盘。孕酮在孕 10 周左右会显著上升，并且随着妊娠其逐渐增高。它在怀孕初期起着非常重要的作用，它可以抑制宫缩，使子宫肌的兴奋度降低，同时也使子宫肌对各种刺激的敏感度降低，从而有利于维持胚胎的稳定。孕酮还可以抑制母体对胚胎有排斥作用的物质，使妊娠能够维持下去，是维持妊娠必不可少的，此外，它还可以促进乳腺腺泡发育，为泌乳做准备。

2. hCG、孕酮的临床用途

（1）hCG 主要用于早期怀孕检测、异位妊娠或其他怀孕相关并发症研究、监测体外受精、葡萄胎、绒毛膜上皮细胞癌的辅助诊断及对某些避孕药物和化疗药物的疗效观察，完全或不完全流产鉴别、绝育效果评价。

（2）孕酮主要用于月经周期的排卵期判别、评价怀孕者胎盘功能、监测部分肾上腺或睾丸肿瘤病情。

（3）在异位妊娠临床诊断中，单纯检测 β- 人绒毛膜促性腺激素水平，并不能判定患者是否存在异位妊娠症状，但联合应用血清孕酮联合 β- 人绒毛膜促性腺激素检测法，可以快速、准确的判定患者是否存在异位妊娠情况，为患者的早期治疗提供基础保障。

3. hCG、孕酮异常的原因（表 5-5）

4. hCG、孕酮异常对孕早期妇女的影响　在妊娠早期，由于孕妇存在妊娠黄体，导致血清孕酮水平不断上升，血清孕酮通过人体兴奋输卵管平滑肌细胞，能使输卵管峡部放松，从而利于受精卵通过。正常发育的绒毛所分泌 hCG 量很大，每天的滴度不断地快速上升，每 48h 上升 66% 以上。因此，正常妊娠者体内血清孕酮及人绒毛膜促性腺激素需要高水平维持。

当人体内血清孕酮水平持续降低时，一方面可使输卵管纤毛摆动幅度不断减少，使受精卵滞留于输卵管内，导致异位妊娠的发生，另一方面，孕酮水平连续下降提示有流产发生的可能。如果 hCG 增加量 < 66%，则异位妊娠或宫内孕发育不良的可能性较大；如果 β-hCG 停止增长，持续不增反降，则提示妊娠预后不良，流产通常难以避免。

（十一）NT 异常

1. NT 检查的定义及目的　颈项透明层（Nuchal Translucency，NT）指胎儿颈后部皮下组织内液体积聚的厚度。NT 检查主要是通过 B 超手段测量颈后皮肤至皮下软组织之间无回声层的最大厚度。NT 检查是排除胎儿异常的第一步，具有非常重要的意义，目的是早期筛查胎儿染色体疾病和早期发现多种原因造成的胎儿异常，但由于目前不是国家强制项目，因此需要让孕妇了解 NT 检查的必要性，并主动接受 NT 检查。

表 5-5　hCG、孕酮异常的原因列表

数值	人绒毛膜促性腺激素（hCG）	孕酮（P）
增高	异位妊娠、绒癌、葡萄胎，异位分泌 hCG 综合征（乳腺癌、卵巢癌、肠癌、胰腺癌、宫颈癌、肺癌、胃癌）	妊娠高血压综合征、原发性高血压、糖尿病孕妇、先天性肾上腺性变态综合征(高于正常人10倍)、脂质性卵巢瘤、黄体囊肿、葡萄胎及绒毛膜上皮细胞癌
下降	先兆流产	先兆流产、异位妊娠、死胎、早产、不孕症、闭经、黄体功能不全、卵巢功能发育不全、胎盘功能减退、绒毛膜上皮细胞癌、严重妊娠高血压综合征、肾上腺或甲状腺功能严重失调、药物影响（如克罗米芬、氨苄西林、口服避孕药）

2. NT 检查的要求　NT 的变化与孕周密切相关，其对于检查时间有着严格的要求，一般在孕 11～13^{+6} 周（胎儿的头臀长为 45～84mm）的时间段内检查对医师的判断更具有参考意义，此时，胎儿的羊水及大小更适合测量透明层厚度。若超过这个时间段，则没法得出准确的判断，也就失去了检查的意义。

NT 检查不需要孕妇做特别的准备，不需要抽血，也不需要憋尿，只需孕妇保持良好的心情，但对胎儿的状态有很高的要求。NT 检查需要 B 超医师在胎儿颈部自然姿势下取正中矢状切面图，即需要胎儿处于正中矢状位。如果胎儿不配合、位置不好则无法测量，此时需要孕妇适当活动、进食等，待胎儿处于正确的位置时再测量。部分孕妇胎儿一直处于位置不佳的状态，有可能需要第 2 天或改天进行测量，因此，需要预留给胎儿足够的时间检查 NT，最佳推荐检查时间为孕 12 周左右。

3. NT 正常值　通常正常的 NT 值＜2.5mm，2.5～3.0mm 时为可疑，凡测值≥3.0mm 诊断为颈项透明层增厚。需要强调的是，NT 检查是筛查，筛查结果不等于诊断结果。若测得 NT 增厚，只能说明胎儿异常可能性增高，且 NT 增厚越明显，发生胎儿异常的概率越大，异常程度也越严重，但并不能诊断胎儿一定有异常，此时应积极做进一步筛查，如进行相关染色体检查等，对染色体核型正常者，还需要密切追踪观察，排除有先天性心脏发育异常及其他结构异常的情况。具体相关检查需转介到产前诊断门诊就诊咨询。另外，值得一提的是，若测得 NT 值正常，亦不能说明胎儿没有问题，NT 并不能筛查出所有的异常。

4. NT 增厚的病因　NT 增厚通常见于以下几个方面。

（1）染色体异常：染色体异常多出现 NT 增厚，最常见的染色体异常有 21- 三体综合征，13- 三体、18- 三体、22- 三体及 12p- 四体等也常出现 NT 增厚。

（2）心脏及大血管结构畸形：NT 增厚时心脏及大血管结构畸形的发生率增高。

（3）骨骼系统发育异常：如软骨发育不全、缺指等也可出现 NT 增厚。

（4）其他畸形：如膈疝、腹壁缺损、胎儿运动障碍综合征等，也可出现 NT 增厚。

5. NT 增厚的基础　正常胚胎发育过程中，颈部淋巴管与颈静脉窦在 11～14 周相通。相通之前，少量淋巴液积聚在颈部形成暂时性的 NT 增厚。正常胎儿在 14 周后应消退，如果颈部淋巴管与颈部静脉窦相通延迟，从而出现明显颈部淋巴回流障碍，淋巴液过多的积聚在颈部，NT 增厚明显，甚至到孕中期发展为颈部淋巴水囊瘤。

染色体核型正常的胎儿，有先天性心脏畸形时常出现 NT 增厚，可能与心功能衰竭有关。心功能衰竭时静脉回流障碍，导致颈静脉压升高，淋巴管内淋巴液回流受阻，淋巴液过多积聚于颈部，形成 NT 增厚。

唐氏综合征（21- 三体）胎儿颈部皮肤细胞外透明基质增加，细胞外液被大量吸附于透明基质的间隔内，使颈部皮肤发生海绵状改变，形成 NT 增厚。

先天性膈疝，因腹腔内容物疝入胸腔使胸腔内压力升高，一侧肺内占位性病变，该侧肺体积增大，造成纵隔移位静脉回流受阻，当静脉血反流至颈部时，NT 出现增厚。

（十二）缺乏妊娠知识

1. 孕妇妊娠知识知晓现状　世界卫生组织报道，信息缺乏是妨碍妇女正确接受或寻求围产期保健的主要因素之一。妊娠期是妇女极为关键的阶段，为迎接新生命的到来要做充分的准备，但初产妇对于妊娠期的保健知识了解甚少或者有错误的认识，不知道如何正确地度过妊娠期。有研究表明，妊娠妇女对保健知识的需求达 83.23%，可见大部分妊娠妇女希望能够接受更多关于保健知识。初产妇对于保健知识的总体关注度高于经产妇，但只有67.0%的初产妇认为能自行判断信息的权威性和正确性，这一比例在经产妇中达到了75.9%。

研究表明，孕妇普遍期望得到妊娠期保健指导，在不同阶段有不同需求，如孕早期孕妇关注孕期日常科学保健及胎教相关知识及妊娠期如何监测胎儿，孕中期孕妇关心如何监测胎儿，孕后期孕妇关注分娩方式、分娩前准备事项，母乳喂养及产褥期保健。

我国孕产妇母婴健康素养整体偏低；基本了解自身健康相关知识，但认知水平参差不齐；欠缺新生儿保健知识；对孕期营养存在严重的认知偏差。但最初的临床关于产前宣教多以产前检查为重点，对孕妇分娩的关注多注重生理层面，而对待产妇心理健康状况及分娩知识储备的重视度不高，这也是目前国内待产孕妇妊娠知识掌握较少的原因。

2. 影响孕妇获取妊娠知识的因素　有研究结果显示，不同文化程度、职业、居住地和孕周，对妊娠期女性保健知识知晓度有影响。研究表明，文化程度越高者对卫生保健和下一代健康更为重视，也比文化程度低的妊娠期女性更有保健意识。调查中还发现文化程度高的调查对象，获取保健知识的途径也相对较多。工作稳定、收入较高职业的妊娠期女性，保健知识的知晓度高于待业的妊娠期女性。有数据显示，居住在城市的妊娠期女性与居住在农村的妊娠期女性相比，保健知识知晓度更高。同时，孕周越大，孕期保健知识知晓度越高。

3. 知晓妊娠知识对孕妇的重要性　随着人们生活质量的提高，不规律生活、不良饮食、缺乏运动等导致妊娠期不良事件发生率不断增加，增强围产期产妇保健知识有助于孕期健康生活指导，降低不良事

件发生率，抑制病情发展。如何引导社会、家庭、孕妇正确认识妊娠过程中正常的生理现象，帮助其选择顺利地度过妊娠全程，是产科医护人员义不容辞的责任。

有学者研究发现，产妇保健知识掌握情况对妊娠结局有直接影响，研究中发现接受科学系统的产前保健知识宣传的孕妇在孕期保健、分娩及妊娠结局方面明显优于未接受相关保健知识指导的孕妇。通过妊娠知识宣教提高孕妇对妊娠知识的认知度，从而可影响孕妇对分娩方式的选择，通过学习改变孕妇的自我行为，增强其自我分娩的信心，避免不必要的剖宫产术，有效地降低剖宫产率。因此，医院必须要加强产妇保健知识教育，讲解妊娠与分娩常识，提升产妇认知可降低不良反应、保证新生儿健康。

（十三）家庭支持不足

1. 家庭支持的定义　家庭支持（family support）是指对家庭和家庭成员提供需要的资源与协助，以提升个体和家庭生活质量。每个家庭都有自己的优势，也有着丰富的家庭资源，可以将这些家庭资源调动起来，并构建成支持系统，运用于家庭个体和群体的需要。

2. 家庭的功能　家庭的主要功能是满足家庭成员衣食住行育乐等方面的基本生活需求，建立家庭关爱的气氛，使每个家庭成员充分享受家庭的温馨快乐，有归属感、安全感、亲密感和幸福感，同时培养家庭成员的社会责任感，维护家庭成员的安全与健康，为健康状态不佳的成员提供支持与照顾。

3. 家庭支持对孕妇的影响　国外有研究表明，家庭支持可以影响个体的自理行为，具有缓解压力和直接影响患者身心健康和社会功能的作用。在产后母婴保健方面，研究表明，通过家庭支持，更能有效促进孕产妇掌握育儿护理知识，促进产妇产后身心康复。

☆☆☆☆

（十四）生活习惯与工作压力

1. **生活习惯**　又可以称为健康行为，是指人们日常生活中与健康有关的行为。良好的生活习惯是健康的保证，而不良生活习惯则是疾病和早亡的催化剂，世界卫生组织于1998年公布的数字显示，在人类死亡因素中，有60%是不良行为所致。怀孕时期的女性处于一个很特殊的阶段，因此生活中的方方面面都要注意起来。

不良生活习惯是指所有有碍健康的习惯（包括生理健康和心理健康）。孕期常见的不良习惯包括生活作息没有规律；不吃早饭、暴饮暴食、偏食、挑食、爱吃垃圾食品；喜坐不喜走；不刷牙漱口；长期吸烟；过度饮酒；饮用浓茶、咖啡、可乐型饮料；饮用生水、饮水少；化浓妆、染发、烫发、涂指甲油、戴隐形眼镜、戴金属首饰；长时间泡澡或洗热水澡；长时间使用电子产品；爱养宠物等。不良的生活习惯，包括饮食不健康、作息不规律等会导致孕妇营养缺乏或营养过剩及母体免疫力降低，从而间接增加妊娠期高血压疾病的发生率。有研究发现不良生活习惯是妊娠早期导致不良妊娠结局的影响因素之一。因此，对孕妇进行不良生活习惯改进指导具有一定的意义。

2. **工作压力**　又称职业紧张、职业压力或工作紧张，是指由于工作或与工作有关的因素所引起的压力。1962年，"压力"这一概念由弗伦奇（French，R.P.）和卡恩（Kahn，R.L.）将其引入工作场所和企业管理中。20世纪70年代，"工作压力"开始得到研究者重视，并对其开展了大规模研究。大多数学者认为，工作压力是"在人体的需求与反应能力之间的一种功能紊乱，或者说当用以描述不良的职业心理因素时，其含义是在某种职业条件下，客观需求与主观能力之间的失衡所带来的心理、生理压力"。工作压力是21世纪最常见的组织行为问题。在一项对20 308名孕早期妇女的研究指出较大的工作压力是孕早

期初产孕妇妊娠相关焦虑的危险因素，孕早期初产孕妇适应妊娠引起的各种变化需要一个调适过程，因其在孕早期感受较多的是停经后的各种不适反应，此时，较大的工作压力会加重初产孕妇的这些不适症状，进而加重其焦虑情绪。学会改变不良的生活习惯及缓解职场生活中的工作压力对孕早期的孕妇是十分重要的，只要做好以上这两点，孕妇才能更顺利地度过整个孕期。

（1）工作压力的特点：工作压力是一种心理不平衡的状态，体现着人们对于职位所要求的责任完成的一种期望同现实产生了差距后的一种不平衡状态，即工作压力是一种因为期望实现工作要求而产生的心理不平衡的状态。工作压力的作用有积极和消极两面，工作压力过大往往会给个人带来不良的影响，因此，我们常视它为一个贬义词，但适度的工作压力却能引发了员工积极的一面，形成一种良性的压力，可能给员工带来动力，促使员工做出卓越表现。

（2）工作压力源：工作压力源是工作过程中对工作者的工作适应、紧张状态产生影响的各种刺激因素，包括工作本身及与工作相关的因素，如工作负荷、工作条件、轮班作业、工作中的人际关系、工作环境等。妊娠作为一种重大的生活事件，会使孕妇产生压力，直接影响孕妇的身心健康。对于在职孕妇而言，她们常会陷入难以自拔的心理压力，她们会担心现处的工作环境（如电脑辐射、非禁烟环境等）是否会对胎儿有影响，会担心怀孕后是否还能胜任现在的工作强度，会担心因为怀孕调离原先努力获得的工作职位等。

（3）工作压力的表现：有研究提出，虽然在有时间压力的情况下，个体的工作效率会大大提高，但长期的时间压力对身体健康是有害的。大量研究和实践发现，人在面对长时间过大的工作压力，又不能

☆ ☆ ☆ ☆

有效应付时,个体的内心感受和情绪将出现各种不适症状,长期的过度压力也会让人反应过敏,过度压力也会对人的情感和性格产生非常消极的影响,更严重的是,过度的压力可能会影响到个体的性格模式。工作压力对个体的影响,主要从以下3个方面表现出来,分别是心理症状、生理症状、行为症状,见表5-6。

(4)怀孕对职场女性的影响:在职孕妇为了在两性关系中保持平衡并取得独立性地位,女性需坚持在工作岗位上,而工作日程与产检安排及胎儿健康之间又不可避免地存在一些冲突。对一个年轻的现代职业女性而言,职场是其最重要的活动场域之一,在这个场域之中,身体形象和身体技术是宝贵的社会资本。然而,怀孕的身体却给职场工作增添了很多麻烦。妊娠期的生理反应(如恶心、干呕、头晕、乏力、倦怠、嗜睡等)使其在办公室的同事和领导面前显得格外尴尬,强烈的反应会导致注意力不集中,严重的还会造成工作上的失误,影响了其工作业绩,随之伴随而来的是焦虑、烦躁、不安等不良情绪。体重的不断增加、宫高的日渐增长、腹围的与日俱增,都使其不再拥有怀孕之前那样灵活的身躯。然而,以上这些都直接影响到其工作进展和职位升迁。

(十五)负性情绪

详见第8章第三节中负性情绪相关内容。

表 5-6　工作压力所引起的具体症状

心理症状	生理症状	行为症状
焦虑、紧张、迷惑和急躁	心率加快,血压升高	拖延和避免工作
疲劳感、生气和憎恶	肾上腺素和去甲肾上腺素分泌增加	表现和生产能力降低
情绪过敏或反应过敏	肠胃失调,如溃疡	酗酒和吸毒
感情压抑	身体受伤	完全无法工作
交流的效果降低	心脏疾病	去医院的次数增加
退缩和忧郁	呼吸问题	为了逃避而饮食过度
孤独感和疏远感	汗流量增加	由于胆怯而减少饮食
厌烦和工作不满	皮肤功能失调	没胃口、瘦得快
精神疲倦和低效能工作	头痛	冒险行为增加
注意力分散	癌症	侵犯别人,破坏公共财产
缺乏自发性和创造性	肌肉紧张	与家人和朋友的关系恶化
自信心不足	睡眠不好	自杀或试图自杀

引自:吕建国,孟慧,王佳颖.职业心理学(第4版).沈阳:东北财经大学出版社,2018.

(余桂珍　黄丽华　王　芳　梁　曼　叶美欣　朱凤明)

第三节　孕中期母儿变化及主要健康问题

一、孕中期母体身体变化

(一)生殖系统的变化

1.子宫　孕中期子宫逐渐增大超出盆腔,在耻骨联合上方可触及,这个时期子宫增大是由于宫腔内压力增大,20～24周增长最快。子宫仍然有无痛性收缩,但压力通常为5～25mmHg,持续时间不足30s。子宫内膜在激素的作用下,腺体增大,子宫内膜分为三个部分:①底蜕膜;②包蜕膜;③真蜕膜。妊娠14～16周时,羊膜腔明显增大,使包蜕膜与真蜕膜贴近,

☆☆☆☆

此时宫腔消失。

2. 其他 孕中期乳房乳晕颜色逐渐加深，外周皮脂腺肥大形成结节，称为蒙氏结节，可分泌油性物质以保护乳头和乳晕的皮肤。乳腺为泌乳做准备，但并无乳汁分泌。而此时孕妇卵巢、输卵管、阴道的变化同孕早期无异。

（二）循环系统的变化

妊娠中期血压偏低，24～26周后血压轻度升高，此时孕妇血稀释，血浆蛋白自早期下降，到中期维持 60～65g/L，此后维持水平，而孕妇铁的储备较少，孕中期容易发生缺铁性贫血。妊娠中期开始，若长时间仰卧位，可引起回心血量减少，血压下降的情况，称为仰卧位低血压综合征。

（三）呼吸系统的变化

孕妇耗氧量于妊娠中期开始增加 10%～20%，肺通气增加，呼吸深大，有利于供给孕妇和胎儿所需的氧。

（四）消化系统的变化

随孕周增大，激素的作用和妊娠子宫的增大压迫，胃肠蠕动减慢，容易出现胃肠胀气和便秘的情况，胆囊排空时间延长，胆汁容易淤积，出现胆囊炎和胆结石的情况。

（五）泌尿系统的变化

妊娠12周后，子宫压迫膀胱的症状消失，尿频的症状减少，孕中期输尿管增粗，容易发生肾盂积水和肾盂肾炎，多以右侧为主。

（六）其他

20周前，由母体供给胎儿全部需求，母体可通过胎盘传递维持胎儿甲状腺功能。

孕中期孕妇体重每周增加 350g，调控好孕期体重十分必要。

二、孕中期胎儿发育

（一）胎儿发育变化（表 5-7）

（二）胎儿生理特点

胎儿 11～14周肾已有排尿功能，到 14周膀胱内已有尿液，通过排尿参与羊水循环；16周时开始出现呼吸运动，随孕周增大，肺部发育逐渐成熟；此时胃肠功能基本建立，能吞咽羊水，吸收水分、氨基酸等营养物质。孕中期开始，胎儿甲状腺对碘的蓄积高于母体，近20周，胎儿可合成和分泌甲状腺素，负责自身甲状腺功能的调节。孕中期是胎儿脑部发育的第一次高峰，24周脑、脊髓和脑干神经根髓鞘开始形成，此时胎儿在宫内已经能听到 1000Hz 以下的声音。

三、孕中期主要健康问题

（一）营养失调与体重增长异常

1. 营养失调 包括营养不良及营养过剩。加强孕期营养是产前保健的重要内容，也是预防妊娠并发症出现的方法之一。孕妇为适应妊娠期子宫、乳房增大和胎盘、胎儿生长发育的需要，孕期所需的营养必定要高于非孕期，若孕妇在孕期出现营养平衡失调，会直接影响胎儿生长发育甚至导致产科并发症的发生。

2. 体重增长异常 体重是反映营养状况的最直观的指标之一。随着生活条件的

表 5-7 孕中期胎儿发育变化

孕龄	发育变化
16 周末	身长约 16cm，顶臀长 6～7cm，体重约 110g。可确认性别，已经开始呼吸运动，部分孕妇可自觉胎动
20 周末	身长约 25cm，顶臀长 16cm，体重约 320g。出现胎脂，可见少许头发，出现吞咽、排尿功能。胎儿体重线性增长，胎动明显
24 周末	身长约 30cm，顶臀长 21cm，体重约 630g。各脏器已发育，皮下脂肪沉积，出生后可有呼吸，但生存能力差

引自：谢幸，孔北华，段涛 . 妇产科学（第 9 版）. 北京：人民卫生出版社，2018.

☆ ☆ ☆ ☆

改善，加之一些居民对围产保健还存在一些认识上的误区，以为孕妇吃得越多、长得越多对胎儿越好，活动越少越安全，我国妇女孕期能量摄入过多、日常工作量和活动明显减少的现象越来越普遍，容易导致能量摄入与消耗失衡，使孕期体重增长过多，妊娠期糖尿病和巨大儿的发生率显著升高，从而危害母婴两代人的健康。尤其是到了孕中期，早孕反应的消退使多数孕妇胃口大增，也有的孕妇存在着之前因早孕反应没吃的后面补回来的想法。因此，对孕中期的孕妇尤其要注重营养的指导及体重管理，预防营养失调及体重增长过度。

（1）孕期体重增长及构成：体重增长是孕期最明显的生理特征，孕期增长的体重包括妊娠的产物如胎儿、胎盘和羊水，以及母体器官和组织的增长如子宫和乳腺的发育、血液和细胞外液的增加及母体为产后泌乳而储备的脂肪。孕期体重增加的构成数据来源于 20 世纪 70 年代 Hytten 和 Leitch 发表的研究。结论是不限制进食的健康初产妇女体重增长的平均值为 12.5kg，经产妇可能比该平均值低 0.9kg。胎儿、胎盘、羊水、增大的乳腺和子宫及增加的血浆容量被称为必要性体重增加，孕妇孕期必要性体重增加 6 ～ 7.5kg。孕期体重增加及构成，见表 5-8。

（2）体重增长异常对母儿的影响：孕期体重增长可作为评价孕妇营养状况及胎儿生长发育状况的综合指标，合理的营养可以维持适宜的体重增长，而适宜的体重增长对母体和胎儿的健康有举足轻重的作用。

孕期体重增长不足，胎儿宫内生长发育受限，致使早产、低出生体重儿及围产期死亡危险性增加。即使成活，其成年后患心脏病、2 型糖尿病、高血压等慢性疾病的风险也增加。而孕期体重增长过多，不仅增加了巨大儿及继发性头盆不称、妊娠期高血压综合征和妊娠期糖尿病等并发症发生的风险，导致产妇围产期死亡危险性增加，也致后续发生肥胖、2 型糖尿病及产后体重滞留的风险增加。无论是孕期体重增长不足或过多，都影响母体产后乳汁的分泌。也就是说，处于两种极端的体重变化都可使妊娠合并症的危险性增加，都不利于母婴的健康。因此，孕期体重的管理和监测显得尤为重要，应重视孕产妇的体重管理，并尽早进行管理，指导孕产妇从怀孕初期开始监测自身体重增长情况。

（3）美国及我国孕期适宜的体重增长推荐：体重增长是能够反映孕期营养状况的最实用的直观指标，孕期体重增长与胎儿出生体重、妊娠合并症、并发症及妊娠结局等密切相关。孕期适宜增重，有助于获得良好的妊娠结局。为保证胎儿正常发育，避免不良妊娠结局，应维持体重增长在一个适宜的范围内。孕早期体重变化不大，一般体重增加不超过 2kg。孕中晚期体重增长速度变快，为实现孕期体重增长在适宜

表 5-8 孕期体重增长及构成

体重增加组成	体重增加重量 /g			
	10 周	20 周	30 周	40 周
胎儿、胎盘及羊水	55	720	2530	4750
子宫、乳房	170	765	1170	1300
血液	100	600	1300	1250
细胞外液	—	—	—	1200
脂肪及其他	325	1915	3500	4000
合计	625	4000	8500	12500

引自：Hytten FE and Leitch I，The Physiology of Human Pregnancy. Oxford：Blackwell Scientific，1971.

☆ ★ ☆ ☆

范围内，孕中晚期开始则应控制体重在一定的速率增长。

体重指数（BMI）是反映孕产妇体重和营养状况的指标之一，体重指数（BMI）＝体重（kg）÷身高的平方（m²）。不同孕前体重指数的孕产妇，孕期适宜增重范围及速率不一样，我国以往关于孕期适宜增重范围及孕中晚期增重速率，一直沿用的是 2009 年美国医学研究所（Institute of Medicine，IOM）的推荐值，见表 5-9。

但是 IOM 推荐值的研究资料主要来源于美国等发达国家妇女，我国和美国人群在遗传特征（身高、体重等）、膳食结构、妊娠并发症和不良分娩结局等方面存在较大差异，且我国与美国对成人 BMI 分组判定标准不同。因此，以美国人群数据建立的 IOM 妊娠期适宜体重增长推荐值并不适合直接用于指导我国孕妇。

为研究适合我国妇女的孕期体重增长适宜值，中国营养学会妇幼营养分会于2012 年成立专家组，并启动了在全国 9 个省市开展的为期 3 年的"中国妇女孕期适宜增重值多中心队列研究"项目，获得了我国妇女孕期增重现状及其妊娠结局的关系的第一手数据。接下来 2013 年华中医科大学同济学员在国家科技基础研究工作专项的支持下，在湖北武汉建立了"同济母婴健康队列"，对孕期体重增长及影响体重增长的饮食及行为因素进行了细致的评价的随访研究，这些研究为制定我国妇女孕期适宜增重推荐值奠定了基础。根据国家卫生健康委员会下达的《妊娠期妇女体重增长推荐值》标准制订计划，2018 年中国营养学会和中国疾病预防控制中心营养健康所联合牵头成立《妊娠期妇女体重增长推荐值》研究工作组，并最终得出我国正常单胎妊娠妇女体重增长推荐值。

对于身材低于 140cm，或体重大于130kg 或患有疾病的女性妊娠期体重增长范围及其管理应该由临床医师视具体情况而定，正常单胎妊娠妇女体重增长范围和增重速率推荐值可参考表 5-10。

表 5-9 美国 IOM2009 年推荐孕期适宜体重增长值及增长速率

孕前 BMI（kg/m²）		孕期适宜总增重 *（kg）	孕中晚期增重速率（kg/ 周）
低体重	＜ 18.5	12.5 ～ 18	0.51（0.44 ～ 0.58）
正常体重	18.5 ～ 24.9	11.5 ～ 16	0.42（0.35 ～ 0.50）
超重	25.0 ～ 29.9	7 ～ 11.5	0.28（0.23 ～ 0.33）
肥胖	≥ 30.0	5 ～ 9	0.22（0.17 ～ 0.27）

注：双胎孕妇孕期总增重推荐值：孕前体重正常者为 16.7 ～ 24.3kg，孕前超重者为 13.9 ～ 22.5kg，孕前肥胖者为 11.3 ～ 18.9kg

引自：Institute of Medicine（US）and National Reasearch Council（US）Committee to Reexamine IOM Pregnancy Weight Guidelines.Weight Gain During Pregnancy：Reexamining the Guidelines. Washington（DC）：National Academies Press（US），2009.

表 5-10 中国妊娠期妇女体重增长范围和增重速率推荐值

孕前 BMI（kg/m²）		总增重范围（kg）	孕中晚期增重速率（kg/ 周）
低体重	＜ 18.5	11 ～ 16	0.46（0.37 ～ 0.56）
正常体重	18.5 ～ 23.9	8 ～ 14	0.37（0.26 ～ 0.48）
超重	24.0 ～ 27.9	7 ～ 11	0.30（0.22 ～ 0.37）
肥胖	≥ 28	＜ 9	＜ 0.30

注：孕早期增重应不超过 2kg

引自：中国营养协会 2019 年《中国营养科学全书》第 2 版，因个体之间存在差异，本表数据仅供参考根据正常单胎妊娠妇女孕期体重增加变化，也可和孕妇一同制定阶段性增重，不同 BMI 指数的孕妇阶段性体重增长推荐值可参考表 5-11。

（二）血糖异常

1.血糖异常的病因及发病机制　妊娠可使既往无糖尿病的孕妇发生妊娠期糖尿病，也可使原有糖尿病的孕妇病情加重。一方面，通过胎盘从母体获得葡萄糖是胎儿获取能量的主要来源，在妊娠早中期，随着孕周的增加，胎儿对营养物质的需求增加，胎儿摄取葡萄糖增加。同时，妊娠期肾血浆流量及肾小球滤过率增加，但肾小管对糖的再吸收率无增加，导致部分孕妇尿中的排糖量增加。另外，雌激素和孕激素增加母体对葡萄糖的利用。因此，孕妇空腹血糖较非孕妇血糖低，这也是孕妇长时间空腹容易发生低血糖及酮症的病理基础。另一方面，到了妊娠中晚期，孕妇体内拮抗胰岛素作用的物质如胎盘生乳素、雌激素、孕酮、皮质醇及胎盘胰岛素酶等增加，使孕妇对胰岛素的敏感性随孕周增加而降低，为了维持正常糖代谢水平，胰岛素需求量相应增加。而对于胰岛素分泌受限的孕妇，若不能维持这一生理代偿变化，将导致血糖升高，使原有糖尿病孕妇病情加重或使原来没有糖尿病的孕妇发生妊娠期糖尿病。

2.妊娠合并糖尿病的诊断　妊娠合并糖尿病包括孕前糖尿病（pre-gestational diabetes mellitus，PGDM）及妊娠期糖尿病（gestational diabetes mellitus，GDM）。GDM 指妊娠期发生的糖代谢异常，我国 GDM 的发生率已达 17.5%，占所有妊娠期糖代谢异常（高血糖）的 80% 以上，其筛查与诊断应受到广泛重视。妊娠期首次发现且血糖升高已经达到糖尿病标准，应将其诊断为 PGDM 而非 GDM。PGDM 和 GDM 的诊断方法和标准如下：

（1）PGDM 的诊断：符合以下 2 项中任意一项者，可确诊为 PGDM。

①孕前已确诊为糖尿病的患者。

②孕前未进行过血糖检查的孕妇，尤其存在糖尿病高危因素者如肥胖（尤其重度肥胖）、一级亲属型糖尿病、GDM 史或大于胎龄儿分娩史、多囊卵巢综合征患者及空腹尿糖反复阳性者，首次产前检查时需明确是否存在孕前糖尿病，妊娠期血糖升高达到以下任何一项标准应诊断为 PGDM：a. 空腹血浆葡萄糖（FPG）$\geq$ 7.0mmol/L（126mg/dl）；b. 75g 口服葡萄糖耐量试验（OGTT），服糖后 2h 血糖 $\geq$ 11.1mmol/L（200mg/dl）；c. 伴有典型的高血糖症状或高血糖危象，同时随机血糖 $\geq$ 11.1mmol/L（200mg/dl）；d. 糖化血红蛋白（HbA1c）$\geq$ 6.5%。采用美国国家糖化血红蛋白标准化项目 / 糖尿病控制与并发症试验标化的方法，但不推荐妊娠期常规用 HbA1c 进行糖尿病筛查。

（2）GDM 的诊断：不同的学术机构对 GDM 的定义和诊断不完全一致，目前我国颁布的《妊娠合并糖尿病诊治指南（2014）》

表 5-11　妊娠期妇女体重增长范围和阶段性体重增长推荐值

妊娠前女性体质指数分类	总增长值范围（kg）	妊娠早期增长值范围（kg）	妊娠中晚期增长值范围（kg/ 周）
低体重（BMI < 18.5kg/m²）	11.0 ～ 16.0	0 ～ 2.0	0.46（0.37 ～ 0.56）
正常体重（18.5kg/m² ≤ BMI < 24.0kg/m²）	8.0 ～ 14.0	0 ～ 2.0	0.37（0.26 ～ 0.48）
超重（24.0kg/m² ≤ BMI < 28.0kg/m²）	7.0 ～ 11.0	0 ～ 2.0	0.30（0.22 ～ 0.37）
肥胖（BMI ≥ 28.0kg/m²）	5.0 ～ 9.0	0 ～ 2.0	0.22（0.15 ～ 0.30）

引自：中国营养学会妇幼营养分会 . 中国妇女妊娠期体重监测与评价 (T/CNSS 009-2021)[EB/OL].[2021-10-1].http:// www.mcnutri.cn/guifanzn/952200200.html.

推荐 75g OGTT 试验。推荐所有尚未被诊断为孕前糖尿病（PGDM）或妊娠期糖尿病（GDM）的孕妇在妊娠 24 ～ 28 周及 28 周后首次就诊时均应行 75g OGTT 试验。

① 75g OGTT 方法：试验前连续 3d 正常饮食和活动，每天饮食中碳水化合物含量不应低于 150g，但要控制在 250 ～ 300g。试验前避免剧烈体力活动，至少应静坐或静卧 30min，并避免精神刺激。试验前一天晚上应按时吃晚餐，之后禁食 8 ～ 14h 至次日晨（不应超过 9 时）。当日晨用抗凝管空腹抽取静脉血 2ml，测定血浆葡萄糖，立即送检，此为空腹血糖。然后 5min 内口服含 75g 葡萄糖的液体 300ml，从服糖第一口开始计时，分别抽取孕妇服糖后 1h、2h 的静脉血，放入含有氟化钠的试管中，采用葡萄糖氧化酶法测定血糖水平。

② 75g OGTT 注意事项：行 OGTT 前，应提前评估孕妇及其家庭成员对 OGTT 的认识，解释并告知该项检查的目的及意义，引起重视，同时，告知该项检查的方法及注意事项，指导其按时按要求完成该项检查。试验宜在上午 7 ～ 11 时进行，最好不迟于 9 时，共抽 3 次血，试验总时长可达 3 ～ 4h。试验过程中，不能喝茶和咖啡、不能做剧烈运动，不吸烟、饮酒，无须绝对卧床。保持心情平静，避免精神刺激，因情绪激动可使交感神经兴奋，使血糖升高。实验过程中不得进食，期间可以少量饮水（润喉即可）。不良反应以恶心最为常见，其次为胃肠不适、饥饿感、头晕头痛、呕吐、口麻口干、心慌、出汗、胸闷。同一受试者可出现多项不良反应。吐出糖水需要重新检查，20min 后呕吐无须再重喝。为避免低血糖的发生，检查结束之后需要立刻进食。

③ 75g OGTT 诊断标准：助产士应懂得该项检查项目结果的判读，针对糖耐量异常的孕妇，应给予相应的饮食、运动及血糖监测等指导。空腹血糖正常值 < 5.1mmol/L（92mg/dl）、服葡萄糖后 1h 血糖正常值 < 10.0mmol/L（180mg/dl）、口服葡萄糖后 2h 血糖正常值 < 8.5mmol/L（153mg/dl），任何一项血糖值达到或超过上述标准即诊断为 GDM。

（3）孕妇具有 GDM 高危因素或者医疗资源缺乏地区，建议妊娠 24 ～ 28 周首先检查 FPG。

FPG ≥ 5.1mmol/L，可以直接诊断 GDM，不必行 OGTT；FPG < 4.4mmol/L（80mg/dl），发生 GDM 可能性极小，可以暂时不行 OGTT；FPG ≥ 4.4mmol/L 且 < 5.1mmol/L 时，应尽早行 OGTT。

（4）孕妇具有 GDM 高危因素，首次 OGTT 结果正常，必要时可在妊娠晚期重复 OGTT。

（5）妊娠早、中期随孕周增加 FPG 水平逐渐下降，尤以妊娠早期下降明显，因而妊娠早期 FPG 水平不能作为 GDM 的诊断依据。

（6）未定期检查者，如果首次就诊时间在妊娠 28 周以后，建议首次就诊时或就诊后尽早行 OGTT 或 FPG 检查。

3. 妊娠血糖异常对母儿的危害 妊娠期血糖异常可对母婴健康造成巨大的危害。表现为以下几个方面。

（1）对孕妇的影响：妊娠合并糖尿病可导致血管病变，增加妊娠期高血压的风险；妊娠合并糖尿病患者易出现酮症，若不及时纠正易导致酮症酸中毒的发生；妊娠合并糖尿病孕妇抵抗力下降，易合并泌尿系感染和真菌性阴道炎；血糖控制不佳时，易出现羊水过多；妊娠期糖尿病患者在产时易发生子宫收缩乏力，同时由于巨大儿风险增加，也增加难产、产伤及剖宫产率；虽然大多数 GDM 患者在产后血糖可恢复正常，但她们日后患 2 型糖尿病的风险也显著增加，同时，母亲在孕期发生糖尿病，其子代发生 2 型糖尿病的风险远比父亲患病或母亲患糖尿病但未发生在孕期的孩子高。

（2）对胎儿和新生儿的影响：妊娠早期血糖异常可增加胎儿畸形甚至流产的发生；血糖控制不佳时，胎儿长期处于高血糖状态，刺激胎儿胰岛 β 细胞增生，产生大量胰岛素，促进蛋白、脂肪合成并抑制脂肪分解，促进巨大儿形成。长期高血糖可致胎盘血氧供量下降，胎儿机体缺氧引起胎儿窘迫，甚至胎死宫内；由于出生后母体葡萄糖来源突然中断，而胎儿在母体高血糖环境下胰岛素水平较高，易致新生儿低血糖的发生。血糖时脑细胞的主要能量来源，低血糖可影响新生儿脑细胞能量代谢，造成新生儿脑神经的损伤。

4. GDM 的高危因素

（1）孕妇因素：年龄 ≥ 35 岁、妊娠前超重或肥胖、糖耐量异常史、多囊卵巢综合征。

（2）家族史：糖尿病家族史。

（3）妊娠分娩史：曾经有不明原因的死胎、死产、流产史、巨大儿分娩史、胎儿畸形和羊水过多史、既往 GDM 史。

（4）本次妊娠因素：本次妊娠体重增加过快、胎儿大于孕周、羊水过多、反复外阴阴道假丝酵母菌病者。

（三）血压异常

1. 妊娠期高血压的定义　妊娠期高血压（gestational hypertension）是指妊娠 20 周后首次出现高血压，收缩压 ≥ 140mmHg 和（或舒张压 ≥ 90mmHg），但不伴有蛋白尿、脏器功能损害和胎儿生长受限，于产后 12 周内恢复正常。收缩压 ≥ 160mmHg 和（或）舒张压 ≥ 110mmHg 为重度妊娠期高血压。妊娠期高血压是妊娠期高血压疾病中的一种。妊娠期高血压疾病包括妊娠期高血压、子痫前期、子痫，以及慢性高血压并发子痫前期和妊娠期合并慢性高血压，是妊娠中晚期常见的疾病，发病率为 5% ～ 10%，危害仅次于产科出血，是威胁产妇生命安全的第二大疾病。

2. 妊娠期高血压疾病的病理改变及临床表现　全身小动脉痉挛，内皮细胞功能障碍，全身各系统靶器官血流灌注减少而造成损害，出现不同的临床征象，包括心血管、血液、肾脏、肝脏、脑和子宫胎盘灌流等。妊娠期高血压疾病的主要症状为高血压、蛋白尿及水肿，并伴有头痛、眼花、恶心、呕吐等症状，严重的还会发生抽搐。

（1）高血压：同一手臂至少 2 次测量的收缩压 ≥ 140mmHg 和（或）舒张压 ≥ 90mmHg。对首次发现血压升高者，应间隔 4h 或以上复测血压，如 2 次测量均为收缩压 ≥ 140mmHg 和（或）舒张压 ≥ 90mmHg 诊断为高血压。对严重高血压孕妇，即收缩压 ≥ 160mmHg 和（或）舒张压 ≥ 110mmHg 者，间隔数分钟重复测定后即可以诊断。妊娠期高血压疾病按照血压升高的程度还可分为：轻度 140 ～ 159/90 ～ 109mmHg；重度 ≥ 160/110mmHg。

（2）水肿：除妊娠期高血压疾病外，下腔静脉受增大子宫压迫使血液回流受阻、营养不良性低蛋白血症以及贫血等也可引起水肿，因此水肿的轻重并不一定反映病情的严重程度。但是水肿不明显者，也有可能迅速发展为子痫，应引起重视。此外，还应注意水肿原因不明确的体重于一周内增加超过 0.5kg 的隐形水肿。

（3）蛋白尿：正常孕妇的尿中可以有微量蛋白，如尿（清洁中段尿）中出现蛋白（+）以上，则为病理现象。取清洁中段尿，尿蛋白 ≥ 0.3g/24h 或尿蛋白 / 肌酐比值 ≥ 0.3，或随机尿蛋白 ≥（+）定义为蛋白尿。

3. 妊娠期高血压疾病对母儿的危害

（1）对孕妇的影响：妊娠期高血压特别是重度妊娠期高血压患者，可发生心力衰竭、肺水肿、心肌缺血、心肌出血、脑缺血、脑水肿、脑出血、抽搐、昏迷、胎盘功能障碍、胎盘早剥、急性肾功能衰竭、肝出血、HELLP 综合征（溶血、肝酶升高、血小板减少）、眼底出血、视网膜剥离、凝血功能障碍、弥散性血管内凝血、产后出血、产后血液循环衰竭等并发症，并发症严重时可致死亡。有研究显示，妊娠高血压孕妇产后出血、剖宫产、胎盘早剥、HELLP 综合征、胎儿窘迫等发生率均明显高于正常孕妇。有研究表明妊娠期高血压疾病女性远期心血管病事件的风险高于妊娠期血压正常者，产后 5 年发生原发性心肌病的风险增加 1.2 倍。

（2）对胎儿的影响：妊娠期高血压疾病影响胎儿的程度主要取决于胎盘病变及功能异常的程度。孕妇患有妊娠期高血压疾病会使胎儿宫内发育迟缓的发生率升高，出生体重低于正常的标准，其发生新生儿窒息、早产儿、围产儿死亡的发生率也较正常孕妇高。有研究发现重度妊娠期高血压对围产儿听力及对低、高危儿智能发育有影响，可造成有听力损失患儿的智能发育异常及可疑率升高。

4. 妊娠期高血压疾病的高危因素 高龄产妇或年轻的初产妇体形矮胖者、有高血压家族史或者本人有肾炎、糖尿病史者、羊水过多、多胎、葡萄胎、精神高度紧张或在寒冷季节妊娠、营养不良，特别伴有严重贫血者是妊娠高血压疾病的易患人群。根据妊娠期高血压疾病血压管理专家共识（2019）妊娠期高血压疾病的高危因素如下：①年龄≥ 35 岁；②肥胖：孕前体重指数 > 28kg/m²；③遗传：有妊娠期高血压疾病的家族史（尤其是母亲及姐妹）；④既往妊娠期高血压疾病病史：既往有子痫前期、HELLP 综合征；⑤既往妊娠期糖尿病；⑥孕前合并疾病：孕前合并抗磷脂综合征、系统性红斑狼疮、肾脏疾病、高血压、易栓症、妊娠前糖尿病、睡眠呼吸暂停低通气综合征等；⑦子宫张力过高：羊水过多、双胎、多胎或巨大儿及葡萄胎等；⑧情绪

因素：孕期精神紧张、负面情绪；⑨初次妊娠：子痫前期更容易发生于无其他明显危险因素的健康初次妊娠者；⑩应用辅助生殖技术怀孕；⑪再次妊娠与上次妊娠间期 > 10 年；⑫膳食因素：低镁低钙饮食。

（四）贫血

1. 孕期贫血的定义及诊断 当血清铁蛋白低于 12μg 每升或血红蛋白低于 110g 每升时，即为孕期贫血。孕期贫血是孕妇常见的营养缺乏症，不仅影响孕妇自身的健康，更甚者会使胎儿的生长和发育受到很大影响。由于妊娠期血液系统的生理变化，妊娠期贫血的诊断标准不同于非妊娠妇女。世界卫生组织的诊断标准：妊娠期血红蛋白（HI）浓度低于 110g/L，血细胞比容（指定容积全血中红细胞所占的百分比，HCT）< 0.33 时可诊断为妊娠合并贫血。美国妇产科学会和英国血液学标准委员会的指南对贫血的标准定义为妊娠早期 Hb < 110g/L，妊娠中期 Hb < 105g/L。我国主要采用血红蛋白(Hb) < 100g/L 及红细胞计数（RBC）< 3.5×10^{12}/L 或血细胞比容（HCT）< 0.30 作为诊断妊娠期贫血的标准。

2. 孕期贫血的原因

（1）生理原因：妊娠早期的呕吐、食欲不振等。在妊娠激素的作用下，孕妈妈体内血液量增幅可达 30% ~ 45%（目的是为满足胎儿对氧气和营养物质的需求），直接后果便是血液受到稀释，导致每升血液中的血红蛋白浓度下降，甚至下降到贫血的程度。未孕健康妇女身体总铁量约为 2300mg，仅有 300mg 为储存铁。正常妊娠对铁的总需求量为 1000mg，其中 300mg 满足胎儿和胎盘生长需要，500mg 用于母亲血红蛋白的生成，200mg 用于补充分娩时的丢失，大大超过身体内的储存铁量。孕期胎盘和胎儿的发育都需要增加血液量，以至于铁的供给量要达到孕前的 2 倍，而孕妇怀孕后胃酸降低影响了饮食中铁的吸收，加之平时月经失血使体内铁贮存不多，

未能通过饮食摄取足够的铁，也会造成缺铁性贫血。

（2）饮食原因：孕妇饮食不均衡，如挑食、偏食等不良的饮食习惯，均可造成铁、叶酸、维生素等营养物质缺乏，从而引起血红蛋白不足，出现贫血。

3. 孕期常见的贫血及其临床表现

（1）孕期常见的贫血类型

①缺铁性贫血：缺铁性贫血是孕期最常见的贫血，一般从怀孕 5 ～ 6 个月开始发生。

②巨幼细胞性贫血：常见于婴幼儿、孕妇和乳母等人群，以叶酸缺乏为主；单纯维生素 B_{12} 缺乏较为少见。

（2）临床表现：孕期贫血临床表现同孕前贫血，孕期贫血的孕妇可感觉疲劳，即使活动不多也会感觉浑身乏力，偶感头晕。有部分孕妇还会出现脸色苍白，指甲变薄且容易折断。贫血严重时，还会出现呼吸困难、心悸及胸口疼痛等不适症状。另外，有的孕妇可能会出现胃口改变，想吃一些如冰、报纸或泥土等，医学称为异食癖，这也是缺铁乃至贫血的一个迹象。

4. 孕期贫血对孕妇及胎儿的影响

（1）对孕妇的影响：贫血的孕妇会出现头晕、目眩、脸色苍白、耳鸣、失眠、皮肤粗糙、抵抗力下降等问题，若贫血严重还可造成身体虚弱，使分娩时子宫收缩乏力、产程延长、产后出血，增大了分娩的难度。分娩后子宫的复原慢，恶露持续不净，子宫易滋生细菌感染而引起子宫内膜炎。另外，发生产后感冒、泌尿系统感染等产后并发症也增多。同时，贫血可减低产妇奶水分泌量，造成新生胎儿喂养困难等。贫血孕妇与非贫血孕妇比较，其妊娠高血压、妊娠期高血压性心脏病及贫血性心脏病发生率明显升高，严重的在分娩时还有可能诱发心力衰竭。

（2）对胎儿的影响：由于孕妇的贫血，胎儿的生长发育也会受到影响，如脑细胞、肢体发育不良。此外，孕妇贫血还会导致早产的发生率增加，即便胎儿足月出生，也可能出现体重不足、先天缺乏，发生呼吸道和消化道感染的概率升高等情况。

（五）缺乏运动

随着妊娠期糖尿病、妊娠期高血压等妊娠相关并发症的逐年升高，孕期运动的益处不断得到广泛认可。已有大量的研究证明了孕期合理恰当的运动在减少不良妊娠结局、促进母婴健康中的作用。妊娠期运动作为不良妊娠结局的可控因素，受到越来越多国家和地区公共卫生学科、优生优育学科、运动学科、人口学科、饮食与营养学科学者关注，并成为交叉学科研究的热点之一。在无禁忌证的情况下，妊娠期妇女应进行适当的运动，促进母婴健康。然而，目前我国孕妇孕期运动的状况仍有待改善，多数孕妇妊娠期缺乏运动。孕期运动不足、怀孕后运动幅度下降、运动形式单一是目前我国孕妇孕期进行运动的主要问题。孕期运动知晓率低、家庭支持不足、孕期运动指导不到位等是孕妇孕期缺乏体育锻炼的重要影响因素。

传统上一直把怀孕当作疾病来看待，孕妇总是被叮嘱要多休息，避免不必要的体力活动，尤其是受封建传统孕育观念的影响，孕期被视为一个应该进行姑息与娇养的时期。多数孕妇对运动了解较少，孕妇孕期运动参与度并不高，仅有少部分孕妇在孕期有进行规律的运动。因此，积极告知孕妇孕期运动不足的危害及孕期进行适度运动的益处，提高孕妇对孕期运动的正确认识，使其科学认知孕期运动非常重要。应将妊娠期运动增加到孕期健康教育内容中，通过多种形式如门诊宣教、宣传资料、网络平台、咨询热线和孕妇学校等，使孕妇了解更多孕期运动知识。

孕妇对运动的态度是运动与否的主要决定因素，理解孕妇对运动的想法、感受和信念，有助于帮助发展和实施有效的运动项目，从而促进妊娠期运动。在进行孕期运动指导时，应评估孕妇对于妊娠期运动安全性的态度，找出其顾虑所在。告知孕妇适宜的运动形式和频率，根据孕妇选择的运动方式给予安全方面的指导，告知运动中注意事项，运动中可能出现的不适情况及应对措施，提高孕妇运动中的安全意识，提供连续性的支持与指导，使孕妇享受运动好处的同时消除安全顾虑。

尽管部分孕妇孕期有进行运动，但是运动形式较为单一。步行是绝大多数孕妇孕期最主要的运动形式，除此之外，还有一些适宜孕期进行的有氧运动，如游泳、瑜伽、生育舞蹈、孕妇操、骑固定式脚踏车、分娩球运动等，应根据孕妇的身体条件和爱好合理推荐多种类型体育活动。

另外，家人和朋友的支持是促进孕期运动的重要因素，较高的家人和朋友的支持度能够减轻孕妇孕期运动的心理负担和顾虑，进而增进孕期体力活动。有研究表明，相比孕妇单方参与，夫妻双方参与孕期课堂集体性教育活动，孕妇孕期运动的依从性更高。伴侣的体力活动习惯也会影响到孕妇的体力活动行为，这是因为身边有着运动良好的氛围，能够带动孕妇积极参与身体活动。因此，除了对孕妇进行运动相关健康教育外，应加强孕妇家属的健康教育，使家属参与到孕妇的运动当中来，既能起到监督促进作用，又能保证孕妇安全。

（六）缺乏胎教知识

1. 胎教背景及进展　"胎教"一词，源于中国。早在汉朝刘向所著的《古列女传·母仪传》中，就有文字提及"胎教"之说："太任，文王之母，挚任氏之仲女也，王季娶以为妃。太任之性，端一诚庄，惟德之行。及其娠文王，目不视恶色，耳不听淫声，口不出敖言。生文王而明圣，太任教之以一而识百，卒为周宗。君子谓太任为能胎教。古者妇人妊子，寝不侧，坐不边，立不跸（bì）（单脚站立），不食邪味，割不正不食，席

不正不坐，目不视邪色，耳不听淫声，夜则令瞽颂诗，道正事。如此，则生子形容端正，才过人矣。故妊子之时，必慎所感。感于善则善，感于恶则恶。人生而肖万物者，皆其母感于物，故形音肖之。文王母可谓知肖化矣。"

北齐的徐之才（公元492—572年）所著的《逐月养胎法》也颇负盛名。他逐月论述了胚胎、胎儿的生长发育过程，并针对各月常发生的疾病，确立了逐月养胎、安胎的方法，以及针灸禁忌、孕妇卫生保健及疾病的防治方法等。他在书中提到："妊娠三月始胎。当此之时，未有定仪，见物而化……欲子美好，数视璧玉；欲子贤良，端坐清虚，是谓外象而内感也。"因此，他强调"当静形体，和心志"，"无悲哀，无思虑惊动"，"无大言，无号哭"，以免孕妇不好的精神变化会影响到胎儿的生长发育，以及出生后所形成的性格。

类似的说法也见于《洞玄子》："凡女怀孕之后，须行善事，勿视恶色，勿听恶语，省淫欲，勿咒诅，审骂詈，勿惊恐，勿劳倦，勿妄语，勿忧愁……遂令男女如是聪明智慧，忠真贤良，所谓教胎者也。"元代李鹏飞的《三元延寿参赞书》中也转述了《太公胎教》所云"母常居静室，多听美言，讲论诗书，陈说礼乐，不听恶言，不视恶事，不起邪念，令生男女福寿敦厚，忠孝两全。"

《叶氏竹林女科》则认为"宁静即养胎。盖气血调和则胎安，气逆则致病，恼怒则气闭塞，肝气逆冲则呕吐衄血……欲生好子者，必先养其气。气得其养，则子性和顺，无乖戾之习。"

由此可见，中国自古以来都特别强调母亲在怀孕时要注重自己情志的调整，因为母亲的身心健康影响着胎儿的智力与情绪的发展，乃至于影响胎儿一生的身心健康。

在西方，20世纪40—50年代期间，已有相当数量的研究人员认识到，母亲的感

情会对胎儿产生影响。意大利著名艺术家、发明家、卓越的天才人物达·芬奇在他《手稿》的有关章节中，精辟地论述了母亲对胎儿的影响。其论述之精辟是现代化任何一部医学文献所不及的。其中最为经典的论述是："同一个灵魂支配着两个躯体，母亲的愿望对其腹内的胎儿不断产生影响……母亲的意志、希望、恐惧及精神上的痛苦对胎儿的严重影响，大大超过对母亲本身的影响，不少胎儿因此而丧生。"

20 世纪 60 年代中期，随着医疗技术出现新的飞跃，最为著名的神经学家多米尼克·帕普拉、理查德·D·亚当斯、瑞典的听觉生理学家埃利克·范登布鲁克、新西兰的艾伯特·赖利及他的妻子玛格丽特·赖利等对于胎儿在子宫内的反应做出了新的研究结论，他们使用了各种研究技术，最终发现：胎儿的好恶、恐惧等自我意识的产生，部分是由条件反射造成的。他们通过大量的研究发现：胎儿到了第二个月，不但能够摆动自己的头、手臂和躯体，而且开始能够使用原始的体态语言，如以准确地顶、踹母亲腹部以表示自己的好恶。胎儿特别讨厌的是母亲腹部受到外来的压力。如果母亲腹部被挤、被碰或被掐，就连 2 个半月的胎儿也会立刻开始扭动自己的身体。这些研究人员经过大量研究，提出了前所未有的，而且极其重要的论据，从而证实了胎儿有着十分出色的能力（如"听""理解""感觉"等）。

近现代的各种科学研究发现，胎儿在母体内的确拥有惊人的能力，其触觉、听觉、嗅觉、视觉、味觉等各种感知觉，都在孕期得到了充分的发展。胎儿的心理活动受其感觉的发展而发展。

2. 影响因素　从现代发展心理学的角度，胎儿的身心发展，受遗传因素、表观遗传、环境因素（物理因素、化学因素、生物因素、地理因素）、母体因素和父源因素的影响。在影响胎儿发育的众多因素中，中外许多

学者的研究表明，妊娠期间母体的因素对于胎儿的发展尤为重要，特别是母亲怀孕期间的喜怒哀乐等各种情绪，对于胎儿发育的影响尤为深刻。孕妇可以把她自己的所闻所想，乃至于睡梦中的感觉都可以转变成胎内环境的变化信息，在不知不觉中传给胎儿。

由于胎儿生长发育的过程中，他们所需要的营养都是由孕妇通过自己的血液循环透过胎盘提供给胎儿的，所以，孕妇不良的情绪变化会影响营养的摄取、激素的分泌和血液的生化成分，以至血液中有害于胎儿神经系统和其他组织、器官的物质剧增，并通过胎盘影响胎儿的发育，严重者，还易导致胎儿发育畸形。

研究显示：当孕妇情绪过度紧张时，肾上腺皮质激素分泌增加。该激素有明显阻碍胚胎某些组织联合的作用，因而可引起胎儿唇裂、腭裂、先天性幽门狭窄等。严重焦虑的孕妇经常伴有恶性的妊娠呕吐，易导致早产、流产。孩子出手后往往多动，容易激怒，好苦恼，甚至影响喂奶和睡眠。母亲情绪激动时，胎动即可明显增加，最高时可达平常的 10 倍。如果激动时间延长，往往会引起胎儿循环障碍，影响发育甚至造成胎儿死亡。如果胎儿经常不安宁，体力消耗过多，出生时体重会比一般婴儿轻 453.4 ～ 907.2g。

孕妇情绪不安，还会影响胎儿的智力。有资料报告，希特勒上台的 7 年间，柏林市新生儿的神经系统畸形发生率是 1.25%，而希特勒法西斯统治下的 7 年后，畸形率上升到 2.38%。我国 1976 年唐山大地震发生后 10 年，经比较发现，震灾组儿童平均智商为 81.7，大大低于对照组的 93.1。一项对 1980—1992 年 2.3 万名丹麦孕妇的调查结果显示，怀孕期间遭受过重大不幸、压力过大的孕妇，平均有 1.18% 的人生下的孩子具有先天性的缺陷，几乎是那些没有压力的孕妇的 2 倍。

☆ ☆ ☆ ☆

调查中证实，孕产妇在妊娠期的紧张和焦虑，与出生儿低体重及胎儿早产相关（Everard 等，2010）。妊娠期焦虑与人际关系的敏感性、不和谐及个体编制有直接或间接的联系，但与妊娠妇女本身的躯体功能等无相关。

3. 胎教定义　瑞士的心理学家皮亚杰认为：胎儿在母体内，生理和心理深受环境的影响。胎儿能感受并接受胎教的能力。发展心理学明确地指出：胎儿期的心理卫生，主要是通过胎教来实现的。因为胎教的主体对象是母亲，只要管理好了母亲的情绪，确保母亲在孕期拥有健康的身心，便可通过母亲的神经传导与内分泌，通过母子联结的原理，为其胎儿提供良好而又健康的孕育空间，确保胎儿在母体中能够健康快乐地成长发育。因此，现代科学对于胎教的定义是：通过调节孕妇身体的内外环境，采用一定的方法和手段，让胎儿从生理和心理上得到积极、快乐的体验，从而能够促进胎儿更为健康的发育。

4. 助产士的作用　母亲在怀孕期间，是否拥有健康的情绪，决定着胎儿心理的健康发展。因此，在管理孕妇的情志方面，助产士在门诊工作中要尽早对其进行筛查，排除相关风险因素，并尽早做出相关的干预措施，积极帮助孕妇进行积极心理建设，同时运用科学的胎教方法帮助孕妇为其胎儿构建良好的孕育空间，确保孕妇能够拥有平稳、愉悦的孕期情绪，且能科学的与胎儿产生母子联结，促进孕妇和胎儿双向的情感交流，以至促进孕妇和胎儿双向的身心健康。

（七）缺乏母乳喂养意识与知识

母乳喂养是全球范围内提倡的婴儿健康饮食的重要方式，尽管母乳含87%的水分，但13%的物质是生长发育所必需的，其中的免疫物质是任何配方乳无法替代的。1990年5月10日我国卫生部将每年的5月20日作为全国母乳喂养宣传日，

开展宣传来强化人们的母乳喂养意识。每年的8月1～7日是世界母乳喂养周，这是国际母乳喂养行动联盟为保护、促进和支持母乳喂养而设立的一项重要活动，其主旨主要是促进对母乳喂养的重要性的认识。世界卫生组织（WHO）更是将母乳喂养列为国际社会保护行列，并将促进和支持母乳喂养作为妇幼保健工作的重要环节，此项举措也再一次证明了母乳喂养的重要性。

作为一项全球营养目标，世卫组织会员国承诺到2025年将生命头6个月纯母乳喂养率提高到50%以上。中国政府也在《中国妇女儿童发展纲要》（2011—2020版）中提出：要改善儿童营养状况；加强爱婴医院管理，严格落实各项政策；争取将0～6个月婴儿的纯母乳喂养率提升至50%。但有研究发现，我国纯母乳喂养率较低，并且存在地域性差异。2014年原国家卫生和计划生育委员会公布的相关数据显示，我国6个月内婴幼儿纯母乳喂养率仅为27.8%，远低于世界卫生组织的要求。我国母乳喂养率下降趋势的原因很多，但可归纳为心理因素、母乳喂养知识技巧欠缺、身体因素3大原因。在2016年，一项覆盖全国34个省市及特别行政区，涵盖394个城市的调查中结果显示当今中国女性母乳喂养的意愿非常强烈，有86.41%的女性在孕期就已经做出了母乳喂养的决定，但是她们对母乳喂养基本知识掌握程度并不理想，调查人群中仅有38.68%的孕妇了解WHO建议出生头6个月的婴儿应该纯母乳喂养，另外超过50%的孕妇认为影响母乳喂养的重要原因是"担心奶水太少、乳房问题、身材走样"及"母乳喂养知识普及不够"。在另一项以父亲为研究对象的研究中，结果表明父亲对母乳喂养态度较积极，但仍存有错误认知，父亲母乳喂养相关行为存在较多不足。对一项事情的认识程度不足，必然导致行为的缺失，以上的结果

都一致反映了我国大部分孕妇及其家属缺乏母乳喂养意识与知识，因此，对孕产妇及其家属进行母乳喂养知识指导具有重要意义，详见第 9 章围产期母乳喂养相关理论与实践相关内容。

（余桂珍　黄丽华　王　芳
梁　曼　梁洁贞　袁慧敏）

第四节　孕晚期母儿变化及主要健康问题

一、孕晚期母体身体变化

（一）生殖系统的变化

1. 子宫　孕晚期子宫继续增大，至足月时子宫容积约达 5000ml，此时宫底增长最快，以适应临产后子宫收缩力由宫底向下逐渐递减。正常情况下，36 周时子宫高度最高，可达剑突下 2 横指，至妊娠足月时因胎先露入盆略有下降。子宫超出盆腔后由于乙状结肠的压迫，子宫轻度右旋。

2. 其他　子宫肌壁经过孕中期增厚后，妊娠末期又逐渐变薄为 1.0 ～ 1.5cm。妊娠足月时子宫血流量为 450 ～ 650ml/min，其中 80% ～ 85% 供给胎盘。子宫峡部逐渐拉长变薄，扩展成宫腔的一部分，临产后伸展至 7 ～ 10cm，成为产道的一部分。而子宫颈的结缔组织使其保持关闭状态，直到分娩期宫颈扩张。

（二）循环系统的变化

心脏血流量为适应子宫胎盘及各组织的器官的需要而增加，心排血量也随孕周增加，至妊娠 32 ～ 34 周达到高峰，心脏容量至妊娠后期增加约 10%，心率于休息时增加 10 ～ 15 次 / 分，因此有基础心脏病的孕妇易在妊娠期发生心衰。体位的变化影响血压的变化，妊娠晚期仰卧位时增大子宫对下腔静脉的压迫，回心血量减少，心排血量减少使血压下降，称为仰卧位低血压综合征。

（三）泌尿系统的变化

妊娠期由于增大的子宫压迫，尤其是后期子宫右旋，压迫右侧输尿管，易患肾盂积水，右侧急性肾盂肾炎常见。随孕周增大，后期胎头入盆后，膀胱受压，部分产妇再次出现尿频及尿失禁的症状。

（四）消化系统的变化

妊娠期肠蠕动减弱，粪便在大肠停留时间延长出现便秘，加之直肠静脉压增高，长期易发生痔疮或使原油痔疮加重。

（五）其他

妊娠晚期近分娩期挤压乳房，可有少量淡黄色稀薄液体溢出，称为初乳。初产妇孕晚期子宫增大，使腹壁皮肤张力增大，皮肤弹性纤维断裂，常见妊娠纹。妊娠期激素作用下，韧带松弛，部分孕妇可能出现出现耻骨联合松弛、分离致明显的疼痛，活动受限。

二、孕晚期胎儿发育

（一）胎儿发育变化（表 5-12）

（二）胎儿生理特点

胎儿体内无纯动脉血，而是动静脉混合血，妊娠 32 周红细胞生成素大量产生，此时红细胞增多。28 周胎儿眼开始出现对光反应，而消化系统、呼吸系统、泌尿系统，较孕中期发育成熟，功能完善。

三、孕晚期主要健康问题

（一）应对分娩恐惧与无助

对于绝大多数育龄妇女而言，分娩尽管是一种非常正常并且自然的生理现象，但妊娠分娩对孕产妇尤其是初产妇而言，仍是一次重大的生理变化和心理应激过程。由于缺乏妊娠分娩的知识或存在错误主观认知，产妇易产生紧张、焦虑、恐惧、抑郁等负性心理。产前可表现为失眠、身体

表 5-12 孕晚期胎儿发育变化

孕龄	发育变化
28 周末	身长约 35cm，顶臀长 25cm，体重约 1000g。皮肤粉红，眼睛半张开，四肢活动好，有呼吸运动，出生后可存活，但易患特发性呼吸窘迫综合征
32 周末	身长约 40cm，顶臀长 28cm，体重约 1700g。出生后生存能力尚可，注意护理可存活
36 周末	身长约 45cm，顶臀长 32cm，体重约 2500g。皮下脂肪较多，指甲已达指端，出生后可啼哭及吸吮，生存能力良好，存活率高
40 周末	身长约 50cm，顶臀长 36cm，体重约 3400g。胎儿发育成熟，皮下脂肪多，足底有纹理，男性睾丸已降至阴囊内，女性大小阴唇发育良好，出生后哭声响亮，吸吮能力强，存活能力高

引自：谢幸，孔北华，段涛.妇产科学（第 9 版）.北京：人民卫生出版社，2018.

不适、食欲降低、注意力不集中，分娩时可表现出行为失控、难以配合分娩，分娩后面对新生儿的手足无措、母性角色自我评价低下、安全感缺乏等。在产程中，焦虑紧张情绪会使主管兴奋作用的交感神经活动性增高，使产妇对氧气的消耗大大增加，从而使胎儿的供氧受到影响，甚至会造成胎儿宫内窘迫；同时，由于准妈妈缺乏产程中如何用力的经验，可能过早用力，或者用力不当，浪费了很多的力气，从而造成过早地疲劳，以致阻碍产程进行。另外，在紧张的情况下，孕妇对疼痛也会更加敏感，加之产道的肌肉紧张不容易扩张，让准妈妈感到疼痛更加剧烈。

早在 1959 年英国产科医师利德（Read）就提出，要自然分娩必须先去除害怕、紧张与疼痛症候群。但是住院环境的改变，陌生的医护人员以及对分娩知识认识不足却加剧她们的恐惧心理。产妇的精神因素主要来源于三个方面：分娩的准备度、个人适应能力以及支持系统。在妊娠晚期指导学习妊娠分娩相关知识，与助产士共同制订分娩计划为分娩提前做好准备，参加分娩预演，提前熟悉医院环境及分娩过程，对家属进行陪产训练，让家属在分娩过程给予孕妇关心、鼓励、支持和帮助，可以很大程度上帮助孕妇应对分娩恐惧与无能。

（二）早产风险

早产儿的各器官发育尚不健全，有免疫功能低、感染风险高、喂养困难等问题，因此早产是导致新生儿死亡和病残的主要原因，也是产前住院最常见的原因。出生孕周和体重均可影响早产儿的预后，约有 15% 的早产儿死于新生儿期。我国早产率较高，据相关统计，国内早产可占分娩总数的 5%～15%，因此对孕妇进行防早产的健康教育具有非常重要的意义。

1. 早产的定义 孕周上限全球统一，即妊娠不满 37 周分娩，但下限的设置各国不同，这与其新生儿治疗水平有关。很多发达国家与地区采用妊娠满 20 周，亦有一些采用妊娠满 24 周。在美国妇产科医师学会（ACOG）的诊治标准中，将早产定义为 $20～36^{+6}$ 周的分娩，而我国沿用世界卫生组织（WHO）20 世纪 60 年代的定义，即妊娠满 28 周或新生儿出生体重 ≥ 1000g。由于双胎早产妊娠具有特异性，本文仅讨论单胎早产的相关理论。

2. 早产的分类 参照 2014 年中华医学会妇产科学分会产科学组的《早产临床诊断与治疗指南》，根据发生原因，早产可分为以下 2 大类：

（1）治疗性早产：因妊娠合并症或并发症，如妊娠期高血压、肾病、妊娠期糖尿病、胎儿生长受限等，为母儿安全需要提前终止妊娠者。

（2）自发性早产：自发性早产最常见，包括早产和胎膜早破后早产。自发性早产的病因病机较复杂，获得广泛认同的机制有孕酮撤退、缩宫素作用和蜕膜活化，但这些并不能完全阐明自发性早产的发病机制。对于未足月胎膜早破的原因分析，多数学者所持的观点为下生殖道感染上行感染，感染后各病菌微生物产生蛋白水解酶，降低胎膜组织张力强度，加重胎膜脆性，最终导致胎膜早破，引发早产。

3. 早产的高危因素

(1) 早产的病因

① 母体感染：如生殖道感染、绒毛膜羊膜炎、细菌性阴道病使早产的发生率升高一倍；既往有宫颈手术史者，如宫颈锥形切除术后由于缺少宫颈黏液栓降低抵抗逆行感染能力，易发生胎膜早破引发早产。

② 子宫畸形或子宫过度膨胀：如单角子宫容量受限或羊水过多及多胎妊娠等。

③ 宫颈因素：宫颈内口松弛，前羊膜囊楔入，受压不均。

④ 妊娠合并症及并发症：母体因素不能继续妊娠者，如并发重度子痫前期、子痫、产前出血、妊娠期肝内胆汁淤积症、严重心肺疾病、未能得到控制的甲状腺疾病、糖尿病和急性传染病等。

⑤ 其他因素：心理压力过重；孕晚期才接受产检或从未接受过产检者发生早产的风险增加；社会或经济地位低下。

(2) 早产的高危人群：参照 2014 年中华医学会妇产科学分会产科学组的《早产临床诊断与治疗指南》，易发生早产的高危人群如下。

① 有晚期流产及（或）早产史者：有早产史孕妇其早产的再发风险是普通孕妇的 2 倍，前次早产孕周越小，再次早产风险越高。

② 阴道超声检查：孕中期阴道超声检查发现子宫颈长度（cervical length, CL）< 25mm 的孕妇。

③ 有子宫颈手术史者：如宫颈锥切术、环形电极切除术（LEEP）治疗术，子宫发育异常者早产风险也会增加。

④ 孕妇年龄过小或过大者：孕妇 ≤ 17 岁或 > 35 岁。

⑤ 妊娠间隔过短的孕妇：两次妊娠间隔如控制在 18 ～ 23 个月，早产风险相对较低。

⑥ 过度消瘦的孕妇：体质指数 < 19kg/m²，或孕前体质量 < 50kg，营养状况差，易发生早产。

⑦ 多胎妊娠者及辅助生殖技术助孕者。

⑧ 胎儿及羊水量异常者：胎儿结构畸形和（或）染色体异常、羊水过多或过少者。

⑨ 有妊娠并发症或合并症者：如并发重度子痫前期、子痫、产前出血、妊娠期肝内胆汁淤积症、妊娠期糖尿病、并发甲状腺疾病、严重心肺疾病、急性传染病等。

⑩ 异常嗜好者：有烟酒嗜好或吸毒的孕妇，早产风险增加。

4. 早产的诊断　根据临床表现，可分为先兆早产和早产临产。

(1) 先兆早产：妊娠满 28 周且不足 37 周，出现规则宫缩，伴有宫颈管的进行性缩短（经阴道超声测量宫颈长度 < 20mm），但宫颈口尚未扩张。

(2) 早产临产：妊娠满 28 周且不足 37 周，有规律性子宫收缩（指每 20 分钟 ≥ 4 次或每 60 分钟 ≥ 8 次），伴有子宫颈的进行性改变，宫颈缩短 ≥ 80%，宫颈口扩张。

规律宫缩伴宫颈扩张、宫颈管消失或两者都具备，或主要表现为规律宫缩和宫颈扩张至少 2cm，不到 10% 的孕妇会在诊断为先兆早产后 7d 内分娩。

5. 早产对母儿的影响

(1) 对母体的影响：增加手术产的概率，对产妇的心理造成负担。

(2) 对胎儿的影响：早产将导致围产儿发病率和死亡率增加，70% 的早产儿存在近、远期并发症，如新生儿黄疸、感染、新生儿呼吸窘迫综合征、脑瘫、感知与运动发展缺陷和学习能力低下等。

☆★☆☆☆

6.早产的预测　早产预测指标被推荐用于确定患者是否需要预防性应用特殊类型的孕酮或者宫颈环扎术。胎儿纤维连接蛋白阳性预测值低，在2012年美国妇产科医师协会（ACOG）发表的两个早产相关指南均不推荐单一使用该方法预测早产或作为预测早产用药的依据，而2016年ACOG指南指出，胎儿纤维连接蛋白和宫颈长度测定可提高诊断及预测早产的能力。

（1）临床评估：前次晚期自然流产或早产史：但不包括治疗性晚期流产或早产。

（2）宫颈长度：妊娠24周前阴道超声测量宫颈长度（cervical length，CL）<25mm，指南建议在14～24周每2周监测一次，如果经阴道测量宫颈长度<25mm可考虑进行治疗性的干预。标准化测量CL的方法：

①排空膀胱后经阴道超声检查。

②探头置于阴道前穹隆，避免过度用力。

③标准矢状面，将图像放大到全屏的75%以上，测量宫颈内口至外口的直线距离，连续测量3次后取其最短值。宫颈漏斗的发现并不能增加预测敏感性。根据卫生经济学原则，目前不推荐对早产低风险人群常规筛查CL。

（3）胎儿纤维粘连蛋白（fetal fibronectin，fFN）：是一种能够促进胎膜和母体蜕膜黏附在一起的糖蛋白，于孕18～34周时在宫颈阴道部的分泌较少，在接近足月时浓度增加。22周后宫颈阴道部的fFN浓度增加（超过50ng/ml）与自发性早产密切相关。fFN检测的指征是孕22～36周有早产症状、胎膜完整且宫颈长度≤3cm；禁忌证包括宫颈长度>3cm，胎膜破裂，宫颈环扎术后，存在肥皂液、凝胶、润滑剂或消毒剂时。

（三）难产风险

1.难产的定义　难产是产科最常见的急症。在整个胎儿分娩的过程中，产力、产道、胎儿及精神心理因素是决定分娩的四个重要因素。这四个因素正常并在分娩的过程中相互影响、相互适应，胎儿经阴道顺利自然娩出，为正常分娩。其中任何一个或一个以上的因素发生异常以及四个因素相互不能适应而使分娩进展受到阻碍，称作异常分娩。而异常分娩由于处理比较困难又危及母婴安全，所以又称作难产。

2.难产的病因

（1）产力：是将胎儿及其附属物从子宫内逼出的力量，主要指子宫收缩力。正常子宫收缩是有节律性、极性、对称性及缩复作用的，当子宫收缩异常时，可表现为节律、极性和对称性的异常。临床上出现协调性或不协调性的子宫收缩乏力及收缩过强，均会导致宫颈扩张及胎先露下降异常。除子宫收缩力之外，产力还包括腹壁肌、膈肌及肛提肌收缩力。腹壁肌、膈肌收缩力是第二产程娩出胎儿的重要辅助力量，过早屏气用力运用腹压易使产妇疲劳和宫颈水肿，致使产程延长。肛提肌收缩力则有助于协助胎先露部在骨盆腔进行内旋转。

（2）产道：包括骨产道及软产道。骨产道异常如骨盆狭窄、外伤或畸形等，会影响骨盆径线，改变骨产道大小从而导致异常分娩。软产道异常如阴道纵隔、阴道横隔、宫颈水肿坚韧、生殖道肿瘤等，阻碍胎先露下降导致难产。

（3）胎儿：胎位异常如臀位、横位、持续性枕后位、枕横位、胎头高直位、枕横位中的前不均倾位，颜面位、额位等与难产密切相关。胎儿发育异常如巨大儿、胎儿畸形（脑积水、无脑儿、连体婴儿）等也会导致难产，即使未达巨大儿标准，胎儿相对过大，也会产程延长发生难产。

（4）精神心理因素：虽然分娩是正常的生理过程，但对产妇来说却是一个持久而强烈的应激事件，它既可以对产妇产生生理上的应激，也可对其产生精神心理上的应激。产妇一系列的精神心理因素，会影响机体内部的平衡和适应力，从而影响产程进展。相当多一部分的初产妇通过电视、网络等多种渠道了解到了有关分娩的负面信息，从而害怕、恐惧分娩过程，害怕分娩疼痛、害怕产后出血及发生难产、害怕顺产及剖宫产两种疼痛都承受等，这导致孕妇在临产后精神心理处于紧张、焦虑、恐惧、不安的状态，导致子宫收缩乏力、宫口扩张缓慢、胎先露下降受阻、产程延长及产后出血等的发生。同时，产妇交感神经兴奋，释放儿茶酚胺，可导致心率加快、血压升高、呼吸急促、肺内气体交换不足等，严重者可致胎儿窘迫的发生。

3. 难产的危害　难产往往会出现宫缩乏力引起产程延长或停滞，增加阴道检查次数及手术助产的概率，导致产妇易发生产后出血、绒毛膜羊膜炎、盆底损伤和产伤等，尤其是第二产程延长时，出现损伤的概率明显增加，这极大增加产妇痛苦体验，影响下一次分娩意愿。产程延长或停滞，也会增加胎儿宫内缺氧及感染的风险，而难产所致手术助产增加，也可导致新生儿发生产伤的概率增加。在产程中如果能及时发现并正确处理难产，则母胎结局良好，否则难产可能会对母胎造成严重危害。而针对导致难产的四个重要因素及其他高危因素，在孕期开始干预，可在很大程度上减少难产的发生。

4. 难产的高危因素　目前认为，除了产力、产道、胎儿及精神心理因素这四大方面可导致难产外。难产的高危因素还包括：身材矮小 [身材矮小（＜ 145cm）]；体重过轻、超重或肥胖；年龄过小（＜ 18 岁）、年龄过大（高龄初产，尤其是年龄＞ 40 岁的初产妇）；羊水过多、多胎妊娠、胎儿过大导致子宫张力过大、子宫肌纤维过度膨胀；怀孕后从未考虑经阴道分娩，只想剖宫产、不耐受疼痛等；前次分娩有难产史；亲朋好友等发生过难产史。

（四）胎位异常

1. 胎位的定义　胎儿先露部的指示点与母体骨盆的关系称为胎方位（fetal position），也称胎位，每个指示点与骨盆入口左、右、前、后、横的不同位置构成不同胎位。枕先露、面先露及臀先露分别以枕骨、颏骨、骶骨作为指示点，分别占 95.55% ～ 97.55%、0.2% 及 2% ～ 4%，均有 6 种胎方位。肩先露则以肩胛骨为指示点，约占 0.25%，有 4 种胎方位。胎产式、胎先露及胎方位的关系及种类，见表 5-13。

2. 胎位异常的定义　胎位异常（abnormal fetal position）又称胎位不正，是造成难产的主要因素，一般所有不能以头先露中的枕前位俯屈通过产道的胎位都称为异常胎位。主要包括臀先露（臀位）、肩先露（横位）及头先露中的持续性枕后 / 横位、胎头高直前 / 后位、前 / 后不均倾位等胎位异常，面先露及复合先露较为少见。

表 5-13　胎产式、胎先露及胎方位的关系及种类

胎产式	胎先露		胎方位
纵产式	头先露	枕先露	枕左前（LOA）、枕左横（LOT）、枕左后（LOP）、枕右前（ROA）、枕右横（ROT）、枕右后（ROP）
		面先露	颏左前（LMA）、颏左横（LMT）、颏左后（LMP）、颏右前（RMA）、颏右横（RMT）、颏右后（RMP）
	臀先露		骶左前（LSA）、骶左横（LST）、骶左后（LSP）、骶右前（RSA）、骶右横（RST）、骶右后（RSP）
横产式	肩先露		肩左前（LSCA）、肩左后（LSCP）、肩右前（RSCA）、肩右后（RSCP）、

引自：谢幸，孔北华，段涛 . 妇产科学（第 9 版）. 北京：人民卫生出版社，2018.

3. 胎位异常的危害　胎位异常是造成难产及剖宫产的主要因素。

在妊娠晚期最常见的异常胎方位为臀位，臀位发生率占妊娠足月分娩总数的3%～4%，臀位围产儿发病率及死亡率明显高于头位。臀位妊娠及分娩均可对母婴产生严重的不良影响。由于臀位先露部分不规则，对前羊膜囊压力不均，易致胎膜早破、脐带脱垂、脐带受压导致胎儿窘迫甚至死亡。胎臀由于不能紧贴子宫下段及宫颈，容易发生产程延长。臀先露扩张宫颈及刺激宫旁神经丛的张力不如头先露，易致继发性宫缩乏力及产后出血。此外，臀位阴道分娩易发生后出头困难，常发生新生儿脊柱损伤、臂丛神经损伤、颅内出血、骨折等，也可导致产妇软产道严重撕裂及产后出血等。为了避免臀位阴道分娩并发症，择期剖宫产成为臀位分娩的主要手段。虽然剖宫产能有效降低围产儿死亡率，但其对孕产妇存在一定的近远期并发症。因此，在妊娠晚期安全有效地将臀位矫正为头位具有非常重要的意义。

在产程中最常见的异常胎位是头先露的胎位异常。以头为先露的难产，又称为头位难产，头位难产的原因中胎方位异常占首位，约占85%。头先露的胎位异常中，持续性枕后/横位容易导致第二产程延长及胎头下降停滞，若未及时处理易致第二产程延长甚至滞产的发生，常需手术助产，容易发生软产道损伤、增加产后出血、感染及剖宫产率；胎头长时间压迫软产道，可发生缺血性坏死脱落，严重者形成生殖道瘘；邻近器官受压可致膀胱麻痹引起尿潴留的发生；第二产程延长及手术概率增加，易致胎儿窘迫和新生儿窒息等，围产儿死亡率增加。高直后位和前不均倾位一经确诊，通常以剖宫产结束妊娠。因此，在孕期及产时及时识别头位的异常胎方位，并采用一些方法对异常胎方位进行矫正，也具有非常重要的意义。

（五）胎动异常

1. 胎动的定义　胎动（feta movement，FM）包括胎儿在子宫内所有的活动，是胎儿存在生命迹象的表现，是孕妇自我评价胎儿宫内状况的便捷经济的有效方法。对于电子胎心监护而言，伴随胎动所发生的心率加速是胎儿健康的表现。孕妇常在妊娠20周左右自觉胎动，伴随妊娠进展逐渐增强，至妊娠32～34周达到高峰，38周后由逐渐减少。胎动是一种主观感觉，感知胎动受多种因素影响，如情绪、体质量、胎盘位置、羊水量等。孕妇在安静环境下注意记录胎动时往往能识别出更多的胎动，大的活动和持续超过7s的活动最可能被感觉到。

2. 胎动的种类

（1）惊跳：是迅速的全身运动，常开始于肢体而后延续至躯干和颈部，持续时间常在1s左右，此运动常单一发生，但有时也重复发生。

（2）全身运动：是缓慢的牵涉全身的运动，特指手臂、腿、颈部和躯干的序列化运动（伸腰和翻滚）。

（3）打嗝：可见到膈肌重复性规律间隔地运动，打嗝一般持续几分钟。与惊跳比较，运动开始于躯干随后累及肢体。

（4）胎儿呼吸运动：每次膈肌收缩（相当于吸气）引起胸部向内运动和腹部的向外运动。此种"呼吸"可以是规律的也可以是不规律的，吸气时无羊水进入塌陷的肺内，可见单独的呼吸运动。

（5）单独的手臂和腿的运动：可以无躯干运动而单独发生，速度和强度随运动而变。

（6）抽搐：为快速的肢体和颈部屈伸运动，既不是全身性的也不是重复性的。

（7）慢运动：为重复性的一个或多个肢体每秒接近3次的重复性运动，正常胎儿很少超过3～4次/秒。

3. 胎动监测的意义　胎动计数是传

统的胎动监测方法，其优点是可以随时并长时间监测胎动，根据文献现缺乏关于正常妊娠胎动模式和母体对胎动感知的有力的流行病学研究，对胎动减少尚无普遍一致的定义，也无关于观察胎动最佳时间和时限的统一结论，但这是简单可靠的自我监护方法，也是临床用以监测胎动的主要手段。

2018 年澳大利亚和新西兰围产医学会共同更新发布了胎动减少孕妇的管理指南，强调对于胎动的监测不仅是单纯的计数胎动次数，也应该关心其强度、特点、持续时间。WHO 数据研究表示，全球范围内已经有每年 300 万死胎问题出现，56% 可避免，胎动监测能初步评估胎儿宫内安危以便早期发现胎儿异常，减少不良妊娠结局的发生。

（1）胎动减少：与胎儿生长受限、死胎等不良结局相关，胎动减少者发生死胎的风险增加 4 倍；与感染、神经发育异常、母胎输血、胎盘功能不全、脐带并发症和紧急分娩、早产等不良妊娠结局密切相关。胎动减少至胎动消失，往往历时数日至 1 周左右，但也可能在较短时间内消失，胎动完全停止后，胎心音可维持 24 ~ 48h，至少 12h。

（2）胎动增加：缺乏一致的关于胎动增加的定义，对于胎动增加的研究较少。研究表明胎动增加是正常的胎动规律，提示胎儿良好，但单次过度运动与死胎有关，如胎动突然频繁、强烈，特别是随之出现的胎动减少或消失是急性胎儿窘迫的表现，如强烈胎动未能得到缓解，也要警惕进一步引起胎儿死亡。

4. 胎动监测的方法　《孕前和孕期保健指南（2018）》提出，从妊娠 29 ~ 30 周开始计数胎动。

（1）胎动数固定法：每日找空闲时间计量胎动次数：建议晚餐后，此时胎动较频繁，采取左侧卧位，记录 10 次胎动所需的时间。

（2）时间固定法：采用 Sadovsky 于 1973 年提出的每日固定 3h 计数胎动法，在每日早、中、晚固定的时间各测胎动 1h，将胎动数相加乘以 4 即得 12h 的胎动数。胎动夜间和下午较为活跃，常在胎儿睡眠周期消失，持续 20 ~ 40min，很少超过 90min。

5. 胎动监测结果的判断　判断胎动异常目前仍然无国际公认的标准。

（1）胎动数固定法：胎动 2h 内达到 10 次胎动是安全的，< 10 次 /12 小时作为临床警戒值，如达警戒值建议及时就诊。

（2）每日固定 3h 计数胎动法：胎动数 > 30 次 /12 小时为正常，< 20 次 /12 小时为异常，若 < 10 次 /12 小时提示胎儿已存在明显缺氧。按每小时监测，临床警戒值为 < 3 次 / 小时，如达警戒值可继续监测，若仍 < 3 次 / 小时需及时就诊。

（3）国内专家判断胎动计数异常标准：①若胎动 ≤ 3 次 / 小时，12h 胎动 ≤ 20 次则为异常胎动。②孕妇可将每周的胎动次数算出平均数，如果每天胎动次数大于平均数的 50%，或少于平均数的 30%，也为异常胎动。③如果胎动频繁或无间歇地躁动，可能是胎儿宫内缺氧的表现，亦为异常胎动。

（六）电子胎心监护异常

1. 电子胎心监护的相关定义　电子胎心监护（electronic fetal monitoring，EFM）是一种评估胎儿宫内状况及氧储备的重要方法，由于其操作简便且无创，目前被广泛应用于产科领域。EFM 通过记录胎心率的动态变化能间接提示胎儿宫内氧供情况，给临床工作带来了很大的便利。2008 版 NICHD 指南对胎心监护的相关术语规范了定义，见表 5-14。

☆★☆　☆

表 5-14　电子胎心监护图形的术语和定义

术语	定义
基线（baseline）	在 10min 内胎心波动范围在 5 次 / 分内的平均胎心率，并除外加速、减速和显著变异的部分。基线必须是在任何 10min 内持续 2min 以上的图形，该图形可以是不连续的 ①正常胎心基线：指胎心基线 110 ～ 160 次 / 分 ②胎儿心动过速（tachycardia）：指胎心基线 > 160 次 / 分 ③胎儿心动过缓（bradycardia）：指胎心基线 < 110 次 / 分
基线变异 （baseline variability）	指每分钟胎心率自波峰到波谷的振幅改变，是可直观定量的 ①变异缺失（absent variability）：指振幅波动消失 ②微小变异（minimal variability）：指振幅波动≤ 5 次 / 分 ③正常变异 [normal（moderate）variability]：指振幅波动 6 ～ 25 次 / 分 ④显著变异（marked variability）：指振幅波动 > 25 次 / 分 ⑤短变异（short-term variability）：指每一次胎心搏动至下一次胎心搏动瞬时的胎心率改变，即每一搏胎心率数值与下一搏胎心率数值之差。这种变异估测的是 2 次心脏收缩时间的间隔 ⑥长变异（long-term variability）：指 1min 内胎心率基线肉眼可见的上下摆动的波形。此波形由振幅和频率组成。振幅是波形上下摆动的高度，以次 / 分表示。频率是 1min 内肉眼可见的波动的频数，以周期 / 分表示。正常波形的频率为 3 ～ 5 周期 / 分
加速（acceleration）	指基线胎心率突然显著增加，开始到波峰时间 < 30s，从胎心率开始加速至恢复到基线胎心率水平的时间为加速时间 ①妊娠≤ 32 周前，加速在基线水平上≥ 10 次 / 分，持续时间≥ 10s，但 < 2min ②妊娠 > 32 周及以后，加速在基线水平上≥ 15 次 / 分，持续时间≥ 15s，但 < 2min ③延长加速（prolonged acceleration）：指胎心率增加持续≥ 2min，但 < 10min ④如果加速持续≥ 10min，则考虑胎心率基线变化
减速（deceleration）	①早期减速（early deceleration，ED）：指伴随宫缩出现的减速，通常是对称地、缓慢地下降到最低点再恢复到基线，开始到最低点的时间≥ 30s，减速的最低点常与宫缩的峰值同时出现。一般来说，减速的开始、最低点、恢复和宫缩的起始、峰值和结束同步 ②晚期减速（late deceleration，LD）：伴随宫缩出现的减速，通常是对称地、缓慢地下降到最低点再恢复到基线，开始到最低点的时间≥ 30s，减速的最低点通常延迟于宫缩峰值。一般来说，减速的开始、最低点和恢复分别落后于宫缩的起始、峰值及结束 ③变异减速（variable deceleration，VD）：指突发的、显著的胎心率急速下降，开始到最低点时间 < 30s，胎心率下降≥ 15 次 / 分，持续时间≥ 15s，但 < 2min。当变异减速伴随宫缩，减速的起始、深度和持续时间与宫缩之间无规律 ④延长减速（prolonged deceleration，PD）：指明显的低于基线的胎心率下降，减速≥ 15 次 / 分，从开始到恢复到基线持续≥ 2min 但 < 10min，如果减速超过 10min，是基线改变 ⑤反复性减速（recurrent deceleration）：指 20min 观察时间内≥ 50% 的宫缩均伴发减速 ⑥间歇性减速（intermittent deceleration）：指 20min 观察时间内 < 50% 的宫缩伴发减速

续表

术语	定义
宫缩 （uterine contraction）	①正常宫缩（normal uterine activity）：≤ 5 次 /10 分宫缩，观察 30min，取平均值 ②宫缩过频（tachysystole）：> 5 次 /10 分宫缩，观察 30min 取平均值
正弦波形 （sinusoidal fetal heart 　rate pattern）	明显可见的、平滑的、类似正弦波的图形，长变异 3 ～ 5 周期 / 分，持续 ≥ 　20min

引自：中华医学会围产医学分会 . 电子胎心监护应用专家共识 . 中华围产医学杂志，2015，（7）：486-490.

2. 电子胎心监护的意义　电子胎心监护结果实时确切，以及对于严重胎儿酸中毒有重要的指示意义，对减少新生儿惊厥、脑性瘫痪的发生，降低分娩期围产儿死亡率及减少不必要的阴道助产和剖宫产术等产科干预措施非常重要。

3. 电子胎心监护的指征及频率

（1）低危孕妇：不推荐低危孕妇常规进行 EFM，若出现胎动异常、羊水量异常、脐血流异常等情况时，应及时进行 EFM，以便进一步评估胎儿情况，根据孕前和孕期保健指南（2018）意见，建议妊娠 37 ～ 41 周行无应激试验，频率为每周 1 次。

（2）高危孕妇：高危因素有母体因素如妊娠期高血压疾病、妊娠合并糖尿病、母体免疫性疾病、有胎死宫内等不良孕产史等，或含胎儿因素如双胎妊娠、胎儿生长受限、羊水偏少、胎动减少、脐血流异常等，可从妊娠 32 周开始，开始时间和频率应根据孕妇情况及病情进行个体化应用，最早可从妊娠 28 周开始。

4. 产时电子胎心监护的判读　中华医学会围产医学分会目前推荐使用 2008 年由 NICHD、ACOG 和母胎医学会（Society for Maternal–Fetal Medicine，SMFM）共同组成的工作组所提出的产时 EFM 的三级评价系统，见表 5-15。2009 年美国家庭医师协会在其产科高级生命支持体系（ALSO）中提出：胎心监护的 DR C BRAVADO 综合解读方法。其基本元素仍为宫缩（C，Contractions）、基线心率（BRA，Baseline Rate）、基线变异（V，Variability）、加速（A，Accelerations）、减速（D，Decelerations）的基本特征，但引入风险分析（DR，Determine Risk）和总体评估（O，Overall Assessment）的概念。

5. 产时异常电子胎心监护的处理　见表 5-16。

6. 无应激试验（non-stress test，NST）

（1）无应激试验的原理：在胎儿不存在酸中毒或神经系统发育不完善的情况下，胎动时会出现胎心率的短暂上升，预示着正常的自主神经功能。无反应最常见的情况是胎儿睡眠周期所致，但也可能与胎儿神经系统抑制（如酸中毒）有关。

（2）无应激试验的方法：孕妇取坐位或侧卧位，一般 20min。由于胎儿存在睡眠周期，NST 可能需要监护 40min 或更长时间。在 NST 图形基线正常、变异正常且不存在减速的情况下，NST 监护达到反应型标准即可停止，不需持续监护至满 20min。研究显示，声震刺激所诱导的胎心加速能可靠地预测胎儿正常酸碱平衡状态，减少 40% 的 NST 无反应型的出现，并且能减少达到 NST 反应型的监护时间，同时不会影响胎儿酸中毒的发现。

（3）无应激试验的判读：根据 2007 年加拿大妇产科学会（SOGC）指南（表 5-17），将 NST 分为 3 种类型：正常 NST、不典型 NST 及异常 NST，当孕妇有高危因素影响围产儿预后时应采用 NST；胎动、羊水量均正常时，不需对胎儿行生物物理评分。

☆☆☆☆

表 5-15　产时电子胎心监护三级评价系统及其意义

分类	描述	意义
Ⅰ类	同时包括以下各项： 基线：110～160次/分 正常变异 晚期减速或变异减速：无 早期减速：有或无 加速：有或无	正常的胎心监护图形，提示在监护期内胎儿酸碱平衡状态良好。后续的观察可按照产科情况常规处理，不需要特殊干预
Ⅱ类	除Ⅰ或Ⅲ类以外的图形，包括以下任一项： ①基线率：胎儿心动过缓但不伴基线变异缺失 胎儿心动过速 ②基线变异：变异缺失：不伴反复性减速 微小变异 显著变异 ③加速：刺激胎儿后没有加速 ④周期性或偶发性减速： 反复性变异减速伴基线微小变异或正常变异 延长减速 反复性晚期减速伴正常变异 变异减速有其他特征，如恢复基线缓慢，"尖峰"（overshoot）或"双肩峰"（shoulder）	可疑的胎心监护图形。既不能提示胎儿宫内有异常的酸碱平衡状况，也没有充分证据证明是Ⅰ类或Ⅲ类胎心监护图形。Ⅱ类胎心监护图形需要持续监护和再评估。评估时需充分考虑产程、孕周，必要时实施宫内复苏措施 如无胎心加速伴微小变异或变异缺失，应行宫内复苏 如宫内复苏后胎心监护图形仍无改善或发展为Ⅲ类监护图形，应立即分娩
Ⅲ类	包括以下任何一项： ①基线变异缺失伴以下任一项： 反复性晚期减速 反复性变异减速 胎儿心动过缓 ②正弦波形	异常的胎心监护图形，提示在监护期内胎儿出现异常的酸碱平衡状态，必须立即宫内复苏，同时终止妊娠

引自：中华医学会围产医学分会.电子胎心监护应用专家共识.中华围产医学杂志，2015，(7)：486-490.

表 5-16　产时异常电子胎心监护的处理

相关胎心率模式	干预措施
反复性晚期减速；延长减速、胎儿心动过缓；微小变异、变异缺失	改变体位；吸氧；静脉输液；减慢宫缩频率
胎儿心动过速	停用缩宫素或促宫颈成熟药物；使用宫缩抑制剂
反复性变异减速 延长减速、胎儿心动过缓	改变体位；如果脐带脱垂在抬高先露部的同时准备立即分娩
正弦波型	改变体位、吸氧、停止缩宫素使用、抑制宫缩、纠正孕妇低血压等措施，如果这些措施不奏效，应紧急停止妊娠

引自：中华医学会围产医学分会.电子胎心监护应用专家共识.中华围产医学杂志，2015，(7)：486-490.

表 5-17　NST 的判读及处理

参数	正常 NST（有反应型）	不典型 NST（可疑型）	异常 NST（无反应型）
胎心率基线	110～160 次 / 分	过缓：100～110 次 / 分 过速：> 160 次 / 分，< 30min，基线上升	过缓：< 100 次 / 分 过速：> 160 次 / 分，> 30min
基线变异	6～25 次 / 分（中度变异） ≤ 5 次 / 分（变异缺失及微小变异），持续 < 40min	≤ 5 次 / 分，持续 40～80min 内	≤ 5 次 / 分，持续 ≥ 80min 内 ≥ 25 次 / 分，持续 > 10min 正弦波
减速	无减速或偶发变异减速，持续小于 30s	变异减速，持续 30～60s 内	变异减速，持续 ≥ 60s 晚期减速
加速 ≥ 32 周	40min 内 2 次或 2 次以上加速超过 15 次 / 分，持续 15s	40～80min 内 2 次以下加速超过 15 次 / 分，持续 15s	> 80min 2 次以下加速超过 15 次 / 分，持续 15s
< 32 周	40min 内 2 次或 2 次以上加速超过 10 次 / 分，持续 10s	40～80min 内 2 次以下加速超过 10 次 / 分，持续 10s	> 80min 2 次以下加速超过 10 次 / 分，持续 10s
处理	继续随访或进一步评估	进一步评估	复查 全面评估胎儿状况 生物物理评分 及时终止妊娠

引自：谢幸，孔北华，段涛 . 妇产科学 . 9 版 . 北京：人民卫生出版社，2018.

7. 宫缩应激试验（contraction stress test, CST）

（1）宫缩应激试验的原理：观察胎心率对宫缩的反应，理论基础是，在宫缩的应激下，子宫动脉血流减少，可促发胎儿一过性缺氧表现。对已处于亚缺氧状态的胎儿，在宫缩的刺激下缺氧逐渐加重将诱导出现晚期减速。宫缩的刺激还可引起脐带受压，从而出现变异减速。

（2）宫缩应激试验的方法：足够的宫缩定义为至少 3 次 /10 分，每次持续至少 40s。如果产妇自发的宫缩满足上述要求，无须诱导宫缩，否则可通过刺激乳头或静脉滴注缩宫素诱导宫缩。

（3）宫缩应激试验的适应证和禁忌证

①适应证：当 EFM 反复出现 NST 无反应型，可疑胎儿宫内缺氧状态时，进一步评估胎儿宫内状态。

②禁忌证：相对禁忌证为阴道分娩禁忌证，NST 严重异常，如出现正弦波形时，胎儿宫内缺氧状态已非常明确，不需要进行，以免加重胎儿缺氧状态，并延误抢救胎儿的时机。

（4）宫缩应激试验的判读：宫缩应激试验的判读基于是否出现晚期减速。

①阴性：无晚期减速或明显的变异减速。

②阳性：50% 以上的宫缩后出现晚期减速（即使宫缩频率 < 3 次 /10 分）。

③可疑阳性：间断出现晚期减速或明显的变异减速。

④可疑过度刺激：宫缩过频时（> 5 次 /10 分）或每次宫缩时间 > 90s 时出现胎心减速。

⑤不满意的 CST：宫缩频率 < 3 次 /10 分或出现无法解释的图形。

（七）急产风险

1. 急产的定义　急产是指子宫收缩的

☆☆☆☆

节律性、对称性和极性均正常，仅子宫收缩力过强、过频（10 min 内宫缩 ≥ 5 次），宫腔压力 ≥ 60mmHg(1 mmHg= 0.133 kPa)，宫口扩张速度 ≥ 5 cm/h（初产妇）或 10 cm/h（经产妇），产道无阻力，分娩在短时间内结束，总产程小于 3 h 结束分娩，以经产妇多见。在一项研究中，产妇的急产发生率约为 12.16%。

2.**急产的临床表现**　产妇突然感到腰腹坠痛，很快出现排便感，可伴有胎膜自破、少量阴道出血。短时间内就出现有规律的下腹疼痛，间隔时间极短。甚至看到胎先露（头或臀）露出阴道口，产妇用力后，或稍加辅助后胎儿很快娩出。

3.**急产对母儿的影响**

（1）急产对产妇的影响：产程过快，可致产妇软产道，包括宫颈、阴道、会阴撕裂；过高的宫腔压力可增加羊水栓塞的风险；因来不及消毒可致产褥感染；若胎儿先露下降受阻，可致子宫破裂；胎儿娩出后，可发生继发性子宫肌纤维缩复不良，导致胎盘滞留或产后出血。

（2）急产对胎儿及新生儿的影响：过强、过频的宫缩影响子宫胎盘的血液供应，易发生胎儿窘迫、新生儿窒息，甚至死亡；胎儿娩出过快，胎头在产道内受到的压力突然解除，易致新生儿颅内出血；因来不及消毒，易发生新生儿感染；若坠地可致新生儿骨折、外伤。

4.**急产的高危因素**

（1）早产是引起急产的常见原因，通常发生于妊娠 29 ～ 36 周，好发于年龄不足 18 岁或者年龄超过 40 岁的孕妇，对于年轻产妇，由于子宫收缩力较强，也可能造成急产。

（2）孕妇若本身患有高血压、贫血及甲亢等疾病时，可能诱发急产。

（3）胎儿的体积过小、孕妇骨盆相对过宽、盆底组织松弛者。

（4）多次妊娠、经产妇、有急产史者。

（5）有人工流产史或引产史者。

（6）子宫收缩过强过频者、外部因素宫缩剂应用不当，使用缩宫素及其他诱发宫缩药物时导致子宫收缩过密过强，引起急产。

（7）产妇在临产时身体过于疲劳，或者乘车船以及运动量过大等可能造成急产。

（八）过期妊娠风险

1.**过期妊娠的定义**　平时月经周期规则，妊娠达到或超过 42 周（≥ 294d）尚未分娩者，称为过期妊娠（postterm pregnancy）。该发病率占妊娠总数的 3% ～ 15%，约有 10% 的过期妊娠出现胎盘功能减退。过期妊娠的围产儿发病率和死亡率均显著增高，为足月分娩的 3 ～ 6 倍，而且随着妊娠期延长而增加。

2.**过期妊娠的病因**　大多数晚期或过期妊娠的病因不明。但在观察性研究中，发现有若干高危因素与过期妊娠相关，包括初产妇、既往过期妊娠史、男性胎儿、孕妇肥胖。有关双胎的研究中提示遗传倾向对晚期或过期妊娠的风险因素占 23% ～ 30%。此外，还可能与下列因素有关：

（1）雌、孕激素比例失调：如内源性前列腺素和雌二醇分泌不足而黄体酮水平增高可抑制前列腺素和缩宫素，使子宫不收缩，延迟分娩发动。

（2）子宫收缩刺激反射减弱：头盆不称或胎位异常时，由于胎先露部对宫颈口及子宫下段的刺激不强，反射性子宫收缩减少，易导致过期妊娠。

（3）胎儿畸形：无脑儿畸胎合并羊水过多时，由于垂体缺如，不能产生足够促肾上腺皮质激素，使雌激素前身物质 16α-羟基硫酸脱氢表雄酮分泌不足，雌激素形成减少，致过期妊娠的发生。

（4）遗传因素：胎盘硫酸酯酶缺乏，是一种罕见的伴性隐性遗传病，导致雌激素产生明显减少，难以启动分娩。

3. 过期妊娠的病理改变

（1）胎盘：过期妊娠的胎盘病理有以下两种类型：

①胎盘功能正常，除重量略有增加外，胎盘外观和镜检均与足月妊娠胎盘相似。

②胎盘功能减退，胎盘外观及镜检均明显异常。胎盘母体面钙化，胎儿面呈黄绿色。

（2）羊水：妊娠足月羊水量约 800ml，其后随着妊娠进展羊水量会逐渐减少，而 30% 的过期妊娠发生羊水减少（羊水量减少至 300ml 以下）；羊水粪染率明显增高，其概率是足月妊娠的 2～3 倍，若同时伴有羊水过少，羊水粪染率可高达 71%。

（3）胎儿：过期妊娠胎儿生长模式与胎盘功能有关，可分以下 3 种：

①正常生长及巨大胎儿：当胎盘功能正常时，胎儿正常生长，巨大儿发生率明显增加，约占 25%。

②胎儿过熟综合征（postmaturity syndrome）：过熟儿综合征占过期妊娠并发症的 10%～20%。过熟儿有其特有外貌：皮下脂肪减少、缺乏胎脂、皮肤干燥松弛多皱褶、身体瘦长、容貌似"小老人"。过期妊娠时，如超声诊断羊水过少且最大羊水池深度 < 1cm，则过熟儿发生率达 88%。

③胎儿生长受限：小样儿可与过期妊娠共存，后者更增加胎儿的危险性，约 1/3 过期妊娠死产儿为生长受限小样儿。

4. 过期妊娠对母儿的影响

（1）对母体的影响：因产程异常、胎儿窘迫、头盆不称，使手术产率增加；母体产伤亦明显增加。当孕周接近过期妊娠时，孕妇的焦虑情绪也会增加。

（2）对围产儿的影响：除围产儿致死和死产率高外，胎儿窘迫、新生儿窒息、胎粪吸入综合征、胎儿过熟综合征及巨大儿等发生率明显增高。

5. 过期妊娠的诊断　当妊娠达到或超过 42 周者即可诊断过期妊娠，准确核实妊娠周数，判断胎儿安危状况是诊断的关键。ACOG 指南指出，准确判断孕周可以降低晚期足月和过期妊娠的发生率，而通过临床和早期超声检查可提高孕周和预产期确定的准确率。

（1）核实预产期

◆ 预产期定义：预产期指孕妇预计生产的日期，妊娠期从末次月经的第一天开始计算，约为 280d（40 周），即预产期为妊娠第 40 周 +0d。预产期并不是具体分娩日期，一般分娩日期会与预产期相差 1～2 周。

◆ 推算及核对预产期方法：一般可通过末次月经时间，利用公式进行计算预产期。若孕妇记不清末次月经的日期、月经周期不规律或者哺乳期无月经来潮而受孕者，也可以根据早孕反应出现的时间、尿妊娠试验阳性时间与血 hCG 升高的时间、基础体温、胎动开始时间、子宫底高度及 B 超测量的胎囊大小、头臀长度、胎儿双顶径及股骨长度值等加以估算。

①末次月经：自然受孕、月经规律、末次月经时间确定的孕妇，可根据末次月经时间，利用公式进行预产期计算。从末次月经第一日算起，预产期的月份为末次月经月份减 3 或加 9，预产期的日期为末次月经日期加 7，如孕妇末次月经为 2021 年 4 月 1 日，则预产期为 2022 年 1 月 8 日。当然，月经周期的长短会影响预产期的推算，一个月经周期平均为 28d，提前或延后 7d 左右属正常范围，当月经周期延长、缩短或不规律者，应及时根据 B 超检查结果重新核对孕周并推算预产期。

②B 超检查：有条件者，均应通过 B 超检查核对孕周及推算预产期，尤其是孕妇记不清末次月经的日期、月经周期不规律或者哺乳期无月经来潮而受孕者。妊娠早期特别是 11～13^{+6} 周超声检测胎儿头臀长（crown-rump length，CRL）是估计

☆☆☆☆

孕周最准确的指标，若根据末次月经推算的孕周与妊娠早期超声检查推算的孕周时间相差超过 5d，应根据妊娠早期超声结果校正预产期。妊娠 ≥ 14 周可采用双顶径 (biparietal diameter，BPD)、腹围 (abdominal circumference，AC) 和股骨长 (Femur length，FL) 综合判断孕龄。如果妊娠 22 周前未通过超声核算校正孕龄，单纯根据末次月经推算预产期称为"日期不准确妊娠"。

③早孕反应出现时间：早孕反应出现时间一般在停经 6 周即停经 42d 左右，由此推算至妊娠 280d（40 周）即为预产期。早孕反应个体差异较大，因此，不能单纯通过此方法进行预产期推算，最好结合 B 超情况进行核算。

④血 hCG：正常妊娠早期女性，自受精后第 6 天胎盘滋养层细胞开始分泌 hCG，受精 8 ～ 10d 即可通过放射免疫法在孕妇血液中测出，至妊娠 8 ～ 10 周达到高峰行成一个平台期，持续 1 ～ 2 周后迅速下降。

⑤尿妊娠试验：尿妊娠试验也就是俗称的早早孕试验，它是通过检测尿中是否含有一定的人绒毛膜促性腺激素 (hCG)，从而判定是否怀孕。正常非妊娠女性呈现阴性，妊娠女性则为阳性。一般在停经 35d 尿妊娠试验就会呈阳性反应。

⑥基础体温：大部分女性在下次来月经前 2 周左右排卵，如果月经周期为 30d，排卵日应该在月经的第 16 天左右（30d－14d=16d）。基础体温曲线的低温段的最后一天作为排卵日，从排卵日向后推算 264d 左右即为预产期。需要注意的是，孕周是从末次月经第 1 日开始计算，通常比排卵或受精时间提前 2 周，比着床提前 3 周，预产期并不是从排卵日开始计算 280d（40 周）。

⑦胎动开始时间：胎动指胎儿的躯体活动，一般在孕 18 周后 B 超下可发现，孕妇常在孕 20 周左右自觉胎动，根据胎动开始时间估算至孕 40 周的日期即为预产期。孕妇自觉胎动开始时间个体差异也较大，部分产妇尤其是经产妇可能孕 16 周甚至更早便已感知胎动，有的孕妇可能会将胎动误以为是肠胀气、消化不良或饥饿，导致自觉胎动开始时间推后。因此，由胎动开始时间推算的预产期也并不是非常准确，最好结合 B 超情况进行核算。

⑧子宫底高度：手测子宫底高度或尺测耻上子宫长度可估计胎儿大小及孕周，然后根据估算的孕周进行预产期的推算。

（2）判断胎盘功能及胎儿安危

①胎动计数：由于每个胎儿的活动量各异，不同孕妇自我感觉的胎动数差异很大。一般认为 12h 内胎动累计数不得 < 10 次，若 12h 内 < 10 次或逐日下降超过 50% 又不能恢复，应视为胎盘功能不良，胎儿有缺氧存在，该方法为孕妇自我对胎儿监护的方法，简单易行，但假阳性率高。

②电子胎心监护：如无应激试验 (NST) 为无反应型需进一步做缩宫素激惹试验 (OCT)，若多次反复出现胎心晚期减速，提示胎盘功能减退，胎儿明显缺氧出现胎心变异减速，常提示脐带受压，多与羊水过少有关。

③测定孕妇血清中游离雌三醇值 (E3) 和胎盘泌乳素 (hPL) 值：采用放射免疫法测定过期妊娠孕妇血清中雌三醇和胎盘泌乳素值，若 E3 低于 40nmol/L，hPL 低于 4μg/ml 或骤降 50%，表示胎儿胎盘功能减退。该方法为国际上普遍采用的检测方法，是判断胎盘功能最准确的检测手段。

④彩色超声多普勒：通过测定胎儿脐血流而判断胎盘功能和胎儿安危。通过测定脐动脉收缩期和舒张期血流峰值比 (S/D) 和搏动指数 (PI)（平均血流速度）的变化，判断胎盘功能。S/D 值随孕周增加而降低，

正常足月时 S/D 值＜ 3，≥ 3 为异常；PI 足月妊娠时正常＜ 0.8，≥ 0.8 为异常。若与 B 型超声联合应用，其预测敏感性和准确率更高。

（余桂珍　黄丽华　王　芳　梁　曼　梁洁贞　袁慧敏）

第五节　孕期评估

一、评估环境与基本物品配置

详见第 2 章助产士门诊的构建与管理的布局与设施部分。

二、评估工具

（一）量表

同孕前期，饮食营养方面暂无比较权威的公认的问卷或量表，多为根据调查目的结合饮食行为构成要素等自行编制；关于身体活动的评估多用到身体活动前准备问卷（PAR-Q）、国际体力活动问卷（IPAQ）；关于家庭及社会支持等情况评估可用到亲密度和适应性量表中文版（FACESII-CV）、家庭功能评定量表（FAD）、社会支持评定量表（SSRS）、家庭支持量表、家庭功能测量表；评估有无家庭暴力可使用虐待评估调查问卷；关于情绪及心理方面的量表如焦虑自评量表、抑郁自评量表等，见第 8 章孕产妇心理健康促进章节；评估睡眠情况可根据孕妇情况应用改良 Epworth 嗜睡量表（epworth sleeping scale，ESS）、柏林睡眠问卷（Berlin questionnaire，BQ）、匹兹堡睡眠质量指数（Pittsburgh sleep quality index，PSQI）等。

（二）其他评估工具

体温计、血压计、体重秤、身高测量仪、皮尺、多普勒胎心仪、孕周及预产期推算盘、妊娠图（宫高图）。

三、评估内容

（一）年龄

年龄＜ 18 岁或≥ 35 岁妊娠均为高危因素。年龄≥ 35 岁妊娠者为高龄孕妇，高龄孕妇应仔细询问孕前病史、既往生育史、本次妊娠是否为辅助生殖治疗受孕、两次妊娠的间隔时间，明确并记录高危因素。应评估并告知高龄孕妇的妊娠风险，如流产、胎儿染色体异常、胎儿畸形、妊娠期高血压疾病、GDM、胎儿宫内生长受限（FGR）、早产及死胎等。高龄孕妇是产前诊断的重点人群，应在孕早期首诊并到产前诊断中心进行相关咨询，获取超声筛查及产前诊断方案。

我国《孕前和孕期保健指南（2018）》指出，高龄孕妇重点检查项目包括：①妊娠 11 ～ 13^{+6} 周行早孕期超声筛查：胎儿 NT、有无鼻骨缺如、NTD 等。②预产期年龄在 35 ～ 39 岁而且单纯年龄为高危因素，签署知情同意书可先行 NIPT 进行胎儿染色体非整倍体异常的筛查；预产期年龄≥ 40 岁的孕妇，建议绒毛穿刺取样术或羊膜腔穿刺术，进行胎儿染色体核型分析和（或）染色体微阵列分析（chromosomal microarray analysis，CMA）。③妊娠 20 ～ 24 周，行胎儿系统超声筛查和子宫颈长度测量。④重视 GDM 筛查、妊娠期高血压疾病和胎儿生长受限的诊断。指南还指出，年龄≥ 40 岁的孕妇，应加强胎儿监护，妊娠 40 周前适时终止妊娠。

（二）夫妇双方身体状况

健康的身体，是孕育健康胎儿的基础，孕前就应评估夫妇双方身体状况，尽量在夫妇双方身体良好状态下再行妊娠。如果夫妇双方在孕前并未进行身体状况评估，则在孕期首次产前检查就应重视。首次产前检查需评估孕妇有无糖尿病、心脏病、高血压、甲亢、甲减、肝肾疾病、肿瘤、

☆☆☆☆

肺结核、系统性红斑狼疮、血液病、神经和精神疾病等情况，以及其就医治疗经历、用药情况，因为这些疾病患病期间，妊娠和分娩会使病情加重，疾病也可能会增加妊娠及分娩的并发症，对妊娠及胎儿生长发育造成不良影响，影响怀孕质量，而治疗疾病所使用的药物，对胎儿也可能有不良影响，有导致畸形甚至胎儿死亡的危险。因此，存在这些疾病的话需要请相关专科进行会诊，对于不宜妊娠者应告知并及时终止妊娠，可以继续妊娠者应评估是否需要转诊。同时，还需要评估孕妇有无手术史及手术恢复情况、是否为瘢痕子宫，评估家族有无糖尿病、高血压及其他遗传性疾病如地中海贫血、血友病等，评估配偶的健康状况如何及其家族史及遗传史等。

（三）营养与运动

1. 营养　自 1992 年 Barker 等提出"慢性病胚胎起源学说"及"生命早期营养程序化"的假说以来，至今已近 30 年，其假设在人群研究中被不断证实。生命早期通常指生命早期 1000d，即从受精开始至出生后 2 岁。2006 年 WHO 提出"从妊娠至出生后 2 岁是通过营养干预预防成年慢性病的机遇窗口期"。从健康管理角度出发，生命早期 1000d 的营养分为孕期营养、0～6 月龄婴儿营养及 6～24 月龄婴幼儿营养 3 个连续的阶段。妊娠期是生命早期 1000d 机遇窗口的起始阶段，营养是最重要的环境因素，对母子双方的近期和远期健康都将产生至关重要的影响。而对妊娠期妇女进行营养评估，对确保孕期妇女获得良好营养，从而促进母婴健康水平具有至关重要的作用，因此，孕期的每一次产前检查均应关注孕妇的营养状况。

孕期营养状况的评估一般从膳食调查评估、体格评估、临床检查和实验室检验 4 个方面展开。

膳食评估多为 24h 膳食回顾法、称重法及自行设计调查表调查食物频数、饮食

行为等。24h 膳食回顾法要求孕妇准确记忆及描述饮食情况，质控难度大，数据的准确性及可靠性并不是很好，而称重法虽然数据可靠但费事、费力，工作量巨大，一般在助产士门诊较少应用。2014 年汪之顼等建议了一种新的即时性图像法膳食调查技术，可有效回避回顾性方法与称重法的缺点，成为一个新的获取个体对象膳食信息的方法选择。该方法利用智能手机的拍照功能和现代互联网的信息传递优势，在孕妇进餐时，用手机拍照设置了坐标参照体系的分餐膳食（进餐前食物供给和进餐后食物剩余），采用微信或 APP 端口，将被评估者的膳食信息上传到远程互联网平台，由远程专业营养师通过后台膳食食物图像，对一日或多日膳食进行分析、评估。该方法利用图像记录的优势，有效回避了回顾性调查时对记忆和描述能力的依赖，同时也省却了称重测量的繁琐，可以在一定程度上将现场工作量转移到后方技术平台。

由于孕期妇女腹部会因为孕周的增加而增大，因此腰围并不适合孕期的营养评估。孕期体格评估最常用的是身高和体重评估，尤其是孕前、孕期不同孕周体重及不同时期体重比孕前的增加值。孕期体重增长是能够反映孕期营养状况的最实用的直观指标，合理的营养可以维持适宜的体重增长，而适宜的体重增长对母体和胎儿的健康有举足轻重的作用。但关于孕前体重存在一个问题，就是许多孕妇在孕前并没有严格、认真定期测量体重的习惯，这导致其自报的孕前体重数据可信度比较不佳，因此，在备孕期就应加强教育，指导其养成定期监测体重的习惯，以减少体重增长估算的误差。

临床检查对评估孕妇营养状况及相关结局可提供重要信息，如血压、心率等心血管功能指标，以及各种营养缺乏病和孕期并发症的临床表现和体征检查。实验室

检测主要查看血红蛋白、血清铁、血脂、血浆叶酸、尿碘等营养指标情况。

2. 运动　妊娠期运动对母儿均有非常多的益处，在没有妊娠期运动禁忌证的情况下，指导孕妇进行适当的运动具有非常重要的意义。指导孕妇进行妊娠期运动前需评估孕妇关于运动的知识和态度、孕妇有无妊娠期运动的禁忌证、孕前运动情况如何及怀孕后运动情况如何，包括评估运动项目类型、运动强度、运动时间及运动频率等。

孕期妇女的各项情况是会发生变化的，不同时期关于运动的建议也会有所不同。若孕妇孕前没有规律地进行运动的，则在孕早期一般不建议进行过多的活动，由孕中期再开始指导。若孕妇孕前就有进行规律的运动，则孕期可继续孕前的运动，但需视孕妇当前个体情况进行适当调整。

妊娠期如若不进行运动会增加一系列不良影响，如增加超重、肥胖、糖尿病、高血压、巨大儿等风险外，妊娠期运动最大的风险就是运动不当，即不该运动的时候运动了，而可以运动的时候却又选择了不适宜的运动项目类型及强度。因此妊娠期运动应动态评估的，每次产检均应询问其运动情况，评估其运动项目类型及强度是否适宜、运动时间及频率是否足够等，并根据其个体的情况及孕期变化进行动态调整。

（四）工作与生活

工作与生活中一些有害因素会引起胎儿畸形、流产等情况的发生，而工作及生活中一些不良行为和生活习惯也会导致妊娠合并症的风险增加及不良结局的发生，因此，应评估孕妇工作与生活情况，排除不利于妊娠的因素。同孕前评估一样，孕期工作与生活的评估内容主要是评估有无从事不利于妊娠的职业、有无处于不利于妊娠的环境、工作及生活的压力如何、有无吸烟、酗酒、药物滥用等不良行为、有无不健康饮食行为、有无久坐少动的生活方式、有无不良卫生习惯、有无不良作息行为等。从事接触有毒有害物质或放射线等职业的孕妇，应建议调换工作岗位，存在不良行为和习惯的孕妇应及时指导纠正。

（五）心理与情绪

妊娠及分娩是女性生命过程中的一个特殊的阶段，是一种自然的生理现象，但从生理学角度分析，妊娠期女性的性腺轴发生了很大的变化，激素水平的波动影响了中枢神经系统的稳定性，脑内的神经递质也随之变化，可直接反映在人的精神活动上。如 5- 羟色胺功能减弱可使人出现心情抑郁、焦虑不安、食欲减退、失眠、应急能力下降、活动减少、自主神经功能紊乱、性功能障碍等表现。而从心理学角度分析，妊娠及分娩的过程是精神心理应激事件，由于生理和心理的巨大变化，并且生理和心理的变化相互作用相互影响，使得女性在围产期易出现心理问题、情绪问题及心身疾病。大量研究表明，受心理和情绪困扰的孕妇，易发生妊娠期及分娩期母婴并发症，导致围产期的不顺利，甚至发生孕产妇的精神心理疾病，还有可能影响其子代的心身健康。因此，对孕产妇进行心理与情绪的评估，并根据孕妇所处不同时期的心理特点给予心理护理，具有非常重要的意义。围产期的心理与情绪的评估及护理，详见第 8 章围产期心理相关理论与实践。

（六）月经史、孕育史与本次妊娠经过

1. 月经史　主要评估初潮年龄、月经周期、持续时间及末次月经情况。末次月经是确定孕周、推算孕妇预产期的一个最常用的方法，自然受孕、月经规律、末次月经时间确定的孕妇，可根据末次月经时间，利用公式进行预产期计算。从末次月经第一日算起，预产期的月份为末次月经月份减 3 或加 9，预产期的日期为末次月经日期加 7，如孕妇末次月经为 2021 年 4 月 1 日，则预产期为 2022 年 1 月 8 日。当然，月经周期的长短会影响预产期的推算，一个月

☆★☆　☆

经周期平均为28d，提前或延后7d左右属正常范围，当月经周期延长、缩短或不规律者，应及时根据B超检查结果重新核对孕周并推算预产期。

2. 孕育史　同孕前期评估一样，主要评估孕产次、有无不良孕产、经产妇了解既往分娩史包括分娩时间、分娩方式、有无妊娠合并症并发症、妊娠过程是否顺利、有无产后出血史、分娩结局等。

3. 本次妊娠经过　包括孕前准备情况、自然受孕还是辅助生殖治疗受孕、妊娠早期有无早孕反应、有无病毒感染、用药史等可能致畸的因素、胎动开始时间和胎动变化、饮食、运动和睡眠情况、有无阴道流血、头晕、头痛、眼花、心悸、气短、下肢水肿等症状。

（七）身体不适

孕妇出现不适症状是孕妇普遍的经历，如便秘、睡眠异常、食欲不振与呕吐、腿痉挛、胃烧灼感、头晕、头痛、（过多担忧、睡得过多）、阴道出血等。并非每个孕妇都要经历所有的不适，而且在不同孕期所出现的症状不同，个体所感受的程度也有明显差异。有文献指出，孕期不适的根源是激素的改变，如黄体素的分泌可引起胃食管反流、便秘、尿频；人绒毛膜促性腺激素可引起恶心、呕吐；松弛素的分泌则可引起腰酸背痛等。孕妇怀孕面对各种身体不适，大多数还是正常的生理现象，但并不能因此而忽视这些不适。医护人员应给予孕妇足够的耐心，评估其不适背后的原因，并使用各种办法帮助孕妇缓解这些身体不适。

（八）孕妇及家人对妊娠的认知

大多数孕妇尤其是初产妇及其家属缺乏对妊娠相关知识的了解，一些错误的认知往往影响母子的健康，因此，评估孕妇及其家人对妊娠及分娩的认知情况也非常重要，对缺乏妊娠相关知识的孕妇及其家属，应加强健康教育，一些错误的认知也应及时纠正。

（九）辅助检查

规范的产前检查能够及早防治妊娠并发症或合并症，及时发现胎儿异常，评估孕妇及胎儿的安危，确定分娩时机和分娩方式，保障母儿安全。孕期保健的日程安排要根据产前检查的目的来决定。我国《孕前和孕期保健指南（2018）》明确了产前检查的次数及孕周。目前推荐产前检查孕周分别是：第1次孕6～13^{+6}周、第2次孕14～19^{+6}周、第3次孕20～24周、第4次孕25～28周、第5次孕29～32周、第6次孕33～36周、第7～11次孕37～41周。有高危因素者，可酌情增加次数。每次孕妇进行产前检查，均应查看其所有的辅助检查结果，医务人员则应了解孕期各期应检查的具体项目及其意义。

1. 孕早期辅助检查项目　孕早期第1次产前检查孕周为孕6～13^{+6}周，首次产前检查的必查及备查项目目的及意义详见表5-18、表5-19。

表5-18　孕6～13^{+6}周必查项目目的及意义

必查项目	目的及意义
1. 血常规	主要查看血红蛋白、血细胞比容、白细胞及血小板等，判断是否有贫血、感染及血小板异常等情况
	血红蛋白和血细胞比容是贫血筛查的常用指标，孕期最常见的是血红蛋白的降低，孕妇中贫血的发生率为可以高达20%～30%，及时发现贫血和补铁很重要。妊娠期也会有白细胞升高及中性粒细胞增多的情况，如果没有感染的病史和相应的症状与体征的改变，一般是正常的变化。当血小板数量低于$100×10^9/L$，必须引起重视和进行进一步的凝血功能及其相关检查和处理，必要时请血液科医师会诊

☆ ☆ ☆ ☆

续表

必查项目	目的及意义
2. 尿常规	主要查看尿蛋白、尿糖、尿酮体、尿白细胞及红细胞等 尿蛋白阳性提示妊娠高血压、肾脏疾病可能；尿糖阳性常见于糖尿病、甲状腺功能亢进等，过多食入高糖物后，也可产生一过性血糖升高，使尿糖阳性；尿酮体阳性常见于糖尿病、酮酸症、妊娠剧吐、子痫、过度饥饿、禁食等，酮体持续升高可能会影响胎儿生长发育，阳性者应对症治疗及复查；尿液发现红细胞及白细胞增多，结合患者有尿频、尿急、尿痛等临床症状，则提示有尿路感染的可能
3. 血型（ABO 和 Rh 血型）	产前检查血型的目的，其一是为手术及输血做准备，尤其是 Rh 阴性血源比较短缺，有助于准备血源；其二是为及时发现母儿血型不合溶血性疾病，以 Rh 血型及 ABO 血型为最常见 若孕妇血型为 O 型或 Rh 阴性，需要进行配偶的血型检查： ①若孕妇 Rh 阴性，配偶为阳性，应查 Rh 抗体 ② ABO 血型不合是我国新生儿溶血病的主要原因，若孕妇血型为 O 型，配偶血型为非 O 型者，应查 ABO 抗体，排除 ABO 母儿血型不合
4. 肝功能和肾功能	肝、肾功能结果中有很多指标，如反映肝损伤的敏感指标谷丙转氨酶（ALT）、天冬氨酸氨基转移酶（AST），反映肝脏合成储备能力的指标如总蛋白（TP）、清蛋白（ALB）、球蛋白，反映肝脏分泌排泄的能力的指标如总胆红素（TBIL）、直接胆红素（DBIL）、间接胆红素（IBIL），反映肝外胆管阻塞和肝内胆汁淤积的指标如血清总胆汁酸（TBA）及反映肾功能的指标如尿素氮（BUN）、肌酐（Cr）及尿酸（UR）等，这些指标可协助判断是否有肝炎、肾炎等疾病所致的肝肾功能异常 临床上主要是查看 ALT 和 Cr 两个指标，如果 ALT 轻度升高，不超过正常上限数值的 2 倍以上，通常为"妊娠期肝损"，一般随访即可，不必干预，如若超过正常上限数值 2 倍以上，建议进一步检查及处理。而肾脏功能受损会导致 Cr 水平升高，Cr 水平下降是怀孕后的正常生理性改变，一般不是肾脏受损
5. 空腹血糖	在孕早期检查静脉血的空腹血糖，能及时将孕前的漏诊的糖尿病诊断出来。妊娠前未进行过血糖检查的孕妇，尤其存在糖尿病高危因素者，如肥胖（尤其重度肥胖）、一级亲属型糖尿病、GDM 史或大于胎龄儿分娩史、多囊卵巢综合征患者及妊娠早期空腹尿糖反复阳性，首次产前检查时若检测空腹血糖 ≥ 7.0mmol/L（126mg/dl），可诊断为 PGDM，应尽早干预
6. HBsAg 筛查	HBsAg 是目前诊断 HBV 感染最常用的病原学指标，HBsAg 在 HBV 急性感染早期即可出现于患者血液循环中，随着疾病恢复，3 ～ 4 个月后逐渐消失（阴转），在慢性感染患者和无症状携带者可长期存在 HBsAg 阳性者应进一步检查其他相关乙肝病原学指标，如果其他指标（HBeAg、HBeAb、HbcAB-IgG、HbcAb-IgM 等）呈阳性则需引起重视，或测定 HBV-DNA 含量。母婴垂直传播是乙型病毒性肝炎的重要传播途径，HBV-DNA 阳性者建议分别于妊娠 28 周、32 周、36 周注射乙肝免疫球蛋白
7. 梅毒血清抗体筛查	梅毒是由梅毒螺旋体引起的一种性传播疾病。梅毒螺旋体宫内感染，可致流产、早产及死产。孕妇如患梅毒可通过胎盘直接传给胎儿，有导致新生儿先天梅毒的可能，早期先天梅毒表现有皮肤大疱、皮疹、鼻炎及鼻塞、肝脾大、淋巴结大等，晚期先天梅毒多出现在 2 岁以后，病死率及致残率明显增高，因此妊娠期梅毒的筛查很重要

☆★☆☆

续表

必查项目	目的及意义
8. HIV 筛查	如果孕妇感染了 HIV 病毒，其 HIV 抗体检测结果可为阳性，HIV 病毒会通过胎盘传播给胎儿，造成新生儿 HIV 病毒感染。从感染 HIV 到能够检测到相应抗体的时期，称"窗口期"，窗口期的长短依据个体免疫状态和检测试剂的不同而异，怀疑 HIV 感染但 HIV 抗体检测阴性者，需结合 HIV 抗原检测和 HIV-RNA 核酸检测等加以确定
9. 地中海贫血筛查（广东、广西、海南、湖南、湖北、四川、重庆等地区）	地中海贫血简称地贫，是指由珠蛋白基因缺陷（突变、缺失）导致的一种或多种珠蛋白肽链合成障碍引起的遗传性溶血性贫血，是临床上最常见的单基因遗传病之一 地贫基因携带者妊娠期发生与贫血相关的产科合并症与并发症的风险增加；若夫妻双方均为同型地贫基因携带者，生育重型地贫患儿的风险增加 地贫的筛查应该在妊娠前或在妊娠早期进行。特别是夫妻一方或双方来自具有较高携带风险的种族或地区，应在婚前或计划妊娠前进行地贫和血红蛋白病的筛查
10. 早孕期超声检查	在孕早期（妊娠 6～8 周）行超声检查，可以确定是否为宫内妊娠及孕周、胎儿是否存活、胎儿数目（单胎、双胎、多胎）、子宫附件情况等

表 5-19　孕 6～13^{+6} 周备查项目目的及意义

备查项目	目的及意义
1. HCV 筛查	丙型肝炎病毒是丙肝的病原体，患者症状大多不明显，仅部分患者有发热、呕吐、腹泻等，但丙型肝炎病毒可通过胎盘传给胎儿。抗 HCV 抗体为 HCV 感染后产生的特异性抗体，是 HCV 感染的标志，为非保护性抗体，其一般用于流行病学筛查
2. 抗 D 滴度（Rh 阴性者）	检测母儿血型不合溶血性疾病，若孕妇 Rh 阴性，配偶为阳性，应查 RH 抗体。Rh 血型不合中，抗体滴度与胎儿溶血程度成正比，抗 D 抗体滴度自 1：2 开始即有意义。抗 D 滴度达到 1：16，胎儿溶血情况加重
3. 75g OGTT（高危孕妇）	类似于上述的空腹血糖检测，妊娠前未进行过血糖检查的孕妇，尤其存在糖尿病高危因素者，明确是否存在妊娠前糖尿病可行 75g OGTT，达到服糖后 2h 血糖 ≥ 11.1mmol/L（200mg/dl），也可直接诊断为 PGDM，但孕早期不常规推荐进行该项检查
4. 甲状腺功能检测	常见的妊娠合并甲状腺疾病是甲状腺功能亢进和甲状腺功能减退 妊娠期甲亢症状与非孕期相同，表现为代谢亢进、易激动、怕热多汗、皮肤潮红、脉搏快等。体格检查可见皮温升高、突眼、手震颤，严重心率不齐、心界扩大，实验室检查血清促甲状腺激素（TSH）降低，游离 T4（FT4）或总 T4（TT4）增高。当甲亢未治疗或治疗欠佳的孕妇于分娩或手术应激、感染及停药不当时，可诱发甲亢危象。重症或未经治疗控制的甲亢孕妇容易发生流产和早产、胎儿生长发育受限及胎儿甲状腺功能减退和甲状腺肿等 妊娠合并甲减的症状主要有疲乏、困倦、记忆力减退、食欲减退、声音嘶哑、便秘、言语徐缓、活动迟钝、表情呆滞、头发稀疏、皮肤干燥、体温低等，严重者出现心脏扩大、心包积液、心动过缓、膝反射迟钝等症状和体征。甲减患者妊娠早、晚期产科并发症明显增加，如子痫前期、胎盘早剥、心力衰竭等，未经治疗的甲减孕妇，易发生流产、早产、胎儿生长发育受限、胎死宫内、胎儿先天缺陷与智力发育迟缓等 在妊娠期对女性进行甲状腺功能检查，能够及时发现患者甲状腺功能异常的状况，若是能够采取必要措施进行治疗，可以降低不良结局发生的可能性，有条件的医院和妇幼保健部门应对妊娠早期妇女开展甲状腺疾病筛查，筛查时机选择在妊娠 8 周以前，最好是在怀孕前筛查

续表

备查项目	目的及意义
5. 血清铁蛋白（血红蛋白＜110g/L 者）	如若孕妇血常规显示血红蛋白＜110g/L 者，通常还需要检测血清铁蛋白。血清铁蛋白降低说明铁储存下降，即使还没有达到临床贫血的诊断标准，也可以考虑补铁。中华医学会围产医学分会的《妊娠期铁缺乏和缺铁性贫血诊治指南》推荐有条件的医院可以检查孕妇血清铁蛋白，如果血清铁蛋白低于 20μg，为铁缺乏
6. 结核菌素（PPD）试验（高危孕妇）	妊娠期机体处于免疫抑制状态，结核临床表现不典型，易被妊娠期早孕反应、妊娠期体重增加及肺部感染等表现掩盖，且妊娠期接受 X 线检查相对禁忌，难以通过影像学早期发现病变，这些原因导致了妊娠期结核早期易忽略和延误治疗。对具有发生结核病高危因素的孕产妇应进行结核菌素（PPD）试验，是指通过皮内注射结核菌素，并根据注射部位的皮肤状况，协助判断机体是否受到结核分枝杆菌感染，是重要的结核筛查试验，可早期发现无症状感染者 目前尚没有足够证据支持对所有孕妇进行结核病的筛查（包括结核菌素试验和胸部 X 线检查）。高危孕妇（结核病高发区、居住条件差、HIV 感染、药物成瘾者）可以在妊娠任何时期进行结核病筛查
7. 子宫颈细胞学检查（孕前 12 个月未检查者）	宫颈上皮内瘤变（CIN）是与宫颈浸润癌密切相关的一组癌前病变，它反映宫颈癌发生发展中的连续过程，包括子宫颈轻度、中度、重度不典型增生及原位癌。宫颈细胞学检查是最简单的 CIN 辅助检查方法，可发现早期病变，但存在一定的漏诊和误诊率。一般孕前进行该检查，排除宫颈病变，若孕前 12 个月未检查者孕早期应行该检查。若发现异常，应做阴道镜检查，进一步明确诊断
8. 子宫颈分泌物检测淋球菌和沙眼衣原体（高危孕妇或有症状者）	宫颈分泌物涂片检查病原菌快速、简便，是宫颈炎的主要辅助诊断方法。涂片检查发现病原菌，应根据需要进一步进行培养和药敏试验，以确认病原菌种类及指导合理选择治疗药物 淋球菌和沙眼衣原体是女性生殖器感染的常见病原体。妊娠期感染淋球菌或沙眼衣原体后，可导致胎膜早破、羊膜腔内感染、流产、早产、低体重儿甚至死胎。如果病原体局限宫颈管，可感染经阴道分娩的新生儿，引起结膜炎、咽炎
9. 细菌性阴道病(BV) 的检测（有症状或早产史者）	细菌性阴道病（BV）为阴道内正常菌群失调所致的一种混合感染，但临床及病理特征无炎症改变。10%～40% 患者无临床症状，有症状者的主要表现为阴道分泌物增多，有鱼腥臭味，可伴有轻度外阴瘙痒或烧灼感。分泌物呈灰白色，均匀一致，稀薄，分泌物容易从阴道壁拭去，阴道黏膜无充血等炎症表现 妊娠期 BV 的发生率为 10%～20%，BV 不仅引起阴道感染，还与盆腔炎、流产、早产、胎膜早破等发生有关。有相应症状或早产史者，应行细菌性阴道病（BV）的检测
10. 早孕期非整倍体母体血清学筛查（10～13^{+6} 周）	母体血清学筛查是目前最常用的胎儿非整倍体产前筛查，即唐氏综合征筛查，简称唐筛。按照时间可分为早期唐筛和中期唐筛。早期唐筛常用指标为游离绒毛膜促性腺激素 β 亚单位（f-βhcg）和妊娠相关血浆蛋白 -A（PAPP-A） 在正常情况下，f-βhcg 水平会随着孕周下降，PAPP-A 水平则上升。21- 三体综合征中，f-βhcg 水平比正常妊娠高，PAPP-A 水平则较低。根据孕妇血清中这两种标志物的高低及孕妇年龄、孕周、体重等可综合计算出胎儿 21- 三体和 18- 三体的发病风险。进行该项检查的注意事项为空腹、超声检查确定孕周及确定抽血当天的体重
11. 妊娠 11～13^{+6} 周超声检查测量胎儿颈部透明层（NT）的厚度	NT 检查是排除胎儿异常的第一步，具有非常重要的意义，可早期筛查胎儿染色体疾病和早期发现多种原因造成的胎儿异常，同时核实孕周、双胎绒毛膜性质。高危者，可考虑绒毛活检或羊膜腔穿刺检查

☆★☆ ☆

续表

备查项目	目的及意义
12. 妊娠 10～13^{+6} 周绒毛穿刺取样术（主要针对高危孕妇）	在超声介导下行绒毛穿刺取样（CVS）是孕早期产前诊断的主要取材方法，较羊膜腔穿刺，其优势在于能在孕早期对胎儿进行遗传学诊断，帮助决定是否终止妊娠，减少大孕周引产对母体的伤害。通常在 10 周后进行，10 周前进行可增加流产、胎儿畸形等风险
13. 心电图检查	主要为了排除心脏疾病。贫血、甲亢的孕妇可出现心率增快的情况，部分孕妇也会出现"ST 段改变"和提示"心肌缺血"等改变，如若怀孕前没有过心脏病，孕期心功能正常，一般不必过多担心。如果有"心脏不适"的症状，应做进一步检查如做 24h 心电图检查来排除异常

2. 孕中期辅助检查项目 孕中期第 2～4 次的产前检查孕周分别为孕 14～19^{+6} 周、孕 20～24 周及孕 25～28 周，孕中期产前检查的辅助检查项目目的及意义详见表 5-20 至表 5-22。

3. 孕晚期辅助检查项目 孕晚期第 5 次、第 6 次及第 7～11 次的产检孕周分别为孕 29～32 周、孕 33～36 周及孕 37～41 周，孕晚期产前检查的辅助检查项目目的及意义详见表 5-23 至表 5-25。

四、评估方法

（一）交谈

热情接待孕产妇，本着尊重和真诚的原则与孕产妇进行交谈，通过与其沟通交流，全面了解其各项情况。尤其是孕 6～13^{+6} 周首次就诊时，病史问诊很重要，需要通过交谈了解其年龄、职业、月经史、孕产史、既往史、家族史、孕前准备情况、本次妊娠经过、生活方式、营养及运动、对妊娠的认知及社会心理状态等。当孕妇孕 14～19^{+6} 周第 2 次就诊时，常规询问孕妇阴道出血、饮食、运动情况。一般妊娠 20 周开始自觉胎动，夜间和下午较为活跃，因此孕 20～24 周第 3 次就诊时，除询问孕妇阴道出血、饮食、运动情况外，还应询问自觉胎动情况。当孕妇处于孕 25～28 周始，除询问孕妇胎动、阴道出血、饮食、运动情况外，还应关注宫缩情况。妊娠期肝内胆汁淤积综合征（intrahepatic cholestasis of pregnancy，ICP），临床表现为皮肤瘙痒，多妊娠 32～34 周出现，因此在孕 33～36 周产前检查时，除询问孕妇胎动、阴道出血、宫缩、饮食、运动情况、分娩前准备情况外，还应关注孕妇是否有皮肤瘙痒的症状。孕 37 周后已足月，常规询问孕妇胎动、宫缩、见红等情况。

（二）评估表评估

根据孕妇的个体情况，应用自行设计的调查表或现有的专门的评估量表对孕妇进行饮食、睡眠、运动、妊娠呕吐、情绪心理、家庭及社会支持等各项情况进行调查。

（三）体查

1. 孕早期体查 首次产前检查时间为孕 6～13^{+6} 周，经过问诊、评估表等评估后应进行全身体格检查，如观察孕妇发育、营养及精神状态；注意步态及身高，身材矮小（＜145cm）常伴有骨盆狭窄；测量体重，计算体重指数（BMI），评估营养状况；测量血压，正常血压不应超过 140/90mmHg；常规妇科检查（孕前 3 个月未查者）；胎心率测定（多普勒听诊，妊娠 12 周左右）；进行系统的全身体格检查如心肺听诊等，特别要注意检查乳房发育情况、乳头大小及有无乳头凹陷；注意脊柱及下肢有无畸形等。

☆ ☆ ☆ ☆

表 5-20　孕 14 ～ 19⁺⁶ 周各项检查项目目的及意义

项目		目的及意义
必查	无	无
备查	1. 无创产前基因检测（NIPT）（孕 12 ～ 22⁺⁶ 周）	NIPT 筛查的目标疾病为 3 种常见染色体非整倍体异常，即 21- 三体综合征、18- 三体综合征、13- 三体综合征。适宜孕周 12 ～ 22⁺⁶ 周 不适用人群为： ①孕周 < 12 周 ②夫妻一方有明确的染色体异常 ③ 1 年内接受过异体输血、移植手术、异体细胞治疗等 ④胎儿超声检查提示有结构异常须进行产前诊断 ⑤有基因遗传病家族史或提示胎儿罹患基因病高风险 ⑥孕期合并恶性肿瘤 ⑦医师认为有明显影响结果准确性的其他情形。NIPT 检测结果为阳性，应进行介入性产前诊断
	2. 孕中期胎儿染色体非整倍体母体血清学筛查（孕 15 ～ 20 周）	妊娠中期的筛查策略为血清学标志物联合筛查，包括甲胎蛋白（AFP）、人绒毛膜促性腺激素（hCG）或游离 β- 人绒毛膜促性腺激素（β-hCG）、游离雌三醇（uE3）三联筛查，或增加抑制素 A（inhibin A）形成四联筛查，结合孕妇的年龄、孕周、体重等综合计算发病风险。检查孕龄一般设定为 15 ～ 20 周，最佳检测孕周为 16 ～ 18 周。唐氏综合征的检出率为 60% ～ 75%，假阳性率为 5%。该方法还可作为 18- 三体和神经管缺陷的筛查方式
	3. 羊膜腔穿刺术检查胎儿染色体核型(孕 16 ～ 22 周)	羊膜腔穿刺术具有手术操作简单、创伤小、细胞培养技术成熟等优点，已成为产前诊断染色体病的主要方法，也是目前应用最为广泛的介入性诊断方法

表 5-21　孕 20 ～ 24 周各项检查项目目的及意义

项目		目的及意义
必查	1. 胎儿系统超声筛查（孕 20 ～ 24 周）	胎儿系统超声筛查，主要是筛查胎儿的重大畸形，可查看胎儿的头、脊柱、四肢是否畸形及是否有先天性心脏病、唇腭裂、水肿胎、多指（趾）和外耳等方面畸形，俗称大排畸彩超。在孕 20 ～ 24 周，胎儿在子宫内的活动空间比较大，彩超图像显影也较清楚，是做大排畸彩超的最佳时间。检查前需排空小便，并要求胎儿是活动着的状态
	2. 血常规	同第一次产前检查，主要查看血红蛋白、血细胞比容、白细胞及血小板等，判断是否有贫血、感染及血小板异常等情况
	3. 尿常规	同第一次产前检查，主要查看尿蛋白、尿糖、尿酮体、尿白细胞及红细胞等。协助判断是否有妊娠高血压、肾脏疾病、糖尿病、尿路感染等可能
备查	经阴道超声测量子宫颈长度（早产高危者）	妊娠期应用超声测量宫颈是产科筛查及预测早产的重要方法，经腹部及经会阴超声因无法清晰显示宫颈，现已不作为超声评估宫颈的主要方法，目前临床应用评价宫颈超声检查途径主要为经阴道超声。早产高危者经阴道超声测量子宫颈长度，可有助于预测临产时间

☆☆ ☆ ☆

表 5-22　孕 25 ～ 28 周各项检查项目目的及意义

项目		目的及意义
必查	1.75g 口服葡萄糖耐量试验	尚未被诊断为 PGDM 或 GDM 的孕妇，在妊娠 24 ～ 28 及 28 周后首次就诊时行 75g 口服葡萄胎耐量试验（oral glucose tolerance test, OGTT）。正常空腹及服糖后 1h、2h 的血糖值应分别低于 5.1mmol/L、10.0mmol/L、8.5mmol/L。任何一点血糖值达到或超过该数值，即可诊断为 GDM
	2. 血常规	同第一次产前检查一致，主要查看血红蛋白、血细胞比容、白细胞及血小板等，判断是否有贫血、感染及血小板异常等情况
	3. 尿常规	同第一次产前检查一致，主要查看尿蛋白、尿糖、尿酮体、尿白细胞及红细胞等。协助判断是否有妊娠高血压、肾脏疾病、糖尿病、尿路感染等可能
备查	1. 抗 D 滴度复查（Rh 血型阴性者）	Rh 血型不合中，抗体滴度与胎儿溶血程度成正比，Rh 血型阴性者抗 D 抗体阳性，需根据抗体滴度增加情况，定期复查
	2. 子宫颈分泌物胎儿纤连蛋白检测	fFN 是一种能够促进胎膜和母体蜕膜黏附在一起的糖蛋白，于孕 18 ～ 34 周时在宫颈阴道部的分泌较少，在接近足月时浓度增加。22 周后宫颈阴道部的 fFN 浓度增加（超过 50ng/ml）与自发性早产密切相关。胎儿纤连蛋白（fFN）检测是一种相对非侵入性方法，阴道超声子宫颈长度联合宫颈分泌物 fFN 可显著提高对早产预测的准确度

表 5-23　孕 29 ～ 32 周各项检查项目目的及意义

项目		目的及意义
必查	1. 血常规	同第一次产前检查，主要查看血红蛋白、血细胞比容、白细胞及血小板等，判断是否有贫血、感染及血小板异常等情况
	2. 尿常规	同第一次产前检查，主要查看尿蛋白、尿糖、尿酮体、尿白细胞及红细胞等。协助判断是否有妊娠高血压、肾脏疾病、糖尿病、尿路感染等可能
	3. 产科超声检查	检查胎儿生长发育情况、羊水量、胎位、胎盘位置等
备查	无	无

表 5-24　孕 33 ～ 36 周各项检查项目目的及意义

项目		目的及意义
必查	尿常规	同第一次产前检查，主要查看尿蛋白、尿糖、尿酮体、尿白细胞及红细胞等。协助判断是否有妊娠高血压、肾脏疾病、糖尿病、尿路感染等可能
备查	1. B 族链球菌（GBS）筛查（孕 35 ～ 37 周）	B 族链球菌（GBS）可寄殖于妊娠期妇女的阴道、肠道和尿道，是围产期重要的条件致病菌，新生儿可直接自母体或分娩时经母体生殖道感染。欧美发达国家妊娠晚期孕妇的 GBS 感染率为 5% ～ 35%，国内孕妇的阳性率为 5% ～ 30% GBS 感染对孕妇的危害有泌尿系感染、胎膜早破、胎儿发育不良（低体重儿）、早产、晚期流产、羊膜腔感染、死胎、产褥感染、产后脓毒症及其他产科并发症等。对新生儿的危害有新生儿败血症、肺炎、脑膜炎，甚至死亡。感染后存活者还可能有严重的神经系统后遗症，包括脑积水、智力障碍、小头畸形、耳聋等 因此，为了避免其对母儿的危害，具有高危因素的孕妇，如妊娠合并糖尿病、前次妊娠出生的新生儿有 B 族链球菌感染等，应取直肠和阴道下 1/3 分泌物进行培养筛查

项目		目的及意义
	2. 肝功能、血清胆汁酸检测（孕 32～34 周，妊娠期肝内胆汁淤积症的孕妇高发病率地区的孕妇）	主要协助诊断 ICP，其是妊娠中、晚期特有的并发症，发病有明显的地域和种族差异，智利、瑞典及我国长江流域等地发病率较高。临床表现为皮肤瘙痒及生化检测血清总胆汁酸升高 空腹血清总胆汁酸检测（TBA）≥ 10μmol/L 伴皮肤瘙痒是诊断 ICP 的主要依据。大多 ICP 患者的天冬氨酸转氨酶（AST）/丙氨酸转氨酶（ALT）轻至中度升高，为正常水平的 2～10 倍，一般 < 100U/L，ALT 较 AST 更敏感；部分患者 γ 谷氨酰转移酶（GGT）升高和胆红素水平升高，胆红素水平的升高以直接胆红素为主。分娩后肝功能多在 4～6 周恢复正常
	3. 无应激试验（NST 检查，高危孕妇）	32～34 周后，高危的孕妇可开始进行 NST 检查，详见电子胎心监护
	4. 心电图（高危孕妇）	母体循环系统在妊娠期发生了一系列的适应性变化，主要表现为血容量增加、心排血量逐渐增加，至妊娠 32～34 周达高峰，心率也逐渐增加，至妊娠晚期平均每分钟增加 10～15 次。可疑心脏疾病的高危孕妇，此时应进行心电图的复查

表 5-25 孕 37～41 周各项检查项目目的及意义

项目		目的及意义
必查	1. 产科超声检查	评估胎儿大小、羊水量、胎盘成熟度、胎位，有条件者可检测脐动脉收缩期峰值和舒张末期流速之比等
	2. 无应激试验（NST 检查，每周一次）	37 周足月开始，每周需进行一次电子胎心监护监测胎儿宫内情况
备查	子宫颈检查及 Bishop 评分	Bishop 评分是判断宫颈成熟度的一种方法，可估计试产的成功率，满分为 13 分，> 9 分均能成功试产，7～9 分的成功率为 80%，4～6 分的成功率为 50%，≤ 3 分成功概率小，均失败 如果试产，在宫颈不成熟的情况下直接引产，阴道分娩失败率较高，临床上一般 Bishop 评分 < 7 分要先促进宫颈成熟治疗，Bishop 评分 ≥ 7 分者可直接引产 Bishop 评分的标准主要根据以下 5 个指标： ①宫口开大：宫口未开、开大 1～2cm、开大 3～4cm、开大 5cm 及以上，分别依次得 0 分至 3 分 ②宫颈管消退（%）（未消退为 2～3cm）：宫颈管消退 0～30%、40%～50%、60%～70%、≥ 80%，分别依次得 0 分至 3 分 ③先露位置（坐骨棘水平 =0）：先露 -3、先露 -2、先露 -1 到 0、先露 +1 到 +2，分别依次得 0 分至 3 分 ④宫颈硬度：宫颈管硬、中度、宫颈管软，分别依次得 0 分至 2 分 ⑤宫口位置：朝后、居中、朝前，分别依次得 0 分至 2 分

☆ ★ ☆ ☆

2. 孕中期体查   体格检查内容包括测量血压、体重，评估孕妇体重增加是否合理，测量子宫底高度及胎心率。子宫底高度是指耻骨联合上缘至子宫底的高度，不同孕龄的子宫高度和子宫长度见表5-26。由于宫高受腹壁脂肪厚薄及胎先露入盆与否等因素的影响，因此宫底高度只能作为观察胎儿发育正常与否的一种筛查的措施。当发现子宫底高度低值或高值的异常曲线走势后，需做进一步的检查如重新核对预产期、超声等。B超是预测胎儿大小最常用的辅助诊断方法，准确性较高，而且，还可同时发现胎儿常见的畸形。胎心率的测量在靠近胎背上方的孕妇腹壁上听得最清楚，如图5-1所示，枕先露时胎心在孕妇肚脐左/右下方；臀先露时胎心在孕妇肚脐左/右上方；肩先露时胎心在靠近肚脐下方听得最清楚。

表 5-26   不同孕龄的子宫高度和子宫长度

妊娠孕周	手测宫底高度	尺测耻上子宫长度 (cm)
16 周末	脐耻之间	/
20 周末	脐下 1 横指	18（15.3～21.4）
24 周末	脐上 1 横指	24（22.0～25.1）
28 周末	脐上 3 横指	26（22.4～29.0）
32 周末	脐与剑突之间	29（25.3～32.0）
36 周末	剑突下 2 横指	32（29.8～34.5）
40 周末	脐与剑突之间或略高	33（30.0～35.3）

引自：谢幸，孔北华，段涛. 妇产科学、9 版. 北京：人民卫生出版社，2018.

3. 孕晚期体查   除了孕中期产前检查内容外，还应增加胎位的检查，同时注意腹部的大小及形态等，如腹部向下悬垂（悬垂腹），需要考虑是否伴有骨盆狭窄的情况。四步触诊法可以检查子宫大小、胎产式、胎先露、胎方位及胎先露部是否衔接，如

图 5-2 所示，具体手法步骤为：

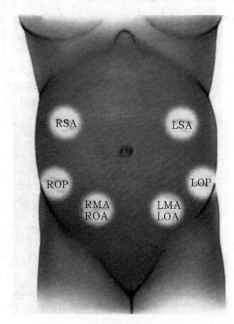

图 5-1   不同胎方位胎心音听诊

引自：刘兴会，漆洪波. 难产. 北京：人民卫生出版社，2015.

第一步：面向孕妇头侧，双手置于孕妇子宫底部，两手指腹相对轻推，判断宫底部的胎儿部分，硬而圆且有浮球感的是胎头，软而宽且性状不规则的为胎臀。

第二步：双手下移分别放置于腹部左右侧，一手固定，另一只手轻轻深按检查。触到平坦饱满的为胎背，可变形的高低不平的部分是胎儿肢体，有时检查时还可以感到胎儿肢体活动。

第三步：继续面向孕妇头侧，改为右手放置于耻骨联合上方，拇指与其余四指分开握住胎先露部，进一步查清先露部是胎头还是胎臀，左右推动以确定先露部是否衔接。若已衔接，胎先露部是不能推动的，若胎先露部仍浮动，表明尚未入盆。

第四步：面向孕妇的足端，双手分别放置在胎先露的两侧，向骨盆入口的方向向下深按，再次核对胎先露的判断是否准确，并确定胎先露部入盆的程度。

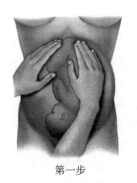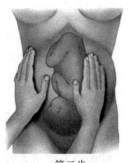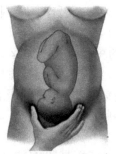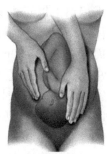

| 第一步 | 第二步 | 第三步 | 第四步 |

图 5-2 胎位检查的四步触诊法
引自：刘兴会，漆洪波．难产．北京：人民卫生出版社，2015．

（四）查阅与分析资料

查阅孕产妇产前检查所有资料，了解二者产前检查情况，并分析其所有辅助检查项目结果是否存在异常。如果有应用调查表对孕产妇进行调查，则需评估调查表的结果。评估者自身必须了解孕期各个不同阶段需要体检的项目及其意义，对于异常检查结果能进行识别。

（余桂珍　黄丽华　梁　曼）

第六节　孕早期指导

一、防流产

1. **提高孕早期妇女对流产的防范意识，避免导致流产的因素**　孕早期妇女要充分认识到流产的不良影响，避开导致流产的因素，重视孕早期保健。除了定期产检外，应完善产前遗传咨询，加强婚检。

2. **生活指导**　保持室内空气清新，对于清洁卫生间和阳台等劳动，应托付给丈夫或其他人。保持个人卫生，每日沐浴，更换内裤，内裤应采用棉质，出现咖啡色分泌物可能有子宫颈糜烂造成溃疡、出血等现象。摒弃不健康的生活方式，如吸烟、饮酒、药物滥用等。避免长时间站立从事劳动，因长时间站立会导致腰背部受累，有可能导致子宫收缩。每日生活起居要有规律、避免过劳、保证睡眠时间，每天的休息时间最好要达到 9h，最少不能低于 8h，夜间休息不佳者增加午睡。过频的性生活也会导致流产，在早孕期间，建议尽量避免性生活。警惕流产的征兆，出现阴道流血、腹痛等症状，及时到医院检查。避免接触有毒有害物质（如放射线、高温、铅、汞、苯、砷、农药等），避免密切接触宠物；避免高强度工作、高噪声环境和家庭暴力。注意保持心理健康，解除精神压力，学会心理调适。

3. **饮食指导**　每日补充叶酸 400～800μg，临床实践证明，叶酸具有维护细胞正常生长、增强人体免疫力的功能，对风疹、流感、肝炎等病毒有抵抗作用。如果孕妈妈体内叶酸缺乏，不但会出现巨细胞型贫血，还易导致流产。因此，孕妈妈在怀孕期间应多吃小白菜、卷心菜、菠菜，以及动物的肝、肾等。若早孕反应严重，可少食多餐，选择清淡或适口的膳食，保证摄入含至少 130g 碳水化合物的食物，首选易消化的粮谷类食，以预防酮血症对胎儿神经系统的损害。

4. **运动指导**　孕早期一般维持轻度体力工作及正常生活即可，避免使腹部紧张或受压迫的动作或因素，不主张外出长途旅游、爬山、爬楼梯、打球或其他对抗性运动，不能在颠簸路上骑车或开车，但不限制在

☆★☆★☆

平坦路上以正常速度骑车及开车。美国身体活动指南（2018版）提到，妊娠期间每周至少进行150min的中等强度有氧运动，常见的中等强度运动：快走、游泳、瑜伽、家务劳动。外出时，要穿舒适、轻便的服装，以及平跟鞋，以免滑倒。

5. 用药指导

（1）临床上遵循"妊娠期没有特殊原因不要用药"的原则，孕期预防疾病，谨慎用药。

（2）研究发现，60%～65%的先兆流产经卧床休息和黄体酮治疗后可分娩健康胎儿。对于先兆流产患者使用孕激素，可降低流产率。孕激素的用药途径可分为口服、肌内注射、局部应用（阴道用药）等，但优先推荐口服孕激素。对于早期先兆流产、晚期先兆流产或复发性流产再次妊娠的孕妇，用药的剂量都是一致的，且不同类型的流产在行药物治疗时，其停药时机也存在差异，详见表5-27及表5-28。

（3）孕激素使用的禁忌证和慎用情况：

①禁忌证：对药物制剂成分过敏者；不明原因阴道流血；妊娠期或应用性激素时发生或加重的疾病（或症状）者；异位妊娠、疑似妊娠滋养细胞疾病或者生殖系统之外的疾病引起的不明原因血hCG水平升高者；胚胎已死亡或者难免流产；脑膜瘤；其他：胎膜早破、胎儿畸形、绒毛膜羊膜炎等。

②慎用：严重肝损伤、肾病或心脏病性水肿、高血压、脑血管意外的患者；自身免疫性疾病；血栓性疾病病史者。

6. 生育指导

（1）孕妇需慎重对待孕期的出血症状。有些出血症状不会影响怀孕，但是大部分出血症状都会影响胎儿的健康，所以不论出血程度如何，都要去医院检查。特别是早期流产时，通常会出现暗褐色的血，此外却没有任何其他症状。

表5-27　孕激素用药途径及用法指导

用药途径	药物名称	用量及注意事项	
口服给药	地屈孕酮	20～40mg/d	妊娠剧吐患者应谨慎使用
	其他口服黄体酮制剂	200～300mg/d，分1次或2次服用，单次剂量不得超过200mg	
肌内注射	黄体酮注射液	20mg/d，使用时应注意患者局部皮肤、肌肉的不良反应	
阴道给药	微粒化黄体酮胶囊	200～300mg/d，分1次或2次给药，单次剂量不得超过200mg	阴道流血的患者应谨慎使用
	黄体酮阴道缓释凝胶	90mg/d	

表5-28　各类流产孕激素使用停药时机

流产类型	停药时机
早期先兆流产	用药直至临床症状消失，B超提示胚胎存活可继续妊娠，继续使用1～2周后可以停药；或者持续用药至孕8～10周；治疗过程中，临床症状加重、β-hCG水平持续不升或者下降、B超提示难免流产，考虑流产不可避免，应停药并终止妊娠
晚期先兆流产	先兆流产的症状、体征消失后1～2周，有晚期复发性流产病史的孕妇应用至孕28周
复发性流产再妊娠	使用至孕12～16周，或前次流产的孕周后1～2周，若无先兆流产表现，超声检查正常，可予以停药

（2）子宫黏膜下肌瘤患者宜在妊娠前行宫腔镜肌瘤切除术，体积较大的肌壁间肌瘤应行肌瘤剔除术。

（3）容易发生流产的孕妇，在怀孕前应积极治疗原发病，待病愈后再考虑怀孕，如子宫颈功能不全者可在孕 13 ～ 14 周行预防性子宫颈环扎术。于不同子宫异常的患者，应制订个性化治疗计划，与患者充分沟通，使其了解手术的利弊及术后再妊娠可能的并发症。出现自然流产的症状，及时对症治疗，早发现早处理。

（4）对不明原因复发性流产患者，早孕期除了上述一般的保健指导外，可以考虑预防性保胎推荐不明原因复发性流产患者使用孕激素，以期提高妊娠结局。

7. 自我管理　防流产是孕早期妇女的重点任务之一，当孕妇出现腹痛、阴道流血等先兆流产症状时，应提高自身的警惕性，及时到医院就诊，尤其是复发性流产的妇女。对于已出现流产先兆在行保胎治疗的孕妇，无论是否保胎成功，都应该做好自身的心理调适工作，孕妈妈需知道在孕早期发生的流产，绝大多数是受精卵本身的问题，这只是自然界一个优胜劣汰的过程，因此一旦出现，孕妈妈也不必过于紧张。

8. 追踪与评价　对于仅有 1 次流产史的患者，再次妊娠时如无特殊异常及临床表现，无须采取特殊治疗措施，仅一般对症处理即可。建议对复发性流产患者妊娠后定期检测 β-hCG 水平，每周 1 ～ 2 次，于孕 6 ～ 7 周时首次行 B 超检查，如见异常应每隔 1 ～ 2 周定期复查直至胚胎发育情况稳定，可见胎心搏动。复发性流产患者孕 12 周后需注意胎儿先天性缺陷的筛查，必要时应行产前诊断。有免疫性流产史的患者，孕 38 周可考虑终止妊娠。

二、防畸形

1. 充分评估育龄妇女是否存在导致胎儿畸形发生的因素　因畸形的发生受多种因素的影响，对于育龄妇女而言，应从备孕期就开始进行风险评估。如生活环境的评估：是否处于长期接触电脑、暴露于化学制剂的状态、是否有饲养宠物、居住环境是否近期有装修、同居者是否有吸烟习惯等；备孕准备的评估：夫妻双方是否有进行婚前检查、备孕妇女孕前是否有服用叶酸、有无饮酒吸烟等不良习惯等；病史评估：是否有遗传性疾病史、既往是否有孕育过畸胎儿等。

2. 提高孕早期妇女对胎儿畸形的防范意识，避免胎儿畸形的发生　让育龄妇女充分认识到哪些不良因素有可能诱发胎儿畸形的发生，了解到孕前检查的重要性。计划生育的夫妻双方在孕前进行检查，能在很大程度上减少胎儿畸形的发生。及时发现遗传性疾病，并进行咨询，有方向性的避免遗传。

3. 生活指导

（1）避免暴露在含有大量化学物质的环境中，在清洁行业、艺术室或化学物质工厂工作的话，一定要戴上手套、面罩和有足够的通风设备，而且要避免在怀孕期间进行房间装修。

（2）备孕期间和孕期都是要戒烟戒酒的，即便是二手烟也会对胎儿造成影响，家人有吸烟的，最好远离孕妇吸烟，吸烟母亲所生婴儿的手臂和腿部缩短或缺失的概率较高，唇裂和腭裂的发生率高 20% ～ 30%。

（3）注意个人卫生，孕期分泌物增多，建议每日清洗外阴，换洗内裤。勤洗澡，皮肤涂抹润肤油，预防泌尿系统感染。

（4）女性如果承受的压力过大，很可能会引起流产、早产甚至不育，经过医师评估，孕妇可以进行瑜伽和运动。

（5）鞋子应选择轻便、舒适、易于行走的，最好是矮跟或平跟鞋，鞋底有防滑纹，以免跌倒。

（6）孕早期由于腹部还没有隆起，衣

服以舒适为主，衣料质地选择应以轻柔、耐洗、吸水、透气为原则，同时考虑到季节性。孕妇的新陈代谢加强，易出汗，最好选择透气性强的天然材质，如纯棉、丝绸。尤其是在夏天，纯棉更是首选，尽量不要穿腰带紧的裤子。

4. 饮食指导　怀孕前的至少3个月和怀孕期间的准妈妈甚至哺乳期都应该服用叶酸补充剂。叶酸不足很可能会引起胎儿神经中枢的缺陷，这种缺陷很可能在怀孕的早期就会出现了，每天服用 $0.4 \sim 0.8 mg$；专家建议孕妇应该进食多种健康食物，特别是全麦类、豆类和蛋白质食物，同时还要注意补充DHA；碘缺乏会增加胎儿死亡的风险，神经认知发育受损和克汀病，导致身体和智力发育受损，如碘盐、乳制品、面包、海藻和鱼类。

5. 生育指导

（1）鼓励育龄人群适龄实施生育，女性最好在35岁之前，男性在40岁之前。女性35岁以后初产属高龄孕妇，怀孕期间容易发生妊娠并发症和胎儿不正常，需经常与医师联系，进行产前保健。

（2）完善遗传咨询：针对咨询家庭所存在的遗传疾病的相关问题予以解答，并提出医学建议，评估下一代再发风险并提供生育计划，降低高风险人群后代再发风险。遗传咨询必须遵循五大原则——自主原则、知情同意原则、无倾向性原则、守秘和尊重隐私原则、公平原则。

（3）产前干预：为了避免畸形的发生，现有许多筛查手段可更早的甄别出存在畸形的胎儿。

①影像学检查：孕早期通过超声测定胎儿颈项透明层（nuchal translucency，NT）厚度，颈部透明层的增厚越明显，发生胎儿结构异常与染色体异常的概率越大。磁共振检查仅对超声检查不确定的异常，而无法明确诊断的胎儿进一步评估，但妊娠3个月以内尽可能避免磁共振检查。

②染色体核型分析或基因检测：通过绒毛膜穿刺取样、羊膜腔穿刺术或脐血管穿刺取样等介入方法获得绒毛或胎儿细胞，进行染色体核型分析或基因诊断；无创产前监测技术是根据血浆中胎儿来源的游离DNA筛查常见染色体异常的方法，但其常用于非整倍染色体异常，其他基因或染色体异常不宜使用，且仅用于高危人群的次级筛查。

③实验室检查：如血清学筛查，90%神经管畸形孕妇和羊水中AFP水平升高，孕早期联合超声筛查，唐氏综合征检出率为85%；TORCH检测有助于了解胎儿畸形的风险与病因。

6. 用药指导

（1）孕期禁忌药物都是具有致畸作用的，预防胎儿畸形，就要一开始就杜绝这种情况发生。孕期最好不服用药物，尤其是在孕早期，如有特殊情况，需要提前咨询医师，谨遵医嘱，切忌擅自服用药物。

（2）口服避孕药的妇女，应在停用避孕药6个月后再怀孕为宜。妇女如果吸毒或有其他药瘾，都要在孕前戒断。此外，链霉素会影响胎儿的听神经，过量使用维生素A、维生素D和维生素K，可能有致畸作用，均不宜应用。

（3）在怀孕期间预防感染，特别是妊娠前3个月，防止风疹病毒、弓形虫、单纯疱疹病毒、巨细胞病毒和梅毒螺旋体的感染，免疫注射是最好的预防方法。

7. 自我管理　对于孕早期的妇女而言，应做到按时产检，尤其是排畸检查，发现特殊情况，及时咨询。

三、防感染

1. 充分评估　评估孕妇有无导致感染的因素，如有无养猫及有无接触到其污物、有无生食肉类等习惯；孕妇及其伴侣既往有无患感染性疾病，若有是否有行规范的治疗。

2. 充分告知 提高孕早期妇女对感染的防范意识，避免导致感染的因素：孕早期妇女要充分认识到孕期感染性疾病可带来的不良影响，避开导致孕期感染的因素，重视孕早期保健。预防感染性疾病应从孕前开始，通过产前咨询、产前门诊，及早发现感染因素。

3. 生活指导

（1）室内早晚开窗通风 30 ~ 60min。避免受凉，避免在人多的公共场所出入。

（2）在孕期要注重个人卫生，尤其是注意保持外阴的清洁干燥，每天早晚用清水清洗外阴，也可以在清水中加入少许食盐来进行清洗。切忌用一些专门的洗液来冲洗阴道，这样会破坏阴道自身的酸碱平衡，引发阴道炎。工作结束、外出归来、饭前便后洗手。

（3）猫、犬等是弓形虫病的重要传染源，需要在孕前 6 个月给宠物做检查，如发现弓形虫，及时治疗，定期检测，是可以继续留在主人身边的。此外，因巨细胞病毒的原发性感染多数发生在婴幼儿，其唾液和尿液含有大量病毒，故孕期应避免或减少与婴幼儿接触。

（4）选择宽松、柔软、舒适的衣服，避免穿化纤面料、紧身裤，选择纯棉内衣裤，尽量手洗，不穿脱色、有异味的衣物。

（5）孕期要加强体育锻炼，多到户外活动，多晒太阳，增强体质，提高机体对气候变化的适应力。注意合理休息，放松心情，有利于维持正常的免疫力。

4. 饮食指导 原则上避免生食，不喝生水，不吃腐败变质的食物，不食病死的禽兽及不新鲜的食品，冰箱中的食物需要煮熟煮透方可食用；新鲜蔬菜、水果应彻底清洗后食用。尽可能少吃餐馆、酒楼、街边露天小摊上的食物。多吃新鲜的蔬菜、水果和富含蛋白质的饮食，以提高机体抵抗力。鼓励多喝水，以帮助冲洗泌尿道。

5. 用药指导

（1）针对某些传染性疾病，避免妊娠期感染，最直接、最有效的办法就是注射疫苗，详见表 5-29。

（2）孕妇在妊娠期间接种疫苗需遵循的原则：

①遵循至少在受孕前 3 个月接种的原则。因为大部分的疫苗注射后需要 3 个月的时间才能够在人体内产生抗体，受孕时疫苗病毒基本上已经消失，妊娠后就不会对胎儿造成危害，如风疹、水痘、流行性感冒、甲型肝炎疫苗，但乙型肝炎疫苗则应在计划妊娠前最少 9 个月注射才能保障安全免疫。

表 5-29 孕前可接种的疫苗的作用及注射时间

疫苗种类	作用	注射时间
风疹疫苗	避免被风疹病毒感染引起的流产、胎死宫中或胎儿出生后先天性畸形等	在受孕前 3 个月注射
乙肝疫苗	预防乙型肝炎，使胎儿在母体内免遭乙肝病毒侵害	在受孕前 9 个月注射
甲肝疫苗	预防甲型肝炎	在受孕前 3 个月注射
水痘疫苗	预防早孕期感染水痘可所致的胎儿先天性水痘或新生儿水痘及晚期感染水痘所致的孕妇患严重肺炎甚至致命	在受孕前 3 个月注射
流感疫苗	属于短效疫苗，且只能预防几种流感病毒，对于孕期的防病、抗病意义不大	建议可根据自己的身体状况自行选择，孕期的任何时间都可以进行疫苗的接种，不建议孕妇在妊娠期间接种减毒流感活疫苗

②不是每种疫苗都适用于妊娠期间的孕妇,不建议孕妇使用活病毒疫苗,该类疫苗使用后会对母婴均产生不利的影响。

③在特定情况下,依据疾病相关危险性权衡利弊选择。不是所有疾病都能通过自身免疫进行预防和抵制的,而注射疫苗往往是抵御疾病的最有效办法,但在选择疫苗接种时,需结合疾病相关危险性及对胎儿的影响再作出最终的选择。

6. 生育指导

(1) 夫妻双方任何一方患有传染病,在传染期均不宜妊娠,怀孕后应及早进行产前检查。

(2) 妊娠过程中出现风疹感染的情况比较少,建议育龄妇女在孕前进行风疹 IgG 抗体检查,如果呈现为阳性则表明获得免疫,孕期过程中不会出现感染的情况。如果没有获得免疫,在妊娠前就需要注射风疹疫苗。

(3) 孕前或怀孕早期要对孕妈妈进行常规弓形虫抗体检查,如果为阴性,即表示没有感染过,要注意预防感染,并定期复查。

(4) 建议有条件的育龄妇女进行孕前筛查 IgG 和 IgM,以明确孕前免疫状态,有助于区分孕期感染类型。对于孕前活动性感染的妇女,可暂不受孕;间隔 6 个月后可受孕。

(5) 建议具有早产高危因素的孕妇,在孕期行 BV 筛查,但比建议对所有孕妇进行 BV 的筛查和治疗;对高危人群进行衣原体筛查,生殖道衣原体阳性孕妇及其性伴侣均应接受治疗;孕期应尽早常规进行梅毒血清学筛查。

(6) 若育龄期妇女接种了水痘疫苗或麻腮风三联疫苗,在接种后的 28d 之内应采取避孕措施,若在接种 28d 之内不慎怀孕或者接种时已怀孕应尽快就医并咨询是否对胎儿会造成危害,如没有影响可继续妊娠,不要因为接种此类疫苗就立刻终止妊娠。

7. 自我管理 孕早期妇女充分认识到妊娠期防感染的重要性,保持良好的生活习惯,对于已存在的可导致妊娠期感染的因素进行自我监控和调整。

四、防营养失调

孕早期胎儿生长发育速度相对比较缓慢,因此,所需能量及营养与孕前无太大差别,备孕期的良好营养储备,可维持母体和胎儿在这一时期的营养需要。怀孕早期没有明显妊娠反应者,可继续维持孕前平衡膳食。若孕妇由于妊娠反应等原因,不能维持孕前平衡膳食,我们也只需要孕妇保证基本的能量供给即可,不必过分强调平衡膳食及过早增加能量和各种营养素的摄入。孕早期防营养失调营养主要需注意以下几个要点:

1. 选用碘盐及常吃含碘丰富食物 考虑到碘缺乏所产生的不良的影响,育龄妇女在备孕期开始就应选用碘盐及常吃含碘丰富食物。多数食物中都缺乏碘元素,孕期选用碘盐可确保有规律地摄入碘。以每天摄入 6g 盐计算(含碘量 25mg/kg),每天从碘盐中可摄入碘约 120μg,仅能基本满足一般女性碘推荐的摄入量。孕期碘的推荐摄入量为 230μg/d,比非妊娠状态增加近 1 倍(增加 110μg/d),而通过食用碘盐只可获得推荐量的一半左右,因此,为了满足孕期对碘的需要量,还应建议孕妇每周增加 1～2 次富含碘的海产品的摄入。海带(鲜,100g)、紫菜(干,2.5g)、裙带菜(干,0.7g)、贝类(30g)、海鱼 40g 均可分别提供约 110μg 碘。

2. 补充叶酸 叶酸(folic acid)曾被称为维生素 M、维生素 Bc、U 因子、wills 因子、干酪乳杆菌生长因子,属于 B 族维生素。其作为一碳单位的供体,在体内参与氨基酸和核酸的代谢,对细胞的增殖、组织生长和机体发育起着重要作用。从围孕期开始补充叶酸,并免费发放已成为我国妇幼保健中一项重要公共卫生措施。

（1）叶酸缺乏的危害：孕早期叶酸缺乏，或使用叶酸拮抗剂如堕胎剂、抗癫痫药物等，可引起死胎、流产及增加神经管畸形的发生，主要为脊柱裂和无脑畸形等中枢神经系统发育异常。妇女在孕前至孕早期补充叶酸可有效预防 70% 以上神经管缺陷的发生。我国从 2010 年开始在全国范围向育龄妇女推广叶酸补充剂，以预防神经管畸形。

同时，叶酸是体内蛋氨酸循环的甲基供体，叶酸缺乏可导致高同型半胱氨酸血症，损伤血管内皮细胞，并可激活血小板的黏附与聚集，诱发妊娠期高血压疾病。患有高同型半胱氨酸血症的母亲生育神经管缺陷儿的危险性也增高。孕妇血浆中同型半胱氨酸水平升高还与习惯性流产、胎盘早剥、胎儿生长受限、畸形、死胎、早产等的发生密切相关。

孕期叶酸缺乏，影响幼红细胞核中 DNA 的合成，使细胞核的成熟和分裂延缓、停滞，影响血红蛋白的合成，导致巨幼红细胞性贫血（megaloblastic anemia）。巨幼红细胞性贫血表现为头晕、乏力、精神萎靡、面色苍白，并可出现舌炎、食欲下降及腹泻等消化系统症状，易导致胎儿宫内发育迟缓、早产及新生儿低出生体重。因此，不单单是孕前及孕早期，整个孕期全程甚至是哺乳期建议都应适当补充叶酸。

（2）叶酸过量的危害：孕期叶酸缺乏会产生一定的危害，叶酸摄入过量同样会产生许多不良影响。天然食物中的叶酸不存在摄入过量而致中毒的问题，但无地中海贫血等需较大剂量服用叶酸的特殊情况下，正常孕妇若长期服用大剂量合成叶酸（＞1mg/d），可能会产生以下毒副作用：

①干扰抗惊厥药物的作用，诱发患者惊厥发作。

②影响锌的吸收，从而导致锌缺乏，使胎儿发育迟缓，低出生体重儿发生风险增加。

③由于巨幼红细胞性贫血患者大多数合并维生素 B_{12} 缺乏，过量叶酸的摄入可掩盖维生素 B_{12} 缺乏的早期表现，干扰维生素 B_{12} 缺乏的诊断，进而延误对神经系统损害的诊断和治疗，导致严重的不可逆转的神经损害。

（3）叶酸的补充：叶酸广泛存在于各种动、植物性食物中。富含叶酸的食物为动物肝、肾、豆类、鸡蛋、酵母、绿叶蔬菜、水果及坚果类等。每天保证摄入 400g 各种蔬菜，且其中一半以上为新鲜深色蔬菜，可提供约 200μg DFE 叶酸。提供 200μg DFE 叶酸的一天蔬菜类食物搭配举例见表 5-30。

孕期叶酸摄入量应达到 600μg DFE/d，虽然叶酸可通过食物摄取，但天然食物中叶酸烹调加工或遇热易分解，生物利用率并不高，仅为补充剂的 50%。因此，为了预防叶酸缺乏所导致的危害，除常吃富含叶酸的食物以获取 200μg DFE/d 外，备孕

表 5-30　提供 200μg DFE 叶酸的蔬菜类食物一日搭配举例

例一			例二		
食物名称	重量（g）	叶酸含量（μg DFE）	食物名称	重量（g）	叶酸含量（μg DFE）
小白菜	100	57	韭菜	100	61
甘蓝	100	113	油菜	100	104
茄子	100	10	辣椒	100	37
四季豆	100	28	丝瓜	100	22
合计	400	208	合计	400	224

依据《中国食物成分表 2004》计算；DFE. 膳食叶酸当量（dietary folate equivalence，DFE）

☆ ☆ ☆ ☆

妇女还应从准备怀孕前3个月开始额外补充合成的叶酸400~800μg DFE/d,并持续整个孕期。维生素C和葡萄糖可促进叶酸的吸收。锌作为叶酸结合的辅助因子,对叶酸的吸收亦起到重要作用。不利于叶酸吸收及代谢的因素包括经常饮酒、吸烟、饮茶、饮咖啡及服用某些药物等。

3. 有效处理妊娠恶心呕吐　有效处理妊娠期恶心呕吐是孕早期预防营养失调的一个重点内容,可用改良妊娠期恶心呕吐专用量表(PUQE)评估孕妇恶心呕吐的严重程度。妊娠期恶心呕吐的处理可参考以下几点。

(1)充分休息,适量运动:充分休息但也不能因为恶心呕吐就整日卧床,这样只会加重早孕反应,如果天气允许的话,家里或工作场所经常开窗换气,每天出去散步呼吸新鲜空气。

(2)注意对加重症状刺激的躲避:避免可能加重症状的气味、热、潮湿及闪光等感觉刺激,孕妇的嗅觉比较敏感,尽量远离厨房的油烟味。

(3)饮食建议:孕吐较明显或食欲不佳的孕妇不必过分强调平衡膳食,以尽可能多的摄入食物,特别是富含碳水化合物的谷、薯类食物;孕早期进餐的餐次、数量、种类及时间地点应根据孕妇的食欲和反应的轻重及特点及时进行调整;不强调饮食的规律性,不强制进食;对于呕吐严重的孕妇,进食时间不受限制;可根据个人的饮食嗜好和口味选用清淡适口、容易消化的食物;少食多餐,避免胃饱满;注意食物的形、色、味,使其能引起食欲;避免辛辣、油炸及油腻食物和甜品,以防止胃液逆流而刺激食管黏膜;晨起时吃清淡的、干性食品如馒头、面包干、饼干、鸡蛋等;多喝水,多吃富含维生素的食物;证据表明生姜可减轻恶心症状,生姜性味辛、温,均有温中和胃、降逆止呕之功效,称之为"呕家圣药",可指导孕妇尝试喝些无酒精的姜汁汽水、姜茶或吃些姜糖等。

(4)药物疗法:孕前1个月服用复合维生素、微量元素及叶酸制剂,每日3次口服,可以有效减少妊娠呕吐的发生率和严重程度。孕期在医师指导下适当补充维生素B$_1$、维生素B$_2$、维生素B$_6$及维生素C等以减轻早孕反应的症状。中药汤剂治疗亦对减轻妊娠呕吐有疗效,应该考虑分型辨治改善干预效果。

(5)穴位按摩:中医学认为,妊娠剧吐与脾胃、肝有关,脾胃虚弱、肝胃不和导致胃失和降,恶心不食,因而治疗当以降逆止呕、疏肝和胃、调气和中为主。Meta分析发现内关穴按压对缓解妊娠期恶心呕吐有效,可与药物疗效相媲美。内关穴位于腕横纹上前臂内侧,掌长肌腱与桡侧腕屈肌腱之间2.5指宽。

(6)心理调适:心理压力过大,越是害怕呕吐,症状会越发明显。可尝试转移和分散集中在呕吐上的注意力,增强战胜妊娠反应的信心。医务人员和家属应给予患者心理疏导,根据患者的实际情况进行个性化暗语,纠正患者对于妊娠呕吐的错误认识,知道该症是可以治愈的,使其情绪稳定,尽量保持轻松愉快,避免紧张、激动、焦虑、忧伤等不良心理状态,提高心理舒适度。对于性格内向的患者则鼓励其多与其他患者进行交流,缓解内心压抑情感;认真解答患者的疑难问题,及时消除患者的疑虑。

4. 确保机体基本需要量　早孕反应严重影响产妇进食时,为保证基本的能量供应,保证脑组织对葡萄糖的需要,预防脂肪过度分解产生酮体,进而血液中过高的酮体通过胎盘进入胎儿体内,损伤胎儿大脑和神经系统发育,孕妇每日必须摄入至少130g碳水化合物。应首选富含碳水化合物、易消化的谷物及制品,如粥、粉、面、烤面包、烤馒头片、饼干等。各种糕点、薯类、根茎类蔬菜和一些水果中也含有较多碳水化合物，可根据孕妇口味选用。食糖、蜂蜜等主要成分为简单碳水化合物，易于吸收，可为进食少或孕吐严重者迅速补充身体需要的碳水化合物。可提供 130g 碳水化合物的食物有：170 ～ 180g 精制小麦粉或大米；200g 左右的全麦粉；或者 50g 大米、50g 小麦精粉、100g 鲜玉米、150g 薯类的食物组合。进食少于 130g 碳水化合物或孕吐严重者需寻求医务人员的帮助。

5. 关注进食量、呕吐及尿酮体情况　呕吐严重，无法进食或进食未达基本需要量者，可出现尿酮体阳性的情况，严重者发生酮症酸中毒，从而对胎儿产生不可逆性的伤害。因此，在孕早期尤其应重点关注进食量、呕吐及尿酮体情况。

6. 监测体重变化　体重增长是能够反映孕期营养状况的最实用的直观指标，孕期体重增长与胎儿出生体重、妊娠合并症、并发症及妊娠结局等密切相关。孕期适宜增重，有助于获得良好的妊娠结局。为保证胎儿正常发育，避免不良妊娠结局，应维持体重增长在一个适宜的范围内。由于孕早期主要是胎儿各个器官的形成发育期，大部分孕产妇的体重在这一个时期增长并不明显。因此孕早期可每月测量一次体重，体重增长异常者可适当增加体重监测的频率。一般孕早期体重总增重为 0.5 ～ 2kg，不应超过 2kg。孕吐严重的孕妈妈可能还会出现体重不增反降的情况，应重点关注进食量、呕吐及尿酮体情况。

五、防低血糖

孕早期多数孕妇都有妊娠呕吐、食欲不佳等情况，因此，孕早期需更加注意预防低血糖的发生，预防低血糖需做到以下几点。

1. 充分评估　分析孕妇有无发生低血糖的高危因素，如评估有无恶心、呕吐等症状、进食情况、孕前及孕早期检查空腹血糖情况、有无孕前糖尿病、如有孕前糖

尿病其血糖控制情况如何、既往有无发生过低血糖症状等。

2. 充分告知　告知低血糖的发生对母婴的危害，提高预防低血糖的意识，提高预防低血糖的重视程度。

3. 指导按时规律进食　重视早餐，避免过餐、漏餐，并注意每餐的营养搭配，适当加餐。

4. 指导避免空腹时从事体力活动　产检或外出活动时，最好有家属陪伴，且外出时建议随身携带一些零食（如水果糖、巧克力、饼干等）以备不时之需。

5. 指导学会识别低血糖症状　当出现低血糖症状如头晕、头痛、心慌、手抖、过度饥饿感、冒冷汗等，应及时进食。

6. 糖尿病患者需积极控制血糖　规范应用降糖药物，使用胰岛素的患者出现低血糖时，应积极寻找原因，精心调整胰岛素治疗方案和用量；胰岛素或胰岛素促泌剂应从小剂量开始，逐渐增加剂量，谨慎地调整剂量；严重低血糖或反复发生低血糖者应调整糖尿病的治疗方案，并适当调整血糖控制目标。血糖控制不佳者禁忌运动。

7. 其他　指导注意休息，保持充足睡眠。

六、防尿酮阳性

做好防尿酮阳性的指导，需做好以下几点：

1. 评估孕妇尿酮体检查结果、每天的进食情况、有无妊娠呕吐情况等。

2. 告知尿酮体监测的意义、尿酮体阳性的危害，提高预防尿酮体阳性的意识。

3. 指导按时规律进食，重视早餐，避免过餐、漏餐，并注意每餐的营养搭配，适当加餐。

4. 保证每天摄取至少 130g 碳水化合物，首选易消化的粮谷类食物，如米、面、烤面包、烤馒头片、饼干等。并掌握应对早孕反应的方法，进食少或孕吐严重者建议住院治疗。

5.食糖、蜂蜜等的主要成分为简单碳水化合物，易于吸收，进食少或孕吐严重时食用可迅速补充身体需要。

6.产检或外出活动时，最好有家属陪伴，且外出时建议随身携带一些零食(如水果糖、巧克力、饼干等)以备不时之需；

7.血糖控制不佳或进食困难者，需及时咨询医师进行治疗。尿酮体阳性(2+以上)为酮症酸中毒诊断的重要标准之一，糖尿病孕妇出现不明原因恶心、呕吐、乏力等不适或者血糖控制不理想时，应及时监测尿酮体，预防酮症酸中毒的发生。

8.严重妊娠呕吐、体重下降明显的孕妇应及时关注尿酮体检测，如果尿酮体在"++"或40mg/dl以上，应及时转诊治疗。

七、防负性心理

详见第8章围产期心理相关理论与实践相关内容。

八、不良生活习惯改进

1.充分评估　充分评估孕妇及其配偶的生活习惯，了解孕妇及其配偶的不良生活习惯，并进行针对性的指导。

2.充分告知　通过充分告知，提高孕妇对不良生活习惯的改善意识，让其充分认识到其危害。孕妇在孕期要注意居室环境、衣着、睡眠等，不良的生活习惯会影响到孕妇的情绪和身体，进而影响到胎儿正常的生长发育。

3.养成规律的生活作息习惯　由于工作繁忙或夜生活丰富，不少的孕妇常会有熬夜、晚睡晚起、周末大睡一场的习惯，而这些作息不规律的坏习惯对健康妊娠是没有什么好处的。在妊娠早期，孕妇采取自觉舒适的睡眠姿势即可，随着孕周的增加，建议采取左侧卧位，避免仰卧位。此外，还需保证充足的睡眠时间，除了晚上至少8h的睡眠时间外，建议中午最好增设午睡时间。睡觉时不宜开灯，可用棉被支撑腰部，两腿稍弯曲，不睡电热毯。

4.养成良好的饮食习惯　上午是工作和学习最紧张的时间，不吃早餐，使得人在饥饿状态下工作与学习，容易感到疲倦和头痛或者诱发低血糖而虚脱。到午餐时往往会感到特别饥饿而使得进食量增加，这使得肠胃遭受压力易患病。孕期偏食使得孕妈妈体内所需的各种营养得不到及时补充，必然导致微量元素的缺失从而影响胎儿。另有研究显示，垃圾食品中的反式脂肪是女性受孕的隐形杀手。孕期不能凭感觉进食，应定时适量进餐，才能满足胎儿的物质营养需要。最理想的吃饭时间为：早餐7～8时，午餐12时，晚餐18～19时，吃饭时间最好控制在30～60min。有关孕早期营养指导，详见本节四、防营养失调部分。

5.进行适当的体育锻炼　适当的运动不仅可以使孕妇保持健康的体魄，还能令人神采焕发，保持良好的心理状态。若孕妇孕前一直坚持有规律的运动，孕期可以延续孕前的运动，但需要指导孕妇根据自己的感受及怀孕后的具体情况进行适当调节，或经医务人员评估指导后进行。若孕妇孕前没有进行有规律运动，则在14周之前一般不做过多活动，维持轻度体力工作及正常生活即可，多以散步为主。满14周后若精神状态好、身体上感觉无异常，各项检查值基本在正常范围、医师无特殊医嘱，可逐步进行有规律的运动，如散步、快走、游泳、分娩球操、孕期瑜伽、韵律操、生育舞蹈等，但不适宜进行跳跃、震动、登高（海拔2500m以上）、长途旅行、长时间站立、潜水、骑马、滑雪等有一定风险的运动，同时避免负重锻炼或具有强对抗性的运动如球类运动等。无论做什么运动，均需要经过详细评估，再依据每个孕妇的个体情况制订相应的运动计划。

6.养成良好的口腔保健习惯　口腔疾病可致病原菌进入血流的可能，引起菌血症，形成血管内膜炎，可影响胎盘功能，可引起早产或低出生体重儿发生，若患有口腔疾病，在妊娠早期治疗有可能引起流产，故孕前积极治疗口腔疾病极为重要。坚持早晚刷牙，饭后漱口，保持口腔清洁，避免口腔感染。可适当使用不含蔗糖的口香糖清洁牙齿，如木糖醇口香糖，具有促进唾液分泌、减轻口腔酸化、抑制细菌和清洁牙齿的作用，可在餐后和睡觉前咀嚼一片，每次咀嚼至少 5min，对于牙齿和牙龈健康是很有帮助的。此外，还应做好定期口腔检查。

7. **避免吸烟和被动吸烟** 孕妇吸烟后，烟碱会影响胎盘血液循环，使供给胎儿的养料减少。母体内的二氧化碳血红蛋白浓度增加，胎盘功能发生障碍，加之吸烟使母亲食欲减少，维生素代谢障碍，使胎儿难以成熟。同时，吸烟会增加流产、早产、死胎或胎儿畸形的风险。建议有吸烟习惯的夫妻应戒烟，妇女应避免处于吸烟的环境中，以减少被动吸烟。

8. **戒酒** 孕妇酗酒可导致胎儿出现酒精中毒综合征，胎儿脑细胞发育停滞，出生后身体、精神障碍等不良影响。

9. **远离不健康饮品** 不健康饮如浓茶、咖啡、可乐型饮料等。茶水中的茶多酚、茶碱等物质会抑制人体对铁和蛋白质的吸收，而茶叶和咖啡含有咖啡因，咖啡因对母体和胎儿均有兴奋作用。可乐型饮料中含有高浓度的糖和某些兴奋剂，也应避免饮用。

10. **不饮用生水，保证饮水量** 有研究发现，生水中致病微生物较多，对于免疫力弱的孕妇来说，会造成很大的危害。孕妇担负着两人的代谢任务，若新陈代谢太过旺盛，则会出现心跳加速、呼吸急促、容易出汗、排泄增加等，机体的物质消耗量就会有所增加，因此不能忽略饮水。多饮水、多排泄有助于保持泌尿系统的洁净，还能预防便秘。《中国居民膳食指南(2016)》建议孕早期每日饮水量 1500～1700ml。根据职业体能消耗和气候条件变化，每天的饮水量既不应少于 1200ml，又不宜多于 2000ml。

11. **避免长时间泡澡或洗热水澡，选择合适的洗浴用品** 因时间过长、温度较高孕妇易出现头晕、眼花、乏力、胸闷等症状，而热水的刺激会引起全身体表的毛细血管扩张，使孕妇脑部的供血不足，造成胎盘血流减少，氧气供给相对不足，胎儿缺氧、胎心率加快。洗澡以淋浴或擦浴为主，不宜盆浴。女性的阴道分泌物呈酸性，抑制细菌生长的自然防御能力。孕期妇女如果在洗澡时将臀部浸入污水中，污水流入阴道，冲淡了阴道酸性分泌物，同时将大量细菌带入阴道。孕早期洗澡时室温不宜过高，以皮肤不觉凉为宜，水温控制在 27～37℃；洗澡时间不宜过长，时间应控制在 10～20min；孕妇应采用中性、温和、无刺激、无浓烈香味、保湿性好的用品，避免孕妇敏感的皮肤干燥、脱皮，甚至起疹子等过敏现象。

12. **避免化浓妆、染发、烫发、涂指甲油** 因化妆品中含有铅、汞等化学成分，虽然这些成分量少，但也会被皮肤吸收，对胎儿可能产生不良影响，据美国的一项调查表明，每天浓妆艳抹者腹中胎儿畸形的发生率是不涂浓妆者的 1.25 倍。就诊时化妆还会遮盖病情，如贫血貌等。整个孕期尽量使用天然的护肤品或孕妇专用的护肤品，不要化浓妆。用于染发、烫发、涂指甲油的制剂中其化学成分容易造成胎儿畸形。孕期建议留短发，这不仅方便，也易于护理。

13. **避免佩戴隐形眼镜和金属首饰** 孕期由于内分泌变化，角膜组织会发生轻度水肿，使角膜的厚度增加，而隐形眼镜会阻隔角膜和空气，孕期佩戴会加重角膜缺氧，使角膜发生破损引起敏感度下降，而随之会出现视力减退、无故流泪等症状。此时期佩戴隐形眼镜会使得患角膜炎和结膜炎的概率大大增加。金属首饰如耳环、配饰、手镯中所含的镍、铬会溶于汗水，也易引发接触性皮炎。

14. 避免长时间使用电子产品　研究发现，手机在拨通、接听瞬间产生的电磁波最强，当手机在接通阶段，使用者应避免将其贴近耳朵，这样能减少 80%～90% 的辐射量。电脑显示器背面与两侧产生的电磁波都比正面强，因此不宜过于接近电脑显示器的背面和侧面。远离电子产品辐射有以下三大建议。

（1）保持安全距离：孕妇要与电脑显示器背面保持 1m 以上的距离，与电脑屏幕保持 70cm 以上的距离，使用后必须立即远离。孕妇应与烤箱、烤面包机保持 70cm 以上的距离，与音响、电冰箱、电风扇保持 1m 以上的距离，与电视机、冷气机、运作中的微波炉及电热器保持 2m 以上的距离。

（2）减少使用时间：一般人使用电脑的时间一天不应超过 6h，每小时需要离开电脑 10min，孕妇和孩童一周使用电脑的时间不应超过 20h。手机每天通话时间不可超过 30min。

（3）不使用电器产品的时候要拔掉电器产品的插头。

15. 尽量远离小动物　随着生活水平的提高，越来越多人养宠物，但宠物不管洗得多干净，其身上仍会有很多看不见的虫子和细菌。特别是弓形虫，而猫又是弓形虫的常见携带者。一只猫的粪便中每天可排出数以万计的弓形虫卵囊，若被人或动物食入，就会经胃肠壁进入血液或组织，导致病毒感染，若接触了猫的唾液或饮用受污染的水及食用受污染的食物等也会被感染的危险。有资料显示，在英国，因孕妇亲近猫给婴儿造成不良后果的约占染病孕妇的 40%，每年约有 500 名婴儿被猫所害。因此，有养宠物猫习惯的孕妈妈要注意，至少应在孕前 3 个月就远离宠物，而且要做相应的体检，以排除弓形虫的感染。

九、工作压力协调

1. 充分评估　了解孕妇工作压力的情况，其主要顾虑及来源，对于严重者，可考虑转介至精神科进行心理咨询治疗。

2. 充分告知　工作压力是我们每个人都会面临的，事实上，没有任何压力的工作生活环境是不可能存在的。我们无法避免，但是却可以通过自身的努力改变其造成的影响，孕妇若采取消极的心态抑或是任由其存在都是不利于自身及胎儿的，应让其充分认识到工作压力过大的危害。

3. 掌握工作压力过大的应对方法

（1）掌握正确的妊娠相关知识，解除思想顾虑。

①对于职场孕妇而言，日常工作可能离不开电脑，但只要减少使用电脑的时间的同时并做好防辐射工作，对胎儿发育是不会造成太大的障碍的。孕妇可以使用防辐射的电脑保护屏，它可有效屏蔽至少 75% 的电磁辐射，此外，还可穿上一件防辐射马甲，就可以降低胸腹部受到的电磁辐射。另外，在电脑显示屏的正面辐射较其侧面、背面的辐射都要少，因此建议孕妇如有需要可向部门申请将座位调换到靠窗的角落，避免在几台电脑的包围中。

②对于有妆容要求的工作，孕妇可选用孕妇专用的护肤、化妆产品。

③随着孕周的增加，胎儿与孕妇的感应会越来越强，孕妇切忌仅沉浸在自己的工作中，忘记与胎儿进行交流，这会增加胎儿患"儿童孤独症"的概率，工作闲暇时，记得多与胎儿进行交流。

④对于长时间久坐的孕妇，随着孕周的增加，腿部的负荷会随之加重，建议买个小凳子放在座位下，每隔 1h 左右，将双脚放上去一段时间以缓解脚部的疲劳。每工作 2h，活动下腿部，如起身去倒杯水或整理下办公桌等。

（2）了解必要的法律知识，学会维护自身的正当权益。早在 1988 年 9 月 1 日起实施的女职工劳动保护规定之中，就已对职业女性妊娠期间的权益进行了明确的界定。其中，明确规定："女职工在怀孕期间，所在单位不得安排其从事国家规定的第三级体力劳动强度的劳动和孕期禁忌从事的劳动，不得在正常劳动日以外延长劳动时间；对不能胜任原劳动的，应当根据医务部门的证明，予以减轻劳动量或者安排其他劳动。怀孕 7 个月以上（含 7 个月）的女职工，一般不得安排其从事夜班劳动；在劳动时间内应当安排一定的休息时间。"此外，该规定就孕期产检也做了明确的规定："怀孕的女职工，在劳动时间内进行产前检查，应当算做劳动时间。"因此，对存在侵犯个人权利的用人单位，孕妇应学会保障自身权益，避免不必要的工作压力。

（3）掌握减轻工作压力的方法。

①预先计划和时间策略：很多时候过大的工作压力只是因为没有计划与低效的时间管理。孕妇可根据工作的终极目标将其分割成数个不同的短期目标，逐步按照计划去实现目标。

②调整心态，积极主动：面对出现的工作压力，坚持积极心态。

• 保证充分休息及睡眠，让大脑适度放松。

• 可在办公室做一些简单的布置，每天一点微小的变化都可带来一天的好心情。

• 注意饮食，保证工作与个人生活的平衡，如果你的同事小心地照料你，你应愉快地接受。在你的人生旅途中，这是一个非常特殊的时期，所以不必感到害羞，坦然接受别人的帮助。

• 加强学习，不断提升自身素质，增强解决压力和问题的能力。

③自我调整能力：自我调整的具体策略包括有氧运动、放松法、休闲娱乐、快步走、开怀笑等。这些积极活动能充分刺激大脑分泌内啡肽，连接与愉快感觉有关的脑部组织，使情绪发泄，释放压力能量。

• 有氧运动：有学者提出，有氧运动是一种有效的情感聚焦型压力处理方法，有氧运动有助于促进心血管功能，减轻压力，增强幸福感。

• 放松法：研究表明，一个人如果从杂乱的生活中每天用 30min 来放松，精神压力会减少 63%。研究发现，每天进行 15 ～ 20min 的深度放松练习，有助于减轻压力感，使人产生平和感。采用让人感到平静的任何方法，如瑜伽、冥想（包括肌肉和思想上的放松）、催眠、看杂志、看电视、写日记等方法，都可以令人达到深度放松进而减轻压力。

• 培养健康的兴趣或爱好：培养广泛而健康的兴趣爱好，比如垂钓、集邮、阅读、琴棋书画等，是劳逸结合、调节工作压力的减压阀，既有利于释放紧张、缓解压力，也使人心情舒畅、精力充沛。

（4）积极的社会援助：要学会向亲人、朋友、同事、工作团队寻求帮助，哪怕只是陪伴或者倾听，都能成为有效的处理压力策略。

（5）临床心理咨询：当个体在一段时间内感受到工作压力过大，而且已经明显影响身心健康而自身又无力解决时，就可以借助专业的心理咨询，寻求专家帮助或临床咨询。

十、防家庭暴力与增加支持力度

1. 充分评估

（1）孕期家庭支持的评估：评估其家庭支持的程度、家庭支持主要来源、渴望得到家庭何种方面的支持（如情感支持、经济支持等）、导致家庭支持不足的原因等。对于家庭支持程度的评估可采用中文版的家庭亲密度和适应性量表（FACES Ⅱ -CV）和家庭功能评定量表（FAD）（详见第 4 章孕前期相关理论与实践中表4-55和表4-56），

☆☆☆☆

也可用 Procidano 和 Heller 的家庭支持评表表和 Smilkstein 的家庭功能测量表进行评估，如表 5-31 及表 5-32 所示。

表 5-31　家庭支持量表

条目	是	否
1. 家人给予了我所需的精神支柱		
2. 遇到棘手的事，家人会帮我出主意		
3. 家人原因倾听我的想法		
4. 家人给予我情感支持		
5. 我与家人能开诚布公交谈		
6. 家人分享我的爱好与兴趣		
7. 家人能时刻察觉到我的需求		
8. 家人善于帮助我解决问题		
9. 我与家人感情深厚		

注：是 =1，否 =0。总分越高，家庭支持度越高

引自：仝慧娟. 老年护理学. 上海：上海交通大学出版社，2015：232.

表 5-32　家庭功能测量表

条目	经常	有时	很少
1. 当我遇到困难时，可从家人处得到满意帮助 补充说明：			
2. 很满意家人与我讨论和分担问题的方式 补充说明：			
3. 当我从事新的事物时，家人能给予我支持和帮助 补充说明：			
4. 很满意家人对我表达情感的方式和反应 补充说明：			
5. 很满意家人与我共度时光的方式 补充说明：			

注：经常 =3 分，有时 =2 分，很少 =1 分。评分标准：总分 7～10 分表示家庭功能良好；4～6 分表示家庭功能中度障碍；0～3 分表示家庭功能严重障碍

引自：邱淑珍. 临终关怀护理学. 北京：中国中医药出版社，2017：41.

（2）孕期家庭暴力的评估

①评估有无遭受孕期家庭暴力：孕期家庭暴力（domestic violence，DV）是指对孕妇殴打、情感折磨、限制自由和性虐待，包括精神暴力、躯体暴力和性暴力。精神暴力包括经常用脏话骂孕妇并使孕妇感到很难受；经常在他人面前羞辱孕妇；威胁要与孕妇断绝关系；威胁要打孕妇或孕妇所关心的人；故意拿东西恐吓孕妇要打孕妇。躯体暴力包括打、推但无损伤或持续疼痛或无身体某部位活动受限；拳打、脚踢、割伤并有持续疼痛或有身体某部位活动受限；毒打、严重撞、烧伤、骨折；头部损伤、脏器损伤、永久性损伤；应用工具或武器并造成损伤。性暴力包括（在孕妇不愿意的情况下）不停地坚持一定要与孕妇性交；用各种方法威胁孕妇与他性交；用力迫使孕妇，强行与孕妇性交；用绳子或其他东西捆住孕妇，强行与孕妇性交；打孕妇后，强行与孕妇性交。可采用香港大学 Leung 提供的虐待评估调查问卷（Abuse Assessment Screen，AAS）（表 5-33）评估孕妇既往或过去 1 年或孕期遭受家庭暴力的情况。该问卷共包含 8 个条目，内容包含是否遭受躯体暴力、精神暴力及性暴力，其中条目 3～7 中任何一条回答肯定者归为受虐者。主要用于评估终身、近 12 个月、孕期 3 个阶段受虐女性遭受精神暴力和身体暴力状况，是目前唯一评估孕期家庭暴力的工具。

②评估孕期家庭暴力的主要原因：常见造成孕期家庭暴力的原因有夫权思想根深蒂固、夫妻双方经济收入不平衡、司法控制在家庭暴力行为方面力度不足、施暴者未受到应受的惩罚、受虐者缺乏自我保护意识等。

③评估在遭遇家庭暴力时有无寻求帮助。

2. 充分告知　孕妇家庭支持不足及遭遇家暴时应积极寻求帮助，提高对其的防范意识，以减少该类现象对孕妇自身及胎儿造成的不良影响。有关家庭支持不足的影响详见本章第二节三、孕早期主要健康

☆ ☆ ☆ ☆

表 5-33　虐待评估调查问卷

1	你曾否被你的伴侣或心目中重要的人令你精神上受到伤害？	有	没有
2	你曾否被你的伴侣或心目中重要的人令你受到肉体伤害？	有	没有
3	在过去一年里，你曾否被人令你精神上受到伤害？ 如果有，被谁？（可多选） □ 丈夫　□ 前夫　□ 男朋友　□ 陌生人　□ 其他人（请注明） 总次数：	有	没有
4	在过去的一年里，你曾否被人令你受到肉体伤害？ 如果有，被谁？（可多选） □ 丈夫　□ 前夫　□ 男朋友　□ 陌生人　□ 其他人（请注明） 总次数：	有	没有
5	自从你怀孕后，你曾否被人令你精神上受到伤害？ 如果有，被谁？（可多选） □ 丈夫　□ 前夫　□ 男朋友　□ 陌生人　□ 其他人（请注明） 总次数：	有	没有
6	自从你怀孕后，你曾否被人令你受到肉体伤害？ 如果有，被谁？（可多选） □ 丈夫　□ 前夫　□ 男朋友　□ 陌生人　□ 其他人（请注明） 总次数：	有	没有
7	在过去一年里，你曾否被人强迫过你或在你不愿意的情况下进行性行为？ 如果有，被谁？（可多选） □ 丈夫　□ 前夫　□ 男朋友　□ 陌生人　□ 其他人（请注明） 总次数：	有	没有
8	你害怕你的伴侣或你在前面选择的人吗？	怕	不怕

引自：Leung WC，Leung TW，LamYYJ，et al.The prevalence of domestic violence against pregnant women in a Chinese community.Int JGynecol Obstet，1999，66(1)：23-30.

问题的相关内容。家庭暴力对孕妇的不良影响有妊娠期体重增加不达标、贫血、感染、产前出血、流产、胎膜早破、胎盘早剥及焦虑抑郁等，对其子代可能造成不良的影响有孕期 DV 可能导致胎儿创伤、婴儿低出生体重、婴儿应激反应、婴儿认知及行为发育迟缓等。

3. 防家庭暴力的措施

（1）转变传统的观念：改变传统的尊卑有序的封建思想，强化现代的人人平等的法制观念。家庭成员要认识到家庭暴力不仅仅是对受虐者心身的伤害，也是对人权的践踏，不仅是家庭问题，同时也涉及法律问题。

（2）提高自身的保护意识：当两个人因为矛盾，刚开始争吵时，还没有达到激烈的言语伤人时，另一方要及时地离开争吵的现场，离开家里，这样不在一起争吵了，自然就不会发生家庭暴力了。

（3）学会控制情绪：成员间平时应互敬互爱，遇事多商量沟通，不能把自己的想法压抑在心里，让对方去猜，特别是自己遇到困难的时候。此外，还要学会努力克制自己保持冷静、及时选择沉默，不要侮辱激怒对方。

（4）掌握家庭暴力受虐者的求助方式：有研究表明，发生家庭暴力时，33.7% 的受虐者感到无处求助。一方面由于家庭暴力的

☆☆☆☆

隐蔽性，一定程度上属于家庭或个人隐私，"家丑不外扬"，难以启齿于外人；另一方面，相当部分人认为家庭暴力纯属家庭内部事务，"清官难断家务事"，使得他人不便介入。当发生家庭暴力时，受虐者除了采用法律的手段保护自身外，还可向居委会、村委会等基层组织、妇联等求助，此外还可向家庭其他成员、邻居亲友寻求帮助，切勿选择自我忍受，甚至采取极端的途径去解决问题。有研究表明，受虐者的求助对象前3位依次是家庭其他成员、邻居亲友和村/居委会，其中向村/居委会求助的有效率最高，其次是家庭其他成员、邻居亲友。

4. 增加家庭支持度的措施

（1）医护工作者在产前要对包括准爸爸、公婆及父母等家庭成员进行有关心理卫生宣教，处理好他们与孕妇之间的关系。

（2）通过各种途径，如播放录像、参观、咨询和交流等让孕妇熟悉分娩环境及工作人员，减少入院分娩紧张情绪，鼓励孕妇参加分娩之旅不失为一种不错的选择。

（3）家人应多关心、鼓励孕妇，并督促其定期检查。

（4）家人对胎儿性别要持有一个正确的态度，让孕妇能在一个充满温馨和谐的家庭环境中顺利度过孕期，减轻孕妇的心理负担，让其全身心投入到分娩准备中去。

十一、提高对妊娠知识知晓

1. 充分评估　孕妇及其家人对妊娠知识的需求度及认知情况；评估孕妇获取妊娠知识的途径是否有效，并判断该途径所传播知识的准确性；评估孕妇及其家人可接受何种教育形式及可接受教育的时长；评估孕妇现阶段需要了解的妊娠知识层面，以便进行针对性的指导教育及选择合适的知识获取途径。

2. 充分告知　让孕妇及其家人认识到掌握妊娠知识的重要性，提高其获取妊娠知识的积极性，让孕妇正确对待妊娠，保持心情舒畅。医护人员针对孕妇不同的需求，将孕期母体的生理变化、营养需求、分娩先兆观察、分娩的配合、新生儿喂养与护理等方面知识做讲解、分析与示范，而产前检查时间安排、补充均衡营养、母乳喂养的好处及方法、新生儿护理的技巧、新生儿抚触和游泳的方法等则可采用观看视频及幻灯片、专家做解答、演示、发放小册子及学员提问等互动方式进行传授、指导。

3. 提供可获取妊娠知识的途径　有研究表明，孕产妇获取不同的信息内容偏好不同的传播途径。获取专业性较强的信息，如产前检查、分娩常识、分娩镇痛，孕产妇倾向于选择专业机构/人员；获取孕期营养、围产期运动及孕期生活方式类信息，这些信息的专业性相对较弱、内容丰富多样，适合通过形式多样、方便可及且保真度好的大众媒体获取，孕产妇获取心理保健知识也首选网络、电视广播等大众媒体；孕产妇希望与有经验的人员交流母乳喂养、孕期常见身体不适的缓解等信息。孕产妇对母婴保健信息获取途径的期望表现出高期望、多元化和多层次的特征，核心特征为可靠和方便。母婴保健人员在专业学习和工作实践中积累了丰富的知识和信息，卫生保健系统具有严格的信息审核程序，这些特有的资源和制度是保证健康信息科学真实的必备条件，因此，医疗卫生机构和人员理应成为母婴健康信息"可靠性"的把关人。常见的母婴保健信息获取途径包括产科医师、孕妇学校、助产士门诊、互联网、专业机构APP和公众号、医疗宣传手册、书籍、报刊、家人和朋友等。

（1）产科门诊：以医师为主导的产科门诊无疑是孕产妇最先获得妊娠知识的场所，医师是专业人士，提供的信息最可靠，但因为我国产科专业人员不足，产科医师没有足够的时间和精力来满足孕产妇母婴保健信息需求。

（2）孕妇学校：传统孕产保健是在医

院和社区开设孕妇学校，这是孕妇学习保健知识的重要途径，也是产科工作者对孕产妇开展健康教育的基地和重要手段。孕妇学校有计划、有组织和系统地对孕妇进行知识教育，帮助孕产妇顺利度过孕产阶段。但孕妇学校的利用率偏低，孕产妇来培训不太方便，且相关医疗机构对其投入精力不足，课程培训效果不尽如人意。

（3）助产士门诊：现已有不少医疗机构开设有助产士门诊，这种以助产士为主导，对孕妇进行个体化服务的模式让孕妇从孕早期乃至整个孕期都能得到更具针对性的妊娠知识指导，且能弥补产科医师没有足够的时间和精力满足孕产妇母婴保健信息的需求，但其与孕妇学校存在同样的问题，普遍利用率偏低。

（4）以互联网、手机为代表的新媒体：由于医务人员的时间和地点的限制，孕妇获得知识和帮助的时间有限，互联网在孕产妇保健方面发挥着很大作用，而手机则是最主要的互联网健康信息获取工具。以互联络、手机为代表的新媒体快速发展，促进了健康传播，使孕产保健知识传播更广泛，获取更快捷，途径更多样，一定程度满足了日益增加的需求。目前，互联网平台发布的信息量大，鱼龙混杂，科学性有待鉴别，甚至相互矛盾，给孕产妇获取健康信息带来困惑；且网络上的知识不能从孕产妇的实际需求出发，为其提供针对性教育，且孕产妇没有足够的信任度和判断力来有效利用这些资源，信息泛滥的背后可能对孕产妇健康产生潜在的隐患和危害。

（5）专业机构 APP 及公众号：通过APP 及公众号的途径向孕产妇推送产科专业人员的讲课视频、图片或文字，确保孕产妇方便获取可靠、科学、规范的母婴保健知识，弥补目前手机互联网存在的局限性和产科专业人员的不足。

（6）宣传册子、书籍、报刊：医疗宣传手册、书籍、报刊属于小众渠道，利用率较低。

（7）家人和朋友：通过数据分析发现，家人或朋友是孕妇获取妊娠知识的主要途径之一。

十二、便秘预防及指导

1. 便秘的预防　预防便秘主要应注意以下几点：

（1）注意养成良好的饮食结构，应定时定量进餐，勿过食辛辣厚味或饮酒无度，避免食物过于精细，多吃富含膳食纤维的食物。

（2）建立良好的排便习惯，每日主动排便，控制排便时间。

（3）适当运动锻炼，加强身体锻炼，如散步、太极拳、体操等。

（4）保持心情舒畅，避免不良的情绪刺激，必要时给予心理治疗。

（5）避免大量或长期服用蒽醌类刺激性泻药，如大黄、番泻叶、芦荟、决明子、何首乌等，部分蒽醌类泻药有药物性肝损伤风险，需定期监测肝功能。

2. 孕期便秘的处理

（1）改变生活方式

①膳食：增加膳食纤维和水分的摄入，推荐每日膳食纤维摄入量在 $25 \sim 35g$，每日至少饮水 $1.7 \sim 1.9L$。便秘患者增加更多的水和食物中纤维素的摄入，是最基础治疗。不过膳食纤维对于改善轻度至中度便秘是有效的，但对于严重便秘效果不明显。

②适度运动：尤其是长时间卧床、运动较少的孕妇。

③建立良好的排便习惯：结肠活动在晨醒和餐后最为活跃，建议孕妇在晨起或餐后 2h 内尝试排便，排便时集中注意力，减少外界因素的干扰。

（2）药物治疗：若短期出现便秘症状通过调整生活方式无效时，可酌情给予通便药治疗以减少便秘发生。由于妊娠和哺乳的特殊性，通便药在孕产妇中的选择

☆★☆☆

应以保证产妇及胎儿的安全为先。首选容积性泻剂，如膳食纤维制剂，包括植物纤维素和甲基纤维素等，通过口服微生态制剂，调节肠道微生态平衡，对缓解便秘和腹胀起到一定的作用，可作为肠道动力正常、无合并症的轻度便秘的围产期女性的预防性用药。次选药有双糖类渗透性泻药，如乳果糖，增加排便次数、改变大便形状、缓解腹痛。乳果糖是目前我国应用于治疗围产期便秘常用的通便药，被美国FDA批准用于治疗孕产妇便秘，是世界胃肠病学组织（WGO）认可的益生元，其常用起始剂量为30ml/d，维持剂量为每日15～30ml，疗程为2～4周。如上述治疗无效则选用二线用药，如可考虑加用复方角菜酸酯栓、多库酯钠（短期应用）等，但需注意的是，长期使用刺激性缓泻剂可造成肠道平滑肌萎缩，使肠道蠕动功能更差，并可能对肠道造成慢性损害，如结肠黑变病。通过肛门灌注甘油制剂，适合直肠粪便嵌塞。

十三、睡眠障碍的指导

1. 充分评估 睡眠障碍孕妇，了解其可能造成睡眠障碍的原因。被睡眠障碍严重困扰的孕妇，可去医院检查，明确是躯体疾病还是孕期本身的原因，作出鉴别诊断，进行对症处理。目前可通过改良Epworth嗜睡量表、柏林睡眠问卷、匹兹堡睡眠质量指数（PSQI）及多导睡眠图、睡眠初筛仪来初筛及评估睡眠障碍情况，出现相应症状的妊娠期妇女应早期诊断及治疗，以改善孕妇及胎儿预后。常用的睡眠障碍评估工具有以下几种：

（1）改良Epworth嗜睡量表（ESS）（表5-34）：ESS是用于评价白天嗜睡情况的自评量表，改良ESS不改变原ESS评分表原来宗旨的前提下根据本国的国情、生活习惯和孕产妇的特点进行了适当的变通。要求受试者对自己在8种情况下出现瞌睡或入睡的可能性做出评价。选项分为0～3，4个等级，总分为0～24。10分以下为正常，16分以上提示严重嗜睡。

（2）柏林睡眠问卷（表5-35）：用于睡眠呼吸暂停的筛查。共有10个问题，涵盖3方面内容，即打鼾、白天过度嗜睡和高血压／肥胖情况。每题不同选项有相应分值，根据3方面的得分情况给出高风险和低风险两类结果。

表 5-34 改良 Epworth 嗜睡量表（ESS 评分）

评估项目	选择项目（打分）			
	0	1	2	3
以下情况发生打盹、嗜睡的可能				
1. 坐着阅读时	从不	轻度	中度	严重
2. 看电视时	从不	轻度	中度	严重
3. 排队轮候等待产检叫号时	从不	轻度	中度	严重
4. 坐公交车塞车时	从不	轻度	中度	严重
5. 坐着与人谈话时	从不	轻度	中度	严重
6. 饭后休息时（未饮酒）	从不	轻度	中度	严重
7. 等待公共交通工具时	从不	轻度	中度	严重
8. 午休后再次静卧休息时	从不	轻度	中度	严重

说明：8种情况分数相加，总分在0～24。0=从不打瞌睡；1=轻度可能打瞌睡；2=中度可能打瞌睡；3=很可能打瞌睡。总分>6分，嗜睡；>10分，明显嗜睡；>16分，严重嗜睡，并有一定危险，如果你采取措施，保证每晚睡足8h，2周后评分没有改善，则需要找医师

引自：邓伟吾，李庆云，万欢英.享受健康人生（图说打呼噜与睡眠）.上海：上海科学技术文献出版社，2007：162.

☆ ☆ ☆ ❖

表 5-35 柏林睡眠问卷

以下问题最好在家人或夫妻的帮助下完成，请在相应的选择框处打"√"
1. 您睡觉打呼噜吗？ 是（1）　　否（0）　　不知道（0）
2. 如果您睡觉打呼噜，您的鼾声有多响亮？ 比正常呼吸时响（0）　　同说话时一样声响（0）　　不说话更声响（0） 非常响，其他房间都能听到（1）　　不知道（0）
3. 您打呼噜的次数多吗？ 几乎每天（1）　　1 周 3～4 次（1）　　1 周 1～2 次（0）　　1 个月 1～2 次（0）
4. 您的鼾声影响其他人吗？ 是的（1）　　不影响 / 不知道（0）
5. 在您睡觉时，您的爱人、家属或朋友注意到您有呼吸间歇 / 停止现象吗？ 几乎每天都有（2）　　1 周 3～4 次（2）　　1 个月 1～2 次（0）　　1 周 1～2 次（0） 没有或几乎没有 / 不知道（0）
6. 您早晨醒来后感觉睡觉不解乏吗？ 几乎每天都有（0）　　1 周 3～4 次（1）　　1 个月 1～2 次（0）　　1 周 1～2 次（0） 没有或几乎没有 / 不知道（0）
7. 白天您还会有疲劳，乏力或精力不够吗？ 几乎每天都有（0）　　1 周 3～4 次（1）　　1 个月 1～2 次（0）　　1 周 1～2 次（0） 没有或几乎没有 / 不知道（0）
8. 在以下情况有无白天打盹、瞌睡的可能性坐在阅读时 / 看电视时 / 在剧场、电影院或开会时 / 长时间 　　坐车时（超过 1h）/ 下午静卧休息时 / 坐着与人谈话时 / 饭后休息时（非饮酒，非午饭后）/ 开车等红 　　绿灯时 是的（1）　　没有 / 不知道（0）
9. 上题如果选"是"，多久会发生一次？ 几乎每天都有（0）　　1 周 3～4 次（1）　　1 个月 1～2 次（0）　　1 周 1～2 次（0） 没有或几乎没有 / 不知道（0）
10. 您有高血压吗？ 有（1）　　没有 / 不知道（0）
11. 您的身高：　　厘米
12. 您的体重：　　千克
13. 您的年龄：　　周岁
14. 您的性别：　　男　　女
15. 按照以下公式计算身高体重指数（BMI）：BMI= 体重（千克）/ 身高的平方（米） BMI 指数是否 > 30 是（1）　　否（0）
□ 1～5 题总得分 ≥ 2　　□ 6～9 题总得分 ≥ 2　　□ 10～15 题总得分 ≥ 1

　　说明：请把 1～5 题得分相加，如果≥2，请在前面的方框打√；请把 6～9 题得分相加，如果≥2，请在前面的方框打√；请把 10～15 题得分相加，如果≥1，请在前面的方框打√。如果以上的 3 个方框，您有 2 个或以上选择打√，您很可能处于睡眠呼吸暂停的风险

　　引自：彭志平，杨晓文 . 打呼噜怎么办 . 北京：人民军医出版社，2015：121-123.

（3）匹兹堡睡眠质量指数（PSQI）（表5-36）：是目前应用比较广泛的睡眠质量量表。共有24个问题，其中包括19个自评题目和5个他评题目。他评问题仅供临床参考，不计入总分。其中前4题是开放式问题，其余自评题中针对7类指标进行评分，包括主观睡眠质量、睡眠潜伏时间、总睡眠时间、睡眠效率、睡眠紊乱、用药和日间功能情况。每题的评分范围为0～3，总分在0～21。得分越高，说明睡眠质量越差。总分≤5，代表睡眠质量好；总分＞5，代表睡眠质量差。PSQI适用于评价近1个月的睡眠质量。完成时间5～10min，评分时间5min左右。

2. 充分告知 孕早期妇女要充分认识到睡眠异常带来的不良影响，避开导致睡眠障碍的因素，重视自身的睡眠质量。应通过充分告知，提高孕早期妇女对睡眠障

表5-36 匹兹堡睡眠质量指数量表

1. 近1个月，你晚上上床睡觉的时间通常是　　点钟				
2. 近1个月，每晚通常要　　分钟才能入睡				
3. 近1个月，每天早上通常　　点钟起床				
4. 近1个月，每晚实际睡眠　　小时（注意：不等于卧床时间）				
从以下每一个问题中选一个最符合你的情况，打"√"。				
5. 近1个月，你是否因为以下问题影响睡眠而烦恼：				
a. 入睡困难（不能在30分钟内入睡）	①无	②1次/周	③1～2次/周	④≥3次/周
b. 在晚上睡眠中醒来或早醒	①无	②1次/周	③1～2次/周	④≥3次/周
c. 晚上有无起床上洗手间	①无	②1次/周	③1～2次/周	④≥3次/周
d. 不舒服的呼吸	①无	②1次/周	③1～2次/周	④≥3次/周
e. 打鼾声	①无	②1次/周	③1～2次/周	④≥3次/周
f. 感到寒冷	①无	②1次/周	③1～2次/周	④≥3次/周
g. 感到太热	①无	②1次/周	③1～2次/周	④≥3次/周
h. 做不好的梦	①无	②1次/周	③1～2次/周	④≥3次/周
i. 出现疼痛	①无	②1次/周	③1～2次/周	④≥3次/周
j. 其他影响睡眠的事情	①无	②1次/周	③1～2次/周	④≥3次/周
6. 近1个月，总的来说，您认为自己的睡眠	①很好	②较好	③较差	④很差
7. 近1个月，您用药物来催眠的情况	①无	②1次/周	③1～2次/周	④≥3次/周
8. 近1个月，您常常感到困难，难以保持清醒状态吗	①无	②1次/周	③1～2次/周	④≥3次/周
9. 近1个月，您做事情的精力不足吗	①没有	②偶尔有	③有时有	④经常有
10. 近1个月，您有无下列情况（询问同室者）	①无	②1次/周	③1～2次/周	④≥3次/周
a. 高声打鼾	①无	②1次/周	③1～2次/周	④≥3次/周
b. 睡眠中较长时间的呼吸暂停（呼吸憋气）现象	①无	②1次/周	③1～2次/周	④≥3次/周
c. 睡眠中腿部抽动和痉挛	①无	②1次/周	③1～2次/周	④≥3次/周
d. 睡眠中出血不能辨认方向或模糊的情况	①无	②1次/周	③1～2次/周	④≥3次/周
e. 睡眠中存在其他影响睡眠的特殊情况	①无	②1次/周	③1～2次/周	④≥3次/周

引自：赵忠新. 临床睡眠障碍学. 上海：第二军医大学出版社，2003：463-464.

碍的防治意识，避免导致睡眠障碍的因素。

3. 生活指导

（1）创建合适的睡眠环境：保证入睡环境的舒适、昏暗和安静，使用有助于睡眠的床垫及枕头，确保可以随意伸展疲乏的四肢。枕边放些水果，如桔子和苹果等，水果的芳香气味，有一定的镇静作用，有助于入睡。

（2）作息时间规律：尽量固定每天入睡和起床的时间，在周末或者假期也不例外。孕妇上床时间以 21 : 00 ～ 22 : 00 为宜，因为上床时间过早，不容易入睡，反而易引起失眠；早上起床以 6 : 00 ～ 6 : 30 为宜，如醒得早，可先在床上静卧片刻。控制日间小睡时间，过长的日间小睡会干扰夜间睡眠，尤其是对失眠及睡眠质量欠佳的人群。如果需要日间小睡，请尽量安排在午后，且控制在 10 ～ 30min。

（3）养成一种入睡习惯：每晚入睡前尽量坚持做同样的事情，以此来提醒身体入睡时间的临近。此外，睡前避免看电视、浏览邮件或者使用其他电子设备。

（4）养成睡前浴足的习惯：用热水泡脚 5min，促进血液循环，有利于提高夜间睡眠质量。

（5）做好心理调适，减轻心理压力，保持身心放松：丈夫应给妻子更多的关爱和理解，多做点家务，帮助减轻妻子的负担和压力，尤其是要从精神和心理上给予关怀，帮助妻子改善睡眠质量。

4. 饮食指导

（1）晚餐应遵循清淡饮食原则，进食易消化的食物和汤类，不吃辛辣刺激性食物，如辣椒、胡椒、葱等。控制进食量避免因过量喝汤、饮水造成的夜间入厕频繁而干扰睡眠。

（2）因铁缺乏和叶酸缺乏均可增加不宁腿综合征的发生率，孕妇应多食用含铁丰富的食物，如动物肝脏、瘦肉等，以补充体内减少的铁储备；多食用菠菜、新鲜水果，以补充体内的叶酸。

（3）避免在空腹或者腹胀的情况下上床

休息，这种不适感会让人难以入睡。咖啡因和酒精也会让人兴奋，从而影响睡眠质量。

（4）睡前可喝 1 杯牛奶，牛奶有一定的催眠作用。

5. 运动指导

（1）每晚睡前有规律地活动，如先在走廊上走动 10min，然后洗脸刷牙、整理床铺。

（2）孕期可行瑜伽练习，不仅可促进孕妇血液循环及新陈代谢，释放和消除妊娠所致的紧张情绪、减轻孕期不适，还可增强体力和肌肉张力，增强身体的平衡感，提高整个肌肉组织的柔韧度和灵活度，有效控制整个孕期体质量指数增长幅度在正常范围，促进睡眠质量。

6. 用药指导 安眠镇静药的种类众多，特点性质各有差异，常用的品种有巴比妥类、安宁、眠尔通、安眠酮、水合氯醛等。研究发现，多数安眠药物能够通过胎盘屏障进入胎儿体内而产生不良影响，如孕早期服用巴比妥类药物，可导致胎儿畸形或生长迟缓，长期应用则可导致胎儿成瘾，出生后出现于海洛因成瘾相似的症状；服用安定类药物，则有可能导致胎儿四肢缺损、先天性心脏病、脑发育迟缓等。因此对于安眠镇静类药物的应用，从目前来看，孕妇应持慎重态度，以不用为好。如果孕妇睡眠障碍，须使用安眠药，应在医师的指导下选择对胎儿影响小的药物。地西泮具有作用效果好、排泄快和副作用少等特点，通常列为首选药，短期适量应用是安全的。

7. 自我管理 改变自身对睡眠的看法，调整睡眠习惯等来促进睡眠，是治疗睡眠障碍最为有效的方法。对存在睡眠障碍的孕妇来说，培养良好的睡眠习惯对预防和改善睡眠障碍是非常重要的。

8. 追踪与评价 睡眠障碍通常起病慢，病程较长，并常有反复，但总体预后良好。少数由于器质性所致的睡眠障碍预后较差。危害性睡眠障碍不及时诊治可能会导致免

☆☆☆☆

疫力下降，从而引起躯体、精神等其他疾病的发生。对于睡眠障碍严重者，在治疗过程中，应根据医师的建议每月复查 1 次，以便医师评价疾病状况及进展情况。

（余桂珍　黄丽华　王　芳
梁　曼　朱凤明）

第七节　孕中期指导

一、防营养失调

1. **充分评估**　通过问诊或膳食回顾调查了解孕妇有无不良饮食行为习惯、根据孕妇身高、孕前体重、孕前 BMI，现体重、宫高情况、B 超及检验结果及临床表现等，评估孕妇目前营养状态。

2. **充分告知，提高意识**　告知孕期营养失调对母儿的影响及维持合理营养对母儿的好处，通过充分告知，提升孕妇对维持合理营养重要性的认识。

3. **指导选用碘盐及常吃含碘丰富食物**　同备孕期及孕早期，继续选用碘盐，每周增加 1～2 次富含碘的海产品的摄入。

4. **指导富铁膳食，增加铁的摄入**　孕期膳食铁摄入不足容易导致母儿发生缺铁性贫血或铁缺乏，如胎盘缺氧则易发生妊娠期高血压疾病及妊娠期高血压疾病性心脏病，铁缺乏和贫血还使孕产妇抵抗力下降，导致产妇身体虚弱，容易并发产褥期感染、产后大出血、心力衰竭等，甚至危及生命。孕妇贫血影响胎儿脑内 D2 多巴胺的合成，影响智商，增加早产、子代低出生体重、儿童期认知障碍发生的风险及婴幼儿缺铁性贫血。随着妊娠的进展，孕妇血容量和红细胞数量逐渐增加，胎儿、胎盘组织的生长均需要额外铁，整个孕期额外需要铁 600～800mg，为满足孕期血红蛋白合成增加和胎儿铁储备的需要，从孕中期开始孕妇应适当增加铁的摄入。

孕中期每天铁的摄入量需达 24mg，比孕前 20mg/d 的基础上增加 4mg/d。孕晚期每天铁的摄入量需达 29mg，比孕前 20mg/d 的基础上增加 9mg/d，相较孕中期增加 5mg/d。动物血液、肝脏及红肉内含有丰富的铁，且所含铁为血红素铁，其生物利用率较高，可适当增加这类食物的摄入来满足孕期对铁的额外需要。

孕中、晚期每天增加 20～50g 红肉，可提供铁 1～2.5mg。每周摄入 1～2 次动物血液和肝脏，每次 20～50g，可提供铁 7～15mg，基本可满足孕期增加的铁营养需要。多摄入富含维生素 C 的蔬菜和水果，可帮助铁的吸收和利用。如若铁缺乏严重，有指征时可在医师指导下额外补充铁剂。孕中期及孕晚期分贝可提供 24mg 铁及 29mg 铁的一天食谱举例及其所提供的能量和营养素见表 5-37、表 5-38。

5. **指导增加奶、鱼、禽、蛋、瘦肉的摄入**　孕中期开始，胎儿生长速度加快，对优质蛋白质、维生素 A、钙、铁等营养素和能量需要增加。孕期钙营养不足对母体健康的危害更明显，因为孕期钙营养缺乏时，母体会动用自身骨骼中的钙维持血钙浓度并满足胎儿骨骼生长发育的需要。研究表明孕期饮食不含奶类的孕妇产后骨密度比同龄非孕妇女下降 16%，低钙摄入也增加妊娠期高血压疾病的风险，而增加奶制品的摄入可使妊娠期高血压疾病的发生率降低 35%，子痫前期的发生率降低 55%，早产的发生率降低 24%。也有研究证实孕期饮用奶类可降低孩子出生后对牛奶过敏的风险。关于蛋白质和能量摄入方面，已有大量的研究证实，孕期蛋白质 - 能量营养不良，可直接影响胎儿的体格和神经系统发育，导致早产和胎儿生长受限及低出生体重儿发生。而早产儿及低出生体重儿成年后发生向心性肥胖、胰岛素抵抗、代谢综合征、2 型糖尿病等代谢性疾病的风险增加。因此，为满足机体需要量的增加，避免营养

表 5-37　孕中期提供 24mg 铁的一天食谱举例及其所提供得能量和营养素

餐次	食物名称及主要原料重量	所提供能量和营养素含量
早餐	豆沙包：面粉 40g，红豆沙 15g 蒸红薯：红薯 60g 煮鸡蛋：鸡蛋 40～50g 牛奶：250g 水果：橙子 100g	能量：2100kcal 蛋白质：78g 脂肪：64g 碳水化合物：303g 维生素 A：1026μgRE 维生素 B_1：1.2mg 维生素 B_2：1.6mg 维生素 C：198mg 烟酸：13.7mg 钙：1041mg 铁：24.0mg 锌：13.0mg 硒：50.0μg
中餐	杂粮饭：大米 50g，小米 50g 青椒爆猪肝：猪肝 10g，青椒 100g 芹菜百合：芹菜 100g，百合 10g 鲫鱼豆腐紫菜汤：鲫鱼 20g，豆腐 20g，紫菜 2g	
晚餐	牛肉面：面粉 80g，牛肉 20g，大白菜 100g 滑藕片：莲藕 100g 烧鸡块：鸡块 50g 水果：香蕉 150g 酸奶：250g 核桃：10g	
全天	植物油 25g，食用碘盐不超过 6g	

注：提供铁 24mg，依据《中国食物成分表 2009》计算

表 5-37 和表 5-38 引自：中国营养学会．中国居民膳食指南（2016）．

表 5-38　孕晚期提供 29mg 铁的一天食谱举例及其所提供得能量和营养素

餐次	食物名称及主要原料重量	所提供能量和营养素含量
早餐	鲜肉包：面粉 50g，猪肉 15g 蒸红薯蘸芝麻酱：红薯 60g，芝麻酱 5g 煮鸡蛋：鸡蛋 50g 牛奶：250g 水果：苹果 100g	能量：2250kcal 蛋白质：93g 脂肪：71g 碳水化合物：311g 维生素 A：963μgRE 维生素 B_1：1.3mg 维生素 B_2：1.6mg 维生素 C：284mg 烟酸：15.2mg 钙：1150mg 铁：31.0mg 锌：14.0mg 硒：83μg
中餐	杂粮饭：大米 50g，小米 50g 烧带鱼：带鱼 40g 清炒四季豆：四季豆 100g 鸡血菜汤：鸡血 10g，大白菜 50g，紫菜 2g 水果：鲜枣 50g，香蕉 50g	
晚餐	杂粮馒头：面粉 50g，玉米面 30g 虾仁豆腐：基围虾仁 50g，豆腐 80g 山药炖鸡：山药 100g，鸡 50g 清炒菠菜：菠菜 100g 水果：猕猴桃 50g 酸奶：250g 核桃：10g	
全天	植物油 25g，食用碘盐不超过 6g	

注：提供铁 29mg，依据《中国食物成分表 2009》计算

☆☆☆☆

素及能量缺乏所带来的不良影响，孕中晚期应增加奶、鱼、禽、蛋、瘦肉的摄入。

孕中期孕妇与非孕相比需要增加蛋白质15g、钙200mg、能量300kcal每天。应在孕前平衡膳食的基础上，每天增加200g液态奶，使奶的总摄入量达到500g/d，可提供5～6g优质蛋白质、200mg钙和70～120kcal能量，再增加动物性食物（鱼、禽、蛋、瘦肉）共计50g左右，可提供优质蛋白质约10g，能量80～150kcal。

孕晚期孕妇与非孕相比每天需要增加蛋白质30g、钙200mg、能量450kcal。应在孕前平衡膳食的基础上，每天需增加奶200g，可提供优质蛋白5～6g、钙200mg、能量70～120kcal能量，再增加鱼、禽、蛋、瘦肉共计125g左右，可提供优质蛋白质约25g，能量200～375kcal。

关于奶、鱼、禽、蛋、瘦肉的摄入需要注意以下几点。

（1）乳饮料不能代替奶类：奶是钙的最好食物来源，常见的主要有液态奶、酸奶、奶酪、奶粉等。孕前体重超重或肥胖及孕期体重增长过快的孕妇，建议选用脱脂奶或低脂奶，以减少能量的摄入。乳饮料不是奶，多数乳饮料中含乳量并不高，不能代替奶类，选择时应注意阅读食品标签。

（2）优选鱼和禽：孕中期俗语有云"四条腿的不如两条腿的，两条腿的不如没有腿的；地上跑的不如天上飞的，天上飞的不如水里游的"，这些话也是不无道理的。尽管相同重量的鱼类与畜禽类食物相比，提供的营养素含量差不多，但脂肪含量和脂肪酸的组成存在较大差异，对健康的影响也有所不同，在选择上应有先后。建议优选鱼和禽。鱼类所含脂肪和能量相对较低，平均在1%～10%，因此，体重增长较多的孕妇，一般建议多食用鱼类而少进食畜禽类。而鱼类尤其是深海鱼类，如三文鱼、鲱鱼、凤尾鱼等，含有较多n-3多不饱和脂肪酸，其中的二十二碳六烯酸（DHA）对胎儿大脑和视网膜功能发育有益，因此可首选，建议每周食用2～3次。畜类的脂肪含量较高，以猪肉最高，平均30%左右，其次为羊肉15%，牛肉则为5%左右。禽肉脂肪含量差别较大，鸡肉在9%～14%，鸭肉在20%。一般食用禽畜肉时，应尽量剔除皮和肉眼可见的肥肉，优选脂肪较少且含铁丰富的牛肉。另外，畜肉以饱和脂肪酸为主，禽肉以单不饱和脂肪酸为主。目前研究认为饱和脂肪酸摄入过多会对心血管系统带来伤害，而适当摄入单不饱和脂肪酸则对机体健康有一定的保护作用，因此禽肉和畜肉相比，应优选禽肉。

（3）每天一个鸡蛋：鸡蛋是营养价值最高的食物，其氨基酸的组成与人体需要最为接近，优于其他动物蛋白质。鸡蛋蛋白质含量在12%，脂肪含量在10%～15%，主要存在于蛋黄中。如果摄入一个鸡蛋的话，摄入的胆固醇在200mg左右，但是对于一个健康的人来讲，每天吃一个鸡蛋，对血清胆固醇水平影响很小。而蛋黄中的维生素种类齐全，含有所有的B族维生素、维生素A、维生素D、维生素E和维生素K及微量的维生素C，同时，矿物质如钙、铁、锌、硒、磷的含量也很丰富。因此，建议每天进食一个鸡蛋，且蛋白蛋黄都一同进食，不应丢弃蛋黄。

6. 强调平衡膳食，可根据孕妇个体情况制订孕期膳食计划单 平衡膳食对维持营养均衡具有非常重要的意义，在体内代谢过程中能够产生能量的"产能营养素"为碳水化合物、蛋白质和脂肪，这三大营养素供能比例应适当，分别为碳水化合物占55%～65%、蛋白质占15%～20%、脂肪占20%～30%。可参考中国营养学会妇幼营养分会制定的中国孕期妇女平衡膳食宝塔，设计孕期膳食计划单，见图5-3，可采用膳食指南估算法或能量需要量估算法填写每天进食的各种食物量，然后将膳食计划单给到孕妇，指导其保持均衡合理的饮食习惯，遵从孕期膳食计划进行合理进食。

☆ ☆ ☆ ☆

孕中期妇女膳食计划单

姓名：_____　孕____周　日期：____年__月__日　助产士：_____　复诊时间：<u>与葡萄糖耐量试验时间同</u>

关键推荐	食物图示	物品种类与量	明细与说明

关键推荐

1. 叶酸补充剂0.4mg/d
2. 贫血严重者在医师指导下补充铁剂
3. 适度运动
4. 每周测量体重，维持孕期适宜增重
5. 愉悦心情、充足睡眠(每天8～10h)
6. 饮纯净水、少喝含糖饮料
7. 准备母乳喂养
8. 不吸烟、远离二手烟
9. 不饮酒

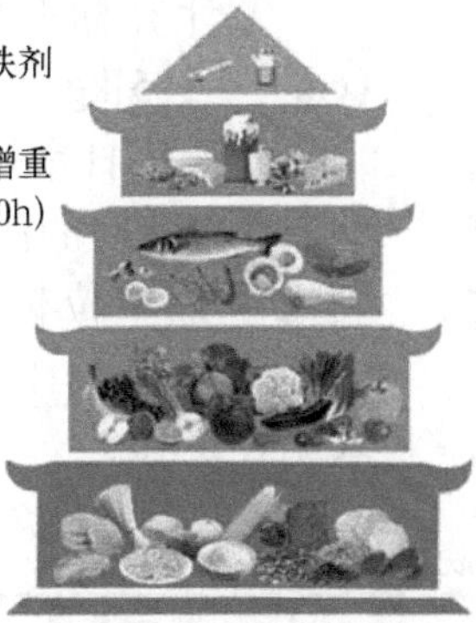

物品种类与量

盐：____g
油：____g

牛奶：____ml
大豆：____g
坚果：____g

畜、禽、蛋、肉
(含动物内脏)
总　量：____g

蔬　菜：____g

水　果：____g

粮谷类：____g

薯　类：____g

明细与说明

- 一般孕妇食含碘盐
- 选择植物油
- 纯牛奶；鲜奶；酸奶；慎食奶粉
- 豆浆；豆腐；豆芽；豆腐花等
- 核桃；开心果；花生；瓜子等
- 牛、羊、猪、鸡、鸭、鹅肉等
- 鱼、虾、蟹、贝、藻类等鲜活品
- 鸡蛋、鸭蛋、鹅蛋等，鸡蛋首选
- 蔬菜含叶菜类、根茎类、瓜类与茄果类、鲜豆类、菌类等
- 苹果、梨、桃、柚子、草莓类
- 新鲜绿色或红黄色蔬菜占2/3以上
- 谷类：包括稻米、小麦、高粱
- 全谷：小米、玉米、荞麦、燕麦
- 杂豆：红豆、绿豆、扁豆等
- 薯类：红薯、芋头、土豆等
- 粮谷类中全谷及杂豆不少于1/3

- 水：1700ml　喝纯净水，少喝浓茶、咖啡、碳酸及含糖饮料
- 每周食2～3次深海鱼，有益胎儿脑和视功能发育
- 每周食1～2次含碘量高的食物，如海带、紫菜等，预防缺碘
- 每周食1～2次动物肝脏或血，如鸭肝、鸭血，预防贫血
- 平均每天摄入12种以上食物，每周25种以上食物

温馨提示：

1. 母亲孕期营养不仅影响到后代在胎儿期的发育与安全，还将影响后代一生的健康，需高度重视
2. 没有运动禁忌证的孕妇每天要进行中等强度的运动至少30min
3. 20～24周行胎儿系统超声筛查
4. 孕24～28周进行口服葡萄糖耐量试验（OGTT）

姓名：_____　孕____周　日期：____年__月__日　助产士：_____　复诊时间：<u>孕34～36周</u>

关键推荐	食物图示	物品种类与量	明细与说明

关键推荐

1. 叶酸补充剂0.4mg/d
2. 贫血严重者在医师指导下补充铁剂
3. 适度运动
4. 每周测量体重，维持孕期适宜增重
5. 愉悦心情、充足睡眠(每天8～10h)
6. 饮纯净水、少喝含糖饮料
7. 准备母乳喂养
8. 不吸烟、远离二手烟
9. 不饮酒

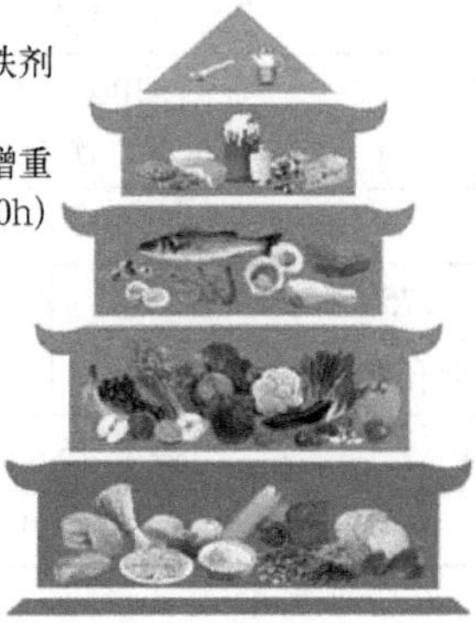

物品种类与量

盐：____g
油：____g

牛奶：____ml
大豆：____g
坚果：____g

畜、禽、蛋、肉
(含动物内脏)
总　量：____g

蔬　菜：____g

水　果：____g

粮谷类：____g

薯　类：____g

明细与说明

- 一般孕妇食含碘盐
- 选择植物油
- 纯牛奶；鲜奶；酸奶；慎食奶粉
- 豆浆；豆腐；豆芽；豆腐花等
- 核桃；开心果；花生；瓜子等
- 牛、羊、猪、鸡、鸭、鹅肉等
- 鱼、虾、蟹、贝、藻类等鲜活品
- 鸡蛋、鸭蛋、鹅蛋等，鸡蛋首选
- 蔬菜含叶菜类、根茎类、瓜类与茄果类、鲜豆类、菌类等
- 苹果、梨、桃、柚子、草莓类
- 新鲜绿色或红黄色蔬菜占2/3以上
- 谷类：包括稻米、小麦、高粱
- 全谷：小米、玉米、荞麦、燕麦
- 杂豆：红豆、绿豆、扁豆等
- 薯类：红薯、芋头、土豆等
- 粮谷类中全谷及杂豆不少于1/3

- 水：1700ml　喝纯净水，少喝浓茶、咖啡、碳酸及含糖饮料
- 每周食2～3次深海鱼，有益胎儿脑和视功能发育
- 每周食1～2次含碘量高的食物，如海带、紫菜等，预防缺碘
- 每周食1～2次动物肝脏或血，如鸭肝、鸭血，预防贫血
- 平均每天摄入12种以上食物，每周25种以上食物

温馨提示：

1. 母亲孕期营养不仅影响到后代在胎儿期的发育与安全，还将影响后代一生的健康，需高度重视
2. 没有运动禁忌证的孕妇每天要进行中等强度的运动至少30分钟
3. 每天进行胎动计数
4. 矫正异常胎位，做好顺产准备

图 5-3　孕期膳食计划单

☆☆☆☆

（1）方法一：膳食指南估算法：参考我国营养学会孕期膳食指南对于孕中晚期一天的食物量建议（表5-39），结合孕妇的身高、孕前BMI情况及目前增重情况进行估算每天进食的各种食物量。身高较高、孕前体重偏瘦、孕期增重速度过慢者，推荐值可适当偏向食物量参考值的高值；身高较矮、孕前体重偏胖、孕期增重速度过快者，推荐值可适当偏向食物量参考值的低值。

（2）方法二：能量需要量估算法：根据孕妇标准体重计算每日能量需要量，然后参考不同能量需要水平的平衡膳食模式和食物量表估算每天进食的各种食物量。按照标准体重计算每日能量需要量的计算方法如下：

①计算标准体重：标准体重 =[身高 (cm) − 105]kg。

②评估日常体力劳动强度：评估孕妇的职业及平时的活动情况、计算孕妇BMI，确定孕妇单位标准体重每天能量需要量 [kcal/（kg·d）]，不同体力劳动的热量需求见表5-40。

表 5-39　孕中晚期一天食物量建议

膳食宝塔	膳食大类	推荐量（g）	
		孕中期	孕晚期
第五层	油	25 ～ 30	
	加碘食盐	＜ 6	
第四层	奶类	300 ～ 500	
	大豆 / 坚果	20/10	
第三层	鱼禽蛋肉类	150 ～ 200	200 ～ 250
		畜禽肉 50 ～ 75	瘦畜禽肉 75 ～ 100
		每周 1 次动物血或肝脏	
		鱼虾类 50 ～ 75	鱼虾类 75 ～ 100
		蛋类 50	
第二层	蔬菜类	300 ～ 500 每周 ≥ 1 次海藻类蔬菜	
	水果	200 ～ 400	
第一层	谷类薯类及杂豆	275 ～ 325	300 ～ 350
		全谷物和杂豆 75 ～ 100	全谷物和杂豆 75 ～ 150
		薯类 75 ～ 100	
水		1700 ～ 1900ml	

引自：中国营养学会 . 中国居民膳食指南（2016）.

表 5-40　不同体力劳动的热量需求 [kcal/（kg·d）]

体力劳动强度	日常生活工作方式描述及举例	消瘦	正常	肥胖
卧床休息	—	20 ～ 25	15 ～ 20	15
轻度体力劳动	静态生活方式 / 坐位工作，很少或没有重体力的休闲工作	35	30	20 ～ 25
中度体力劳动	站着或走着工作，或有强度的锻炼身体	40	35	30
重度体力劳动	重体力职业工作或重体力休闲活动方式	45	40	35

引自：杨月欣，葛可佑 . 中国营养科学全书 . 北京：人民卫生出版社，2019.

③评估孕妇孕周属于哪个阶段，查看每日能量增长量是多少：孕早期胎儿生长缓慢，体重增加的能量消耗量很低，可以忽略；孕中期，组织储存需要 762kJ/d，体重增加的能量消耗量为 535kJ/d，合计 1300kJ/d 即 310 kcal/d；孕晚期，组织储存需要 774kJ/d，体重增加的能量消耗量为 1230kJ/d，合计 2000kJ/d 即 475kcal/d。2013 年《中国居民膳食营养素参考摄入量》推荐孕早期每日能量摄入维持孕前水平，孕中、晚期在非孕期基础上分别增加 300 kcal/d 及 450 kcal/d，即孕期不同阶段每日能量增长量如表 5-41 所示。

表 5-41 孕期不同阶段每日能量增长量

阶段	早期	中期	晚期
每日能量增长量	0kcal	300kcal	450kcal

④计算每日孕妇能量需要量：能量需要量 = 标准体重（kg）× 单位标准体重能量需要量（kcal/kg）+ 孕期每日能量增长量。需要注意的是，为了避免能量限制过度导致不良影响，如果计算得出孕妇的能量需要量小于 1800kcal，均按 1800kcal 计算。

妊娠期能量需要量计算举例

> 赵太太，25 岁，职业：闲居，身高 160cm，孕前体重 60kg，现孕周 17 周
> ➤ 孕妇标准体重为：160 − 105=55kg
> ➤ 孕前 BMI：$60kg/(1.6m)^2 = 23.44kg/m^2$，根据我国 BMI 分类标准，赵太太体重属于正常范围
> ➤ 孕妇职业：待业闲居，属于轻体力劳动者，因此单位标准体重每天能量需要量为 30kcal/(kg·d)
> ➤ 孕 17 周属于孕中期，孕中期每日能量增长量为 300kcal
> ➤ 因此，孕妇每天总能量需要量 =55×30+300= 1950kcal

表 5-42 不同能量需要水平的平衡膳食模式和食物量

食物种类		不同能量摄入水平（kcal）						
		1800	2000	2200	2400	2600	2800	3000
第一层	谷类	225	250	275	300	350	375	400
	——全谷物及杂豆	50 ～ 150						
	薯类	50 ～ 100				125	125	125
第二层	蔬菜	400	450	450	500	500	500	600
	——深色蔬菜	占所有蔬菜的 1/2						
	水果	200	300	300	350	350	400	400
第三层	畜禽肉类	50	50	75	75	75	100	100
	蛋类	40	50	50	50	50	50	50
	水产品	50	50	75	75	75	100	100
第四层	乳制品	300	300	300	300	300	300	300
	大豆	15	15	25	25	25	25	25
	坚果	10	10	10	10	10	10	10
第五层	烹调油	25	25	25	30	30	30	35
	食盐	< 6	< 6	< 6	< 6	< 6	< 6	< 6

引自：中国营养学会.中国居民膳食指南（2016）

⑤估算孕妇每天进食的各种食物量：参考不同能量需要水平的平衡膳食模式和食物量（表5-42）进行估算。

7. 指导食物种类多样化、注意粗细搭配、同类食物可互换 食物多样是平衡膳食的基本原则，只有一日三餐食物多样，才有可能达到平衡膳食。人体需要的营养素有40多种，如蛋白质、脂肪、碳水化合物、碘、铁、钙、维生素等，我们必须通过食物摄入来满足营养需求，但是不同食物中营养成分的种类和数量是各不相同的，除母乳可以满足半岁以内婴儿的营养需要外，没有任何一种食物可以提供人体需要的所有营养素。因此，为了更好满足营养和健康的需求，日常饮食中均应摄入多种不同的食物。

建议每天至少摄入12种以上食物，每周至少摄入25种以上食物，以避免某些营养素缺乏，烹调油和调味品不计算在内，建议摄入的主要食物品类（种）数见表5-43。

表 5-43　建议摄入的主要食物品种数 *

食物类别	平均每天种类数	每周至少品种数
谷类、薯类、杂豆	3	5
蔬菜、水果类	4	10
禽、畜、鱼、蛋类	3	5
奶、大豆、坚果类	2	5
合计	12	25

* 不包括有和调味品。引自：中国营养学会.中国居民膳食指南（2016）科普版

食物种类和主要营养素，见表5-44，各类常见的不同营养素主要食物来源见表5-45。我国多以大米为主食，烹调主食时建议有粗有细，大米可以全谷物稻米（糙米）、杂粮（小米、燕麦、荞麦、玉米等）及杂豆（芸豆、绿豆、赤小豆、花豆等）搭配食用。三餐正餐最好都有荤有素，食

物呈现多彩颜色不仅可给予人视觉上美的享受，更能刺激食欲。一段时间内同类型的食物可以进行交换，可避免每天食物重复、品种单一，达到食物多样。同类食物互换表见表5-46。

8. 指导合理饮食，改变不良饮食习惯 建议少吃多餐，三餐及加餐的能量分配比例为早餐占10%～15%、午餐及晚餐各占30%、三餐加餐各占5%～10%。不节食、不偏食、不挑食、不暴饮暴食，尽量避免高能量、低营养素的食物如碳酸饮料、果汁饮料、精制糕点等，最好少油、少盐、不放糖，清淡健康饮食。

二、防体重过度增长

1. 充分评估 根据孕妇身高及孕前体重计算孕前BMI值，查看其孕前体重所属范围是正常、超重、肥胖还是低体重状态。再根据其现体重及孕前体重，计算目前体重变化情况，查看目前体重增长是否在适宜范围内。孕期科学合理的营养和适量运动是目前最有效、最安全的体重管理方法。孕前超重、肥胖及体重增长过度孕妇，应重点监控，需详细问诊饮食行为习惯及进食情况，可用膳食回顾调查表，调查孕妇前3d的饮食状况，评估其饮食存在问题。同时应评估孕妇身体活动情况，查看是否存在身体活动不足。

2. 充分告知 孕期体重增长构成、体重增长异常对母儿的近期、远期的影响及维持适宜体重增长对母儿的好处，通过充分告知，提升孕妇维持孕期适宜体重增长的意识。

3. 根据患者个体情况，明确孕期总增重目标 参考中国妊娠期妇女体重增长推荐范围，根据孕妇的孕前体重所属范围及BMI值的大小，结合孕妇的身高，给孕妇推荐符合其自身的个体化的孕期总增重范围。之所以强调个体化，是因为同为孕前体重正常的两位孕妇，其BMI值可能一个接

表 5-44　食物种类和主要营养素

食物种类	食物举例	主要营养素
谷薯类	谷类：稻米、小麦、小米 薯类：马铃薯、甘薯、芋头 杂豆类：红豆、绿豆、赤豆	碳水化合物、蛋白质、膳食纤维及 B 族维生素（全谷物营养价值更高）
蔬菜水果类	蔬菜：胡萝卜、蔬菜、甜椒 水果：苹果、橙子、香蕉	膳食纤维、矿物质、维生素 C、β- 胡萝卜素及有益健康的植物化学物质（深色蔬菜营养价值更高）
动物性食物	水产品、畜、禽、蛋、奶	蛋白质、脂肪、矿物质、维生素
大豆类和坚果	大豆类：黄豆、黑豆、青豆 坚果类：花生、核桃、瓜子	蛋白质、脂肪、矿物质、B 族维生素和维生素 E
纯能量食物	油、淀粉、食用糖	主要提供能量，其中动植物油还可提供维生素 E 和必需脂肪酸

引自：中国营养学会. 中国居民膳食指南（2016）科普版

表 5-45　各类常见的不同营养素主要食物来源

序号	营养素		主要食物来源
1	常见微量元素	铁	动物肝脏如猪肝、动物全血如鸭血、动物瘦肉如牛肉、海产品类如虾皮、蛋类如鸡蛋黄；蔬菜类含铁不高且生物利用率低，主要有蒜苔、韭菜苔、芥菜、菠菜等
2		碘	海洋生物含碘量高，如海带、紫菜、鲜海鱼、蚶干、蛤干、干贝、淡菜、海参、海蜇、龙虾等
3		锌	贝壳类海产品红肉类、动物内脏等动物性食物都是锌的良好来源，如生蚝、海蛎肉、扇贝等；干果类、谷类胚芽和麦麸也富含锌；干酪、虾、燕麦、花生酱、花生等均为锌的良好来源
4		硒	硒含量较高的有海味品、肉类（特别是动物的肾脏）及大米、谷类
5		铜	牡蛎、贝类海产品食物及坚果如巴西坚果和腰果是铜的良好来源；动物的肝肾、谷类胚芽部分、豆类等次之
6	常见常量元素	钙	牛奶及其制品是膳食钙的最好来源，大豆及其制品也是钙的很好来源，深色叶菜和菜花也含有较多的钙。水果除柑橘类，其他水果含钙量低
7		磷	磷在食物中分布很广，无论是动物性食物或植物性食物都富含磷，磷常与蛋白质并存，瘦肉、蛋、乳、动物肝、肾等富含蛋白质食物的磷含量丰富，海带、紫菜、芝麻酱、花生、干豆类、坚果、粗粮含磷也较丰富
8		钾	大部分食物都含有钾，但豆类、蔬菜和水果是钾最好的来源。含钾量高的常见食物有黄豆、蚕豆、赤小豆、豌豆、冬菇、竹笋、紫菜、海带、菠菜、芭蕉、香蕉、樱桃、椰子肉、枣、红果、鳄梨等
9		钠	人体钠元素主要来源于食盐、含钠的调味品如酱油、味精、酱咸菜类、发酵豆制品等
10		镁	绿叶蔬菜是富含镁的食物，粗粮、坚果也富含镁

序号	营养素		主要食物来源
11	常见维生素	维生素 A	维生素 A 多存在于动物性食物中，如动物的内脏（其中以肝脏的含量最高）、鱼肝油、鱼卵、全奶、奶油、禽蛋等；植物性食物只能提供类胡萝卜素，类胡萝卜素主要存在于深绿色或红橙黄色的蔬菜或水果中，如西兰花、菠菜、空心菜、芹菜叶、豌豆、胡萝卜、荠菜、西红柿、辣椒、芒果、柿子等
12		维生素 B	维生素 B_1 含量丰富的食物有谷类、豆类及干果类；谷类和蔬菜是维生素 B_2 的主要来源；维生素 B_6 含量最高的食物为干果和鱼肉、禽肉类，其次为豆类、肝脏等，水果和蔬菜中维生素 B_6 的含量较低；维生素 B_{12} 主要来源于肉类、动物内脏、鱼、禽、贝壳类及蛋类，人及乳制品中含有少量，植物性食物中基本不含维生素 B_{12}
13		维生素 C	维生素 C 主要来源是新鲜蔬菜和水果，如绿色和红、黄色的辣椒、菠菜、韭菜、番茄、柑橘、山楂、猕猴桃、鲜枣、柚子、草莓、橙子等
14		维生素 D	维生素 D 主要通过由皮肤接受日光中的紫外线照射而合成，大多数天然食物中维生素 D 含量低，动物性食物中只有含脂肪高的海鱼（虹鳟鱼、大马哈鱼等）、动物肝脏、蛋黄和奶油中有相对含量较多的维生素 D_3，植物性食物如蘑菇、蕈类含有维生素 D_2，蔬菜、谷物及水果中几乎不含维生素 D
15		维生素 E	植物油是膳食中维生素 E 的主要来源，如橄榄油、胚芽油、葵花籽油、玉米油和大豆油等，坚果也是维生素 E 的优质来源，蛋类、鸡（鸭）胗、绿叶蔬菜
16		维生素 K	豆类、麦麸、绿叶蔬菜如羽衣甘蓝、黄瓜、菠菜等、动物肝脏、鱼类
17		叶酸	富含叶酸的食物为动物肝脏、豆类、酵母、坚果类、深绿色叶类蔬菜及水果

表 5-46　同类食物互换表

谷类	稻米、小麦、小米、大麦、燕麦、荞麦、莜麦、玉米、高粱
杂豆	红豆、绿豆、花豆、芸豆、蚕豆、豌豆
薯类	马铃薯、红薯、芋头、山药
蔬菜	叶茎类：油菜、菠菜、芹菜、荠菜、白菜 茄果类：茄子、青椒、西红柿、黄瓜 根菜类：白萝卜、胡萝卜 水生蔬菜：海带、慈姑、菱角、藕、茭白 菌藻类：蘑菇、木耳 鲜豆类：菜豆、豇豆、扁豆 葱蒜和其他类别：大蒜、洋葱、大葱、韭菜
水果	苹果、梨、桃子、西瓜、香蕉、菠萝、橙子、芦柑、橘子
畜禽肉	鸡、鸭、鹅、猪、牛、羊
水产品	鱼、虾、蟹、贝壳
奶制品	牛奶、羊奶及其制品，如奶粉、酸奶、奶酪、炼乳
蛋类	鸡蛋、鸭蛋、鹅蛋
豆制品	豆浆、豆腐、豆腐干
坚果类	花生、核桃、葵花籽、南瓜子、西瓜子、松子、扁桃仁、巴坦木果、夏威夷果

引自：中国营养学会. 中国居民膳食指南（2016）科普版

近正常体重的低值，一个接近正常体重的高值。即使是孕前 BMI 相同的两位孕妇，其身高可能也有高有矮，因此，在孕期适宜总增重的参考范围内，可以结合孕妇孕前 BMI 值的大小及孕妇的身高情况，适当缩小范围，给予其个体化的孕期适宜总增重。

假如身高相同，孕前 BMI 不同但处于同一水平，则孕前 BMI 值较大者的推荐值应偏向参考值的低值，孕前 BMI 较小者的推荐值应偏向参考值的高值。假如孕前 BMI 相同，身高不同，则在考虑 BMI 值大小的同时，还要考虑身高问题。一般身高较高者推荐值应偏向参考值的高值，身高较矮者推荐值应偏向参考值的低值。例：若孕前 BMI 同为 $21kg/m^2$ 的孕妇，根据中国妊娠期妇女体重增长范围，BMI 正常的孕妇孕期适宜总增重为 8 ～ 14kg。那身高 140 ～ 149cm 的孕妇一般推荐总增重 8 ～ 9kg，身高 150 ～ 155 推荐总增重 9 ～ 10kg，身高 156 ～ 159cm 推荐总增重 10 ～ 11kg，身高 160 ～ 165cm 可推荐总增重 11 ～ 12kg，身高 166 ～ 169cm 可推荐总增重 12 ～ 13kg，身高 170 ～ 175cm 可推荐总增重 13 ～ 14kg。以上只是参考，应结合孕妇具体孕前 BMI 值的大小及孕妇的身高情况进行孕期总增重目标的推荐。

4. 计算每周适宜增重目标 根据所推荐的孕妇的孕期适宜总增重计算孕妇接下来每周的适宜增重值，计算方式为：孕妇每周适宜增重值范围 =（推荐的孕期总增重范围 - 目前体重增重值）/（40 - 现孕周）。

例：假设根据患者个体情况，我们给孕妇推荐的孕期总增重为 11 ～ 12kg，孕妇现孕 14 周，孕前体重 54kg，体重 56kg，则李女士的每周适宜增重值 =[（11 ～ 12）-（56 - 54）]/（40 - 14）=0.27 ～ 0.31kg。

5. 发放孕期体重记录表，指导定期监测体重变化 监测及管理体重情况应从孕前开始。孕早期体重变化不大，可每月测量一次，但孕中期开始应增加至每周测量

一次，特殊者如肥胖或体重增长严重过度者可每天测量一次。根据孕妇体重变化情况，对孕妇食物的选择、能量的摄入、身体活动及运动方案进行调整，指导孕妇记录体重变化情况，孕期体重记录表见表 5-47，应教会孕妇体重测量方法及管理方法，强调体重自我监控落实重要性。

6. 控制总能量摄入，根据孕妇个体情况制订孕期膳食计划单 能量摄入是控制孕期体重增长的关键要素之一，可根据孕妇个体情况制订膳食计划单，指导其保持均衡合理的饮食习惯，遵从孕期膳食计划进行合理进食。详见本章本节一、防营养失调相关内容。

7. 指导孕妇进行适度运动，并记录运动情况 合理营养可以维持适宜的体重，而运动是体重管理的另一项重要措施。过去 30 年间，妊娠并发症，如妊娠期高血压、妊娠期糖尿病、子痫前期及巨大儿的发生率急剧上升，可能与孕妇肥胖率上升有关。运动被认为是一种预防和治疗措施，以减少妊娠并发症并优化产妇和胎儿的健康。若无医学禁忌，多数活动和运动对孕妇都是安全的，妇女在怀孕期间应积极参与体育活动。孕中、晚期开始每天应进行至少 30min 中等强度的身体活动，但应根据孕妇自身的身体状况和孕前的运动习惯，结合主观感觉，量力而行，循序渐进。运动频率可从每周 3 ～ 4d 逐步增加至每天，运动时间可从每天 ≥ 15min，逐渐增加至每天 ≥ 30min，每周累计中等强度运动 ≥ 150min。锻炼应从 5 ～ 10min 的热身运动开始，并以相同时间的放松活动结束。可发放孕期运动登记表，可参考表 5-48，指导其登记每天运动情况，帮助其提升运动的依从性。

8. 追踪及评价 孕妇每次产前检查均需关注体重变化，指导孕妇定期产检，以便尽早发现体重增长异常，并根据个体情况调整孕妇的膳食营养和运动。一般孕前

表 5-47 孕期体重记录表

姓名：_____ 整个孕期适宜增重：____～____kg 每周增重：____～____kg

日期	实际体重(kg)	体重变化(kg)	日期	实际体重(kg)	体重变化(kg)

温馨提示：

1. 体重测量方法："四定"

①定磅秤：固定在同一把已校正准确的体重秤上称体重

②定日期：每周固定日期称体重一次（特殊情况每天测量）

③定时间：每次同一时间点测量体重，建议每次早晨起床时或晚上睡前称体重

④定条件：每次测体重均为空腹、排空大小便、着同样重量单衣、光脚或每次穿同一双鞋子

2. 体重管理方法："四部曲——记、算、比、调"

①记：每次称体重后要登记在记录表中

②算：算出每周（天）增重量，将本周（天）体重减去前 1 周（天）体重

③比：将算出的实际体重与给定的目标增重值相比

④调：根据实际体重增减情况适当调节自身营养与运动

体重正常的孕妇若体重连续 2 周不在推荐范围内，应指导回院复查。若孕妇孕前超重肥胖，若体重增重不在推荐范围内，则每周都要重新调整膳食和运动计划。应落实自我、医师、助产士及护士的联合监控措施，产科门诊医师发现体重增重异常的孕妇应及时转介至助产士门诊行营养和体重管理的指导，助产士门诊发现一些特殊的经指导后仍控制不佳的也应转介至营养门诊和专业的营养师共同对孕妇进行管理。

三、防妊娠期糖尿病

1. 充分评估 孕妇有无 GDM 的高危因素，存在高危因素越多的孕妇越容易患 GDM，有 GDM 高危因素者应着重监测血糖水平，有糖尿病家族史或糖尿病母系遗传者应该在妊娠早期做糖筛查试验确诊，孕中期在医师指导下进行葡萄糖筛查试验和口服葡萄糖耐量试验，尽早诊断、及时处理，尽最大程度维护母婴健康。

2. 充分告知，提高意识 告知孕妇 GDM 对母亲及胎儿的不良影响及孕期良好血糖控制的益处，让孕妇认识到预防 GDM 的重要性。

3. 指导"管住嘴"，控制总能量摄入 根据孕妇的身高、孕前体重及体力劳动强度等计算每日的能量摄入量，避免孕妇能量摄入过多，但同时也要考虑营养素达到妊娠需求，详见本章本节一、防营养失调相关内容。需要注意的是妊娠早期能量摄入不应低于 1500kcal，妊娠中晚

☆ ☆ ☆ ✦

表 5-48　孕期运动登记表

姓名：_____　年龄：_____　有效心率范围：_____～_____次/分

日期	是否有运动	运动项目	运动强度	运动时间（min）	自觉疲劳程度	胎动情况
	□是 □否		□低　□中 □高	□<10　□10～20 □20～30　□≥30	□较轻　□稍累 □累　□很累	□正常 □异常（过多/过少）
	□是 □否		□低　□中 □高	□<10　□10～20 □20～30　□≥30	□较轻　□稍累 □累　□很累	□正常 □异常（过多/过少）
	□是 □否		□低　□中 □高	□<10　□10～20 □20～30　□≥30	□较轻　□稍累 □累　□很累	□正常 □异常（过多/过少）
	□是 □否		□低　□中 □高	□<10　□10～20 □20～30　□≥30	□较轻　□稍累 □累　□很累	□正常 □异常（过多/过少）
	□是 □否		□低　□中 □高	□<10　□10～20 □20～30　□≥30	□较轻　□稍累 □累　□很累	□正常 □异常（过多/过少）
	□是 □否		□低　□中 □高	□<10　□10～20 □20～30　□≥30	□较轻　□稍累 □累　□很累	□正常 □异常（过多/过少）
	□是 □否		□低　□中 □高	□<10　□10～20 □20～30　□≥30	□较轻　□稍累 □累　□很累	□正常 □异常（过多/过少）

注：
1. 请在相应地方填写或方框内打✓
2. 运动有效心率范围 = 最大心率的 50 ～ 70%= （220- 年龄）× 0.5 ～ （220- 年龄）× 0.7
3. 28 周后运动前后需关注胎动情况

期能量摄入不应低于 1800kcal。糖类、脂肪、蛋白质总量比值宜为 50% ～ 55%、25% ～ 30%、15% ～ 20%，其中优质蛋白达到 1/3 以上。

4. 指导维持合理孕期体重增长　应定期监测体重，保持合理体重增长，预防体重增长过快或体重增长过度。如果体重增长超出了正常范围，应该及时咨询医师。体重监测方法及如何维持合理体重增长，详见本章本节二、防体重过度增长相关内容。

5. 指导食物交换份的应用　GDM 高危人群及已确诊糖尿病患者，教会其食物交换份法对维持合理血糖水平也具有很重要的意义。食物交换份是将食物按照来源、性质分类，同类食物在一定重量内所含的蛋白质、脂肪、碳水化合物和能量相近，不同类食物间所提供的能量也是相近的。糖尿病高危人群及已确诊糖尿病患者使用

食物交换份的方法，可以快速简便地制定食谱，是国内外通用的一种饮食治疗方法，已得到广泛应用。

食物交换份将食物分成六大类：主食类（或称谷薯类）、蔬菜类、水果类、鱼肉类（含豆制品）、乳类（含豆奶）和油脂类（含）。所有食物均指可食部，即去除皮、籽、核、骨头等后的净重。同类食物可以任意互换，用"份"来交换，每一份食物所含热量相同，为 334.4 ～ 376.2kJ（80 ～ 90kcal）。通过计算出孕妇的每日能量摄入量（能量摄入量计算详见本章本节一、防营养失调相关内容），根据能量列出各类食物的交换份数，孕妇可根据自己的具体情况，在保证科学营养的前提下，灵活选择食物，使膳食丰富多彩。不同能量饮食内容的交换份见表 5-49，六大类食物每份等热量食物交换表见表 5-50。

☆★☆☆

表5-49　不同能量饮食内容的交换份

能量	总交换份	各类食物交换份					
		谷类	蔬菜	肉类	奶类	水果	油脂
1000	11	4	1	2	1.5	1	1.5
1200	13.5	6	1	2	1.5	1	2
1400	16	8	1	2.5	1.5	1	2
1600	18	9	1	3	1.5	1	2.5
1800	20	10.5	1	3.5	1.5	1	2.5
2000	22	12	1	4	1.5	1	3
2200	24.5	13.5	1	4.5	1.5	1	3
2400	27	16.5	1	4.5	1.5	1	3

表5-50　等热量食物交换表

食物类别	食物重量（g）	食物名称
谷薯类	25	大米、小米、糯米、薏米、高粱米、玉米糁、玉米面、面粉、米粉、混合面、挂面、龙须面、燕麦片、莜麦面、荞麦面、苦荞面、通心粉、干粉条、干莲子、绿豆、红豆、芸豆、干豌豆、苏打饼干、意粉
	35	烧饼、烙饼、馒头、咸面包、全麦面包、窝窝头、切面
	100	马铃薯、芋头
	150	湿粉皮
	200	鲜玉米（带棒心）
蔬菜类	70	毛豆、鲜豌豆
	100	茨菰、鲜百合
	150	山药、藕、凉薯、荸荠
	200	胡萝卜
	250	豇豆、扁豆、葱头、蒜苗
	350	南瓜、菜花、倭瓜
	400	白萝卜、青椒、茭白、冬笋
	500	大白菜、圆白菜、菠菜、油菜、韭菜、茴香、芹菜、茼蒿、苤蓝、莴笋、油菜薹、苦瓜、西葫芦、西红柿、黄瓜、冬瓜、茄子、丝瓜、芥蓝菜、塌棵菜、苋菜、龙须菜、豆芽、鲜蘑、水发海带
水果类	150	柿子、香蕉、鲜荔枝
	200	梨、桃、苹果、橘子、橙子、柚子、猕猴桃、李子、杏、葡萄、番石榴、车厘子、火龙果、杨桃
	300	草莓、龙眼
	500	西瓜

续表

食物类别	食物重量（g）	食物名称
鱼肉类（含豆制品）	20	熟火腿、香肠；腐竹
	25	肥瘦猪肉；大豆、大豆粉
	35	无糖叉烧肉、午餐肉、大肉肠、酱牛肉、酱鸭
	50	瘦猪、牛、羊、鸡、鸭、鹅肉；豆腐丝、豆腐干
	60	鸡蛋、鸭蛋、松花蛋、鹌鹑蛋
	70	排骨
	80	带鱼、黄鱼、草鱼、鲤鱼、鲫鱼、鲢鱼、甲鱼、鳝鱼、比目鱼、对虾、青虾、鲜贝
	100	兔肉、蟹肉、水发鱿鱼；北豆腐
	150	鸡蛋清；南豆腐
	350	水发海参
	400	豆浆（黄豆 1 份加水 8 份）
乳类	20	奶粉
	25	脱脂奶粉、乳酪
	130	无糖酸奶
	160	牛奶、羊奶
油脂类	10	花生油、玉米油、菜籽油、豆油、红花油、香油、猪油、牛油、羊油、黄油
	15	核桃、杏仁、花生米、芝麻酱、腰果
	25	葵花籽（带壳）、南瓜籽（带壳）
	40	西瓜籽（带壳）

6. 强调优选食用低血糖生成指数食物　常见食物血糖生成指数（GI）值详见第 4 章第四节六、糖尿病患者的孕前指导中的表 4-39。一些方法可降低食物 GI 值，与食物 GI 值相关的包含但不限于以下几点。

（1）食物中膳食纤维含量：如五谷燕麦饭及全麦吐司，其 GI 指较籼米、粳米及白吐司的低，因其膳食纤维量高。

（2）食物的精制程度（加工）：食物越粗糙、加工越少，越能保留食物的天然成分，越不容易被肠胃消化吸收，GI 值越低，如糙米比白米 GI 值低，未经加工的燕麦比快煮燕麦 GI 值低。

（3）食物的结实度：食物质地越紧密，其在胃肠道内的消化速度越慢，GI 值越低。

（4）食物的形态：原貌状食物的 GI 值比切、搅碎食物的 GI 值低，如米饭比粥 GI 值低，原状的水果比鲜榨果汁 GI 值低。

（5）食物烹饪方式：水煮、清蒸的 GI 值比油炸、炒、煎的 GI 值低。

（6）进食速度快慢：细嚼慢咽可降低食物 GI 值。

7. 合理安排餐次　少量多餐、定时定量进餐对血糖控制非常重要。早、中、晚三餐的能量应控制在每日摄入总能量的 10% ～ 15%、30%、30%，每次加餐的能量可以占 5% ～ 10%，有助于防止餐前过度饥饿。

☆☆☆☆

8. 指导保持合理的饮食 不挑食、不偏食、不多食或暴饮暴食等。少吃或者不吃甜品、饮料果汁、糯米制品、膨化食物、油腻食品及过度加工的预包装食品，减少总脂肪酸和不饱和脂肪酸的摄入。选择少油烹饪方法如蒸、煮、炖、焖、水滑、熘、拌等。主食方面，精制谷物是糖尿病的危险因素，注意粗细搭配，可选择膳食纤维含量高，升糖指数较低的全谷物稻米（糙米）、杂粮（小米、燕麦、荞麦、玉米等）及杂豆（芸豆、绿豆、赤小豆、花豆等）代替一部分精白米面。保证充足的优质蛋白，不能减少有营养的食品，比如奶类（牛奶、羊奶）、鸡蛋、鱼虾和瘦肉的摄入。水果方面，选择含糖量相对较低的苹果、梨、橘子、圣女果、猕猴桃、车厘子、草莓等，而西瓜、甘蔗、柿子、荔枝、龙眼、香蕉、红枣、榴莲、葡萄等含糖量相对较高，应少选择。进餐顺序宜为蔬菜→荤菜→主食，研究表明主食越早吃，餐后血浆血糖越高、餐后血浆胰岛素水平也越高,持续时间越长。无论是 2 型糖尿病患者还是非糖尿病人群，先吃蔬菜后吃主食的进餐方法均可以降低餐后血糖，有助于餐后血糖的管理。

9. 指导"迈开腿"，进行适量的运动 运动疗法可降低妊娠期基础胰岛素抵抗，不单是 GDM 的预防，也是 GDM 的综合治疗措施之一。孕中、晚期每天应进行至少 30min 中等强度的身体活动，一般为运动后心率达到最大心率的 50% ~ 70%，主观感觉稍疲劳，但 10min 左右可得以恢复，建议正餐 30 ~ 60min 后进行运动。若无医学禁忌，多数活动和运动对孕妇都是安全的。常见的中等强度运动包括：快走、游泳、瑜伽、生育舞蹈、孕妇体操、各种家务劳动等。应根据自己的身体状况和孕前的运动习惯，结合主观感觉选择活动类型，量力而行，循序渐进。

10. 追踪及评价 在进入孕中期即应加强防妊娠期糖尿病的指导，提前告知 75g OGTT 的检验方法及注意事项，并指导其完成 OGTT 后应到助产士门诊进行复诊。由于妊娠期糖代谢复杂多变，为确保母婴的健康与安全，预防并减少孕妇及围产儿并发症，确诊 GDM 的孕妇产前监护及治疗一般应由产科医师、内分泌医师、营养师、糖尿病专科护士等多学科成员的密切配合完成。

四、防妊娠期高血压

1. 充分评估 孕期妇女的高危因素及产前检查状况。

（1）评估风险因素：询问孕妇显现或隐匿的基础疾病，如妊娠前有无高血压、肾脏疾病、糖尿病及自身免疫性疾病等病史或表现；有无妊娠期高血压疾病史及家族史或遗传史；了解孕妇的既往病理妊娠史；了解此次妊娠后孕妇的血压、尿常规、水肿的产前检查状况；了解孕妇的一般情况，包括体重、此次妊娠的情况和饮食、生活环境。对过低体重、超重、肥胖者均应加以重视。

（2）准确测量血压：孕妇在首诊时应测量两上臂血压，以血压读数较高的一侧作为测量的上臂。测量前孕妇至少安静休息 5min 后开始测量，取坐位测量时，上臂应置于心脏水平。测血压时，应间隔 1 ~ 2min 重复测量，取 2 次读数的平均值。如果收缩压或舒张压的 2 次读数相差 5mmHg 以上，应再次测量，取 3 次读数的平均值。

（3）注意预警信息：出现预警信息，需要仔细排查各种原因和予以矫正。常见的预警信息有病理性水肿、体重过度增加、血压处于正常高限（即收缩压为 131 ~ 139mmHg 和（或）舒张压 81 ~ 89mmHg）、血压波动（相对性血压升高）、胎儿生长受限趋势、血小板计数呈下降趋势及无原因的低蛋白血症等。另有研究表明，孕期血清 CK、cTnI、cTnT 与妊娠期高血压疾病密切相关，肌酸激酶（creatine kinase，CK）＞ 212.78U/L、肌钙蛋白（cardiac troponin I，cTnI）＞ 1.83μg/L、肌钙蛋白 T（cardiac troponin T，cTnT）＞ 0.25μg/L 是妊娠期高血压发病的独立危险因素，有助于妊娠期高血压发病的预测。

2. 充分告知　孕妇妊娠期高血压疾病的危害，提高孕妇对妊娠期高血压疾病的防范意识。要加强筛查与自我健康管理，预防妊娠期高血压疾病的发生，特别是重度子痫前期及子痫，是降低孕产妇及围产儿死亡率的重要一环。

3. 生活指导

（1）改善不良习惯：禁止吸烟，并主动减少二手烟的吸收量。因为烟草中所富含的尼古丁会促使血管收缩，从而导致高血压的发生。

（2）保证休息：保证每天 8 ～ 10h 的睡眠。在休息和睡眠时，以左侧卧位为宜，左侧卧位可减轻子宫对腹主动脉、下腔静脉的压迫，使回心血量增加，改善子宫胎盘的血供。左侧卧位 24h 可使舒张压降低 10mmHg。

（3）进行适量的运动：散步、太极拳等舒缓、持续的运动能够放松全身的肌肉，促进血液循环，使血压下降。

（4）保证体重的适度增长：孕期是孕妇体质量快速增长的时期，为保证胎儿正常生长发育、避免不良妊娠结局，应使孕期体重增长保持在适宜的范围。孕期体重平均增长约 12.5kg，其中胎儿、胎盘、羊水增加的血容量及增大的子宫和乳腺属必要性体重增加，为 6 ～ 7.5kg，孕妇身体脂肪蓄积为 3 ～ 4kg。正常体型者孕早期体重增加 1 ～ 2kg 较为合适，在孕中晚期，每周体重增加控制在 0.5kg 左右为宜，鼓励超重孕妇控制体重至 BMI 为 18.5 ～ 25.0kg/m²，腹围 ＜ 80cm，防止妊娠期间孕妇 BMI ≥ 28kg/m²。绝不能按照老传统所说的"孕期中能吃就是身体好""能吃是福"。

（5）保持心情愉悦，避免负性情绪：有研究发现孕期存在抑郁焦虑等负面情绪是妊娠期高血压疾病发病的独立危险因素，发生妊娠期高血压疾病的风险为正常孕产妇的 2.3 倍。孕妇可适当进行户外活动和运动有助于释放压力，愉悦心情。医护人员应积极消除孕妇在妊娠期可能出现的紧张、恐惧、抑郁等负面情绪，避免因心理问题导致妊娠期高血压出现。耐心解答孕妇提出的问题，对正常的生理反应解释清楚，避免孕妇产生疑虑，进而影响心理状态。

4. 饮食指导　平衡饮食结构，合理摄入能量，控制体重增长可有效减少妊娠期高血压疾病的发生。

（1）控制总能量的摄入：孕期要适当控制食物的总能量，保证孕期体重增长在合理的范围内，尤其应当注意双胎、巨大儿、妊娠期糖尿病的患者，应合理控制体重。

（2）减少脂肪的摄入：减少饱和脂肪酸摄入量，饱和脂肪酸供能比应 ＜ 7%，富含饱和脂肪酸的食物有肥肉、动物内脏等，应尽量避免食用。同时，应适当增加不饱和脂肪酸的摄入量。深海鱼类含有较多不饱和脂肪酸，其中二十二碳六烯酸（DHA）对胎儿脑和视网膜功能发育有益，每周最好食用 2 ～ 3 次。孕妇的饮食中需要少用动物性脂肪，以菜油、豆油、玉米油、花生油等植物油为主。

（3）增加优质蛋白质的摄入：鱼类、禽类和畜类瘦肉、奶类、蛋类、大豆制品等含丰富的优质蛋白质，且脂肪含量低，在补充优质蛋白质的同时不会增加饱和脂肪的摄入量，适当增加优质蛋白质，使优质蛋白占蛋白质总量的 50% 以上，不仅可以纠正低蛋白血症，还可以纠正贫血，从而有效预防妊娠期高血压疾病的发生。但是蛋白质的大量摄入会在代谢中为肾脏带来一定负担，所以肾功能有异常表现的孕妇需要对此加以注意。

（4）减少盐的摄入：盐的摄入量每天

☆ ☆ ☆ ☆

不要超过 6g，视孕妇实际情况而定。避免所有含盐量高的食物，如浓肉汁、调味汁、方便面的汤料末、腌制品、罐头制品、外卖油炸食品等。酱油也不能摄入过多，6ml酱油约为 1g 盐的量。因钠盐摄入过多导致的水钠潴留会增加高血压的发生风险。限制钠的摄入并不降低子痫前期的发生率，且会导致能量、蛋白质和钙等摄入不足。因此，不推荐妊娠期限制钠的摄入。

（5）增加食物纤维素的摄入：应保证每天摄入蔬菜 500g 以上，水果 200 ～ 400g，多种蔬菜和水果搭配食用。因为蔬菜和水果可以增加食物纤维素的摄入，对防止便秘、降低血脂有益，还可补充多种维生素和矿物质，有利于妊娠高血压的防治。

（6）补充足够的钙和锌：中国营养学会推荐妊娠中期每日的钙摄入量为 1000mg，同时每天晒 1 ～ 2h 的太阳，以帮助钙的吸收。孕中期开始，每天增加 200g 奶，使总摄入量达到 500g/d，孕中期每天开始增加鱼、蛋、瘦肉共计 50g，对高危孕妇自孕 20 周起每日补充元素钙 1.5 ～ 2.0g 可降低子痫前期的发病率。有研究表明中晚期孕妇体内处于低钙状态；若孕妇钙摄入不足，很容易引起血钙浓度下降，妊娠中后期舒张压上升，并可能发生子痫前期疾病。还有研究显示，适当增加钙、维生素 D、镁、锌摄入可降低妊娠期高血压疾病的发生率。

（7）补充足够的叶酸：有研究结果显示孕期持续适量服用叶酸补充剂至少 400μg/d，并摄入叶酸含量丰富的膳食，可降低子痫前期的发生，减少不良妊娠结局。补充叶酸可降低循环中同型半胱氨酸的水平，减少对血管内皮的损伤，改善胎盘血流灌注，可有效减少子痫前期的发生。

5. 用药指导　推荐对存在子痫前期复发风险如存在子痫前期史（尤其是较早发生子痫前期史或重度子痫前期史），有胎盘疾病史如胎儿生长受限、胎盘早剥病史，存在肾脏疾病及高凝状况等子痫前期高危因素者，可以在妊娠早中期（妊娠 12 ～ 16 周）开始服用小剂量阿司匹林（50 ～ 100mg），可维持至孕 28 周。对于存在基础疾病如自身免疫性疾病等的孕妇，不能仅给予小剂量阿司匹林，还需结合孕前在专科诊疗的病情进行评估。

6. 自我管理　孕妇一定要按时行产前产检，做好孕期保健工作。孕妇要注意产检时血压、尿蛋白及水肿的情况，尤其是在妊娠 36 周以后，应每周观察血压及体重的变化，以便及时发现血压、水肿及尿蛋白的变化。妊娠期高血压疾病初期并不一定都有自觉症状，只有定期检查才能及早发现，孕妇不能怕麻烦就忽视这一点。

7. 追踪与评价　孕妇检查项目与产检的频率主要根据孕妇产检的具体情况决定，注意个体化。但对于已诊断为子痫前期者，需要每周 1 次甚至每周 2 次的产前检查。

五、妊娠期运动指导

（一）妊娠期运动的意义

美国妇产科医师学会建议没有运动禁忌证的孕妇，应在每天或一周中的绝大多数时间里进行 30min 的中等强度运动，如快走、游泳、瑜伽、生育舞蹈、孕妇操、骑固定式脚踏车等，中等强度运动的评估方法，详见第 4 章第四节中行为及生活方式指导部分相关内容。美国卫生与人力资源服务部也有提到，妊娠期运动对于无产科合并症的孕妇是安全的，且健康的孕妇应每周进行至少 150min 有氧运动。妊娠期运动具有非常多的益处，其益处包含但不限于以下几点：

1. 有利于增强体质，帮助减少腰酸背痛、便秘和水肿。

2. 增强体质的同时也锻炼了肌肉，有助于自然分娩。

3. 有利于保障体重的合理增长，预防和治疗妊娠期糖尿病、子痫前期等的发生及保持身材。

4.有效缓解孕期疲劳，帮助睡眠。

5.有利于保持愉悦的情绪，预防产后抑郁症。

6.有利于预防与降低早产的发生。

7.适当运动有助于宝宝发育，增加血氧含量，刺激胎儿全身，利于宝宝各系统的发育，促进宝宝身体健康成长。

（二）妊娠期运动的禁忌证

1.妊娠期运动的绝对禁忌证　血流动力学改变明显的心脏病；肺部限制性疾病；子宫颈功能不全（或已行宫颈环扎术）；有早产风险的多胎妊娠；妊娠中晚期持续性的阴道出血；26 周以后的胎盘前置；本次妊娠有早产风险；妊娠期高血压或子痫前期；三胎及以上妊娠。

2.妊娠期运动的相对禁忌证　严重贫血；未经评估的母源性心律异常；慢性支气管炎；控制不佳的 1 型糖尿病；极度肥胖（BMI ≥ 33kg/m²）；极度消瘦（BMI ≤ 12kg/m²）；胎儿宫内生长受限；骨科的限制；控制不住的癫痫及甲状腺疾病等；严重的抽烟者；有自发性流产史；双胎妊娠孕 28 周后；孕前重度久坐不动史；营养失调或进食障碍。

（三）停止运动的指征

孕期运动停止的指征为胸部、腿部关节或下腹疼痛、异常阴道流血、晕厥、头晕、头痛、作呕、呼吸困难、胸闷、心悸、气喘、视物模糊、全身肿胀、麻痹、胎儿活动异常增加或减慢、胎膜破裂等。应评估孕妇是否知晓停止运动的指征，并指导孕妇出现终止运动的指征时，应立即停止运动并及时就医。

（四）几种常见的有益的妊娠期运动介绍

1.孕妇体操

（1）孕妇体操的定义：孕妇体操是专门为孕妇设计的一种健身操，是一种简单、经济、效果好的健身运动。2000 年之前孕妇体操在我国尚未推广，应用较少，而那时在国外早已广泛开展，2000 年之后在我国越来越多的医疗机构开始进行孕妇体操的设计、研究和推广。

（2）孕妇体操的作用：孕妇体操的动作组成是经过设计的对孕妇有益的，其包含但不限于以下几个作用

①可帮助孕妇在怀孕的特殊时期锻炼身体，促进血液循环、增强呼吸和神经系统功能。

②孕妇体操属于比较安全的中等强度有氧运动，可帮助控制体重，预防体重增长过度及巨大儿发生。

③通过孕妇体操的规律实施，可以减少精神紧张、静脉曲张和便秘等症状。

④体操锻炼可以增加腹肌、腰背肌和骨盆底肌肉的张力和弹性，可使关节更灵活、使韧带松弛柔软，可减轻腰背部的疼痛及有利于缩短产程、提高顺产概率及促进产后修复等。

⑤孕妇体操能缓解孕妇的疲劳和压力，保持心情舒畅，可提高睡眠质量及改善心理状况，培养对分娩的信心。

（3）孕妇体操的适用对象：低危孕妇、孕周 ≥ 14 周，排除孕期运动禁忌证者；胎心胎动正常；孕妇有实施孕妇体操的意愿。

（4）孕妇体操的方法：孕妇健身操的种类及方法有很多，孕妇选择一些比较适合自己的体操即可，可参考以下这套孕妇体操的做法。本文介绍一套孕妇体操做法，仅供参考。

①左右摇摆运动：如图 5-4 所示，站立位，双脚分开比双肩略宽，双手叉腰，身体保持平衡。右腿屈膝带动骨盆及上身右移，左腿伸直，在此基础上接着左腿屈膝带动骨盆及上身左移，右腿伸直，如此左右交替为 2 拍，共做 6 ～ 8 个八拍。

②前后拉伸运动：如图 5-5 所示，站立位，双脚分开比双肩略宽，双手自然垂放于身体两侧，身体保持平衡。吸气，双

☆★☆☆

手伸直上举过头顶，掌心向前，膝盖微屈，身体后仰，眼睛看向斜上方天花板；呼气时，俯身向前看向腹部，手臂伸直跟随身体的俯屈由前往后压使掌心面向天花板。如此前后交替为4拍，共做6～8个八拍。

　　③旋转甩臀运动：如图5-6所示，站立位，双脚分开比双肩略宽，双手叉腰，身体保持平衡。膝盖微屈，用臀部由前、左、后、右、前顺序移动做逆时针画"○"运动。一圈为一个4拍，做6～8个八拍后，同法用臀部由前、右、后、左、前顺序移动做顺时针画"○"运动。

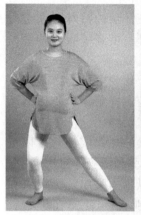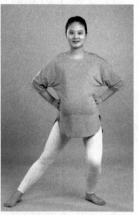

图 5-4　左右摇摆运动

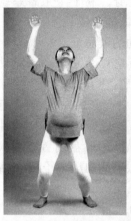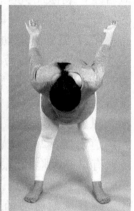

图 5-5　前后拉伸运动

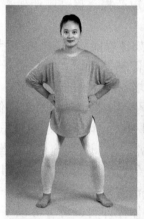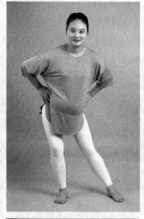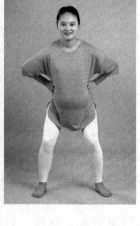

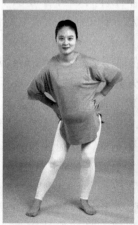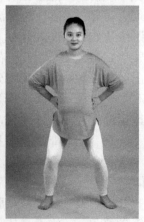

图 5-6　旋转甩臀运动

④横 8 旋转臀部运动：如图 5-7 所示，站立位，双脚分开比双肩略宽，双手叉腰，身体保持平衡。左腿屈膝，右腿伸直，左膝膝盖稍外展带动臀部向左逆时针画一个"○"，接着右腿屈膝，左腿伸直，右膝膝盖稍外展带动臀部向右顺时针画一个"○"。

此为 4 个拍，类似用臀部写一个横着的 8 字，共做 6 ～ 8 个八拍。

⑤上下蹲位运动：如图 5-8 所示，站立位，双脚分开比双肩略宽，双手自然垂放于身体两侧，身体保持平衡。吸气，双手交叉向上举过头顶，呼气时，膝盖弯曲外

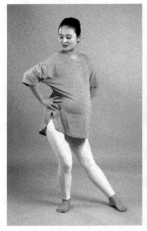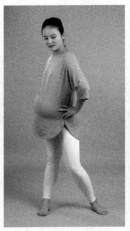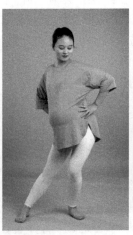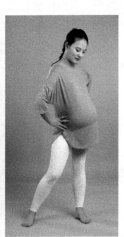

图 5-7　横 8 旋转臀部运动

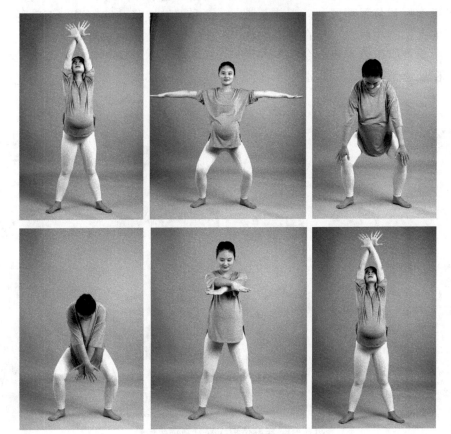

图 5-8　上下蹲位运动

展做下蹲动作，手部从头顶分别外展画半圈后交叉于跨前，接着再吸气，膝盖伸直，双手再次上举回到交叉于头顶的姿势。如此为4个拍，共重复6～8个八拍。

⑥侧腰拉伸运动：如图5-9所示，站立位，双脚分开比双肩略宽，左手叉腰。吸一口气，右手掌心向左上举于头顶，吐气时左腿屈曲，右腿伸直，重心向左落于左腿，右手微屈轴压向左下方，同时头部微右转眼睛看向右手手臂，内心默念一二，然后吸气，左腿伸直，重心回归到正中，手部掌心向左平举于头顶，内心默念三四。接着再呼气屈左膝，重心左移，右手手掌压向左下方。如此重复，做8个拍后，同法换另一侧，左右交替做8拍，共6～8个八拍。

⑦手膝位摇摆骨盆运动：如图5-10所示，双膝跪立于瑜伽垫上，可戴护膝或垫护膝垫，俯前向前，双手掌着地，手臂伸直，呈手膝位，双手打开与肩同宽，指尖朝向前方。双膝盖打开与臀部同宽，小腿及脚趾紧贴在地上，脚板朝后。挺直腰背，注意大腿与小腿及躯干成直角，令躯干与地面平行。在该体位基础上，分别用臀部做

前后、顺时针/逆时针旋转或左右摇摆骨盆运动，也可做猫牛运动。

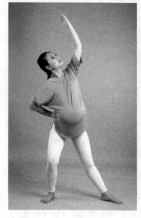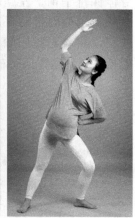

图5-9　侧腰拉伸运动

⑧依墙滑行运动：如图5-11所示，站立位，双脚于距离墙面约20cm处分开比双肩略宽，腰背部贴墙，双手掌心分别贴于同侧大腿根部。先吸一口气，然后呼气时，腰背部继续紧贴墙下滑做下蹲的动作，手部同时沿大腿根部滑向膝盖，注意下蹲时臀部始终高于膝盖。略作停顿，接着在吸气时腰背部紧贴墙上滑站立恢复原来的站

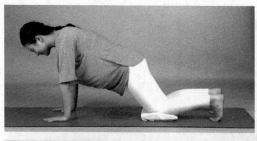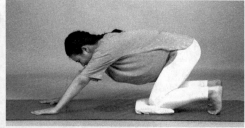
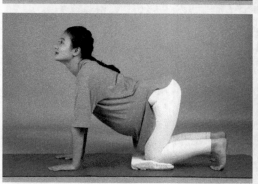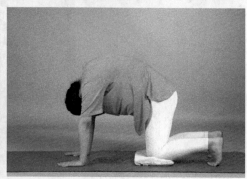

图5-10　手膝位摇摆骨盆及猫牛运动

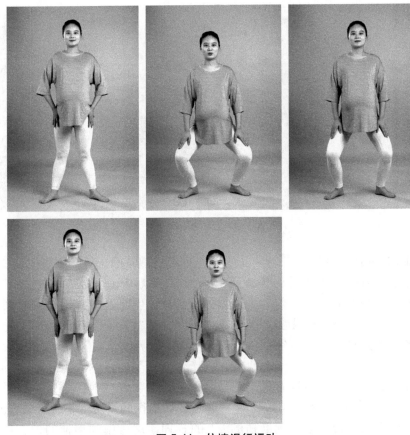

图 5-11 依墙滑行运动

立位,手部也沿大腿从膝盖上滑至大腿根部。如此为 4 个拍,共重复 6 ～ 8 个八拍。

⑨甩手甩臀运动:如图 5-12 所示,站立位,双脚分开比双肩略宽,身体保持平衡双手屈肘平放于腹部前方,手部可做握拳姿势,但应完全放松,不需用力。然后同手同脚型,左腿屈膝时,臀部甩向左前方,右腿伸直,左手在身体的带动下屈肘类似打拳一样击向右前方;接着右腿屈膝,臀部甩向右前方,左腿伸直,右手在身体的带动下屈肘类似打拳一样击向左前方。甩向一边 1 拍,如此为 2 拍,共重复 6 ～ 8 个八拍。

⑩靠墙放松:如图 5-13 所示,面向墙壁站立位,双脚距离墙面 20 ～ 30cm 处分开比双肩略宽,手掌相向交叠,同上臂一起贴于墙面,贴于墙面的手部与地面平行。膝盖微屈,不锁死膝盖。身体前倾,头部

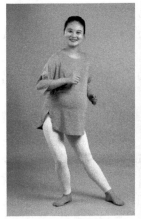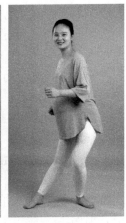

图 5-12 甩手甩臀运动

靠向手背处扶墙放松。放松需调暗灯光,播放自己喜欢的轻音乐,倾听音乐或与胎儿进行语言交流沟通。在此基础上可缓慢地行左右或旋转摇摆骨盆运动。此时家属可站在产妇后面对其腰背部、肩部及上臂等处进行轻触抚摸,可更好帮助孕妇放松。

☆☆☆☆

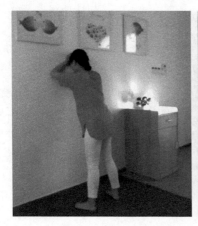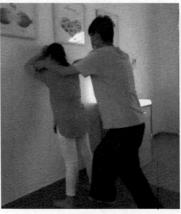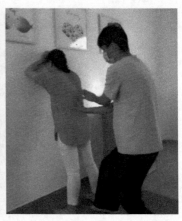

图 5-13　靠墙放松

（5）孕妇体操的注意事项

①经过充分评估排除孕期运动禁忌证后才能进行孕妇体操运动。

②应选择在一个空气流通、温湿度适宜、地面防滑且平坦无异物、有一定空间的环境中进行。

③可选用自己喜欢的一些轻音乐或带节奏感的音乐配合一起实施孕妇体操。

④运动前排空大小便，穿自觉舒适的衣服，可赤脚或穿防滑的鞋子，裙摆或裤脚应不超过脚踝，防止跌倒。

⑤运动前可喝适量温水，应避免饥饿或过饱状态运动。

⑥运动前先进行 5min 的热身运动，拉伸一下肌肉和韧带，活动下关节。

⑦运动过程中注意呼吸保持均匀，避免屏气。

⑧孕前及孕期没有做过什么运动的，可以从每个动作 2～4 个八拍开始，逐渐增加到 6～8 个八拍，循序渐进，避免疲劳及损伤。

⑨避免激烈的体操动作，孕妇体操运动动作应轻柔，避免动作幅度过大，注意保持身体平衡，避免跌跤。

⑩手膝位摇摆骨盆运动时，注意保护膝盖，可戴护膝或垫护膝垫。

⑪运动前后需注意自身感受及胎动等情况。

⑫应熟知停止运动的指征。

2. 孕期瑜伽

（1）孕期瑜伽的定义：瑜伽起源于古印度，有着五千多年的历史文化，被人们称为"世界的瑰宝"。瑜伽"yoga"一词是梵文"yuj"的音译，其含义为结合、一致、和谐，蕴含着"维持躯体、心灵、精神三者和谐均衡的发展就是生命和自然的本源"的哲理，这是瑜伽精神的内在体现。2014年 12 月，联合国第 69/131 号文件确立每年的 6 月 21 日为"国际瑜伽日"，向全世界宣传和推广瑜伽锻炼是一种健康的生活方式。美国妇产科医学会在运动指南的推荐意见中，鼓励正常妊娠的孕妇每天进行至少 30min 的中等强度的锻炼，而瑜伽被列为增进健康体力活动的例子。孕期瑜伽，顾名思义即指适合孕妇在孕期做的瑜伽。孕期瑜伽是一种为孕妇量身定制的瑜伽方式，对比普遍意义上的瑜伽更加舒缓，体式动作也相对简单。

（2）孕期瑜伽的作用：孕期瑜伽的练习包含很多的作用，包含但不限定于以下几种：

①专注的瑜伽练习，可使大脑得到放松，调和紧张、焦虑情绪。

②瑜伽可刺激控制荷尔蒙分泌的腺体，增加血液循环，加速血液循环，还能够很好地控制呼吸，瑜伽进入深长呼吸，可以

安抚神经，缓解压力，改善失眠焦虑，同时，孕妇心态平和、心理健康，对胎儿的发育也大有裨益。

③孕期瑜伽可以增强体力和肌肉张力，增强身体的平衡感，提高整个肌肉组织的柔韧度和灵活度，有助于顺产及产后修复。

④妊娠中晚期，许多孕妇会出现水肿现象，而支撑及伸展型的瑜伽练习，为孕后期减轻心脏负荷做好准备，可减轻孕期水肿。

⑤练习瑜伽，适当的牵伸和肌肉力量训练，可平衡身体力量，从而减轻腰背部、坐骨神经等的疼痛。

⑥孕期瑜伽作为一种中等强度的运动，可有效控制孕期体重、预防及控制妊娠期糖尿病、减少巨大儿的发生。

⑦孕期通过适当的体式练习，可帮助顺畅呼吸、扩展腹部空间，按摩内脏，从而促进肠胃蠕动，减轻腹胀，缓解便秘。

⑧孕期子宫不断增大，膈肌被迫上移，胸廓体积变小，从而影响呼吸运动，而孕期瑜伽的练习可增加心肺功能，缓解减轻孕晚期气紧、呼吸困难的情况。

⑨瑜伽集运动、音乐、觉知、放松为一体，是一种非常好的胎教方法之一。

（3）孕期瑜伽的适用对象：排除孕期运动禁忌证者，只要胎心胎动正常，有练习孕期瑜伽的意愿者，基本都可以根据自身的喜好和舒适度选择相应的瑜伽体式进行练习。但如果怀孕前没有接触过瑜伽，建议 14 周前最好不要轻易尝试，中晚期再在专业老师指导下进行简单的修复练习、冥想和呼吸练习，以确保安全。如果孕妇孕前就有规律地进行瑜伽的练习，则孕期也可以继续瑜伽，但是练习的难度和强度应适当降低。

（4）孕期瑜伽的体式及做法：研究证实很多瑜伽体式对孕妇来说都是很安全的，即便在孕晚期也是如此。本文在此仅介绍美国妇产科医师学会推荐的以下 26 种在孕期应用安全有效的瑜伽体式，但是对孕期

安全有效的瑜伽体式远远不止这些。美国妇产科医师学会推荐的 26 种瑜伽体式具体做法如下。

①简易坐：如图 5-14 所示，保持盘腿坐姿，双手自然放置在两侧膝盖上方，尾骨下可以放置抱枕，形成舒适的开放性坐姿。全身肌肉放松，不要用力吸气，吸气时让气体慢慢充满下腹部、上腹部，肋骨轻轻扩张，再缓慢地将气体完全呼出，整个呼吸的过程尽量缓慢、深长。

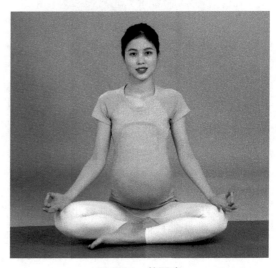

图 5-14　简易坐

②坐立前屈式：如图 5-15 所示，坐在地面上，双腿闭拢，向前伸直，双膝向下压，脚跟拉伸，向上翘。抬升胸骨伸长脊柱并放松肩部。将手指尖放在髋关节上，身体前后摇动，体会其中的感觉。吸气并伸直手臂，举过头顶，手心相对。呼气，髋关节带动上身向前运动，双手握住双脚，注意保持脊椎不要弯曲。如无法完成，可借助运动带，保持这个姿势，以感觉舒适为限度。放松深呼吸，双膝稍微弯曲以放松脚部，低下头靠近双膝，放松脊柱，闭上双眼，深呼吸，如果觉得放松够了，吸气并向前伸直手臂，然后举过头顶。呼气，放下手臂。注意保持脊柱垂直。随着腹部隆起，练习时可适当分开双脚。

☆☆☆☆

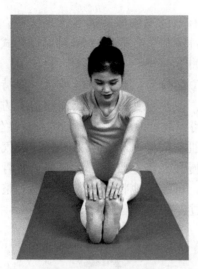

图 5-15 坐立前屈式

③猫式和牛式：猫式和牛式这 2 个体式通常结合为猫牛式。如图 5-16 所示，方法是双膝跪立于瑜伽垫上，俯身向前，双手掌着地，手臂伸直，打开与肩同宽，指尖朝向前方。双膝盖打开与臀部同宽，小腿及脚背或脚趾紧贴在地上，脚板朝天或朝后。挺直腰背，注意大腿与小腿及躯干成直角，令躯干与地面平行。吸气时，脊柱向上延伸，慢慢地将臀部翘高，腰向下微曲，形成一条弧线，眼望前方，垂下肩，保持颈椎与脊椎连成一直线，不要过分把头抬高。呼气时，卷尾骨，双手有力推地，慢慢地把背部向上高高拱起，带动脸向下方，视线望向大腿或腹部位置，直至感到背部有伸展的感觉。配合呼吸，重复以上动作

3 ~ 5 次。

④山式：如图 5-17 所示，双脚并拢站立，踇趾相触。为了感觉舒服，双脚也可稍分开，但要平行，不要内外八字。体重在脚上前后左右均匀地分布，并轻轻压住地面。膝关节柔软不超伸，双腿有力，骨盆中立。肩膀放松自然垂落不耸肩，目光温柔平视前方。下巴稍低，让后颈部放松。眼神柔和，面部松弛。做 3 ~ 5 次深呼吸。挺拔地站着，感觉身体在十全十美的平衡中休息着。

⑤战士一式：如图 5-18 所示，山式站立，双脚打开与髋同宽，双手叉于腰间。左脚在前，将右脚向后迈一大步，保证躯干朝向正前方位置，后脚掌往外稍打开约45°。双肩向下沉，手臂扩展向外。脊柱向后侧伸展，卷背，脊柱一节一节的前弯。低头看向孩子。随吸气，双臂向上举过头顶，双手掌心相对，手臂保持伸直。随呼气，慢慢曲右膝，身体重心有控制地下移，注意弯曲的膝盖不要超过脚尖，重心始终保持在双脚之间，直到右大腿与地面平行，右小腿与地面垂直，大腿和小腿呈直角，左腿向后充分伸展，左膝收紧。面部、胸部和右膝保持与右脚朝同一方向，头部向上，从尾骨开始伸展脊柱，双眼可注视前方或注视手掌。保持正常呼吸，在这个姿势 20 ~ 30s 后，同法换边重复，两侧各重复 2 ~ 3 次。

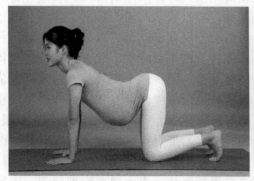
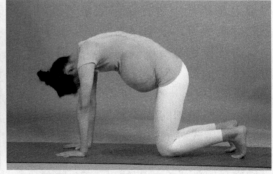

图 5-16 猫式和牛式

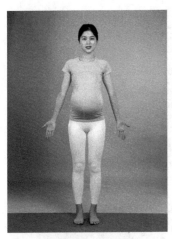

图 5-17　山式

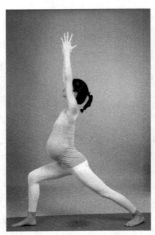

图 5-18　战士一式

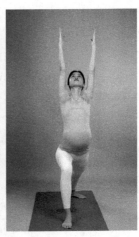

⑥站立前屈式：如图 5-19 所示，山式站立，双腿分开至自己舒适的状态，脚板平行地面。吸气，双臂体侧高举过头顶，双手掌心向前平行放置或十指交握。呼气，以髋区为折点，上身向前弯曲，直到背部与地面平行。此时，眼睛看向相交的双手或地面，保持 3～5 个回合的呼吸（附：如果无法完成此步，可以借用椅子或者墙面），吸气，上身回正，呼气，放松双臂。

髋，前方右侧膝关节保持稳定。呼气时，慢慢屈右膝，同战士一式，身体重心有控制地下移，注意弯曲的膝盖不要超过脚尖，重心始终保持在两脚之间，直到右大腿与地面平行，右小腿与地面垂直，大腿和小腿呈直角。同时手臂体侧打开，与肩平齐，掌心向下，转动颈部，正面看向右手，与右足尖方向保持一致。保持正常呼吸，在这个姿势 20～30s 后，同法换边重复，两侧各重复 2～3 次。

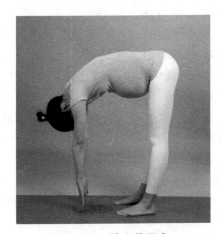

图 5-19　站立前屈式

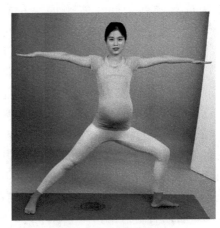

图 5-20　战士二式

⑦战士二式：如图 5-20 所示，山式站立，双脚打开与髋同宽，双手叉于腰间。右脚在前，将左脚向后迈一大步，后脚掌往外稍打开约 45°，把右脚的脚趾转向正左方。随吸气，躯干向左侧慢慢旋转，开

⑧幻椅式：如图 5-21 所示，以山式站立，吸气时两臂伸直，双手高举过头顶，双掌相对。呼气时屈膝下蹲，身体前倾，放低躯干使大腿尽量与地面平行，就像准

☆☆☆☆

备要坐在一张高度适中的椅子上似的。保持这个姿势 20～30s，并做均匀深长的呼吸。最后吸气，伸直双腿，抬起上身，呼气，放下手臂，恢复站立式。重复 2～3 次。初学者可后背靠墙做这个体式。

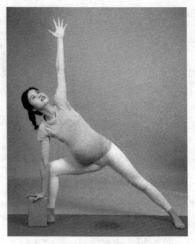

图 5-22　三角侧伸展式

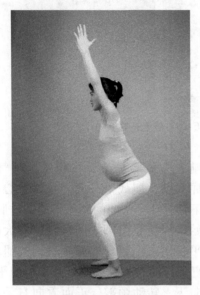

图 5-21　幻椅式

⑨三角侧伸展式：如图 5-22 所示，山式站立，双腿打开三个肩宽，双手叉腰，注意保持双髋处于同一水平面。左脚向左外打开，使左脚的脚跟与右脚的足弓相对，将瑜伽砖放置在左脚内侧。吸气时，双手臂向两侧伸展至与肩平齐，保持骨盆不动，脚掌的内侧发力。呼气时慢慢屈左膝，直至左膝在左脚的正上方。接着吸气时延展脊柱，呼气时左臂带动上身向左延伸至最远端后向下，直至手掌触及瑜伽砖表面，右手手臂掌心朝前向上伸展，与左肩成一条直线，并伸直躯干。颈部向右上方转动，看向右手拇指。保持该体式 3～5 个呼吸后。接着吸气时，有控制地用右手臂带动上身及左手缓慢向上回正。呼气时慢慢伸直左腿，放松双手向下叉腰，左脚先往回收，接着双脚内外八字形收回至山式站立位。同法换边重复，两侧各重复 2～3 次。

⑩三角伸展式：如图 5-23 所示，山式站立，双腿打开三个肩宽，双手叉腰，注意保持双髋处于同一水平面。左脚向左外打开，使左脚的脚跟与右脚的足弓相对，将瑜伽砖放置在左脚内侧。吸气时，双手臂向两侧伸展至与肩平齐，保持骨盆不动，脚掌的内侧发力。呼气时，用左手向左边的方向慢慢侧弯并将左手手掌放置在瑜伽砖上，然后右手臂掌心朝前向上伸展，与左肩成一条直线，并伸直躯干，腿后部、后背及臀部应该放在一条直线上。同时颈部向右上方转动，看向右手拇指。保持该体式 3～5 个呼吸后，吸气，有控制地用右手臂带动左手缓慢向上回正。然后呼气放松双手向下叉腰，左脚先往回收，接着双脚内外八字形收回至山式站立位。同法换边重复，两侧各重复 2～3 次。

⑪战士三式：如图 5-24 所示，战士三式需要借助椅子或墙面，面对稳固的椅子或墙面站立，双腿打开与肩同宽，双手扶住椅子靠背或墙面，双脚后退一大步。缓慢把上身放低至和双脚成 90°，进入直角式。接着单腿向后抬起向后延伸，尽可能使抬起的腿与地面平行，注意保持髋部水平，避免骨盆倾斜旋转。保持该姿势，进行均匀和深长的呼吸。保持 20～30s 后，同法换边重复，两侧各重复 2～3 次。

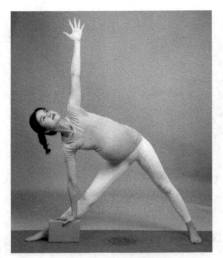

图 5-23　三角伸展式

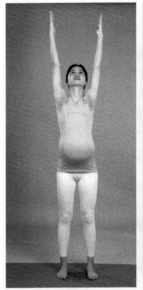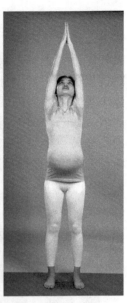

图 5-25　上手掌合十式

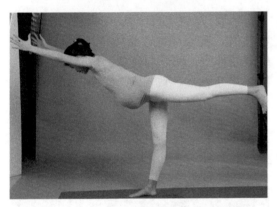

图 5-24　战士三式

下（如果脚跟碰不到腹股沟，就把它放在膝盖内侧上方或小腿内侧）。保持髋部朝向正前方，左膝朝着左外侧，两腿同时发力向内收。眼睛注视固定的一点有助于稳定姿势。站稳以后，在胸前合掌，然后吸气双臂慢慢伸展高举过头，保持肩膀下沉，手肘可以伸直或弯曲。躯干从腰往上延伸，轻轻收腹。平稳均匀地呼吸，保持 20 ～ 30s 后，合掌回到胸前，左脚放回地上，两臂放回体侧。换边重复，两侧各重复 2 ～ 3 次。

⑫上手掌合十式：如图 5-25 所示，山式站立，双脚打开与髋同宽，手臂向两侧打开与肩平齐，掌心向上。吸气时，手臂继续上举，掌心相对合十，保持手指向上延伸、肩下沉，避免耸肩。如果孕妇双手合十容易耸肩则也可不合十，保持双臂平行上举，垂直地面，手指向上延伸。保持该姿势，深慢呼吸，时间可根据舒适度自己掌握。

⑬树式：如图 5-26 所示，山式站立，双脚打开与髋同宽，双手叉于腰间。将重心放在右腿，提起左脚跟，脚趾着地，将左脚掌移动至右脚踝上，然后慢慢沿着右腿内侧抬起左脚，使脚掌贴着右大腿内侧，脚跟在舒适的范围内靠近腹股沟，脚趾朝

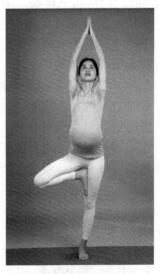

图 5-26　树式

⑭花环式：如图 5-27 所示，站在瑜伽垫上，双脚分开略宽于肩，脚尖向外打开。吸气时手臂上举，双手合十于胸前。呼气时缓慢屈膝下蹲，身体可稍向前倾保证身体平衡，膝盖向外展开，体会双腿内侧的伸展。如若孕妇下蹲有困难，可以选择借助瑜伽砖或小凳子来完成这个动作。保持深长平缓呼吸并维持这个姿势 20～30s。

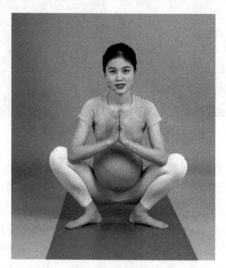

图 5-27　花环式

⑮鸟王式：如图 5-28 所示，双脚并拢呈站立姿势，双肩放松，双臂自然下垂放于身体两侧，注意不要含胸驼背，也不要过分挺胸凸肚。然后双手扶髋，缓慢屈膝，注意保持避免挤压腹部且要保持平衡。接着右臂/左臂在上、左臂/右臂在下相互交缠，交缠双臂时前臂尽量与地面垂直，若双手无法做到交缠，也可双手合十于胸前，掌心相推。最后抬左腿盘于右腿上方，保持髋关节平衡稳定，以免身体倾斜，若左脚没法缠绕小腿，可降低难度将左脚轻点地面。一开始不熟悉该体式时，尽量在有人陪同下完成。保持深长平缓呼吸并维持这个姿势 20～30s。

⑯下犬式：如图 5-29 所示，双膝分开与髋同宽，初学者可以放置得比骨盆宽一些，垂直跪在瑜伽垫上，脚尖踩地。双手掌打开，

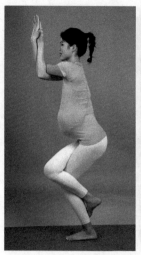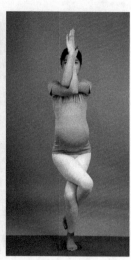

图 5-28　鸟王式

十指伸展，双臂垂直扶地，中指朝向正前方。吸气时，膝盖离地，身体从地面抬起，双臂双腿伸直，眼睛向下看，尾骨向上用力，腋下尽量伸展，脚趾朝向正前方，尽可能保持脚后跟触地。保持深长平缓呼吸并维持这个姿势 20～30s，然后恢复四足支撑体位，如此重复 2～3 次。

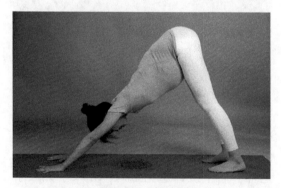

图 5-29　下犬式

⑰婴儿式：如图 5-30 所示，跪立，两膝打开，两侧踇趾碰触。身体缓缓向后，臀部坐在两脚跟之上。手臂可向前伸直，前额轻轻按在地上。保持该姿势，时间可根据舒适度自己掌握。怀孕后期身体不宜过于前倾，可用毯子或枕头支撑上身。从 1/4 的位置开始，膝盖分开。尽可能低地把臀部向下靠。手臂向前伸展在地板

☆ ☆ ☆ ☆

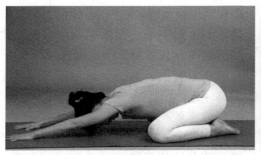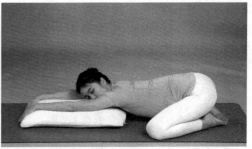

图 5-30　婴儿式

上。如果这样，肚子感到不舒服，可以靠弯曲的肘部休息。这个舒缓动作一般坚持 1 ～ 2min。

⑱半月式：如图 5-31 所示，半月式需要应用瑜伽砖，山式站立，后背靠墙。右脚脚尖指向右侧方，右手拿着瑜伽砖，右腿单腿站立，左脚轻点地面。身体重心向前放低身体，以右腿单脚支撑，让左脚离地，并使身体和左脚形成一条直线。胸部和腹部保持正前方的朝向，双手外展打开，右手持瑜伽砖支撑地面，上侧左手手指外展指向天花板。身体稳定后，慢慢外旋上侧大腿，使大腿内侧和臀部得到更多的锻炼。若平衡控制得当，可将头慢慢转向上方，望向上方的左手。保持深沉而平稳的呼吸，20 ～ 30s 后，慢慢还原，接着换另一侧，两侧各重复 2 ～ 3 次。

⑲束角式：如图 5-32 所示，按基本盘腿坐姿坐好，屈膝，双脚掌心相对。双手握住双脚向后挪，离会阴有腹部大小的距离，使大小腿呈菱形。放松肩部，伸直脊柱，伸直颈椎，眼望前方。慢慢吸气时，脊柱向上找到延伸感。然后呼气，以腰部为支点，缓慢挺直腰背俯身向下，找到适合自己的倾斜高度后，将两肘部紧贴膝盖窝，将两膝压向地面，保持自然呼吸 20 ～ 30s。最后吸气，继续以腰部为支点，慢慢抬起整个背部，抬起两肘，伸直脊柱，放松。重复此练习 3 ～ 5 次。

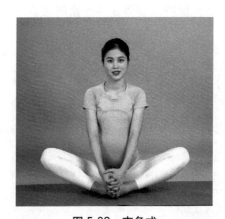

图 5-32　束角式

⑳英雄座：如图 5-33 所示，跪在地毯上，双脚脚后跟并拢，臀部坐在脚后跟上，双膝分开一点，双手放在大腿上方，保持脊柱伸展，停留几个呼吸或几分钟的时间。也可借助瑜伽砖完成，将瑜伽砖放在两脚间，两膝并拢，用两手将小腿的肌肉向两侧和

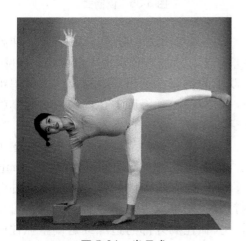

图 5-31　半月式

后侧推开，再向后坐在瑜伽砖上，注意保持背部直立。可以保持该姿势3～5次呼吸至几分钟，再起来活动。

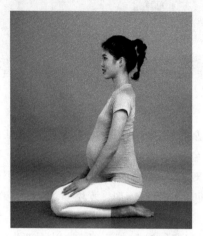

图 5-33　英雄座

㉑骆驼式：如图 5-34 所示，跪立，两膝打开与肩同宽，小腿、脚背贴地。双手放在臀部的后方，指尖指向臀部，小腿、脚和手压地；耻骨上提，让臀部离开脚后跟，胸腔打开。要注意要用骨盆带动脊柱一节节卷动。保持该姿势3～5次呼吸。

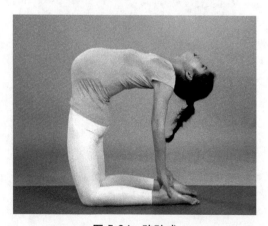

图 5-34　骆驼式

㉒倒箭式：如图 5-35 所示，仰卧，弯膝，脚掌贴地。两臂放在体侧，掌心向下。先吸气，然后在呼气时，后腰下压，把膝盖收到胸前。吸气时，伸直双腿，向上抬高直到与地面垂直。呼气时，手臂下压，

抬起髋部和双腿。双手托着髋部，拇指朝前，其余的手指朝后。慢慢地抬高双腿，让双腿与地面垂直，躯干与地面成 45°角。重心放在双臂上。头部保持不动，别朝左右歪斜。自然地呼吸，保持 20～30s。呼气，两腿慢慢朝头部放下，膝盖可弯可伸。两臂放到地上。吸气时，收腹，缓慢地把脊柱一节节地放到地上，呼气时，弯膝，把脚放到地上，伸直双腿。完全地放松，时间不限。不熟练该动作或无法做到者，可降低难度，直接臀部及双腿贴墙，上身平躺在墙边，使双腿与躯干成90°，双手自然放置于身体两侧。

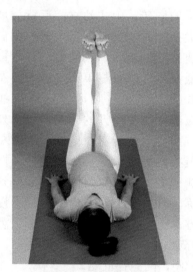

图 5-35　倒箭式

㉓快乐婴儿式：如图 5-36 所示，仰卧在垫子上，双肩有意识地下沉放松。屈膝，用双手的拇指、示指、中指勾住脚的蹈趾（或扶住双膝），将膝盖拉向腋窝，脚掌朝天空的方向。需打开胸腔，头部、颈部、肩膀、身体完全放松。将尾椎骨贴实在垫子上，臀部不要过多地抬起。保持3～5min后，慢慢加大腿内侧的伸展，膝盖向外两侧打开。如果双手勾不住脚的蹈趾，可以用手去抓住脚外部的边缘或是调整抓住脚踝。如果膝盖不能更远的拉向后方，头也不能抬起来，腿后筋特别紧的孕妇也可以

☆ ☆ ☆ ★

用瑜伽带拉脚。当练习完这个体式后，可以让身体俯卧，微微将上身抬起，做到平时一半即可。

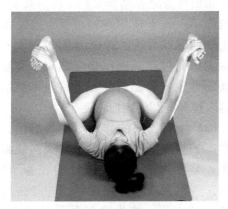

图 5-36 快乐婴儿式

㉔半鱼王式：如图 5-37 所示，坐在地面上，双腿向前伸直。弯曲左膝盖，大腿和小腿折叠，把左脚放在臀部下方。接着弯曲右膝盖，把右腿抬起放在左大腿外侧，使右脚踝外侧触碰到放在地面上的左大腿外侧。躯干向右转 90°直到左腋窝或左肘抵住右大腿外侧。把腋窝越过右膝盖呼气，伸展左手臂绕右膝盖扭转。右手置于臀部后方，手指指向后方，颈部可以向左转，注视左肩前方。自然地呼吸，保持 20～30s 后慢慢地放松，右腿伸直，然后左腿也伸直。同法另一侧重复这个姿势 2～3 次。

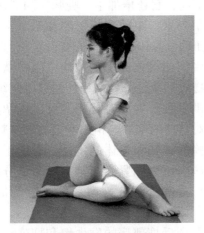

图 5-37 半鱼王式

㉕挺尸式：如图 5-38 所示，身体完全躺在地面上，用抱枕抬高头肩部，避免完全平躺。双腿伸直自然分开，双手放于身体两侧，与躯干和大腿保持一段距离，放松，掌心向上，十指微微弯曲，闭上双眼。采用渐进式放松法，从头部、面部、脖子，到肩部、双侧大臂、前臂、手指，到胸部、背部、腹部，一直到下肢大腿、膝盖、小腿、脚踝，到脚趾，逐一专注，逐一放松，最后让肌肉完全处于放松状态，感受身体全部重量完全落在地面上。专注及放松时，先做一次深长地呼吸，随后逐渐放慢呼吸，鼻吸、鼻呼，不要有任何猛烈的呼吸动作。完全地放松，缓慢地呼气。保持这个体式 5～10min。

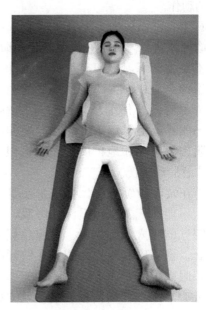

图 5-38 挺尸式

（5）练习孕期瑜伽的注意事项

①经过充分评估排除运动禁忌证后才能进行孕期瑜伽的练习。

②瑜伽的练习应选择在一个空气流通、温湿度适宜，地面防滑且平坦无异物的环境中进行，播放一些轻柔缓慢的轻音乐更有助于身心的放松。

③穿着要轻松舒适，宜选择吸汗透气

的衣服。做瑜伽时不要穿袜子，以赤脚在不滑脚的地毯或瑜伽垫上练习为佳，以防打滑。

④练习时适当补充水分，少量多次喝。同时应避免在饥饿或过饱的状态下练习瑜伽姿势，练习前如有便意应及时排空。

⑤练习瑜伽过程中注意自我保护，避免跌跤、碰撞腹部。怀孕早期可以选择自己熟悉的简单姿势练习，若孕前没有做过瑜伽，孕早期暂不建议练习较难的体式，以呼吸静坐和温和的伸展为宜。在做一些关节受压如跪姿的体式时应注意保护膝盖，避免压疮发生。妊娠中晚期避免任何压迫腹部不利胎儿的动作，随着孕周增大，妊娠晚期同时应避免完全仰卧、长时间蹲或弯腰的动作。

⑥孕妇可以根据需要及舒适度选择不同的瑜伽体式练习，但在怀孕的任何阶段，最好不要尝试练习任何有很大挑战性、极端的瑜伽姿势或会引起身体不适的瑜伽体式。练习时，要仔细地留意身体的感受，尽自己所能，但也切不可勉强过度伸展关节和肌肉，应温和地扩展个人的极限。运动后注意胎动情况。

⑦在做呼吸练习时，要尽量使身心的放松，不能憋气，应缓慢深长呼吸，逐步增加空气的吸入和呼出量，不应急促或拉得过长，也不应有气短之感，在做呼吸锻炼时，眼睛可完全闭上或微闭。如体验到身体或心理上有任何消极影响，就立即停止练习。

⑧应熟悉停止运动的指征。

3. 生育舞蹈

（1）生育舞蹈的起源：舞蹈是人类最古老的艺术形式之一。上古时代，它就充当原始人们交流思想和感情的工具。在传统文化中，舞蹈已经成为一种日常的生活方式之一。而生育舞蹈（dancing for birth）的正式创立，则是美国斯蒂芬妮·拉尔森老师于 2001 年创立，它融合了多种学科：产科学、解剖学、心理学、瑜伽、艺术（舞蹈、音乐），以及有可能来源于宗教或非洲等原始部落的一些庆祝仪式。生育舞蹈将生育教育知识与舞蹈相结合，是一种形式新颖、方法简单、易于被孕产妇接受、轻松愉快的围产期保健方法。2016 年斯蒂芬妮·拉尔森老师受邀在国内广州、北京等地接连开展培训生育舞蹈讲师，之后生育舞蹈便被越来越多的在国内应用起来。

（2）生育舞蹈的作用：生育舞蹈是根据孕产妇特殊的生理状况及分娩机制编制舞蹈，是专为孕娩女性设计的在备孕期、孕期、产时及产后都可应用的中等强度的有氧运动方式。在生育舞蹈运动过程中，可以向体内输送大量氧气，同时可帮助保持适宜体重及控制血糖水平。生育舞蹈可练习在分娩中有用的肌肉，如盆底肌、腰背肌、腹肌，尤其是我们的双腿，帮助我们与身体更好地联接在一起。通过对腰腹背肌及盆底肌等核心肌群的张力锻炼来增加肌肉弹性，柔软松弛关节韧带，使身体更加柔韧，可提高耐力和灵活性、改善姿势和平衡，同时舒缓腰酸背痛等不适。生育舞蹈的动作让孕产妇保持在直立位状态待产分娩，通过扭动及振动骨盆以扩大产道的空间，可有效促进胎头旋转下降、保持良好胎方位、缩短产程时间、促进自然分娩、降低剖宫产率。生育舞蹈与一般的运动不同，它还增加了"趣味"和"快乐"这两个要素，跟随着神秘的音乐节奏，尽情地扭动着身体，可使身心变得轻松、自由，在分娩期使机体分泌一种叫"内啡肽"的镇痛物质，减轻分娩疼痛。通过舞蹈练习，更提供一种分娩应对技巧，可以让孕产妇充满对自身的信心，相信女人的天生魅力、对分娩的认知和身体的本能，有助于帮助产妇减少压力和紧张，坚定对阴道分娩的信心，提高处理分娩问题的能力的信心，增强分娩控制感，降低分娩恐惧感，减少产前及产后抑郁症的发生率和抑郁症状的严重程度。此外，生育舞蹈将生育知识与舞蹈相结合，孕妇通过学习基本的生育知识和分娩技能，了解并得到孕期、产时及产后的支持和教育，以提高母亲角色适应力，实现完美的分娩体验。

（3）生育舞蹈的适用对象：生育舞蹈适用于想要准备健康身体的备孕妇女、想要分娩更加顺利的孕妇及想要恢复身体的宝妈。但孕妇若身体较差，具有严重心肺功能障碍、血糖控制不佳及有孕期运动禁忌证等情况，不宜进行生育舞蹈运动。

（4）适合孕期跳的舞种：适合孕期跳的舞的种类多样，比较受推崇的有舒缓的民族舞、伦巴舞、恰恰、加勒比舞、肚皮舞及非洲蛇形舞等。怀孕的孕妇可以根据自身的身体情况及喜好，选择适合自己并且感兴趣的舞蹈，但无论选择哪种舞蹈，急促、颠簸、跳跃、快速转换方向或高冲击动作应尽量避免，以免伤及自身及胎儿。选择生育舞蹈的专业老师十分重要，因为他／她们能够了解怀孕的生理变化和孕妇舞蹈如何进行才是最安全的，孕妇应寻找专业的或经过特殊训练的舞蹈老师进行指导练习，并根据自身的情况来调整运动量和运动强度。多数医疗机构目前生育舞蹈的开展多是由经过专业训练的生育舞蹈讲师进行集体团队式的授课，一般多由孕妇学校或助产士门诊组织孕妇实施。

（5）孕期生育舞蹈运动注意事项

①经过充分评估排除禁忌证后才能进行孕期生育舞蹈运动。

②生育舞蹈运动应选择在一个空气流通、温湿度适宜、地面防滑且平坦无异物、有一定空间的环境中进行。

③可选用自己喜欢的一些轻音乐或带节奏感的音乐进行舞动。

④运动前排空大小便，穿自觉舒适的衣服，可赤脚或穿防滑的鞋子，裙摆或裤脚应不超过脚踝，防止跌倒。

⑤运动前可喝适量温水，应避免饥饿或过饱状态运动。

⑥生育舞蹈运动前先进行 5min 的热身运动，拉伸一下肌肉和韧带，活动下关节。

⑦避免可能增加受伤风险的急促、颠簸、跳跃、大幅度地跺脚、快速转换方向或高冲击动作。

⑧运动前后需注意自身感受及胎动等情况。

⑨应熟知停止运动的指征。

4. 孕期分娩球运动

（1）分娩球的起源：分娩球（Birth Ball）又称瑞士球（Swiss Ball）、健体球，是一个柔和具有弹性的球体。1963 年"平衡球"（Stability Ball）作为玩具在意大利诞生，随即在瑞士应用于神经损伤儿童的康复治疗，被北美理疗家称作瑞士球。20 世纪 80 年代，Penny Simkin 和 Paulina Perez 为了加速产程，在产房中开始使用瑞士球，此后逐渐用于妇产科领域，并将之命名为分娩球。继后开始运用分娩球指导分娩教育课程的学生、护理人员、助产人员及导乐人员来协助围产期妇女应用分娩球。

（2）孕期分娩球运动的作用：包含但不限定于锻炼盆底、腰背部及大腿等部位的肌肉，具有缓解腰背部不适与疼痛、增加骨盆灵活度、扩大产道、增加重力、使胎头旋转与下降、保持理想胎方位及利用分娩球按摩腰背部增加舒适度等作用。孕期分娩球运动时运动强度以能维持一般对话为宜，即中等强度，而孕期每天进行中等强度的运动也有助于维持适宜体重。

（3）孕期分娩球运动的适用对象：低危孕妇、单胎、头位、孕周 ≥ 20 周；排除孕期运动禁忌证者；胎心胎动正常；孕妇有应用分娩球运动意愿。

（4）孕期分娩球运动的指导方法

①充分评估：充分评估孕妇的情况，排除孕期运动禁忌证。

②充分告知：解释并告知孕期分娩球运动的好处、方法及注意事项。

☆ ☆ ☆ ☆

③选择合适的分娩球：注意分娩球的质量、大小及饱满度。分娩球要有"防爆"承诺，有安全的缓慢放气系统，即使被尖锐物体刺破，分娩球不会发生爆裂而是缓慢漏气，球内压力不会突然下降。分娩球表面应干洁光滑、有防滑线。分娩球无漏气，充气系统完好。分娩球的饱满度适宜，臀部接触球面应为一个平面；大小符合产妇需求，坐在分娩球上时双脚稳固踩在地面，臀部稍高于膝盖，可根据产妇身高选择合适的分娩球，见表5-51。

表 5-51　分娩球大小选择

身高（cm）	分娩球尺寸（cm）
140～153	45
155～168	55
170～185	65
188～203	75
＞205	85

引自：徐鑫芬，熊永芳，余桂珍.助产临床指南荟萃.北京：科学出版社，2021.

④示范并指导分娩球运动：分娩球运动的形式有很多种，本文仅介绍较常用且较简单的几种方式。

• 坐式分娩球运动：将球放置在瑜伽垫上，球的充气口对着身体侧面，如图5-39所示，一手扶住并固定球，走到球的前面，双脚打开，缓慢下蹲，臀部坐实在球的正中央位置。坐在球上的时候，要保持身体平衡使脊柱维持中立水平，需要确保膝盖与髋关节垂直状态。放松全身，上身伸直，保持身体平衡，身体重心坐落在球的中心，两腿分开的膝盖距离与大腿长度同宽，上身与大腿屈曲约90°，大腿与小腿屈曲约90°，形成一个等边三角形。双手扶住膝关节或大腿上方，初练习的孕妇不熟练觉得重心不稳，可双手扶住扶栏、沙发靠背、床沿或凳子之类牢靠物体，也可由陪伴者坐在孕妇球的后方给予足够多的支持，当熟悉并能很好控制平衡后，方可独立应用。双脚踩实地面，与球构成稳定状态。如图5-40所示，利用臀部推动分娩球进行前后、左右、顺时针与逆时针旋转运动，每个动作重复3～5次。坐在分娩球上进行上下弹动适合≥36周的孕妇，每次弹动5～8次，注意臀部不能离开分娩球。

• 单手抱球侧弯运动：正位站立抱球，两脚均衡地压住地面，肩膀充分放松。然后将球移到身体的右侧，右手臂环抱球，左手扶髋。如图5-41所示，吸气时，左臂向上伸展，不要耸肩；呼气时上身带动左臂伸展弯向右侧，找到身体两侧等长的伸展并保持3～5次呼吸时间。然后吸气，还原脊柱向上回到中立位。同法反方向练习。练习时臀部不要左右摆动，两只脚要均衡地压住地面，肩膀要充分放松，并始终注

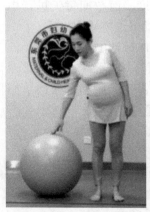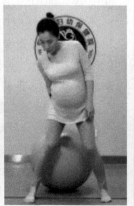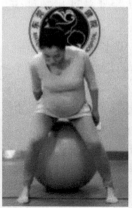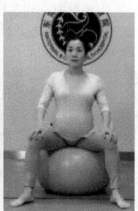

图 5-39　上球

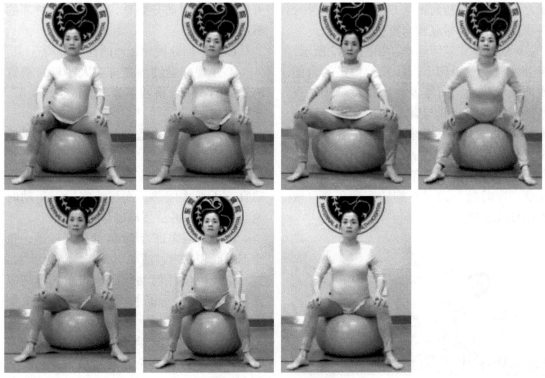

图 5-40　坐式分娩球运动

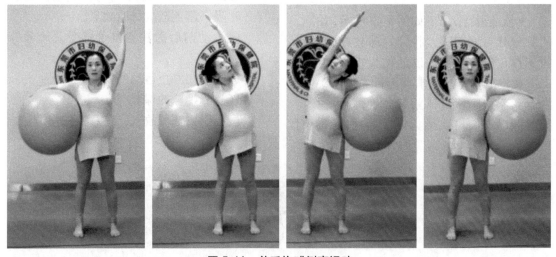

图 5-41　单手抱球侧弯运动

意保持骨盆的稳定和上身的延展，不要含胸弓背。

●双手抱球前倾运动：站立，双脚打开与臀部同宽（孕晚期或腹部过大的孕妇双脚可以打开稍宽一些），脚趾指向正前方，双脚站稳，上身挺直。吸气时，双臂把球向前推出，保持上身向上提；呼气时，屈膝臀部向后向下蹲。注意不要驼背塌腰，膝关节不要超过脚趾尖。如此反复练习 3 ～ 5 个回合。最后一次呼气时向后下蹲的同时，静态保持 3 ～ 5 次呼吸的时间，最后呼气时把球往下放的同时身体立直。如果孕妇腹部过大，脚趾不用指向正前方，可轻微呈外八字状，保持下蹲时双脚均衡受压。

● 依球跪式前倾运动：如图 5-42 所示，将分娩球放置于床上、沙发、稳定的台面或地面软垫上。两膝盖戴护膝跪于床上或者地面，双膝打开与臀部同宽，用双臂环抱分娩球，趴在分娩球上，保持臀部离开脚后跟，但不压迫腹部，上身平行地面，利用分娩球作支撑，带动身体前后、左右摇摆、顺时针与逆时针旋转运动，亦可做摇摆骨盆运动。

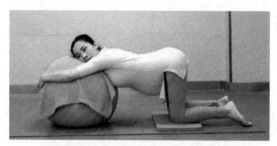

图 5-42　依球跪式前倾运动

● 依墙滑行运动：如图 5-43 所示，站立、两脚分开与肩同宽，将分娩球放在腰部作为支撑，依靠墙面，以此作为支点，进行上下缓慢滑行，严格掌握滑行力度与幅度，滑行时不深蹲、身体紧贴分娩球。滑行持续时间以产妇自我感觉舒适为宜，结束时可用腰轻轻弹动分娩球，可缓解腰背部的不适和疼痛。

（5）孕期分娩球运动的注意事项

①分娩球运动前需排空大小便，着宽松舒适的衣裤，裤腿下缘不能低于踝关节，预防跌倒。

②运动前可喝适量温水，应避免饥饿或过饱状态运动。

③运动的场所应有空气流通且温湿度适宜，不要太闷热、潮湿或寒冷。运动时地面应平坦，并放置瑜伽垫。

④运动前需进行 5min 的热身运动，拉伸下肌肉和韧带，活动下关节。

⑤无论做任何动作，球的充气口均应放置在侧面，不能被身体、地面或墙面压住。

⑥上下球或转换姿势时需加倍小心，避免足尖练习，避免方向、水平、速度突然变化。

⑦运动时保持呼吸均匀、顺畅，切忌屏住呼吸，避免造成母胎缺氧。

⑧运动前后需注意自身感受及胎动等情况。

⑨应熟知停止运动的指征。

（6）分娩球的保养

①应用撬塞器放气，注意其使用方法。

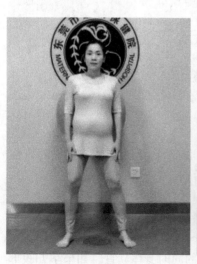
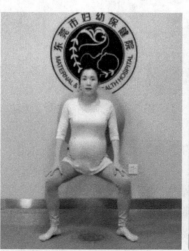
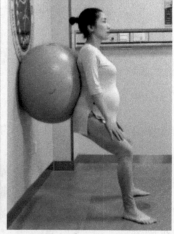

图 5-43　依墙滑行运动

②分娩球充气时温度应为 18 ～ 32℃，避免过湿、过热的环境下充气。第一次充气时，充气至 50%，24h 再完全充气 80% ～ 85%。

③如有破损，勿尝试修补。

④使用时需检查球表面是否有异物，勿在粗糙、凹凸不平的表面上使用，应使用防滑软垫，同时，使用时应移走危害物件。

⑤注意查看说明书内分娩球可承受的重量。

⑥分娩球应放置在阴凉处，避免强光暴晒。

⑦分娩球使用皂水进行清洁，避免使用酒精以防腐蚀球面。

⑧分娩球应用时间长弹性会有所受损，安全起见，使用期限建议不超过 1.5 年。

5. 凯格尔运动

（1）凯格尔运动简介：凯格尔运动（Kegel 运动）又称盆底康复训练、骨盆运动或会阴收缩运动，是最为经典的盆底肌锻炼方法，由美国心理学家、妇科医师 Arnold Kegel 于 20 世纪 40 年代对女性的盆底功能障碍性疾病的治疗所提出并推广。凯格尔运动主要是锻炼者通过有意识地、自主地让盆底肌肉群缩放，以达到锻炼盆底肌肉的目的。凯格尔运动不需专业设备，没有时间、地点及各种条件的限制，方法通俗易懂，经济简便，易于广大孕产妇接受及练习，是预防产后盆底功能障碍性疾病（pelvic floor dysfunction，PFD）保守疗法中一种首选、简便、安全、有效的治疗方法。

（2）凯格尔运动的作用：盆底肌肉和筋膜紧紧吊住了尿道、膀胱、阴道、子宫、直肠等盆腔脏器，并有多项生理功能如维持阴道紧缩度、增进性快感、控制排便排尿等。而妊娠及分娩是造成盆底损伤的重要原因，目前国内外多数研究已证明，在孕期及产后坚持进行长期正确有效的凯格尔运动，4 ～ 6 周以上可明显增强盆底肌肉的张力及收缩力，提高盆底肌肉群的弹性

及功能。通过加强盆底脏器支持，预防及改善盆腔脏器脱垂；凯格尔运动使尿道括约肌和肛门括约肌得到锻炼，可改善膀胱及排便控制，预防及治疗压力性尿失禁及降低大便失禁的风险；凯格尔运动可以帮助改善怀孕期间和之后经常出现的不同的骨盆健康症状，如便秘或排便疼痛、排尿疼痛、性交疼痛、下背痛等；凯格尔运动可以促进生殖部位的血流量，刺激生殖部位的敏感程度，有助于提升性快感及产后和谐的夫妻生活；凯格尔运动加强了位于阴道和肛门之间的会阴肌肉弹性，可预防及减少会阴撕裂伤，有助于提高会阴完整率及促进会阴愈合等；妊娠期进行凯格尔运动对阴道分娩也具有积极作用，可以降低剖宫产率，缩短产程时间，预防产后子宫脱垂。

（3）凯格尔运动的适用对象及时机：凯格尔运动对于健康妊娠期女性来说并无明显禁忌证，尤其适用于有压力性漏尿者及经产妇。多数关于妊娠期进行凯格尔锻炼的文献表明，健康孕妇在妊娠期进行凯格尔运动对孕妇及胎儿均有利，妊娠女性越早进行凯格尔运动，对盆底功能障碍性疾病的改善率越高，妊娠期开始进行凯格尔运动对盆底功能的影响优于产后进行。若孕妇孕前即有进行长期的凯格尔运动，则孕期可继续维持。若孕妇孕前未接触过凯格尔运动，则一般在孕中期以后再指导孕妇进行。

（4）凯格尔运动的方法

①运动前排空大小便。

②找到控制盆底肌的觉知：在做凯格尔运动之前，找到构成骨盆底的肌肉是非常重要的，否则可能是无效的运动。可通过以下几种方法感知并找到盆底肌肉。

● 想象法：想象在其他部位放松状态下，用会阴做憋尿动作或想象阻止自己肛门排气，此时收缩的肌肉即为盆底肌。

● 阻断小便法：放松的状态下，尝试

☆ ☆ ☆ ☆

在小便时下意识地、主动地紧缩会阴，阻止流动中的尿液，如果排尿中断，则紧缩的肌肉即为盆底肌，中断后需快速恢复尿流。该法易造成泌尿系统感染的发生，除非初次定位盆底肌肉的需要，否则尽量不要尝试采取中断尿流的方式作为盆底肌锻炼方式。

● 手指插入法：将洁净的手指放在阴道里，收缩盆底肌肉时，手指可以感到肌肉紧缩和骨盆底向上移动，放松时骨盆底重新移回。

● 镜子观察法：将镜子放在阴道口和肛门之间的区域，收缩和放松练习自己所认为的盆底肌肉。如果做的正确，会看到会阴的收缩。

③选择一个舒适的体位：我们日常生活中，不管站、坐、躺、卧，如看电视、做家务、办公、搭公交车（坐或站立）、躺在地垫上等，都可以利用零碎时间做凯格尔运动。无论采取什么姿势进行凯格尔运动，均必须确保臀部和腹部肌肉的放松。初学者以躺姿练习为主，但妊娠晚期应避免平躺。如果平躺着练习，应该展平背部，双臂放在身体的两侧，双膝微曲并拢，头部也要放平，避免拉伤脖子。

④实施凯格尔运动：凯格尔运动目前尚没有规范的标准，本文建议的凯格尔运动方法为，实施前先做几次深呼吸，让全身放松下来，然后全程保持均匀呼吸，将所有精力和意识集中在盆底肌，其他部位肌肉保持放松。由于吸气时膈肌向下，呼气时膈肌向上，为了不让膈肌与盆底肌相向对抗，不增加腹压，盆底肌收缩放松的方向应与膈肌方向相同，即吸气时应放松盆底肌，呼气时应收缩盆底肌。因此，步骤应为：吸气时，氧气注入小腹将腹部慢慢向外隆起，同时，将盆底肌应放松地向外去推动，呼气时，盆底肌内收并上提；深长地吸气，盆底肌向外轻轻地推动，再缓慢吐气，同时将盆底肌向内收紧向上提；

再次吸气，盆底放松地向外推，吐气，盆底肌内收向上提。继续保持这种呼吸节奏，内心默念，吸2345，呼2345，吸2345，呼2345。如此反复，可从第1次训练做15次收缩开始逐渐增加收缩次数，每次做15～30min，每天3次或每天做150～200个。孕晚期近足月时，为了更好地配合分娩用力，凯格尔训练的呼吸与盆底肌缩放的配合需改变方向，即改为吸气的时候收缩盆底肌，呼气的时候放松盆底肌。

（5）凯格尔运动的注意事项

①运动前需排空大小便。

②锻炼强度（时间）要根据自身实际情况调整，可以适当延长锻炼时间，但不要造成疼痛与不适。

③每个动作的核心都是收紧盆底肌，应注意放松全身其他部位，避免挤压臀部、大腿或收紧腹部等。

④凯格尔运动是一个需长期坚持的运动，至少4～6周才会体会到疗效，应提前做好宣教。

⑤凯格尔运动可采取多种训练姿势，可结合自身实际情况选择合适的姿势，妊娠晚期应尽量不要选择平躺姿势。

⑥孕期不宜进行任何插入阴道的道具辅助凯格尔运动，避免引起感染、流产及早产等情况的发生。

⑦凯格尔运动过程中收缩盆底肌和放松的时间可根据自身情况加快频率或延长单次缩放时间，但均需注意，不管缩放的时长及比例如何，均应避免屏气，孕妇可根据自身的情况选择自己能够很好配合呼吸的方式实施，或者快速缩放与缓慢缩放盆底肌交替进行。

六、胎教指导

（一）评估

1.评估环境　环境温馨、舒适、有私密性、光线适宜。

2.评估工具　一般性调查问卷、孕期

角色及亲子交流基本问卷、孕期"状态特质焦虑问卷 STAI"。

3. 评估内容

（1）孕妇的基本状况评估：年龄、婚姻状态、文化程度、社会工作属性、经济收入、孕产次、分娩方式、有无胎停育史。

（2）孕妇健康史的评估：有无糖尿病、心脏病、肥胖、妊娠合并症、抑郁症、哮喘、是否用药等。

（3）孕妇孕期角色状态评估：是否进入孕期角色、是否跟胎儿有过亲子交流、是否感受到胎儿的成长变化、是否经常关注自己怀孕的状态等。

（4）孕妇状态特质焦虑问卷评估：通过"状态特质焦虑问卷 STAI"评估，了解孕妇怀孕期间有无焦虑情绪状态。

4. 评估方法

（1）一般性问卷调查评估：通过一般性问卷调查，了解孕妇孕期的基本状态和健康史，评估内容详见表 5-52。

（2）孕期角色及亲子交流状态评估：表 5-53 通过孕期角色及亲子交流状态基本问卷，了解孕妇在孕期是否进入至孕期的角色状态，以及是否在孕期懂得与胎儿进行情感交流与互动，从而根据孕妇的孕期角色状态进行相应的工作指导。

（3）孕期状态特质焦虑问卷评估：有

研究数据显示，孕产期焦虑障碍患病率为 4.5% ～ 15%。因此，通过"状态特质焦虑问卷（STAI）"评估，可以了解孕妇怀孕期间有无焦虑情绪状态，从而根据孕妇的状态进行焦虑情绪的疏导与调整（表 5-54）。

状态特质焦虑问卷（STAI）：下面列出的是一些人们常常用来描述他们自己的陈述，请阅读每一个陈述，然后在右边适当的圈上打钩来表示你现在最恰当的感觉，也就是你此时此刻最恰当的感觉。没有对或错的回答，不要对任何一个陈述花太多的时间去考虑，但所给的回答应该是你现在最恰当的感觉。

量表说明：状态焦虑（state anxiety）是描述一种不愉快的情绪体验，如紧张、恐惧、忧虑和神经质，伴有自主（植物）神经功能的亢进，一般为短暂性的。特质焦虑（trait anxiety）则是用来描述相对稳定的、作为一种人格特质、具有个体差异的焦虑倾向。这一量表由 Charles D.Spielbergei 等编制，旨在为临床医学家和行为学家提供一种工具以区别评定短暂的焦虑情绪状态和人格特质性焦虑倾向，为不同的研究目的和临床实践服务。共有 40 个项目，第 1 ～ 20 项为状态焦虑量表（S-AI），主要用于评定即刻的或最近某一特定时间或情景的恐惧、紧张、忧虑和神经质的体验或

表 5-52　一般性问卷调查评估

姓名		年龄		婚姻状态	已婚□　未婚□　离异□
文化程度		工作属性		孕产史	孕□　产□　顺□　剖□
月薪情况（元）		是否上班	是□　否□	胎停育史	有□　无□
有无糖尿病	有□　无□	有无心脏病	是□　否□	妊娠合并症	有□　无□
有无抑郁症史	有□　无□	有无哮喘史	是□　否□	孕期是否用药	有□　无□

引自：张昱堃，庞培，郝加虎 . 妊娠期心理社会应激评定方法研究进展 . 中国妇幼保健，2013，28；556-559.

表 5-53　孕期角色及亲子交流状态评估

我是否进入到了孕期的角色	是□　否□	我是否跟胎儿有过亲子交流	是□　否□
我是否感受到胎儿的成长变化	是□　否□	我是否经常关注自己怀孕的状态	是□　否□

引自：聂巧乐 . 聂巧乐互动体验式亲子胎教法 . 北京：中国妇女出版社，2014；19.

☆☆☆ ☆

表 5-54 状态特质焦虑问卷（STAI）

题干	完全没有	有些	中等程度	非常明显
1. 我感到心情平静	①	②	③	④
2. 我感到安全	①	②	③	④
3. 我是紧张的	①	②	③	④
4. 我感到紧张束缚	①	②	③	④
5. 我感到安逸	①	②	③	④
6. 我感到烦乱	①	②	③	④
7. 我现在正烦恼，感到这种烦恼超过了可能的不幸	①	②	③	④
8. 我感到满意	①	②	③	④
9. 我感到害怕	①	②	③	④
10. 我感到舒适	①	②	③	④
11. 我有自信心	①	②	③	④
12. 我觉得神经过敏	①	②	③	④
13. 我极度紧张不安	①	②	③	④
14. 我优柔寡断	①	②	③	④
15. 我是轻松的	①	②	③	④
16. 我感到心满意足	①	②	③	④
17. 我是烦恼的	①	②	③	④
18. 我感到慌乱	①	②	③	④
19. 我感觉镇定	①	②	③	④
20. 我感到愉快	①	②	③	④
题干	几乎没有	有些	经常	总是如此
21. 我感到愉快	①	②	③	④
22. 我感到神经过敏和不安	①	②	③	④
23. 我感到自我满足	①	②	③	④
24. 我希望能像别人那样高兴	①	②	③	④
25. 我感到我像衰竭一样	①	②	③	④
26. 我感到很宁静	①	②	③	④
27. 我是平静的、冷静的和泰然自若的	①	②	③	④
28. 我感到困难——堆集起来，因此无法克服	①	②	③	④
29. 我过分忧虑一些事，实际这些事无关紧要	①	②	③	④
30. 我是高兴的	①	②	③	④
31. 我的思想处于混乱状态	①	②	③	④
32. 我缺乏自信心	①	②	③	④
33. 我感到安全	①	②	③	④

续表

题干	几乎没有	有些	经常	总是如此
34. 我容易做出决断	①	②	③	④
35. 我感到不合适	①	②	③	④
36. 我是满足的	①	②	③	④
37. 一些不重要的思想总缠绕着我，并打扰我	①	②	③	④
38. 我产生的沮丧是如此强烈，以致我不能从思想中排除它们	①	②	③	④
39. 我是一个镇定的人	①	②	③	④
40. 当我考虑我目前的事情和利益时，我就陷入紧张状态	①	②	③	④

引自：陶滢．妊娠妇女焦虑状态的调查研究．中国初级卫生保健，2000，14(5)：49.

感受，可用来评价应激情况下的状态焦虑。第 21 ～ 40 项为特质焦虑量表（T-AI），用于评定人们经常的情绪体验。该量表特别适用于焦虑症者，它是一种自我评定的量表，有较好的信度和效度。每一项按 1 ～ 4 的 4 级评定，前 20 项各级标准为：1 分为完全没有，2 分为有些，3 分为中等程度，4 分为非常明显；后 20 项各级标准为：1 分为几乎从来没有，2 分为有时有，3 分为经常有，4 分为几乎总是如此。反向计分则按上述顺序依次评为 4、3、2、1 分。分别计算 S-AI 和 T-AI 量表的累加分，最低 20 分，最高 80 分。

年龄　19 ～ 39　40 ～ 49　50 ～ 69（岁）
　　　　男　女　男　女　男　女
特性总分　53　55　51　53　50　43
状态总分　56　57　55　58　52　47

注意：填表前一定要介绍填表方法，项目和不同分级的含义，由受试者根据指导语作出独立的、不受他人影响的回答并圈录在记录纸上。特别要提醒被试注意：该量表分两部分，S-AI 的 20 项按"此时此刻"的感觉评，T-AI 的 20 项按"一贯"或"平时"的情况评。

评分方法：

第 1 ～ 20 题为状态焦虑量表，主要用于反映即刻的或最近某一特定时间的恐惧、紧张、忧虑和神经质的体验或感受，可以用来评价应激情况下的焦虑水平。第 21 ～ 40 题为特质焦虑量表，用于评定人们经常的情绪体验。全量表进行 1 ～ 4 级评分（状态焦虑：1- 完全没有，2- 有些，3- 中等程度，4- 非常明显。特质焦虑：1- 几乎没有，2- 有些，3- 经常，4- 几乎总是如此），由受试者根据自己的体验选圈最合适的等级。分别计算出状态焦虑和特质焦虑量表的累加分值，最小值为 20 分，最大值为 80 分（注意：凡正性情绪项目均为反序计分）。某量表上的得分越高，反映了受试者该方面的焦虑水平越高。

题目 1、2、5、8、10、11、15、16、19、20、21、23、24、26、27、30、33、34、36、39 按反序计分。

（二）问题与指导

根据孕妇的一般性问卷调查、孕期角色及亲子交流状态和"状态特质焦虑问卷 STAI"评估，可以反馈出孕妇在怀孕期间的基本状态和是否有典型的焦虑倾向状态。根据孕妇所呈现的问卷状态，可以进行针对性的指导。

1. 针对孕期没有进入孕期角色及未能进行亲子交流状态的孕妇指导

（1）亲子联结：很多孕妇由于孕期没有很好的关注自己的身心状态，因此很多孕妇怀孕许久都尚未找到孕期的角色感，因此在孕期很难与胎儿进行情感互动和亲子交流。针对这种孕妇，助产士可以用"亲子联结"的方式，指导孕妇能够放松身心，并与胎儿进行联结，形成"母子一体感"，从而促进孕妇孕期角色的进入。亲子联结如图 5-44 具体指导步骤如下：

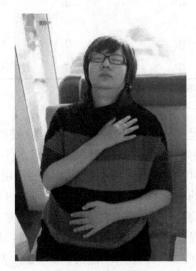

图 5-44　亲子联结

第一步，助产士首先为孕妇挑选一个安静、放松而又安全的地方坐好，引导孕妇放松身心，微闭眼睛。

第二步，助产士引导孕妇拿出自己的右手放在左胸上，用心去感受自己的呼吸、心跳，并与自己的身心进行联结；然后再引导孕妇拿出左手放在自己的小腹上，用心去感受左手与小腹接触的地方的脉搏的跳动，以及感受此时此刻腹中的胎儿的身体与心灵，体会自己的身心联结着胎儿的身心，感受自己和胎儿的身心完完全全地在一起。

第三步，助产士引导孕妇用心灵去感知此刻胎儿的感受，并用心灵对胎儿表达自己此刻的感受、祝福、爱与关注，也可以播放音乐《My Lovely Mama》，通过音乐和助产士的引导，从而促进孕妇即刻与胎儿产生强烈的情感联结，促进孕妇瞬间

进入到孕期的角色。

第四步，助产士引导孕妇仔细地去体验自己与胎儿完全在一起的这种幸福感受，沉浸其中，并将这种感受表达与传递给胎儿。

第五步，助产士引导孕妇分享这个过程中的体验和感受，并与胎儿交流、分享，从而促进孕妇与胎儿进一步的心灵交流与互动。

（2）亲子歌唱：很多孕妇怀孕以后，经常与胎儿之间的感受和关联是分离的，也很难去体会和胎儿之间构建"母子一体感"。因此，助产士如果能够引导孕妇和胎儿经常进行亲子歌唱，可以有效促进孕妇与胎儿的情感互动与交流。很多研究显示，当孕妈妈唱歌的时候，胸腔和腹腔可以产生物理震动，其震动的频率与歌唱的声波会直接传到子宫内，并引起子宫里的羊水产生共振，可以非常好的对胎儿产生良好的情绪抚慰的作用。还有研究显示，当孕妈妈唱歌的时候，声波的震动还会促进孕妈妈体内产生细胞的共振反应，从而促进孕妈妈体内血液的循环，能够加强体内的新陈代谢，还能帮助孕妈妈调节内分泌，保持体内荷尔蒙的平衡，从而促进孕妈妈保持稳定的情绪和心率，增强胎儿在妈妈腹中的平静感和愉悦感。助产士可以从如下步骤去引导孕妇进行科学的亲子歌唱：

首先，助产士在引导孕妇在歌唱之前，一定要先跟胎儿建立起美好的"母子一体感"。助产士首先要在孕妇的内心建立起这样的体验：我不光是唱给胎儿听，我还得唱给自己听。因此，引导孕妇在歌唱之前，先要告诉胎儿："宝贝，妈妈要为你唱歌了哦！"然后再拿出右手放在自己的左胸上，左手放在自己的小腹上，放松身体，闭上眼睛，并与胎儿建立起美好的"母子一体感"。当这种感觉建立起来以后，助产士再引导孕妇每次歌唱时，可以把一首歌曲唱三遍，第一遍唱给孕妇自己的身体和心灵

聆听；第二遍唱给腹中的胎儿听；第三遍唱给孕妇自己和胎儿一起聆听。

另外，助产士在引导孕妇唱歌的时候，尽量引导其用轻柔的声音去进行歌唱，不建议特别大声的歌唱。在引导孕妇进行唱歌的时候，最好让孕妇做到一边歌唱的同时，一边能够自己聆听，尽量让自己的心灵与歌声达到"声心合一"的状态，并让自己沉浸在其中。唱完以后，助产士再引导孕妇把刚才歌唱时的情绪体验和感受一并都传递和分享给自己的胎儿。

如果准爸爸在家方便的话，助产士也需要建议准爸爸尽量要参与到歌唱胎教的队伍里来。很多研究发现，准爸爸的歌声胎儿特别爱听！准爸爸低沉的歌声还会给胎儿带去愉悦、安全的情绪体验。

（3）亲子抚摸：如图 5-45，针对怀孕16 ～ 36 周的孕妇，助产士也可以引导她们选择一个放松的姿势坐好，然后带着放松的身心，用自己的手掌带着爱和情感，顺时针的、轻柔的抚摸腹部里的胎儿。这种方式既可以帮助孕妇获得稳定、放松的情绪，也可以促进孕妇与胎儿深层次的情感互动与交流。具体引导方法如下：

第一步，引导孕妇将注意力关注在自己的呼吸上，然后感受自己当下的身心状态，以及感受自己的身心与胎儿在一起的"母子一体感"。

第二步，引导孕妇带着放松的感觉，拿出一只手轻轻地放在自己的腹部，然后顺时针的方向，轻柔的抚摸腹中的胎儿。

第三步，引导孕妇一边顺时针的方向轻柔的抚摸胎儿，一边与胎儿进行语言的沟通和情感的交流，可以引导孕妇把自己此刻听到的、感受到的都分享给胎儿，并在这种分享中促进孕妇与胎儿保持情感的互动与联结，增强母亲情感交流的同时，促进孕妇角色的转换和孕期情绪的稳定。

第四步，助产士还可以引导孕妇在日常生活中，情绪波动时，或者每天晚睡前，

都可以用这样的方法每日轻柔的抚摸胎儿3 ～ 5min。准爸爸在家时，也可以用这种方式与胎儿进行交流。这种抚摸既可以促进夫妻情感的和谐稳定，还可以促进准爸爸的角色转换与参与感。

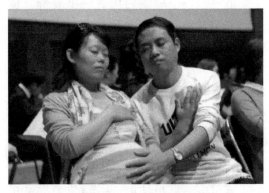

图 5-45　亲子抚摸

2. 针对孕期存有典型焦虑状态特质孕妇的指导　根据孕妇的"状态特质焦虑问卷STAI"的测评结果，如果显示孕妇有轻度的焦虑状态或特质的话，可以通过音乐冥想、正念呼吸、音乐律动等各种放松技巧对孕妇进行情绪的指导和干预。如果孕妇出现典型或者重度的焦虑状态，则需要对其进行专业的情绪指导和心理治疗及干预，以便为孕妇建设良好的孕期情绪体验，促进孕妇拥有健康的心理状态孕育胎儿健康发育。

（1）音乐冥想：许多科学家经过临床研究发现，冥想可以使人的心跳、呼吸速率、血压、氧气的消耗、二氧化碳的制造和血清乳酸量都减少了，人体的新陈代谢速度也明显变慢。冥想还可以改变我们大脑的大小和形状。研究发现，经过 8 周的冥想课程以后，大脑灰质的密度在学习、记忆处理、情绪调节等相关的区域明显增加。而在杏仁核，涉及压力、血压和恐惧的区域减少。通过脑扫描发现，大脑某些区域的活动增加，直接消减了焦虑与沮丧，并增加了对痛苦的容忍度。大脑预设的联结模式，让人的思绪不再专注于外在环境时被启动，研究发现，这也能改善记忆、自

我意识和自我目标。冥想可以使人体大脑拥有较高程度的α脑波，可以有效减少人们对于紧张、悲伤、愤怒的消极情绪。因此，助产士可以引导孕妇定期进行音乐冥想。其具体指导方式如下：

第一步：引导孕妇挑选一个安静、放松的姿势坐好，双眼微闭，保持3～5次深呼吸。

第二步，引导孕妇的身心与胎儿的身心进行联结，形成母子一体感。

第三步，引导孕妇跟随音乐进行冥想体验，在冥想体验的过程中，引导孕妇把自己在音乐冥想中所看到的、听到的、感受到的都默默地分享给胎儿。

第四步，冥想结束，引导孕妇把冥想中的体验和画面感写下来或者是画下来，从而进一步强化其冥想的体验交流给胎儿。

第五步，引导孕妇把音乐冥想中的美好感受泛化在日常生活中，随时与胎儿进行分享和交流，以促进日常的情绪愉悦、稳定。

（2）正念呼吸：孕妇由于受到孕期激素的影响，以及怀孕以后身心诸多不便，因此容易出现情绪的波动，严重的还会形成紧张、焦虑的情绪。各种临床研究发现，正念呼吸可以有效地帮助孕妇缓解孕期紧张、焦虑的情绪。因此，孕妇通过"状态特质焦虑问卷STAI"测评显示轻度焦虑的孕妇，助产士可以通过正念呼吸的指导，帮助孕妇缓解紧张、焦虑的情绪。助产士指导孕妇进行正念呼吸时，重点在于指导孕妇把所有的注意力都集中在自己的呼吸上，专注地去感受自己呼吸的起伏，以及"吸气"和"呼气"的整个过程。在呼吸的过程中，引导孕妇觉察当下的情绪、感受，并不受其情绪、感受的影响，注意力仍然专注在自己的呼吸上，从而通过这种专注的感受呼吸、觉察呼吸，并保持它原有的吸进、呼出的样子，帮助孕妇达到平静、放松、愉悦的情绪状态。透过这种正念呼吸的练习，助产士还可以进一步引导孕妇用这种专注的呼吸觉察

当下自己身心与胎儿的联结，从而让自己全然的处于和胎儿完完全全地在一起的平静、愉悦而又幸福的体验中。

（3）转介专业的情绪疏导，以及进行心理治疗与干预：如果孕妇透过"状态特质焦虑问卷STAI"测评显示为中度或者重度焦虑者，建议转介进行专业的情绪疏导，以及进行专业的心理治疗与干预。

（三）追踪与评价

孕妇怀孕期间，是否保持愉悦健康的情绪体验，不只是自己一个人所能决定的。除了孕期的激素变化和身心变化会给孕妇带来特殊的情绪体验，其角色的进入感，以及家庭的支持系统，都会影响到孕妇的情绪体验和激素分泌，从而影响到胎儿的心理活动与身心健康。良好的孕期体验与科学的胎教，可以促进孕妇拥有愉悦、稳定的孕期情绪，和谐的家庭氛围及良好的家庭支持系统，可以成为孕妇快乐孕期的环境基础。因此，若要促进孕妇在孕期拥有良好的情绪体验，能够在孕期更好的关注自己的身心状态，以及更好地与胎儿保持愉悦、积极的情感互动与交流，其家庭中丈夫的参与以及支持也起着举足轻重的作用。因此，在指导孕妇保持愉悦、健康的孕期情绪的同时，助产士不能忽略了对于孕妇丈夫的工作指导。在临床中，应该积极鼓励丈夫多多参与，多与孕妇保持愉悦的交流、互动，多与胎儿进行各种交流、互动，从而给孕妇提供良好的孕期情绪体验，促进孕妇的孕期角色转换，以及与胎儿的情感交流和互动。有临床研究显示，孕期科学的管理情绪，以及进行科学的胎教，其孕妇、准爸爸，以及宝宝出生后，孩子和家庭均具备以下的各种特征：

1. 胎教过的妈妈的特点

（1）孕期情绪非常稳定，孕期心态比较积极乐观。

（2）对胎儿的接受度非常高，能很用心地去关爱胎儿、感知胎儿，并能很好的

与胎儿保持交流。

(3) 胎儿出生后,对新生儿的熟悉度、接受度会比没有胎教过的强。

(4) 能很快地融入到产后新妈妈的角色中。

(5) 与新生儿之间的交流非常的默契和自然,能非常容易的理解新生儿的动作和表情,还有很多无声的肢体语言,能更好地照顾好新生儿。

(6) 与家人的关系会处理得更为协调,能很快地适应月子期间的生活,且产后情绪比较积极乐观。

2. 胎教过的爸爸的特点

(1) 比较能很好地理解孕妈妈,并能从精神上更好的支持孕妈妈快乐地度过孕期。

(2) 在孕期就能很好地从心理上接受胎儿,并能建立起自己作为"爸爸"的心理角色,且能很好地与胎儿保持交流。

(3) 胎儿出生后,对新生儿的熟悉度、接受度会比没有胎教过的强。

(4) 能很快地融入到产后新爸爸的角色中,且能很好的熟悉如何照顾新生儿。

(5) 能很好地支持与理解妈妈产后的情绪状态,能很好地协调产后家人的互动关系,且能帮助产妇很好地度过月子期间的生活。

3. 胎教过的孩子出生后的十大特点

(1) 受过胎教的孩子不爱哭。

(2) 受过胎教的孩子学发音较早。

(3) 受过胎教的孩子心理行为健康。

(4) 受过胎教的孩子对音乐敏感,有音乐天赋。

(5) 受过胎教的孩子能够较早地理解语言,显得非常聪明可爱。

(6) 受过胎教的孩子学说话较早,入学后成绩也比较优秀。

(7) 受过胎教的孩子能较早与人交往。

(8) 受过胎教的孩子双手的精细运动能力发展良好。

(9) 受过胎教的孩子有浓厚的学习兴趣。

(10) 受过胎教的孩子运动能力发展很好。

4. 胎教过的家庭的特点

(1) 育儿分工更和谐。

(2) 更加理解孩子。

(3) 更懂得与孩子互动。

(4) 能及时满足孩子。

(5) 育儿观念更加一致。

(6) 家庭成员之间更懂互相尊重,家庭关系更加和谐。

(7) 处理与应对孩子的问题时会更加从容。

(8) 孩子成长得更加愉悦,生长素会分泌得更好。

(9) 孩子的自我评价系统更高、自信心更强。

(10) 孩子更懂接受爱和给予爱。

(四) 个案

孕妇王××,2011 年怀孕期间经历了先兆性流产和家庭纠纷等一系列事件,情绪已经濒临崩溃边缘。后来在医院门诊接触到孕期胎教的相关评估与干预,通过二十多周胎教课程的干预,最终变得宁静、随和,不再浮躁、易怒,不再敏感、脆弱,顺利度过了孕期,还自然分娩一健康的男婴。

王××曾在孕期这样记录过自己的经历:我在孕期经历了不少挫折和痛苦,但是每次做胎教的时候,我的心头都会涌起很多美好的画面。聂老师的胎教并不仅仅停留在听音乐、做游戏这一层面,而是融入了很多心灵智慧,能够触动人心里埋藏最深的那份感情,我们常常被感动得流泪,之后蓦然发现,原来有很多爱我们都已经忘记了表达、忘记了分享。渐渐的,我发现我越来越能够体会到宝宝的感受,那是一种与宝宝的心灵和身体合二为一的感觉,让我对宝宝有了发自心底的、强烈的爱!不知不觉间,我已经习惯了和肚子里的宝宝分享这个世界了，无论是酸甜苦辣，还是快乐、悲伤、幸福、痛苦，我们都能一起体会、一起面对。如果没有胎教，我真的难以想象孕期的各种困难及我的情绪低落、烦躁郁闷会对宝宝造成多大的伤害！宝贝出生那天，我一直都用手机播放我和宝宝孕期经常聆听的音乐，我一边待产，一边用心灵和宝宝交流，默默地告诉宝宝："和妈妈一起努力！伴随熟悉而又美好的音乐，妈妈会带你平安顺利的来到这个世界！"产程中非常顺利，作为初产妇的我，从宫口开全到宝宝出生，我只用了半个小时，我感受到了宝宝的努力，他也一定感受到了我的信念！宝宝出生后性格一直都特别安静，很少哭闹，每次睡觉前我都会给他聆听孕期胎教时聆听的音乐，他非常安静，特别乖！孕期的胎教不光伴随我度过了和宝宝共存一体的美好时光，让我经历着成长的幸福，同时也让我和宝宝的关系十分融洽！之前做的胎教作业，已成了我送给宝宝的满月礼物。随着宝宝的成长，我将继续与他共享胎教课程带给我们的幸福和美好！并让这种幸福与美好伴随宝宝的一生！因此，我将孕期胎教时改编的一首歌曲《可爱的家》送给所有孕期的妈妈和宝宝们！

春天门前樱花飞啊，是我们可爱的家，孕育十月满心期待，我们的乖娃娃。每天听着美妙的音乐，与你说说心里话，欢迎可爱天使宝贝降临我们的家。

夏日明媚阳光倾洒，是我们可爱的家，小狗陪着宝贝玩耍家里常笑哈哈。享受郊游快乐的心情，小嘴咿咿呀呀。爸妈永远爱你疼你，守护我们的家。

秋风吹过落叶飒飒，是我们可爱的家，妈妈唱歌宝贝跳舞种一朵爱的花。大手小手一起弹奏，传出快乐音符，虽然生活朴素无华，却是幸福的家。

冬日温馨灯光点亮，是我们可爱的家，无论经历风雪雨霜，心中为你牵挂。又是一年时光荏苒，宝贝快快长大，合起双手

默默许愿，拥有美好的家。

合起双手默默许愿，拥有美好的家，美好的家……

七、孕期贫血指导

1. **充分评估**　孕期贫血妇女的情况，了解贫血的原因：关于孕期贫血妇女的评估具体同第4章第四节中贫血患者的孕前指导相关内容。

2. **充分告知**　告知孕妇贫血对母婴的不良影响，提高孕妇对孕期贫血的治疗意识，积极改善贫血现状。孕妇应充分认识到孕期贫血是孕期常见的表现之一，它不是一种独立疾病，更可能是一种基础的或有时是较为复杂的疾病的重要临床表现，因此一旦在孕期发现贫血，必须查明其发生的原因，积极治疗，及时纠正贫血。

3. **生活指导**　关于孕期贫血妇女的生活指导具体同第4章第四节中贫血患者的孕前指导相关内容。

4. **饮食指导**

（1）纠正有关孕期补血的错误观念：如贫血者应多补蛋、奶、红糖；多吃肉对身体不好；蔬菜、水果对于补铁是没有作用的等。牛奶虽营养，但含铁量低，人体吸收率只有10%；蛋白虽含铁量较高，但其中含有的卵黄高磷脂蛋白还会抑制铁的吸收，铁的吸收率仅有3%；有专家指出，红糖水并没有民间所说的补血功效；动物性食物不仅含铁丰富，其吸收率也高；蔬菜、水果中富含维生素C，维生素C可与铁形成水分子络合物，从而增加铁在肠道内的溶解度，有利于铁的吸收。

（2）改善不良饮食习惯：在生活中尽量做到不挑食、不偏食。如果不吃蔬菜，可能就会缺乏叶酸；偏食少吃肉类，就容易缺乏维生素 B_6、维生素 B_{12}，因此孕妇饮食应均衡，才能保证叶酸、维生素 B_{12} 的摄取。

（3）多吃富含铁的食物：动物肝脏中的铁含量往往高于其他部位，如卤鸡肝、猪肝等，

含有丰富的铁、磷，是造血不可缺少的原料。含铁量高的食物有动物肾脏、鸭肫、乌贼、海蜇、虾米、瘦肉、豆类、海带、紫菜、发菜、香菇、苋菜、番茄、红枣等，建议常吃。在蔬菜水果中，大多深色系食物都富含铁质，如胡萝卜、南瓜、扁豆、樱桃等。

（4）多吃有助于铁吸收的食物：水果和蔬菜不仅能够补铁，所含的维生素 C 还可以促进铁在肠道的吸收。因此，在吃富铁食物的同时，最好一同多吃一些水果和蔬菜，也有很好的补铁作用。柑橘、苹果、梨、葡萄、西瓜、杨梅、菠萝、柚子等都是孕妇可以选择的。

（5）对吃富含叶酸和维生素 B_{12} 的食物：富含叶酸丰富的食物主要有绿叶蔬菜、柑橘、西红柿、菜花、西瓜、菌类、麦麸、全麦、酵母、牛肉、肝脏和肾脏等。富含维生素 B_{12} 的食物主要有：雏菊、香菇、大豆、鸡蛋、牛奶、动物肾脏及各种发酵的豆制品等。

（6）多吃高蛋白食物：富含动物蛋白的食物包括：牛奶、牛肉、猪肉、鸡肉、鸭肉、鹅肉、羊肉、鸡蛋、鸭蛋、鱼、虾、蟹等；

富含植物蛋白的食物包括：黄豆、黑豆、青豆、瓜子、芝麻、核桃、松子等。膳食中蛋白质供给量约每千克体重 1.5g，其中优质蛋白至少占蛋白质总量的 60%～70%。富含优质蛋白的食物有乳类、蛋类、瘦肉类、鱼类、贝类、虾等。

（7）改善烹调技术，多用铁炊具烹调：叶酸容易被高温破坏，因此烹调时应注意急快炒，不宜烹调过度和时间过长。在烹调加工肉类时不要加碱。因为碱性和高温均可使维生素 B_{12} 遭到破坏。做菜时尽量使用铁锅、铁铲等传统炊具，这些在烹制食物时会产生一些小碎铁屑溶解于食物中，形成可溶性铁盐，容易让肠道吸收铁。

（8）贫血孕妇饮食小贴示（表 5-55，表 5-56）。

5. 用药指导　目前临床上对于轻度贫血一般推荐食补，如果单靠食补仍不能改善者，则建议在调整膳食的基础上，在医师和营养师的推荐下行药物干预治疗，有关药物干预治疗，详见第 4 章第四节中贫血患者的孕前指导相关内容。

表 5-55　孕妇贫血宜吃食物

宜吃食物	宜吃理由	宜吃建议
动物内脏	富含铁，吸收率高	与富含维生素 C 的蔬菜混炒，促进营养吸收
动物血	富含铁	水煮，可以放适量蔬菜一起烹饪
瘦肉	含铁比较高	急火快炒，可以配木耳青椒一起混炒
蛋黄	含有磷、铁等微量元素，还有维生素 A、B、D 等	水煮，避免空腹吃
虾	含有钙、磷、锌、铁等多种矿物质、氨基酸、维生素等营养素	白灼、油焖均可
奶及奶制品	补钙好食品	早餐后食用，晚睡前喝
紫菜	富含胆碱和钙、铁，能增强记忆，改善缺铁性贫血	可以与鸡蛋、瘦肉和番茄一起煮汤喝
大豆及其制品	富含优质蛋白和钙	可以和西红柿混煮
黑木耳	含蛋白质、脂肪、多糖和钙、磷、铁等元素及多种维生素	可以跟瘦肉、动物内脏，青椒一起混炒，青椒富含维生素 C，促进矿物质吸收
红枣	富含钙、铁、蛋白质等	当归红枣粥

表 5-55 和表 5-56 引自：刘苹，赵东娜. 孕妇乳母膳食指南. 北京：中国医药科技出版社，2019.

表 5-56　孕妇贫血忌吃食物

忌吃食物	忌吃理由	建议
茶	含有鞣酸，会阻碍矿物质的吸收	白开水是最好的饮料，尽量喝白开水
咖啡	含有多酚，影响矿物质的吸收	整个孕期不建议饮用
煎炸类食品	高脂肪营养素损失较多，并且含有致癌物质	食品最好以蒸、煮、炖为主

6. 生育指导　对于存在慢性失血（如痔疮、牙龈出血、钩虫病等）及有慢性消化不良的育龄妇女，应在计划妊娠前及时进行治疗，以促进营养物质的吸收。

7. 自我管理　孕期贫血妇女的自我管理具体同详见第 4 章第四节中贫血患者的孕前指导相关内容。

8. 追踪与评价　建议孕期妇女在孕中期、孕晚期至少应进行一次血常规的检查，对于贫血孕妇孕期应定期产检，以便了解身体状况，采取相应措施。若已患有严重的贫血，切忌畏疾，应及时就医，在医师的指导下根据贫血的程度进行治疗。

（余桂珍　黄丽华　王　芳　梁　曼　聂巧乐　叶美欣　梁洁贞　袁慧敏）

第八节　孕晚期指导

一、防早产

1. 早产的预防

（1）一般预防，针对高危因素预防

①孕前宣教：避免低龄（≤ 17 岁）或高龄（＞ 35 岁）妊娠；提倡合理的妊娠间隔（＞ 6 个月）；避免多胎妊娠；提倡平衡营养摄入，避免体质量过低妊娠；戒烟、酒；控制好原发病如高血压、糖尿病、甲状腺功能亢进、红斑狼疮等；预防阴道感染，改善阴道环境；停止服用可能致畸的药物。对计划妊娠妇女注意其早产的高危因素，对有高危因素者进行针对性处理。

②加强高危妊娠管理：早孕期超声检查确定胎龄，排除多胎妊娠，完善产检，降低胎儿畸形的风险。高危人群产检时应详细了解早产高危因素，以便尽可能针对性预防；提倡平衡饮食，合理管理妊娠期体质量；避免吸烟饮酒；心理支持，告知孕妇早产的准备，讲解早产及早产儿出生后的护理、治疗等知识，缓解焦虑。

（2）孕酮的应用：2020 年 6 月，加拿大妇产科医师协会（SOGC）发布了孕酮预防自然早产指南，指南的主要目的是评估孕酮治疗早产风险增加孕妇的风险和获益。目前研究证明，能预防早产的特殊类型孕酮有三种：微粒化孕酮胶囊、阴道孕酮凝胶、17α 羟己酸孕酮酯。

①对有晚期流产或早产史的无早产症状者，不论宫颈长短，均可推荐使用 17α 羟己酸孕酮酯。

②对有前次早产史，此次孕 24 周前宫颈缩短，CL ＜ 25mm，可经阴道给予微粒化孕酮胶囊 200mg/d 或孕酮凝胶 90mg/d，至妊娠 34 周；能减少孕 33 周前早产及围产儿病死率。

③对无早产史，但孕 24 周前阴道超声发现宫颈缩短，CL ＜ 20mm，推荐使用微粒化孕酮胶囊 200mg/d 阴道给药，或阴道孕酮凝胶 90mg/d，至妊娠 36 周。

（3）宫颈环扎术：有循证证据支持，通过宫颈环扎术能减少早产发生率的适应证，仅有如下 2 种：

①宫颈功能不全，既往有宫颈功能不

全妊娠丢失病史，此次妊娠 12 ～ 14 周行宫颈环扎术对预防早产有效。

②对有前次早产或晚期流产史、此次为单胎妊娠，妊娠 24 周前 CL < 25mm，无早产临产症状、也无绒毛膜羊膜炎、持续阴道流血、胎膜早破、胎儿窘迫、胎儿严重畸形或死胎等宫颈环扎术禁忌证，推荐使用宫颈环扎术。

（4）子宫颈托：有研究报道，对妊娠 18 ～ 22 周，CL ≤ 25mm 者，使用特殊的能明显减少孕 34 周前早产的风险。一项前瞻性对照研究显示，对多胎妊娠孕妇预防性应用宫颈托并不能降低早产，但还需进一步积累证据。

2. 早产的处理

（1）早产进行保胎治疗的时机：ACOG 对早产患者的保胎治疗干预时机进行了阐述，包括：

①无生机儿没有使用保胎治疗的指征，当然对于由已知原因引发宫缩（如腹腔内手术）者可使用保胎治疗。

②进行早产干预的上限孕周是 34 孕周。

③对有规律性宫缩，但无宫颈改变的未足月孕妇，尤其是宫口扩张 < 2cm 者，不建议常规予以保胎治疗。

（2）早产的处理方法

①抑制宫缩

● 目的：延迟分娩，防止即刻早产，为糖皮质激素促胎肺成熟治疗、硫酸镁保护胎儿神经系统及转运孕妇到具备早产儿抢救条件的医院分娩争取时间。

● 应用条件：宫缩抑制剂只应用于延长孕周对母儿有益者。2016 年 ACOG 指南指出，对有宫缩但无宫颈改变的孕妇，尤其是宫颈扩张 < 2cm 的孕妇，不应使用宫缩抑制剂。使用宫缩抑制剂预防早产的孕周不应超过 34 周。宫缩抑制剂的禁忌证：胎死宫内、胎儿致死性畸形、胎儿宫内状况不良、重度子痫前期或子痫、孕妇出血伴血流动力学不稳定、绒毛膜羊膜炎、未足月胎膜早破、孕妇忌用宫缩抑制剂（药物过敏）。

● 药物的选择：临床使用的宫缩抑制剂包括硫酸镁、钙通道阻滞剂、缩宫素拮抗剂、非甾体抗炎药（NSAID）和 β- 肾上腺素受体激动剂。由于早产临产的情况下使用硫酸镁可保护胎儿神经系统，因此硫酸镁可作为一种短期宫缩抑制剂使用，详见表 5-57。

表 5-57　常见宫缩抑制剂

药物分类	常用药物名称	应用时机	用法	孕妇不良反应	胎儿或新生儿不良影响	禁忌证
钙通道阻滞剂	硝苯地平	妊娠 20 周以后的早产	首次剂量 20mg，后维持剂量 10 ～ 20mg，每日 3 ～ 4 次口服，根据宫缩调整剂量	头晕、面红、低血压；当合用硫酸镁时心率下降、心搏减弱、左室收缩压降低；肝转氨酶升高	不良反应不确定	低血压和前负荷依赖性；心肌损伤，如动脉灌注不足
非甾体抗炎药	吲哚美辛	妊娠 32 周前的早产	首次剂量为 50 ～ 100mg 经阴道或直肠给药，也可口服，然后每 6h 给予 25mg 维持 48h	恶心、食管反流、胃炎、呕吐、血小板功能障碍	子宫动脉收缩，血流动力学障碍，早产儿坏死性小肠结肠炎，动脉导管早闭	血小板功能障碍或出血性疾病，肝功能障碍，胃十二指肠溃疡，肾功能障碍和支气管哮喘（对阿司匹林高敏的孕妇）

续表

药物分类	常用药物名称	应用时机	用法	孕妇不良反应	胎儿或新生儿不良影响	禁忌证
β-肾上腺素受体激动剂	盐酸利托君	妊娠20周以后的早产	常用剂量为每分钟静脉滴注50～100μg，逐渐加量，每10分钟增加50μg/min，至宫缩停止，最大剂量不超过350μg/min，共48h	心动过速、低血压、震颤、心悸、呼吸短促、胸闷、肺水肿、低钾血症和高糖血症	胎儿心动过速	心动过速敏感的心脏病和难以控制的糖尿病
宫缩素受体拮抗剂	阿托西班	妊娠满24～33足周的早产	首次剂量为6.75mg，静脉滴注1min，随后18mg/h维持3h，接着6mg/h维持45h。整个疗程，总量不宜超过330mg	不良反应一般较轻，常见的有头晕、呕吐、潮热、心动过速、低血压、注射部位反应、高血糖	不良反应不确定	孕龄＜24周或＞33足周；＞30孕周的胎膜早破；胎儿宫内生长迟缓和胎心异常；产前子宫出血需要立即分娩；子痫和严重的先兆子痫需要立即分娩；胎死宫内；怀疑宫内感染；前置胎盘、胎盘早期剥离；任何继续妊娠对母亲和胎儿有害的情况；已知对阿托西班或任何辅料过敏

②硫酸镁的应用：2014年中华医学会妇产科学分会产科学组的《早产临床诊断与治疗指南》，推荐妊娠32周前早产者常规应用硫酸镁作为胎儿中枢神经系统保护剂治疗。循证研究表明，硫酸镁不但能降低早产儿的脑瘫风险，而且能减轻妊娠32周早产儿的脑瘫严重程度。加拿大妇产科协会（SOGC）指南推荐孕32周前的早产临产，宫口扩张后用药，负荷剂量4.0g静脉点滴，30min滴完，然后以1g/h维持至分娩。ACOG指南无明确剂量推荐，但建议应用硫酸镁时间不超过48h。硫酸镁的使用禁忌证有孕妇患肌无力、肾功能衰竭。硫酸镁应用前及使用过程中应监测呼吸、膝反射、尿量（同妊娠期高血压疾病），24h总量不超过30g。

③促进胎肺成熟：所有妊娠28～34^{+6}周的先兆早产应当给予1个疗程的糖皮质激素。常用的糖皮质激素有倍他米松和地塞米松。使用方法见表5-58。

表5-58　常用糖皮质激素使用方法

药物名称	用法
倍他米松	12mg肌内注射，24h重复1次，共2次
地塞米松	6mg肌内注射，12h重复1次，共4次

④抗生素的使用：对于胎膜完整的早产，使用抗生素不能预防早产，除非分娩在即而下生殖道 B 族溶血性链球菌检测阳性，否则不推荐应用抗生素。

⑤产时处理与分娩方式

● 对早产儿，特别是 < 32 孕周的极早产儿需要良好的新生儿救治条件，故对有条件者可转到有早产儿救治能力的医院分娩。

● 产程中加强胎心监护有助于识别胎儿窘迫，尽早处理。

● 分娩镇痛以硬脊膜外阻滞麻醉镇痛相对安全。

● 不提倡常规会阴侧切，也不支持没有指征的产钳应用。

● 对臀位特别是足先露者应根据当地早产儿治疗护理条件权衡剖宫产利弊，因地制宜选择分娩方式。

● 早产儿出生后适当延长 30 ～ 120s 后断脐带，可减少新生儿输血的需要，约可减少 50% 的新生儿脑室内出血。

二、防分娩恐惧

在妊娠晚期进行分娩教育与分娩计划的制订、分娩预演及家人陪产训练可以很大程度上帮助孕妇应对分娩恐惧与无能。

（一）分娩教育与分娩计划的制订

1. 分娩计划的产生及发展背景　长久以来，妇女是生育过程中的主导者，主要在家中完成分娩过程。20 世纪 30 年代起，带有"科学"标志的医院分娩在国外兴起。在医疗化分娩背景下，产妇逐渐失去了在分娩中的主导地位。20 世纪 60 年代，美国的消费者运动倡导人们自觉维护自己的权利，这唤起了妇女对分娩过程中自我权益的重视。妇女开始以积极的态度来看待分娩，并通过实施分娩计划书来争取分娩自主性，以减少不必要的医疗干预。

分娩计划书在 20 世纪 70 年代初具雏形，是作为一种沟通工具提出的，目的

是促进孕妇和医疗保健专业人员之间的沟通，并鼓励对分娩的选择、风险和结局做出明智的决策。但当时分娩计划的实施缺乏效果研究，普及率并不高，发展较缓慢。随着产科服务过度医疗化，学者们开始反思、质疑一些医疗干预手段是否有必要，于是开始批判过度医疗化的分娩。之后分娩计划的制定在西方国家越来越受欢迎，以捍卫妇女在分娩期间的自主权。20世纪 80 年代，WHO 将分娩计划作为促进孕妇寻求围产期适宜照护服务的干预策略，并强调通过分娩计划书来保障分娩过程的安全。1993 年英国卫生部颁布的 Changing Childbirth 的文件，规定在产科服务中，产妇和其家庭是生育服务的中心，产妇应该自主选择和决定自己所接受的生育服务。据报道，当时英国分娩计划的使用率已高达 73%，并获得了产妇于医务人员的认可。

2. 制订分娩计划的目的和意义　制订分娩计划的目的和意义包含但不限于如下内容。

（1）制订分娩计划，产妇自己规划分娩经历 / 意愿与要求，可以给产妇及其家属提供能够自控的感觉，增加其对分娩过程的控制感。

（2）可以提供机会让产妇及其家属与医务人员沟通和讨论他们关于分娩的担忧和愿望，促进有效沟通，减少因信息和沟通不足而产生的恐惧、焦虑。

（3）通过分娩计划的制订，可密切彼此间的关系，医务人员全面了解准父母的分娩意愿与需求，针对孕产妇的期望值和健康服务者以及医院服务规范之间的不一致进行调节，在条件允许的情况下尽量满足孕产妇，为孕产妇及家庭的分娩需求做好评估及准备。

（4）分娩计划书的制订是建立在产妇与产科医务工作者沟通与信任的基础上，可激发产妇了解和学习分娩知识的兴趣，促进产妇分娩认知，减少医疗干预，从而

改善分娩结局，最大限度保障母婴安全。

（5）分娩计划书的制订可促进以产妇为中心的个性化、新型伙伴关系，提高分娩支持性服务利用度。

（6）分娩计划书的制订可提高产妇分娩自信心，促进分娩满意率及美好分娩体验。

（7）助产士帮助孕妇制订分娩计划，实现个体化分娩目标，可强化助产士角色与地位。

3. 分娩计划的形式　分娩计划是准父母在产前与助产士或其他分娩服务者共同讨论，依据产妇自身实际情况、个人期待与愿景，制订的一份表达其愿望与需求的分娩说明清单，它有多种形式。在西方国家多是准父母们通过产前生育教育的学习、思考、讨论，特别整理的一份分娩说明（分娩计划表：似一张清单），多以文本的形式，孕妇以个性化的方式自由地谈论自己关于分娩的偏好。为了向医护人员更加清晰的呈现自己的分娩期待与需求，分娩前通过分娩计划书与医护人员顺畅的沟通，医护人员以此了解到准父母的分娩愿望，同时，准父母可以了解到哪些愿望可以实现，哪些是所期待但可能无法达成的。为了实现较完美的分娩，准父母充分表达自己的愿望与需求，医务人员（大多数为助产士）就计划中提出的问题逐一解答与说明，彼此达成共识。国外有的医院及分娩中心也会给准父母一个分娩计划模板，让准父母去勾选符合自己意愿的选项。

在我国分娩计划属于"舶来品"，与国外有所不同，国内分娩计划一般多为由医院先拟定，多以结构化问题组成，在孕妇就诊时由助产士对分娩计划逐条给孕妇及家属讲解，后者通过阅读、与助产士沟通、讨论后，勾选符合自己分娩意愿的选项，形成适合孕妇自己的分娩计划。也有少部分医院会在孕妇接受过相关教育后，指导孕妇采取文本的形式让孕妇以个性化的方式，自由地谈论自己关于分娩的偏好。无

论何种形式，内容都大同小异。

4. 分娩计划制订的适用对象　尽管英国法律规定所有孕妇都有权实施分娩计划，但有研究显示，分娩计划书并不能改善高危孕产妇的积极感受，这可能与高危孕产妇客观医疗干预较多而未实现既定的分娩计划目标，造成孕产妇实际与期望差距较大有关。因此，制订分娩计划的适用对象一般为低危孕妇，是否适用于高危产妇仍需进一步探讨。

5. 分娩计划制订的时间　恰当的分娩计划制订时间至关重要，过早制订分娩计划会与妇女不断变化发展的妊娠情况脱节，过晚制订又使妇女与医务人员之间的沟通不够、计划书内容不够精细而达不到预期效果。英国政府提倡助产士在孕 34～36 周时询问孕妇分娩需求以制订个体化分娩计划。目前国内制订分娩计划的时间尚无统一的标准，有的倡导在怀孕初期就鼓励妇女考虑关于分娩措施、分娩地点及服务人员的选择等，以达到最佳分娩效果。但一般医院多以孕晚期制订分娩计划为主，有的医院规定在 28～32 周进行，有的则为 36 周后，具体何时效果更佳，仍有待进一步开展循证研究。

6. 分娩计划涵盖的内容　分娩计划涵盖的内容包含但不限于以下几点。

（1）分娩环境：对分娩环境有无期待和要求，如隐私、色彩、灯光、音乐、场景、香薰味道、甚至衣服、枕头等。

（2）产时陪伴分娩：是否需要有人陪伴分娩、希望谁陪伴分娩，如丈夫、母亲、婆婆、朋友或导乐等。

（3）预期的分娩方式：期望的分娩方式是阴道分娩还是剖宫产、选择阴道分娩者是否接受阴道助产等。

（4）产程中的体位与运动：希望躺在床上待产还是保持主动采取自我感觉舒适的体位和姿势等。

（5）阴道检查：是否希望通过接受阴

道检查来了解自己的产程进展、是否希望尽可能减少阴道检查次数等。

（6）饮食营养：希望饮食由医院提供还是由家人提供、是否希望自己能够在产程中根据自己的身体需要来喝水或者吃一些东西、是否接受静脉营养滴注等。

（7）胎心监护：希望尽可能多还是少地进行胎心监测、希望间隔式胎心监测、连续性胎心监测还是根据产程需要进行监测、是否希望在进行胎监的时候保持自身活动的自由度等。

（8）加速产程：是否接受人工破膜或催产来加速产程、期望的加速产程的方法是什么等。

（9）分娩镇痛 / 放松技巧：希望采取何种方式减轻分娩疼痛，如呼吸减痛、分娩球运动、冷敷 / 热敷、按摩、水疗、芳香疗法、催眠分娩、生育舞蹈、经皮电神经刺激镇痛、硬膜外麻醉镇痛等。

（10）分娩用力：期望的用力时机及用力方式是什么、是否希望医务人员指导用力等。

（11）分娩体位：期望依照助产士的安排还是有自己期望的分娩体位、期望的分娩体位是哪种，如半卧位、侧卧位、俯卧位、蹲位、坐位等。

（12）会阴切开：是否倾向于自然撕裂而不是常规会阴切开、如果确实有会阴切开的必要，是否介意会阴切开、是否希望医务人员先向自己解释这么做的好处和可以替代的选择，并征得同意后再进行等。

（13）会阴伤口缝合：对会阴伤口的缝合有无要求，比如是否希望采用不需要拆线的美容缝合法、还是由于皮肤的需要希望采用拆线缝合法、亦或不希望缝合希望采用自愈法等。

（14）脐带剪断：期望的剪断脐带的时机及剪断脐带人员。

（15）胎盘娩出：希望胎盘自然娩出还是愿意接受医院正确的干预措施帮助胎盘娩出。

（16）胎儿附属物处置：是否希望保存或捐献脐带血、胎盘是否需要保存或自行取走等。

（17）肌肤接触：是否希望新生儿出生后即刻拥抱胎儿并与其进行肌肤接触、是否希望等体力恢复后再与新生儿肌肤接触、是否有地方习俗等原因分娩后不想 / 不能看到新生儿等。

（18）母婴同室：是否不希望与胎儿分开、是否希望母婴同室，与胎儿一直待在同一个房间。

（19）新生儿喂养：是否希望母乳喂养、如果母乳不够是否希望喂哺新生儿葡萄糖水或者代乳品、假如母乳喂养有困难时，是否希望得到医务人员的全力支持等。

（20）拍照与录像：是否希望分娩过程及产后进行拍照与录像，如分娩期间自己的照片、自己和陪产家属的合照、产后自己与陪产家属及胎儿的合照、胎儿的照片等。

7. 分娩计划的制订流程　国内目前分娩计划一般多为由医院先拟定，产妇通过阅读、与助产士沟通、讨论后，勾选符合自己分娩意愿的选项，形成适合自己的分娩计划，因此助产士门诊给予产妇制订分娩计划时的流程一般为：

（1）接待：真诚、热情接待产妇、尊重产妇，给予产妇良好的第一印象，获得产妇信任，拉近彼此间的距离。

（2）评估：充分评估，全面了解产妇情况。如评估产妇孕产史、本次妊娠经过、家庭状况、体格检查情况、辅助检查结果、孕前体重及身高情况、孕前体重指数、孕期增重、孕前及孕期运动状态、分娩相关知识、信念与态度等。

（3）阅读分娩计划书：产妇逐项阅读理解分娩计划书内容，对照自己需求选择适合自己的项目或写出自己的期望。

（4）讨论与沟通：助产士与准父母充分讨论与沟通，准确把握准父母需求与愿望及分娩准备（物品准备、身体准备、知识准备及技能准备等）存在的问题。在讨论的过程中予以正确的引导、解释或答疑。

（5）达成共识形成计划：助产士依据准父母提出的分娩计划，逐项逐条进行核实、解释及答疑，并结合本院实际情况，针对准父母需求或愿望与分娩准备差距提出建议，确定可以落实的服务项目，最终形成一致认可的分娩计划，并签署分娩计划。

（6）预约下次复诊时间：向准父母强调计划落实的重要性与关键点，确保需求与愿望的实现。预约下次复诊时间，也可通过网上或微信复诊。

8. 制订分娩计划要求

（1）环境要求：有独立诊室，环境整洁安静，并配置相应的物品与教具。

（2）讨论要求：

① 每个个案为 20～30min。

② 围绕事先拟好的分娩计划书与准父母实施一对一沟通与讨论。

③ 采用开放式与适合个体的一种讨论方式。

④ 准父母是沟通讨论的主体，助产士围绕其愿望与需求做出讲解与回应。

⑤ 讨论内容要全面，充分赋能，尽量达成共识，以下讨论内容仅供参考：

● 了解产妇预期分娩方式：讲解与演示正常分娩的好处；向准父母分析其正常分娩有利因素；询问对剖宫产的认识与态度，建议除有剖宫产指征外尽可能不选择剖宫产。

● 确定陪伴分娩者：介绍家属及导乐陪伴分娩的好处；引导陪伴者参与孕妇学校课程学习；指导陪伴者如何训练配合产妇分娩。

● 介绍分娩环境：了解产妇对分娩环境有什么要求，有条件者，尽可能依据产妇意愿，营造符合其意愿的分娩环境，达不到的条件应如实坦诚沟通；采用图片与视频相结合的形式介绍本院产房；强调安静整齐安全舒适环境对分娩作用；建议准父母在分娩期采用看电视、听音乐、聊天、调节适合自己的灯光缓解紧张心理。

● 介绍会阴按摩：评估准父母对会阴按摩的认识与态度；向孕妇介绍会阴按摩对预防会阴侧切与会阴裂伤的作用；应用模型、图片与视频介绍会阴按摩的方法；准父母在模型上练习。

● 介绍产程中的自由体位：介绍自由体位及好处；应用图片与视频向孕妇推荐如何应用分娩球、瑜伽垫、床、椅子、抽水马桶等实施各种不同体位；告知特殊情况下的体位及作用。

● 指导如何加速产程：应用模型、图片或视频引导孕妇对加速产程的认识；向孕妇推荐孕期与产程中通过体位、运动、生育舞蹈、分娩球、水疗、冥想等方式放松与促进产程进展。

● 讲解产程中母胎监护：产程中母体监护的意义与方法，强调自我监测（胎动）的重要性；采用图片与视频介绍胎心间歇监测与持续监测方法与产程中不同情况的应用。

● 分娩镇痛方法选择：评估孕妇对分娩疼痛的认知与态度；介绍疼痛对分娩的作用，正确认识疼痛；了解产妇对镇痛有什么需求，结合自己医院特点，介绍本院有何种分娩镇痛技术；客观分析药物与非药物镇痛的利弊；详细介绍本院开展的非药物镇痛方法。

● 指导分娩用力技巧：评估孕妇对分娩用力的认知；建议孕妇在产程中采用自主用力的方法；应用模型、图片、视频等讲解与展示用力方法与不同时期用力技巧。展示用力技巧的作用。

● 讲解分娩对会阴的影响：评估孕妇对分娩对会阴影响的认知及会阴裂伤原因；用模型展示会阴伸展性意义及分娩不同时期及不同的用力方式对会阴的影响；用模型展示会阴裂伤与侧切不同的方法与材料

☆ ☆ ☆ ☆

的选择。

● 介绍母婴肌肤接触：评估母婴肌肤接触的认知与态度；介绍肌肤接触的重要意义，并采用图片与视频展示胎儿分娩后立即母婴肌肤接触的方法与时间；讲解肌肤接触时注意的关键问题。

● 断脐带时机与方法：评估孕妇对晚断脐与父亲断脐的认知与态度；告知晚断脐的作用与意义；介绍本院开展的父亲断脐项目方法、意义等；展示并示范断脐方法。

⑥需要达成共识的其他事项

● 分娩地点：有的孕妇会存在回老家等到外院分娩的情况，因此需确定孕妇是否计划在本院分娩，计划在外院分娩者，告知其及时咨询了解外院住院分娩的相关流程及注意事项等。

● 入院流程：计划本院分娩者，提前告知正常上班时间、非正常上班时间及紧急情况下的入院相关流程，指导其提前熟悉可能会接触到的科室所在位置。

● 入院时机把握：不同的医院对于入院时机的要求会有所不同，一般建议孕妇出现规律宫缩、破水、胎动异常、阴道出血、自觉不适或达延期妊娠时入院，指导学会识别见红与阴道出血、破水与漏尿、规律宫缩与不规律宫缩等。

● 紧急情况应对：指导孕妇出现脐带脱垂、晕厥、出血、急产等紧急情况下的求助和应对方法等。

● 物品准备：结合医院情况制定入院物品准备清单（可参考图5-46），指导孕妇参考医院物品准备清单，结合自己需求提前做好入院物品的准备，需特别强调产妇垫等一次性物品的质量。

● 知识、身体及产道准备：解释与演示分娩过程，告知疼痛的意义，引导孕妇正确认识和看待宫缩疼痛，告知加速分娩的措施，指导产程中的配合，指导预防延迟妊娠的措施，指导做孕期运动，为身体赋能。

● 特殊情况的处理：有急产、死产、难产史等情况的孕妇，应指导再次发生的预防措施。对于胎头位置异常的孕妇，及时指导纠正的方法。

9.分娩计划实施效果评价 分娩计划单制订后应该给到孕妇，指导孕妇分娩时交给助产士，助产士在分娩过程中尽量满足孕妇的需求。分娩计划书是构建以新型伙伴关系为核心的产科服务体系的重要部分，在减少医疗干预、改善分娩结局、提高满意度、强化助产士角色与地位等方面作用显著。可通过产妇及家属对分娩过程的满意度、医患纠纷的发生率、正常分娩率、延期妊娠率、产程时间的长短、产后出血发生率、会阴裂伤情况、新生儿窒息发生率等对分娩计划进行效果评价。

（二）分娩预演

1.分娩预演的定义 分娩预演指孕晚期由专业助产人员将入院、待产和分娩全过程详细模拟并展示给产妇及其家属的一种新型健康教育方式。通过互动演练、角色扮演、模型演示、病房参观体验等，将整个入院、待产及分娩过程演示出来，为孕产妇及其家属讲解分娩知识和答疑解惑，将她们心中的疑团打开，让产妇直观认识分娩过程，掌握分娩应对技巧，并提前熟悉医院环境，减少环境陌生引发的不安，帮助孕妇对分娩做好适应性的心理调整和状态准备。2008年纪淑春等最早开始探究分娩预演对分娩的影响，2013年相关研究呈现上升趋势，近些年来分娩预演逐渐得到越来越多的医务人员及孕妇家庭的认可和重视。

2.分娩预演的意义 "分娩预演"通过引导患者开展生理性分娩全过程的模拟练习，可克服产妇自身理解力及学习知识能力的限制，采用模型演示、情境演练、角色体验、实践应用、交流互动，可为初产妇提供直观系统的分娩体验，加深对分娩技巧等妊娠知识的认知水平，同时可提

☆☆☆☆

高产妇对分娩环境及体位的熟悉度，有利于产妇实际分娩过程中大脑再现分娩预演场景，减少分娩过程未知性，有效缓解产前焦虑、抑郁、恐惧等不良心理状态，提高分娩自我效能、改善分娩过程及分娩结局、增进医患关系，提高产科服务质量。

入院物品准备

随着预产期的临近，准妈妈们需要有一个可以说走就走的待产包。准即妈们差不多从怀孕七个月开始就可以开始准备了～～

下面是产房资深助产士开出的最实用的待产包清单，供正在备产的孕妈们参考：

1. 重要物品：

住院或手术费用

手机和手机充电器
（打发无聊时间、保持联系、拍照记录）

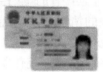
身份证（夫妻双方）

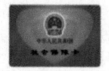
社保卡

产检本

孕期检查报告

注：准备双方身份证复印件3份

2. 妈咪用品：

毛巾4条，脸盆2个；
牙膏1条，牙刷1支

浴巾2条

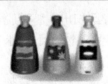
洗发水+沐浴露+洗衣液

抽取式纸巾2～3包

水杯1个，
吸管多条

成人纸尿裤1包（大概
10块，经环氧乙烷消
毒）、夜用卫生巾2包

一次性床垫1包
（大概10块，经
环氧乙烷消毒）

衣服一套，
（出院时穿）

10条一次性内裤　　　　　防滑拖鞋1双　　　　　　棉袜2双

3.婴儿用品：

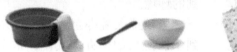

脸盆1个　　　　　小勺+小碗　　　　　　纱布澡巾×2，小毛巾×2，大浴巾×1

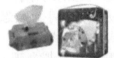

婴儿湿巾2~3包，纸尿裤1包　　　　衣服1~2套，婴儿包被1张，婴儿帽1顶

4.产时食物：根据个人喜爱和病情需要可选择

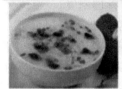
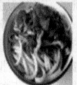
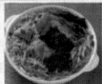
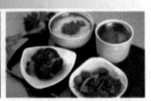

以及运动型饮料（如：宝矿力、健力宝、尖叫等）

5.家属用品：必须的生活用品

特别提醒：

　　准爸爸别忘了给自己准备生活必需用品哦！还有重要的一个东西记得要带：手机充电器！宝宝出生后要与爸爸妈妈合照啊，发朋友圈啊，记录啊！希望大家都能在分娩、住院从容而过！

图 5-46　入院物品准备清单

　　3.分娩预演的适用对象　所有有经阴道分娩适应证的孕妇都可以参与分娩预演，助产士门诊出诊人员在孕妇妊娠晚期应该充分评估孕妇，尤其是一些对分娩恐惧焦虑应对无能的初产孕妇，应指导其参加助产士为主导分娩预演，帮助其提前熟悉入院、待产及分娩等流程，减轻分娩恐惧及焦虑。

　　4.分娩预演的时机　分娩预演的时间设定需要考虑到学习者的学习效率和遗忘规律。与孕早期和孕中期相比，孕晚期开

☆ ☆ ☆ ☆

始分娩预演可减少知识遗忘，且孕晚期孕妇关注焦点为分娩相关事宜，学习积极性较高。但孕晚期到分娩时间跨度较长，根据遗忘曲线理论，结合孕期生理发展特点，体验式分娩模拟教学的实施时间应接近分娩时间以提高教学效果，促进学以致用。但随着分娩的临近，孕妇的紧张、焦虑情绪会加强，影响其学习认知能力，降低知识掌握程度，且存在临产发动可能性，为教学带来安全及伦理问题。因此建议至少达到 32～34 周再进行分娩预演较为合适。

5. 分娩预演的内容及流程　一般医院的分娩预演多采用预约的形式，由助产士主导并由孕妇学校组织实施。各医院的分娩预演内容及流程大同小异，基本是让孕妇清楚了解什么时候来医院、准备什么物品到医院、到了医院去哪里、去到需要做什么、病房待产是怎样的，什么情况下去产房、产房环境是怎样的，分娩过程是如何的，分娩过程需要做什么，怎么减轻疼痛，该怎么配合用力等这些内容。以下为半天的分娩预演流程，仅供参考：

（1）分娩预演对象预约：适合参加分娩预演的夫妇经由助产士门诊、产科医师门诊、医院微信公众号等途径了解到分娩预演相关信息，在微信公众号内选择自己方便的日期进行预约。人数需根据自身医院具备的条件而定，一般每次接纳 10～15 对的夫妇。

（2）短信提醒：为了提高预约报名的孕妇的参与率，在分娩预演活动前一天采用短信的方式，提醒报名参加分娩预演的夫妇按时到场。

（3）讲解分娩预演流程：夫妇全部到场后，先集中讲解分娩预演的目的、意义及当天预演的流程和注意事项等。

（4）开始实施分娩预演

①理论知识讲授：集中讲授相关知识，如产兆识别、入院时机选择、入院物品准备、入院流程，采用情景模拟的形式指导发生紧急情况如何应对，利用模型及多媒体讲解胎儿在母体子宫进行分娩的具体细致过程，让孕妇了解产程的划分、时间、宫缩变化特点及分娩机转等，并让孕妇了解在分娩这几个过程中所需注意的具体的技巧，利用图片及多媒体展示孕妇入院后会接触到的环境。

②模拟入院办理：模拟出现临产征兆到了医院后如何办理入院，带领参加分娩预演的夫妇走一遍平诊及急诊的入院流程，让其清楚知道自己出现有了入院指征后去哪里，怎么办理入院手续及怎么和医务人员清楚描述自己的症状等。

③参观病房：模拟办理入院手续后，带领参加预演的夫妇到达病房参观待产及产休区环境，介绍不同病房区域的功能及设施，告知病房管理制度。

④参观产房并进行模拟演练：带领参加预演的夫妇参观产房，在产房采取角色扮演及情景模拟演练等的方式，让陪产者掌握陪产技巧参与到产妇的分娩过程当中，而不是仅仅作为一名旁观者。同时，让孕妇了解第一产程的自由体位，了解产程中的胎心监护，演示分娩中的辅助工具及镇痛方法，了解分娩用力的姿势体位、发力方法、技巧及如何配合助产士操作，使其提前感受产床上分娩过程等，让产妇和家属身临其境地经历整个分娩过程，事先知道可能会出现的状况，并知道解决方案及求助方式，解除因为未知而产生的分娩恐惧情绪。

⑤讨论及总结：总结当天的分娩预演情况，共同重新从产兆识别开始回顾整个住院分娩流程，耐心倾听并解答孕妇和家属提出的问题，对产妇及家属存在的疑惑或担忧及时解答。发放满意度调查表，收集孕妇及家属对当天分娩预演流程、内容及主持人员的意见和建议，以便对分娩预演的实施做进一步的改进。

6. 分娩预演的实施效果评价　分娩预

演的主要目的是让孕妇亲身体验，提前熟悉入院流程、住院分娩环境、分娩过程等，以减轻对分娩的焦虑恐惧情绪。可通过焦虑自评量表、抑郁自评量表等心理量表对参加分娩预演的孕妇进行前后的调查对比分析或与同期同等条件未参与分娩预演的孕妇进行比对分析，查看分娩预演在改善心理状况的效果，也可通过产妇及家属满意度、医患纠纷的发生率、正常分娩率、产程时间的长短、产后出血发生率、会阴裂伤情况、新生儿窒息发生率等对分娩预演进行效果评价。

（三）家人陪产训练

有条件的医疗机构，可开设家庭式产房实现家人陪产。受传统习俗、当前国内分娩医疗化现状和文化卫生教育背景的影响，我国年轻产妇及其家人所具备的知识及技能总体上是不利于他们在陪产过程的角色表现，未做好准备的家人越帮越忙。助产士门诊作为产前教育的主要组织机构之一，有必要开设有针对性的产妇及其家人可共同参与的陪产教育。产妇及其家人在陪产前接受全程的教育培训，和产科人员进行必要的沟通，全面了解分娩时产妇可能出现的种种情况，家人则全面掌握分娩中支持和安慰孕妇的技巧。同时，还要通过培训和与医护人员的沟通，打消产妇分娩过程中可能出现的恐惧心理，这样才能真正在产妇分娩时以最佳的心理状态顺利度过分娩全过程。

1. 陪产的定义 陪产是 WHO 推荐的产时服务的一项适宜技术，指产妇分娩时，由其母亲、丈夫等家人或者助产士陪同分娩，以此来促使产妇获得心理安慰、精神鼓舞与体力支持的分娩方式，也称陪伴分娩。研究显示，有 98% 的孕产妇在分娩过程中存在恐惧感，并且大多数孕产妇均希望分娩过程中有人陪伴。WHO 在 1996 年、2015 年和 2018 年均提出，应为产妇提供分娩陪伴者。2018 年，我国也提出陪伴分娩，

不能让产妇独处一室。

2. 家人陪产的意义

（1）可给产妇提供情感支持：分娩过程中由家人陪产有利于产妇的情感交流，孕产妇可以从母亲、姐妹或者丈夫等亲人的陪伴中得到心理安慰与心理支持，减轻自身分娩孤独感，进而达到缓解内心紧张、焦虑等不良情绪的作用。

（2）可给产妇提供生活支持：分娩涉及隐私，生活上的某些需求（如更换成人纸尿裤、陪伴如厕等），产妇更乐意接受家人的照顾，会觉得导乐或助产士不够体贴。

（3）有利于改善产妇的不良分娩结局，提高分娩质量：有研究表明，家属参与分娩过程的家庭产房模式可大幅度减轻或消除孕产妇的不良心理反应，缩短第二产程，提高阴道分娩成功率，降低不良妊娠结局发生率。另有研究表明，陪伴式分娩干预的实施能加快产程进展，缩短分娩所需时间，且有助于减少分娩出血量，减少剖宫产，提高新生儿质量。同时，研究也表明陪伴式分娩干预通过多种措施的实施，产妇整个分娩过程都获得高质量的护理服务，分娩顺利性、安全性有保证，因而能赢得产妇更高的满意度。配偶的支持、助产士及医师的全程指导，可显著降低剖宫产率，减少产后出血，降低新生儿窒息率，缩短产程，提高产妇满意度，这些结论已有循证医学实践的证明。

（4）可减轻医护人员负担：家人陪产在某种程度上有助于改善国内医院专职陪产人员的紧缺现状。

3. 家人陪产人员的选择 国内有研究表明，不同角色（丈夫、有分娩经验的家人、助产士）的陪产，其临床效果并不相同。调查结果显示，68% 的初产妇希望丈夫陪产。研究表明，丈夫相较于其他角色可有效减少产妇恐惧感及焦虑感，缩短产程，提高阴道分娩率，而选择有阴道分娩经历的家属陪产产妇分娩也可取得良好的分娩结局。

目前，国际上主要的分娩陪伴者包括家人、有过生育经历的妇女、通过导乐培训的人员、助产士等。在国内，陪伴者则以家人和助产士为主，根据产妇的需求调查，最合适的分娩陪伴人员依次为丈夫、母亲、姐妹和婆婆。选择陪产家人应因人而异，对于那些心理素质差，比较脆弱、敏感的家人应慎重考虑，以免陪产给双方造成负面影响。

（1）陪产人员应满足以下条件：能够一直陪在身边；只负责照看产妇；能给产妇温暖、力量和鼓励；让产妇感觉亲切、熟悉；了解产妇的喜好、担忧和优先考虑的事；能协助产妇与医护人员交流；了解分娩过程的可能出现情感并能引导积极的情绪；了解并会运用舒适的方法和技巧缓解产妇的不适；能在整个分娩过程中保持冷静和乐观。

（2）不适合陪产的人员：①心理素质差者；②有晕血症、严重的心脏病及高血压等疾病者。

4. 家人陪产训练涵盖的内容

（1）陪产制度的学习：告知陪产者医疗机构陪产的相关要求，进行学习指导。

（2）陪产环境的学习：让产妇及陪产家人了解分娩环境，减轻其顾虑。

（3）消毒隔离知识的学习：对进入产科病房人员进行消毒隔离相关知识宣教，对有急性传染病，上呼吸道感染病人禁止进入。指导家属正确穿着相关的一次性手术衣、口罩以及无菌帽。教会陪伴人员手卫生知识及使用手消。

（4）陪产知识及技巧学习：通过影像、图片、文字结合的陪产课程，让陪产家人事先了解生产过程，产程阵痛进展，子宫收缩频率等，掌握陪产方法、技巧，如应对疼痛的方法、第二产程屏气用力及哈气方法、产程中的体位配合、产程中的饮食指导等。

5. 家人陪产训练的流程

（1）充分评估：了解产妇是否需要家人陪产；了解其家人对陪产的态度；仔细了解陪产家人的性格和心理承受能力，并做出客观建议；了解陪产家人是否接受过相关培训，评估其实施陪产的能力。

（2）充分学习及告知：告知陪产家人医疗机构陪产的要求、必要的陪产知识及技巧及陪产过程中的注意事项，明确陪产者在陪产过程中可独立完成工作；商议陪产家人在陪产过程中应如何与助产士及产科医师配合；帮助产妇和陪产家人树立自然分娩的信心，提高其参与的依从度。

（3）熟悉陪产环境：可通过宣传册、影像视频、孕妇学校课程进行学习了解。有条件者，可举办分娩之旅体验，陪产家人和产妇在助产士带领下熟悉单间分娩室环境，简单认识产床、胎监仪、新生儿辐射床等设备，减少孕妇及家属对环境的陌生感及恐慌感，拉近助产士与孕妇、家属的关系。

（4）进行陪产预演：让产妇进入分娩角色，陪产者根据助产士提供的不同情形，做出相应的应对措施。

◆ 第一产程

① 给予心理支持：在每次宫缩时，陪产者应给产妇安慰和支持，要用赞扬的话语去鼓励她，可以用耳语、以双方熟悉的手势握住她的手，抚慰她、亲吻她、给她擦汗、整理散乱的头发。

② 协助进食：随时询问产妇是否需要补充水分，最好在水杯中附上一支吸管，让产妇可以轻松地摄取水分。此阶段准妈妈的阵痛感尚未达到高峰，准爸爸可以准备三餐帮助准妈妈储存足够的体力面对生产。

③ 协助观察：产程观察中存在很多风险隐患，母儿情况需要进行严密监护，指导家人参与到安全监护中来，能有效提高产程观察的安全性，可具体指导其家人如何识别产妇危险信号，如产妇异常表现和自觉症状；胎心监护及其他设备报警或无

信号显示；羊水异常颜色等。

④协助如厕：提醒产妇定时排空膀胱，在她起床活动时守在她的身旁，给予帮助。陪同产妇如厕，减轻产妇的困难。

⑤协助缓解镇痛：提醒产妇在宫缩时放松，使用在孕妇学校或助产士门诊学过的减痛技巧来帮助产妇放松，稳定情绪。如按摩、呼吸镇痛法等。

⑥协助自由体位的实施：在助产人员的指导下，丈夫可以帮助妻子采取行走、站立、半坐、曼舞等体位。

◆ 第二产程

①给予心理支持：此阶段陪产的家人，应站在准妈妈的左侧方，给予支持、鼓励。紧握产妇的手，与助产人员一起诱导产妇正确使用腹压，还可以随时告诉产妇目前的娩出情况，增加其分娩的信心。

②协助进食：此阶段产妇往往无食欲，但对于长时间未进食的产妇，可协助其饮用功能性饮料。

③协助缓解镇痛：同第一产程。

④做个冷静的决策者：当产程进展不顺或出现胎儿窘迫时，产妇会因为产痛而情绪激动，陪产者首先应镇静、沉着，与助产人员一起安慰产妇，稳定她的情绪，而不是斥责、埋怨产妇，或对助产人员发火和指责。

◆ 产后2h

①协助产妇休息：分娩结束后，产妇经过很大的体力消耗，会感到很疲惫，需要更多的休息，陪产者此时要尽量创造温馨、舒适的休息环境。

②给予安慰：有些产妇会有些委屈感，此时陪产者应给予夸奖和安慰，尤其是丈夫。

③协助观察：观察产妇及新生儿的情况，出血异常及时报告医护人员，如产妇突感头晕、发冷、心悸、呼吸困难、新生儿出现面色发绀、口唇发绀等。

6. 家人陪产训练实施效果评价 助产士根据陪产预演的情况，对陪产者进行指导，让其能够真正的投入产妇的分娩过程中，而不仅仅作为一名旁观者。此外，可针对参与家人陪产的产妇及其家人建立微信群，进行产后随访。针对已行陪产的人员反映的反馈信息，进一步改善助产士门诊家人陪产训练流程及内容，提高医疗护理质量，同时又提高了产妇和家属对医护人员的满意度和信任度。

三、防胎位异常

（一）臀位的预防与矫正

1. 臀位的发生原因

（1）胎儿发育因素：胎龄越小，臀位发生率越高，如早产儿发生率高于足月儿。无论是早产儿还是足月儿，臀位中先天畸形如无脑儿、脑积水等及低出生体重儿的发生率约为头先露的2.5倍。

（2）胎儿活动空间因素：胎儿在宫腔内活动范围过大或受限均可导致臀位的发生。双胎及多胎妊娠臀位的发生率高于单胎妊娠。羊水过多或过少时，胎儿发育异常，亦可使胎儿活动范围过大或受限而使臀位发生率增加。子宫畸形如单角子宫、纵隔子宫等胎儿活动受限，可致使臀位发生。经产妇腹壁过于松弛，胎儿在宫腔内自由活动易形成臀位。脐带异常过短尤其合并胎盘附着宫底或一侧宫角及前置胎盘等，多可合并臀位。骨盆狭窄、盆腔肿瘤如子宫下段或宫颈肌瘤等阻碍产道，也可导致臀位发生。

（3）身体失衡状态：子宫由一系列称为韧带和筋膜的绳索和吊索支撑。子宫韧带有一种独特的纤维组织和肌肉细胞的混合物，肌肉细胞允许韧带在怀孕期间变得更长，这样韧带就可以随着子宫一起生长。韧带的对称性有助于子宫保持直立，也有助于孕晚期保持头位。孕晚期时，婴儿的头变得比身体重，当腹部肌肉壁柔软，子宫有足够的空间，重力自然会让大多数婴儿低下头。近年来对发生臀位的原因有了

☆☆☆☆

新的认识，认为臀位形成主要原因是母亲身体出于失衡状态。而母亲身体之所以会失衡，常与母亲不良姿势相关。不适的姿势使韧带或肌肉处于紧张状态时，会拉动附着在它上面的骨头及结缔组织，引起母亲盆底结构的失衡，骨盆径线缩短，导致胎儿在子宫体内处于失衡状态，并令其转动受到阻，胎儿难以旋转为正常胎位。因此，体位矫正臀位的关键是要寻找到令子宫及骨盆平衡的方法，恢复子宫及骨盆的原有形态与伸展度，利于胎儿在子宫内的活动，从而达到将臀位矫正为头位之目的。

2. 臀位的矫正时机　妊娠 30 周前，大部分臀先露能自行转为头先露无须处理。若妊娠 30 周后仍为臀先露应予矫正。当然臀位矫正时机应个体化，有的胎儿较大、腹壁条件不佳、活动空间相对较小的可提前至 28 周开始矫正。

3. 臀位的预防　基于"平衡"理论，维持身体平衡是预防及矫正臀位的关键，在怀孕期间应采取"聪明休息"体位避免身体不平衡的发生。坐位时，膝盖应低于臀部腹部，上身适度前倾，使肚子成为胎儿的吊床，避免跷二郎腿、"葛优躺"等；卧位休息时，注意保持舒适，适当应用体位垫，侧卧及侧俯卧位时让肚子成为胎儿的吊床；站立和走路时，下背向前摆动，身体重心应放在肩部外侧、髋部外侧与脚外踝的连线上。

4. 臀位的矫正　臀位矫正方法中，国内一直以来常用的有膝胸卧位、反侧侧卧位、旋转甩臀运动、艾灸至阴穴，上述方法无效时，再于足月排除禁忌证后采取外倒转术。目前臀位的矫正方法在不断发展和创新，基于"平衡"理论，体位矫正臀位重点是让孕妇达到平衡，并在平衡的基础上释放空间，以更有利于胎头移位。因此，一些其他的方式如前倾倒置、臀倾斜位、侧旁释放、墨西哥围巾筛动法、转圈散步法等方法也逐渐被越来越多地应用在臀位的矫正当中。在助产士门诊指导孕妇实施臀位矫正程序一般如下：

（1）充分评估：通过问诊、查看 B 超、胎监等产检资料及四部触诊等方法，评估孕妇孕产史、本次妊娠情况、胎方位、胎心监护情况、生命体征、局部皮肤状况、身体移动能力和理解合作程度。判断孕妇是否适合进行臀位矫正，有无不宜采取臀位矫正疾病或情况；评估孕妇进食情况，避免饥饿或过饱的状态，以免引起头晕或呕吐等不适；评估孕妇排便情况，告知臀位矫正方法实施前一般需排净大小便；评估孕妇衣着，指导避免穿紧身衣裤，以免影响身体放松。

（2）充分告知：臀位妊娠及分娩的对母儿的危害，告知孕妇及家属所采取矫正操作的目的、方法、注意事项、可能出现的不适及应对方法。可应用骨盆及胎儿的模型模拟目前胎儿在孕妇体内的位置，以及模拟采取一些矫正措施时胎儿是如何在宫内进行翻转的，以便孕妇更形象认识胎位矫正作用原理，提高依从性。

（3）根据孕妇个体情况，选择适宜的矫正方式，示范并指导孕妇正确实施：为了增加矫正效果，一般为多种矫正方式联合应用，如选取一种体位如膝胸卧位 / 前倾倒置位 / 臀倾斜位，联合站立旋转甩臀运动、转圈散步法及反侧侧卧位配合音乐进行矫正等，需根据孕妇个体情况，选择适合她的矫正方式。

①膝胸卧位：矫正胎位的作用原理为，采取膝胸卧位时，孕妇胸部为最低点，可使胎臀退出盆腔，以利胎儿借助改变重心自然完成头先露的转位，从而达到矫正臀位目的。一般膝胸卧位用于矫正臀位时，每日做 2～3 次，每次 15～20min。方法如图 5-47 所示，步骤为孕妇采取跪姿，两小腿平放床上或瑜伽垫上，双膝稍分开（与肩同宽），头、胸、肩置于床上或瑜伽垫上。双足可轻抵于床头板或其他支撑物上，膝

盖保持不动，向前移动胸部和肩部，背部伸直，臀部抬起，腹部悬空。在胸部下面放一个薄枕头，大腿和脊椎是形成一个"A"字。头偏向一侧，双手臂曲肘放在头两侧。可配合摇摆臀部或用墨西哥围巾筛动臀部。注意在孕妇胸部下面放薄软枕，而不是脸部。可用一条长围巾，在孕妇的大腿上部缠绕着，向后牵拉以承受母亲下半身的重量。若有条件，另外人，穿着干净的袜子，在孕妇前方坐下来让孕妇可以将她的肩膀放在脚踝上支撑。采取该体位的过程中可配合音乐或引导词，让产妇更好地放松。最好有人陪伴在旁，预防跌倒发生，指导孕妇注意自身感受，出现体力不支或感觉不适时，及时暂停该体位，并调整舒适体位，必要时随时就诊。注意预防胸骨、膝盖等部位皮肤压疮等并发症的发生。存在高血压、青光眼、鼻窦炎、羊水过多、多胎妊娠、脐带缠绕或过短、前置胎盘、颅内高压、髋和膝关节疾病、损伤、偏瘫或偏身感觉障碍、腿部无力无法平衡、呼吸不畅等情况不宜采取此体位。

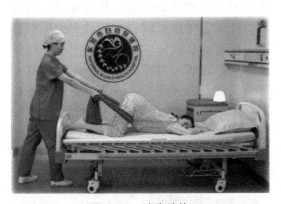

图 5-47　膝胸卧位

②前倾倒置位：与膝胸卧位一样可利用重力的作用达到矫正胎位的目的。同时前倾倒置可能使支撑子宫下段和子宫颈的韧带（子宫骶、宫颈、圆韧带）松懈，当产妇再次直立起来时，这些韧带就会放松重复多次伸展有助于释放可能的痉挛或不

对称并允许婴儿的头部更容易适应分娩，该体位展平下背部，可为骨盆顶部提供更多空间。前倾倒置用于矫正臀位或横位时，每日做 2 ~ 3 次，每次 15 ~ 20min。方法如图 5-48 所示，步骤为在沙发前方的地面铺好瑜伽垫，孕妇采取跪姿，跪在沙发边缘，两小腿平放沙发上，双膝稍分开（与肩同宽）。协助孕妇俯身，双手扶住沙发边缘，先协助孕妇将一只手撑在地面，再将另一只手撑在地面，膝盖保持不动，双手支撑上身向前移动，使腹部离开大腿悬空，双手逐个屈肘支撑在地面。背部伸直，臀部抬起，协助孕妇的头自由放置在两肘间，收紧下巴，孕妇头偏向一侧，双手臂屈肘放在头两侧。可配合摇摆臀部、用墨西哥围巾筛动臀部或指导轻轻地慢慢做背部起伏动作。采取该体位的过程中可配合音乐或引导词，让产妇更好地放松。采取该体位最好有人陪伴在旁，预防跌倒发生，指导孕妇注意自身感受，出现体力不支或感觉不适时，及时暂停该体位，并调整舒适体位，必要时随时就诊。注意预防手肘、膝盖等部位皮肤压疮等并发症的发生。前倾倒置位禁忌证与膝胸卧位一致。

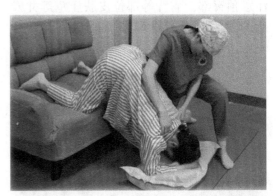

图 5-48　前倾倒置位

③臀倾斜位：又称仰卧臀高位或"印第安桥"，该体位同样是利用重力的作用达到矫正胎位的目的，但该体位相较膝胸卧位与前倾倒置，可以使全身肌肉放松，孕

妇会更舒适些。另外，臀倾斜位可伸展子宫颈韧带，倾斜之后起身韧带放松。通过重复，这有助于子宫下段变得更加平衡。臀倾斜位用于矫正胎位时，每日做 2～3 次，每次 15～20min。方法如图 5-49 所示，步骤为准备好协助臀倾斜体位所需的三角枕（如无也可用木板或烫衣板代替），三角枕直角高度与沙发平齐，一般为 40cm 左右，需根据孕妇的体型选用足够宽度和长度的三角枕，避免过于窄小影响孕妇放松。沙发前铺好瑜伽垫，三角枕放置于沙发前，孕妇面向沙发坐在沙发边缘，协助其逐渐仰卧于三角枕上，孕妇双手自然放置于身体两侧。置一薄软枕于孕妇颈部，可避免气道弯曲，影响呼吸运动，孕妇双腿屈膝外展，自然放置于沙发上，用花生球或枕头垫于腿下，使其腿部完全放松。助产士或家属站在孕妇头顶或身侧，给孕妇头部及身体进行按摩或轻触。采取该体位的过程中可配合音乐或引导词，让产妇更好地放松。采取该体位最好有人陪伴在旁，预防跌倒发生，指导孕妇注意自身感受，出现体力不支或感觉不适时，及时暂停该体位，并调整舒适体位，必要时随时就诊。注意预臀部、肩背等部位皮肤压疮等并发症的发生。臀倾斜位禁忌证与膝胸卧位一致。

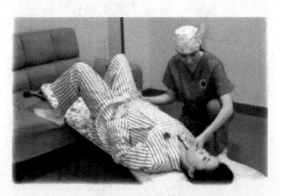

图 5-49　臀倾斜位

④ 侧卧位：主要是借助重力的作用，使胎头顺着子宫腔侧面的弧形面滑动而转位。当侧卧位用于孕期臀位或横位的矫正时，采取胎背所在的对侧侧卧位，即当胎儿处于臀位的骶左前位、骶左后位及骶左横位，或处于横位的肩左前位及肩左后位时，孕妇应采取右侧侧卧位；当胎儿处于臀位的骶右前位、骶右后位、骶右横位，或处于横位的肩右前位及肩右后位时，孕妇应采取左侧侧卧位。一般指导孕妇休息时多采取该体位，没有时间要求和限制。方法如图 5-50 所示，步骤为根据孕妇情况，指导孕妇于正确的方向侧卧于床上，臀部稍后移。两臂曲肘，一只手放在胸前，另一只手放在枕旁或胸前。双髋关节及膝关节屈曲，或一腿伸直，另一腿弯曲。后背及胸腹前放置软枕，维持 30°～90° 侧卧位，由于侧卧位时 30° 侧卧位能有效缓解骨突部位压力，但如果侧卧位的角度达 90° 时，矫正胎位的效果更佳，因此最好侧卧位角度达 90°。在两膝间垫软枕或花生球，或将位于上面的腿屈曲 90° 呈弓箭步跨于腿架上。根据孕妇情况及需要，于受压部位放置防压垫。该体位矫正臀位或横位的效果虽然不如膝胸卧位等其他体位，但侧卧位在矫正臀位或横位方面最大的优点是可以维持较长时间。侧卧位时压疮的好发部位为：耳廓、肩峰、肋骨、髋部、膝关节内外侧、内外踝等处，注意预防压疮的发生。

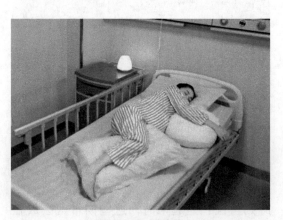

图 5-50　侧卧位

⑤墨西哥围巾筛动法：该法可使支撑子宫下段和子宫颈的韧带松解，有助于纠正不良的胎儿定位，同时缓解孕妇不适与疼痛。用于矫正臀位时，一般每日做 2～3 次，每次每边 5～10min。如图 5-51 及图 5-52 所示，根据孕妇情况选择合适的体位及墨西哥围巾筛动法，可腹部筛动及臀部筛动。腹部筛动时操作者用墨西哥围巾围在孕妇腹部，包括覆盖髋骨形成吊带，双手拉紧墨西哥围巾，在无宫缩的情况下或宫缩间歇期轻柔、快速、有节奏的运动。当孕妇取手膝位或跪式前倾位时，操作者双脚打开分别站在孕妇身体两侧；当孕妇取站立前倾位时，操作者双腿一前一后站在孕妇后方；臀部筛动时孕妇可取手膝位、用分娩球协助跪式前倾位或膝胸卧位，操作者跪在孕妇后方两腿间，用墨西哥围巾裹住孕妇臀部，双手抓紧两侧的围巾，协助孕妇左右摇摆或前后摇摆筛动臀部。采取手膝位或跪式前倾位时，注意孕妇膝关节及局部皮肤情况，避免关节损伤及膝盖皮肤压疮等并发症发生。采取站式前倾位时，注意孕妇双足是否有力，是否能够保持平衡等，避免跌倒的发生。筛动时注意力度及速度，确保孕妇舒适、安全。筛动者需经常询问孕妇的感受，感觉不适时，应暂停该操作，并调整舒适体位，必要时针对异常情况给予对症处理。

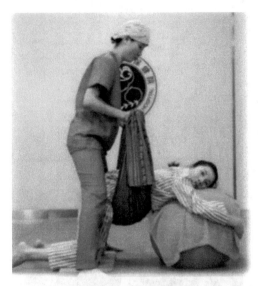

图 5-52　腹部筛动

⑥侧旁释放：适用于整个孕期，可使骨盆活动度更高，缓解肌肉痉挛，释放子宫下段及骨盆空间，有利于胎头移位及维持理想胎位。一般每日做 2～3 次，每次每边 4～6min。方法如图 5-53 所示，步骤为枕头放置于床或沙发边缘，孕妇侧卧于床或沙发边缘，头在枕头上不倾斜，脖子是直的。助产士或家属站在孕妇近侧腹部前方，协助孕妇将腿及臀部牢牢地靠在床或沙发边缘，注意防止孕妇的坠床。孕妇手扶住在床头柜或稳固的椅子或桌子，靠近沙发的边缘。孕妇下腿伸直，上腿完全放松，助产士或家属缓慢托起孕妇上腿，然后将其缓慢下垂在床或沙发边缘，此时孕妇需完全放松上腿，不用任何一点力量。助产士或家属可于孕妇肩背部、臀部及大腿轻触，帮助孕妇放松。做完一侧接着采取同样的方法做另一侧。同样可配合音乐或引导词，让产妇更好地放松。采取该体位最好有人陪伴在旁，预防跌倒发生，出现感觉不适时，及时暂停该体位，并调整舒适体位，必要时随时就诊。髋和肩关节疾病、损伤、偏瘫或偏身感觉障碍等不宜采取侧旁释放法，以免引起局部皮肤损伤或疾病加重。

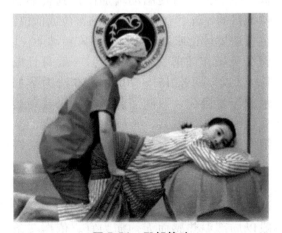

图 5-51　臀部筛动

☆★☆☆

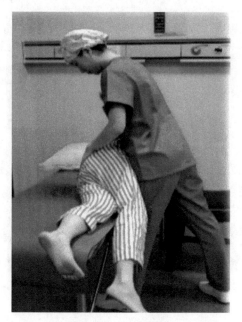

图 5-53　侧旁释放

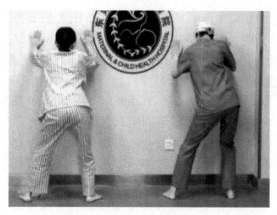

图 5-54　旋转甩臀运动

⑦旋转甩臀运动：该法在臀位的矫正有一定的效果，主要是通过运动的向心引力及重力的协同作用促进较重的胎头向下回转。该动作简单、方便，孕妇易于接受和坚持，可在实施膝胸卧位 / 前倾倒置位 / 臀倾斜位等体位后接着实施。一般每日做 2 ～ 3 次，每次 15 ～ 20min。方法如图 5-54 所示，步骤为孕妇双手扶住床沿 / 桌沿 / 固定扶手，取站立前倾位，双足分开膝盖微屈，然后双膝及臀部沿胎背相反方向做规律的连续旋转运动，即当胎儿处于臀位的骶左前位、骶左后位及骶左横位，或处于横位的肩左前位及肩左后位时，孕妇应采取向右边方向，即顺时针旋转甩臀运动；当胎儿处于臀位的骶右前位、骶右后位、骶右横位，或处于横位的肩右前位及肩右后位时，孕妇应采取向左边方向，即逆时针旋转甩臀运动。甩动时类似于用自己的臀部去画圆圈，应有一定的幅度，并确保方向正确。旋转甩臀运动过程中注意平衡，避免跌倒。出现体力不支或感觉不适时，及时暂停旋转甩臀运动，并调整舒适体位，必要时针对异常情况给予对症处理。

⑧转圈散步法：与旋转甩臀运动类似，主要是通过运动的向心引力及重力的协同作用促进较重的胎头向下回转。散步可放松骶骨关节和骶韧带，帮助骨盆打开伸展空间，且散步属于中低等强度的运动，即使不需要进行臀位矫正，孕妇也是建议其每天进行散步等运动的，因此这个操作对臀位孕妇而言，可以说是一举两得的事情。一般根据胎背的不同方向进行指导，转圈散步方向与甩臀运动相同，转圈的半径以 200m 跑道的操场为宜或依孕妇的周围环境选择，时间同样为每次 15 ～ 20min。

⑨艾灸至阴穴：至阴穴是指膀胱经第 67 穴位，位于足小趾外侧趾甲旁 0.1 寸。艾灸是一种传统中医疗法，燃烧艾草贴近皮肤以产生热效应刺激穴位。艾条温和灸双侧至阴穴，可使胎动增加而达到转动胎位的目的，适用于孕 30 周后的臀位或横位。也可通过针灸或激光照射至阴穴转动胎位，但艾灸操作简单，应用较多。一般每日做 1 ～ 2 次，每次 15 ～ 20min。方法为孕妇采取半坐卧位，双腿屈膝，光脚平放在矮凳边缘。然后取穴，正确定位至阴穴，至阴穴位于足小趾外侧趾甲旁 0.1 寸。接着将艾条放入艾灸支架中点燃，对准孕妇双脚至阴穴的位置施灸，根据孕妇的耐受程度调整艾条与孕妇双脚至阴穴处的距离，一般以局部温热感而无灼痛为宜。依据艾条

燃烧情况，将艾灰弹入弯盘，并根据孕妇感受及时调整艾条与穴位距离。最好配合音乐或引导词，让产妇更好地放松。实施艾灸时，一定要有助产士或家属在旁，注意防止跌倒、烧伤、烫伤等情况发生。出现感觉不适时，应暂停艾灸，并调整舒适体位，必要时针对异常情况给予对症处理。施灸结束后，移开并熄灭艾条，清洁局部皮肤。点燃艾条后可出现较淡的中药燃烧气味，需提前确定孕妇能否接受该气味。艾条注意其成分，尽量选择纯艾，避免有其他可能不利于妊娠期妇女使用的成分。存在前置胎盘、多胎妊娠、产前出血、子宫或骨盆异常、羊水过少、早产发动、至阴穴周围皮肤损伤、脚部感知觉障碍等情况不宜实施艾灸至阴穴操作。

⑩外倒转术（external cephalic version, ECV）：是医师通过向孕妇腹壁施加压力，用手向前或向后旋转胎儿，使其由臀位或横位转为头位的一种操作，是减少臀位或横位所致剖宫产率的一种最有效临床介入手段。虽然 ECV 存在胎盘早剥、胎儿窘迫、母胎出血、胎膜早破、早产等潜在风险，但发生率低，因此 ECV 仍然是一个有价值的相对安全的手术操作。一般在妊娠 36～37 周后，若采取一系列方法臀位或横位仍未转回头位，在排除外倒转术（ECV）禁忌证后，可经评估后在严密监测下行 ECV 矫正胎位。

ECV 术前评估与前面所述的方法有所不同，实施 ECV 前需评估孕妇孕产史、本次妊娠情况、胎心率、胎方位、脐带是否缠绕、胎儿是否慢性缺氧、胎盘位置、胎儿大小、生命体征等。判断孕妇是否适合实施 ECV，有无不宜实施 ECV 的疾病或情况。

ECV 的适应证为：单胎臀位或横位，体重＜ 3.5kg，超声检查胎儿无明显畸形及无胎头过度仰伸（望星式）；胎膜未破，有适量羊水；无子宫畸形，如纵隔子宫、双角子宫等；无明显骨盆狭窄及其他不宜阴道分娩的情况；先露未入盆或已入盆但能退出者；能通过腹部清楚触及胎体者。

通常认为如果孕妇存在阴道分娩禁忌证，则不适于实施 ECV，但实际上，ECV 的绝对或相对禁忌证很难一概而论，需要个体化抉择。一般而言，ECV 的绝对禁忌证为：妊娠合并症及并发症不宜经阴道分娩者；产前出血；多胎妊娠（双胎除外已经经阴道分娩一胎）；明显头盆不称；前壁胎盘。相对禁忌证为：小于胎龄儿伴随血流异常；子痫前期；羊水过少；胎儿主要结构畸形；瘢痕子宫；脐带绕颈；妊娠合并子宫肌瘤。除此之外，术前还需评估孕妇禁食情况及排便情况，术前需排净大小便并应禁食 4h 或进行胃肠减压，避免呕吐误吸。

评估完后需告知孕妇及家属实施该操作的目的、方法、操作过程中可能遇到的问题及防范措施。ECV 存在胎盘早剥、胎儿窘迫、母胎出血、胎膜早破、早产等潜在风险，术前必须知情同意，签署知情同意书，并做好紧急剖宫产及新生儿复苏等抢救准备。

术前 30min 遵医嘱予抑制子宫收缩药物，如静脉滴注盐酸利托君，如不能使用盐酸利托君者（甲亢、心脏病、心率快、心电图异常等），可选择阿托西班或口服硝苯地平片。为了减少孕妇在操作过程中的疼痛与不适，有条件者也可实施硬膜外麻醉。

ECV 具体实施步骤如下：

● 摆好体位：孕妇取仰卧位，双下肢屈曲略外展，暴露腹壁。

● 查清胎位：按产科四步触诊手法及在超声指导下查清胎位类型，先露部衔接程度，胎头、胎盘所在位置及胎方位等。骶后位者，指导孕妇向胎儿背部方向侧俯卧位 15～30min，使其尽可能自然转成骶前位。

● 松动先露部：如臀先露已入盆，操作者无法托起胎臀，可先让孕妇膝胸卧位 15min。亦可以两手插入盆腔入口将先露部向上提拉,使之松动。如若仍无法托起胎臀,则由助手戴无菌手套,一手示指、中指沿阴道壁滑进穹隆部,在子宫处于松弛状态下缓慢轻柔向上顶起先露部,与操作者上下配合,使胎儿臀部移至骨盆入口平面以上至髂骨翼。

● 倒转胎儿:当胎头与胎背不在母体中线同一侧时:采用"前翻滚法",将胎臀推向胎背一侧。两手分别握持胎头和胎臀,一手将胎头保持俯屈姿势沿腹侧方向,轻轻推至骨盆入口处,另一手握持胎臀将其轻轻上推,与推胎头动作相配合。骶左位时逆时针方向转位,骶右位时顺时针方向转位;当胎头与胎背在母体中线同一侧时:采用"后翻滚法",将胎臀推向胎腹一侧。两手分别握持胎头和胎臀,一手握持胎臀将其沿胎腹方向,轻轻上推至宫底,另一手将胎头保持俯屈姿势沿背侧方向,轻轻推至骨盆入口处,与推胎背动作相配合。骶左位时顺时针方向转位,骶右位时逆时针方向转位。实施ECV过程中,动作要轻柔、连续,保持胎头俯屈、胎体弯曲,使其得以越过子宫横径。随时注意胎心、胎动变化及孕妇的表现和主诉,若出现胎动突然增加,胎心变化或孕妇有不适,应立即停止操作并恢复胎儿原来位置。注意应在无宫缩的状态下操作,宫缩时暂停倒转胎儿。

● 固定胎儿:矫正为头先露后,胎头与产轴方向吻合,位于骨盆入口平面附近,呈浮动或半固定状态,少数可以固定。未固定者,用宽大腹带进行固定。腹带松紧以可塞入胎监探头即可,听胎心音或胎监操作时不松腹带,避免胎位发生变化。

● 记录及观察:操作结束记录操作时间、结果、产妇及胎儿的情况等。术后用胎心监护仪监测胎心情况,至少连续监护观察20min。观察孕妇有无腹痛、阴道出血、阴道流水和胎动异常等情况,发现异常及时处理。

(4)指导孕妇按要求居家实施:除ECV外,其余方法均可于门诊指导孕妇居家实施,可单独应用也可联合应用。在确保孕妇掌握所推荐的适合其个体化的矫正方法后,指导其居家按要求实施。可发放臀位矫正措施相关指引或视频给到孕妇,让其明确应居家实施的方法、频率及持续时间。在产妇居家实施过程中,需指导关注胎动情况,有自觉不适或胎动异常等情况应随时就诊。

(5)预约复查时间:指导孕妇居家实施后,与其预约下一次复查的时间,无特殊一般一周为一疗程,一周后复查胎位情况。

(6)追踪及评价:一般每周复查一次,追踪臀位矫正效果,如是否矫正成功、矫正成功所需时间、有无不良反应、产妇舒适度及满意度如何等。臀位是否能矫正成功很大程度上受孕妇依从性的影响,为提高孕妇居家实施依从性,可电话或微信随访追踪孕妇居家实施情况,督促指导按要求实施,并提醒按时来院复查。复查后若未矫正成功需分析原因并根据原因及时加强教育或调整矫正方案。接近足月时若仍未成功矫正,可转介至医师处评估实施EVC,EVC一般需住院进行,当场可知晓是否矫正成功。

(二)枕后位/枕横位的预防与矫正

正常头位分娩时,胎头多以最佳胎方位"枕前位"衔接,有少数会以枕后位/枕横位入盆。持续性枕后位/枕横位发生,是头位难产中发生率最高、最常见的头位胎方位异常,约占分娩总数的5%。当胎头以枕后位/枕横位衔接,胎头双顶径抵达中骨盆平面时完成内旋转的动作,多数是可向前转成枕前位,使胎头能以最小径线通过骨盆最窄平面顺利经阴道分娩。若胎头不能转向前方,经充分试产,胎头仍位于母体骨盆后方或侧方,即形成持续性枕后位/枕横位。因此,孕晚期在助产士门诊指导孕妇采取一些措施预防枕后位/枕横位的形成,并及时矫正枕后位/枕横位具有非常重要的意义，可在很大程度上为降低头位难产的发生率奠定基础。

1. 枕后位/枕横位的预防

（1）孕期多采取前倾位：胎儿的重心在背部，母亲取前倾位时，胎儿重力和羊水的浮力形成偶力，在地球吸引力的作用下胎儿绕着自己的体轴产生旋转运动，这种旋转运动的方向指向母体最低位置，即母体腹部，胎儿背部朝着母体腹部方向移动，同时胎头枕部向着母体腹部方向移动，这样为胎儿保持枕前位创造了条件。

（2）避免仰卧/半卧位、避免身体长时间向后靠坐或不对称坐/躺：当孕妇经常采取仰卧/半卧位及向后靠坐时，由于重力及羊水浮力的作用，易导致胎儿背部向着母体的背部方向移动，从而带动胎头枕部向着母体背部移动，形成枕后位。

（3）避免长时间保持某种体位或姿势：如避免久坐、久站。坐位时，臀部应稍高于大腿，膝盖应低于臀部腹部，上身适度前倾，使肚子成为胎儿的吊床，避免身体长时间向后靠坐或不对称坐/躺。休息选择孕妇自己舒适的姿势休息，不必长时间保持某种姿势不更换，比如孕晚期无特殊不必强迫自己非要左侧卧位。

（4）适度运动：孕晚期激素的变化使韧带和骨盆关节软组织松弛，允许骶髂关节和耻骨弓有较大的活动。骨盆的易变性允许骨盆形状和大小发生微妙的变化，这就为胎头在孕晚期处于"最佳胎方位"创造了有利的条件。一些运动如分娩球运动及生育舞蹈等，可活动骨盆、放松周围韧带，给胎儿更多活动空间。

2. 枕后位/枕横位的矫正　孕 36 周后 B 超显示胎方位为枕后位/枕横位且计划经阴道分娩者，应及时采取措施进行矫正。

（1）充分评估：通过问诊、查看 B 超、胎监等产检资料及四部触诊等方法，评估孕妇孕产史、本次妊娠情况、胎方位、胎心监护情况、生命体征、膝盖局部皮肤状况、身体移动能力和理解合作程度。

（2）充分告知：告知孕妇及家属枕后位/枕横位可能造成的不良影响，告知所采取矫正操作的目的、方法、注意事项，可应用骨盆及胎儿的模型模拟目前胎儿在孕妇体内的位置，以及模拟采取一些矫正措施时胎儿是如何在宫内进行旋转的，以便孕妇更形象认识胎位矫正作用原理，提高依从性。

（3）根据孕妇个体情况，示范并指导孕妇正确实施以下操作。

①侧卧位/侧俯卧位：当胎位是枕后位时，应指导孕妇休息时采取同侧侧卧位或对侧侧俯卧位；枕横位时应指导孕妇采取对侧侧俯卧位。如图 5-55 所示，侧卧位方法为孕妇背部垂直于床面，放松双臂和膝盖，两腿间及背部可以放置软枕，背部应用护腰增加舒适感。侧俯卧位如图 5-56 所示，产妇面向一边侧躺，下面的手放在身后，产妇前胸尽量贴近床面，下面的腿尽可能伸直，上面腿弯曲成 90°，并用一两个枕头或花生状分娩球垫起来，身体就像一个转轴，不完全地转向前方，注意保护腹部。

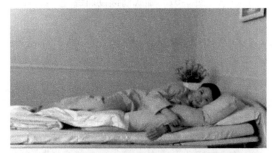

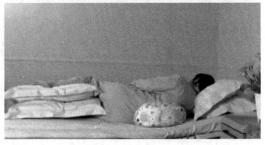

图 5-55　侧卧位

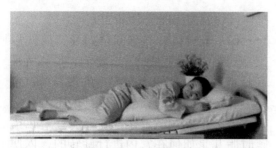

图 5-56　侧俯卧位

②利用分娩球进行跪式前倾位训练：如图 5-57 所示，选择合适的分娩球，并将分娩球放于瑜伽垫上。示范并指导孕妇双膝跪在软枕或细沙垫上，头部、肩部及大部分胸部伏在分娩球上，肩部及臀部基本保持在同一水平，然后利用分娩球进行身体左右、前后摇摆或利用分娩球做旋转运动。一般每日做 2 次，每次 20 ～ 30min。

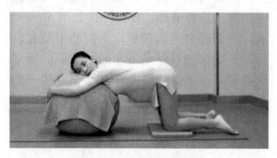

图 5-57　跪式前倾位训练

③站式前倾位旋转甩臀运动：方法与矫正臀位时的旋转甩臀类似，孕妇双手扶住床沿 / 桌沿 / 固定扶手，取站立前倾位，双足分开膝盖微屈，然后双膝及臀部沿胎头枕部相反方向做规律的连续旋转运动，即当胎儿处于左枕横或左枕后位时，孕妇应采取向右边方向，即顺时针旋转甩臀运动；当胎儿处于右枕横或右枕后位时，孕妇应采取向左边方向，即逆时针旋转甩臀运动。甩动时类似于用自己的臀部去画圆圈，应有一定的幅度，并确保方向正确。旋转甩臀运动过程中注意平衡，避免跌倒。一般每日做 2 次，每次 15 ～ 20min。

④坐式前倾位：如图 5-58 所示，指导孕妇平时处于坐位时尽量保持坐式前倾位姿势，臀部应稍高于大腿，膝盖应低于臀部腹部，上身适度前倾，可在椅子反坐，头及上身前倾靠在椅子靠背上。

（4）指导孕妇按要求居家实施：示范指导相关操作后，可发放枕后位 / 枕横位矫正措施相关指引或视频给到孕妇，让其明确应居家实施的方法、频率及持续时间。在产妇居家实施过程中，需指导关注胎动情况，有自觉不适或胎动异常等情况应随时就诊。

（5）追踪及评价：除了 B 超及阴道检查，一般很难通过腹部触诊完全确定枕后位或枕横位是否矫正成功，但是一般不会为了矫正枕后位 / 枕横位而增加孕妇做 B 超次数，且阴道检查也只是临产后才会进行。

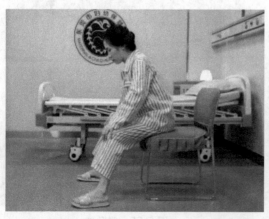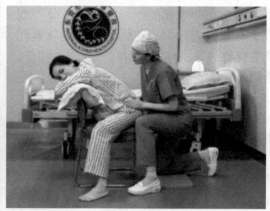

图 5-58　坐式前倾位

因此,一般通过其临产时的胎方位来判断是否矫正成功。是否能矫正成功很大程度上受孕妇依从性的影响,为孕妇居家实施依从性,可电话或微信随访追踪孕妇居家实施情况,督促指导按要求实施。

四、防难产

1. 充分评估 孕妇有无发生难产的高危因素,有难产高危因素者应重点监控,加强指导。

2. 充分告知 孕妇发生难产的危害及预防难产的重要性,加强孕妇做出自我改变以预防难产的认识。

3. 指导科学管理体重,避免胎儿过大 饮食保证营养均衡,避免能量摄入过多,引起体重增长过快或过多,导致胎儿过大。详见本章第七节防营养失调及防体重过度增长部分。

4. 指导及时纠正异常胎方位 指导孕妇规律产检,及时发现臀位、枕后位及枕横位等胎位不正问题,指导积极配合调整胎位,避免胎位异常所致难产。胎位矫正详见上一小节防胎位异常部分。

5. 指导适量规律运动,赋能身体 产力包括子宫收缩力、腹肌、膈肌及肛提肌收缩力。这些肌肉的收缩力与日常活动和锻炼密切相关。久坐不动的孕妇易发生难产,而适量的运动能锻炼肌肉力量及增加韧带弹性与骨盆活动度,为顺产积蓄力量。如散步、游泳、孕期瑜伽、生育舞蹈、分娩球运动、顺产操及盆底肌练习等都是很不错的运动,可根据个人喜好及耐受程度选择适合自己的运动方式并坚持下去。运动指导详见本章第七节妊娠期运动指导部分。

6. 指导学习了解分娩知识,减轻焦虑恐惧 孕期多向孕妇宣传分娩犹如瓜熟蒂落是一种安全而普遍、几乎所有孕妇都能承受的自然生理过程。在当今的医疗条件下,分娩是非常安全的。让孕妇减轻焦虑,并以乐观的积极的态度迎接新生命的诞生。

可指导孕妇积极参加孕妇学校及助产士门诊的学习,积极参加分娩计划的制定、分娩预演及家人陪产训练等,学习了解自然分娩的生理过程,提前熟悉医院环境及入院流程、学习产程的配合方法等,减轻心理压力,避免产程过程中过于紧张焦虑导致难产发生。

7. 指导避免过早入院 过早入院会增加难产的风险,应指导孕妇掌握正确入院时机,避免过早入院。不同的医院对于入院时机的要求会有所不同,一般建议孕妇出现规律宫缩、破水、胎动异常、阴道出血、自觉不适或达延期妊娠时入院,指导学会识别见红与阴道出血、破水与漏尿、规律宫缩与不规律宫缩等。

8. 指导正确认识宫缩及疼痛 宫缩是帮助胎儿娩出的重要力量,应指导孕妇正确认识及接纳宫缩与疼痛,介绍本院的镇痛技术,客观分析药物与非药物镇痛的利弊,详细介绍本院开展的非药物镇痛方法,如呼吸减痛、冷热敷、按摩、分娩球应用、自由体位、水疗、音乐催眠分娩、芳香疗法及 TANS 机镇痛等,告知如果在应用了非药物镇痛自觉无效,还可以实施硬膜外麻醉镇痛,让孕妇充分了解分娩镇痛方法,降低对分娩疼痛的害怕及恐惧程度。

9. 指导产程中做到七"要"

(1)要"吃":分娩是一个较大的应激事件,会消耗很多的体力,俗话说吃饱了才有力气生,可告知孕妇子宫就如同我们的大脑,能量补充不及时,它就不运作不收缩了,子宫不收缩就没有足够的产力帮助胎儿分娩。因此,指导孕妇在产程中要吃东西补充能量,一般少量多餐,以清淡易消化饮食为主,比如粥、汤粉、汤面都可以,妊娠合并糖尿病患者则不建议吃粥。

(2)要"喝":分娩过程中会出汗、消耗水分及电解质,因此,产程中要补充水分和电解质。建议选择糖分不要太高的维生素、电解质功能的饮料,如尖叫、脉动、宝矿力等，不建议喝糖分过高的功能饮料或产气的碳酸类饮料。

（3）要"拉"：膀胱太胀会影响胎儿胎头的下降，产程中要及时排空膀胱，可用模型示范膀胱过胀对子宫的影响，指导孕妇待产的过程中需要管理好膀胱，如有小便要及时拉出，一般每2～4小时需排小便一次。

（4）要"睡"：休息不好，精神状态不佳也会影响子宫收缩的力度和协调性，待产过程中比较疲乏的时候就尽可能都休息，可以选择在没有宫缩肚子不痛的时候闭目养神。

（5）要"动"：运动可以起到加速胎头下降的作用，以及可以让我们身体的肌肉和韧带的得到更加好的拉伸，为自然分娩做好充足准备。孕晚期激素变化使得韧带和骨盆关节组织松弛，允许骨盆形状和大小发生微妙变化，孕妇通过在产程中动起来，频繁变换体位，可使骨盆发生持续变化，让胎头与骨盆的适应性达到最优。可用模型介绍"动"对促进产程进展的作用。在产程中如若精神状态良好，应尽量多活动，能站着就不要坐着，能坐着就不要躺着。分娩球运动、生育舞蹈及曼舞等都是很好地在产程中动起来的方法。

（6）要"哼"：产程中每当有宫缩来临难受时，要把不舒服的感觉有节奏的哼出来，起到宣泄的作用。避免过早屏气用力或大喊大叫等，以免引起体力过早消耗、肠胀气等引起宫缩乏力或不协调导致难产发生。

（7）要"讲"：有不舒服或自觉异常的情况要说查出来，不能一味忍耐，以便医务人员尽早评估与实时的帮助与照顾，避免影响分娩的顺利进行。

10. 提倡导乐陪伴分娩　Doula 陪产是20世纪70年代美国 Klaus 医师倡导的方法。"导乐"来源于希腊语"Doula"的音译，原意为"一个女性照顾另一个女性"，即有经验的女性为初为人母的女性和她们的胎儿提供指导和帮助。现指由工作经验丰富、富有爱心的医务人员（医师、助产士、护士）及经过专业机构进行过综合性导乐课程培训的非医务人员，全程陪伴在产妇身边，给分娩过程中的产妇以心理上的安慰、情感上的支持、生理上的帮助及技术上的指导，促进产程进展。导乐陪伴分娩可有效减少孕妇对分娩的恐惧焦虑情绪，增强其分娩的信心，预防难产及减少非医学指征剖宫产的发生。

五、防急产

在现实生活中，急产是很难避免的，我们能做的是尽量防止急产所造成的不良结局。孕晚期在助产士门诊，我们应该针对有急产风险的孕妇进行针对性的指导，尽量减少院外分娩的发生以及让孕妇及其家属在急产发生时能够正确有效地进行自我应对。

1. 充分评估　医护人员应评估急产的高危因素，及时识别存在急产风险的孕妇，防范急产的发生，以保障母婴安全。对于已有先兆临产的产妇，应评估其子宫收缩的强度，适时评估宫颈扩张情况，应尽早送至分娩室，尤其注意短时间内迅速开全者。

2. 充分告知，提高意识　加强产前教育，帮助产妇了解先兆临床的表现和急产可能对母儿造成的危害，及时就诊或遵医嘱提前住院待产。取得患者及家属的配合，尤其是存在急产高因素的产妇应告知在产程中不可随意去厕所大便，以免发生厕所分娩造成母婴损伤。

3. 指导随时做好入院分娩准备

（1）保存好相关分娩医院的电话及几个可以立即赶来协助的家人电话，可在手机或家中电话中先输入联络人的电话号码，以免紧张时拨错号码。

（2）将生产要用的物品及相关证件，提前整理成待产包，可随时拿了就走。

（3）提前了解附近医院的地址、急诊

科、停车场位置及入院流程。

4.准确掌握入院时机，避免院外分娩的发生

（1）准确识别先兆临产，及时就医：预防急产首先要了解3大临产先兆，对于存在急产高危因素的孕妇，当出现这些情况要及时就医，医师会根据孕妇的具体情况对症处理，必要时会使用药物抑制宫缩，让孕妇保胎或者减缓产程，避免急产发生。

①不规律宫缩：分娩发动前，由于子宫肌层敏感性增强，可出现不规律宫缩。其特点是：a.宫缩频率不一致，持续时间短、间歇时间长且无规律；b.宫缩强度未逐渐增强；c.常在夜间出现而在早晨消失；d.不伴有宫颈管缩短、宫口扩张等；e.使用镇静剂能将其抑制。

②胎儿下降感：由于胎先露的下降、入盆衔接使宫底降低。孕妇自觉上腹部较前舒适，下降的先兆部可压迫膀胱引起尿频。

③见红：一般发生在分娩前的24～48h。因宫颈内口附近的胎膜与该处的子宫壁分离，毛细血管破裂而少了出血，并与宫颈内的黏液相结合呈淡血性分泌物此时阴道少量出血、羊水混合黏液，这是因为胎头下降，导致毛细血管破裂出血。是分娩的可靠征兆。

（2）经产妇是急产的高发人群，因此更应积极预防。经产准妈妈在产前诊断中如果发现胎儿体重较轻或有早产的可能，那么最好在产兆或早产征兆发生时，尽快去医院，以便医师对可能的急产及时给予处理。

（3）急产高危的初产准妈妈如出现破水、规律宫缩等，也应尽快入院。

①胎膜破裂：突然阴道排液，排液的量可多可少，不受自身控制。排液通常为持续性，持续时间不等，开始量多然后逐渐减少，少数为间歇性排液。

②规律宫缩：宫缩频率为1～2次/10分，持续1h以上。

（4）当出现胎动异常（包括胎动频繁和胎动减少）、低风险孕妇孕41周仍未临产、孕妇自觉不适等情况也应及时就医。

①胎动频繁：是指孕妇自觉胎动次数远大于近期同一时段的胎动次数。

②胎动减少：是指孕妇自觉胎动次数远少于近期同一时段的胎动次数。

（5）对有急产史、就诊不便、无陪人的孕妇，尤其是胎先露较低者，可嘱其在预产期前1～2周提前住院待产，不宜外出远走，以保证安全分娩。

5.孕妇在院外发生急产如何自救　以下所述并不是为了鼓励人们在没有医疗人员帮助的情况下在院外分娩，这样做是非常冒险，但对于存在急产风险的孕妇而言，掌握一定的应对措施是非常必要的。

（1）急产发生在家中如何应对：如果在家中遇到急产的情况，孕妇及家人一定要保持冷静，并做好处理措施。

①确定无法避免即将要在家里生产时，记得先打急救电话，请急救中心派遣最近的护理人员到家里协助生产。如果家里只有产妇一人，打完电话后，先把家里的门打开，以免护理人员到了，产妇却痛到无法起身开门。

②在医护人员到达前，产妇可先平躺，并在底下垫个棉被或其他柔软的物品，避免胎儿娩出过快而致头部撞到地上而造成损伤。要事先准备毛巾，在胎儿出生之后用毛巾把他包起来防止着凉。

③急产来临时，宫缩本身就足以将胎儿推出产道，所以单靠呼吸起不了多大作用，但通过深呼吸、长呼气的方式让胎儿的娩出时间延长，有可能支撑到医疗人员或救护车赶到。

④如果已控制不住胎儿的出生，绝对不可夹紧双腿，这样做会损伤胎儿大脑。缓慢地娩出胎头。随着宫缩的节奏使劲，很可能撕裂阴道或会阴肌肉，因此每次宫缩阵发时，要保持呼吸轻缓。若有家属陪伴，

☆☆☆ ☆

家人可尝试一手拿小毛巾压住产妇的会阴，另一手挡着胎儿并稍微向上引导，让胎儿慢慢挤出阴道口。

⑤胎儿出生后，如果脸上有胎膜，可用手指甲轻轻把膜撕下来，新生儿就能呼吸了。刚刚出生的新生儿，先是喘息几下、哭一声，然后才放声大哭，如果没哭，可将其置于产妇腹部，以头低脚高位轻拍其背部。同时要做好保暖工作，不要擅自剪断脐带，将新生儿置于产妇腹部，并用事先准备好的毛巾包裹。

⑥胎盘可待子宫收缩自然产出，将胎盘放在高于新生儿或与新生儿高度相同的地方，同时产妇或家属可用手在产妇腹部顺时针按摩，以促进子宫收缩。若胎盘未能自行娩出，不可勉强，应静待医护人员的到来再行处置。

⑦如果在医护人员达到前，产妇出现严重出血、脉搏减弱、出冷汗等症状，可视之为休克前兆。此时应将产妇双脚向上举起，这样可使脚部血液流向心脏，具有输血的效果。

（2）急产发生在驱车去医院的途中如何应对：如果用力的冲动强烈到让你无法控制，首先应让陪伴者立即停车，打开车灯，并将产妇放到后座上。在车后座和地板上多垫几层报纸或毛巾，尽量让体位舒服，不要让产妇急于屏气用力。其余处置方法同在家中发生急产的应对方法。

六、防过期妊娠

（一）分娩及诱发分娩的定义

妊娠≥ 28 周（196d），胎儿及附属物从临产开始至全部从母体娩出的过程称为分娩。妊娠 28 ~ 36^{+6} 周（196 ~ 258d）期间分娩称为早产（premature labor）；妊娠 37 ~ 41^{+6} 周（259 ~ 293d）期间分娩称为足月产（term labor）；妊娠≥ 42 周（≥ 294d）期间分娩称为过期产（postterm labor）。诱发分娩是指应用一些方法或手段，促进宫颈成熟，诱发子宫收缩，使产程发动，达到分娩的目的。

（二）足月后妊娠相关定义

研究显示，在构成足月的 6 周胎龄范围内，母体和新生儿不良结局的发生率并不相同。相反，不良结局的发生率呈 U 形，最低点约为妊娠 39 ~ 至 40^{+6} 周。因此，足月后的妊娠被重新定义，按末次月经孕周计算方法，孕 37 ~ 41^{+6} 周是足月妊娠，其中孕 37 ~ 38^{+6} 周定义为早期足月妊娠，孕 39 ~ 40^{+6} 周定义为完全足月妊娠，孕 41 ~ 41^{+6} 周定义为晚期足月妊娠，≥ 42 周为过期妊娠。晚期足月妊娠和过期妊娠又统称为延期妊娠。在完全足月妊娠的孕周分娩，母体及新生儿的不良结局发生率最低。

（三）分娩的动因

对人类分娩动因的了解，目前主要是通过对动物分娩的研究，以及对人类分娩的观察而得到的，但不同的物种之间存在着很大的差异，尽管有很多的学说解释分娩动因，但每一种学说都不能对人类分娩的动因进行完整的解释，因此，分娩启动的原因至今没有定论。现今认为分娩的启动是炎症因子、内分泌激素、机械性刺激等多因素综合作用的结果。宫颈成熟是分娩启动的必备条件，缩宫素和前列腺素是促进宫缩的最直接因素。

1. 炎症反应学说 大量研究表明，炎症反应在分娩启动中扮演着重要的作用。在宫内感染中，炎性细胞因子的增加引起分娩的发动是早产发生的主要原因。但研究发现即使在无炎症存在的正常分娩中，分娩前子宫蜕膜、宫颈均出现明显的中性粒细胞和巨噬细胞的趋化和浸润，多种炎性细胞因子的表达增加，提示非感染性炎症反应可能是分娩发动的一重要机制。炎性细胞因子中，中性粒细胞与巨噬细胞主要通过释放水解酶，引起胶原组织降解，促进宫颈成熟及绒毛蜕膜间松动，从而为分娩发动准备。分娩前子宫肌、蜕膜、胎膜组织表达增加的细胞因子包括 IL-1、IL-6、IL-8、GCSF、TNF-α、TGF-β 及 EGF 等，可通过加强前列腺素的作用诱发分娩。其中 IL-8、GCSF 在促进宫颈成熟中起重要作用。

2. 内分泌调控学说　多年来，分娩发动的内分泌调控学说一直占主要地位。大量研究表明，分娩发动是由于子宫平滑肌由非活跃状态转化为活跃状态的过程，这种转化受多种内分泌激素的调控。其最终结果是引起子宫体肌收缩及宫颈扩张，从而启动分娩。目前已发现多种激素与分娩发动有关，主要包括前列腺素、甾体类激素、缩宫素等。宫颈成熟是分娩启动的必备条件，缩宫素和前列腺素是促进宫缩的最直接因素。

（1）前列腺素（PGs）：其作用一直倍受关注和肯定。主要证据包括：①分娩前子宫、羊水及胎膜等组织中 PGs 明显升高；②临床应用外源性的前列腺素可引起宫颈成熟及诱发子宫有力地、协调地收缩，诱发分娩；③ PGs 合成抑制剂可导致分娩延迟；④动物基因敲除实验表明，PGs 尤其是 PGE_2 和 PGF_2 在分娩发动中起重要作用。但有关前列腺素的合成与代谢调控机制尚不十分清楚。

（2）甾体类激素：雌激素的增加和孕激素的下降虽可能不是人类分娩的动因，但二者对妊娠的维持和分娩发动起重要作用。雌激素水平升高参与分娩启动的机制主要为：①促进子宫功能性改变；②刺激 PGs 的产生；③促进肌动蛋白蓄积于子宫体部，增加子宫收缩；④增加子宫肌细胞膜电位活性，增加子宫对缩宫素敏感性，同时促进宫颈成熟。相反，孕激素促进一氧化氮（NO）的合成，抑制细胞间连接的形成，下调 PGs 的合成及钙通道和缩宫素受体的表达。

（3）缩宫素：研究表明分娩前母体循环中缩宫素水平并无明显改变，仅在分娩发动后，随着产程进展逐渐增加，并在第二产程胎儿娩出前达峰值。因此，认为催产素在分娩过程中起重要作用，但并非分娩发动的启动因子。但随着妊娠的进展，子宫缩宫素受体的表达增加，因而子宫对缩宫素的敏感性随妊娠进展而增高。缩宫素也可间接通过刺激前列腺素的释放，直接通过缩宫素受体或钙通道介导的途径来诱发宫缩。

（4）皮质醇激素：皮质醇激素是另一与分娩发动密切相关的激素。该激素由胎儿肾上腺产生，随着胎儿成熟而不断增加，使胎盘合成孕激素减少，雌激素增加，继而使前列腺素 PGF_2 释放，激发宫缩。动物实验证明：胚胎下丘脑 - 垂体 - 肾上腺轴的活性在分娩发动中起重要作用；人类无脑儿也多伴发分娩延迟；皮质醇释放激素受体拮抗剂可减慢产程发动。皮质醇激素的作用是胎儿参与分娩发动的重要证据。但临床给未足月孕妇注射皮质类固醇并不能导致早产。因此，这一作用机制尚有待于进一步证实。

3. 机械性刺激　又称子宫张力理论。其机制为：①子宫内容积随着妊娠的进展而逐渐增大，子宫壁的伸展张力逐渐增加，子宫壁收缩的敏感性增加；②妊娠末期羊水量逐渐减少而胎儿不断生长，胎儿与子宫壁，特别是与子宫下段和宫颈部密切接触，刺激诱发宫缩；③胎儿先露部下降压迫宫颈部的 Frankenhauser 神经丛，从而刺激诱发宫缩。

4. 子宫功能性改变　子宫在内分泌激素的作用下，通过肌细胞间隙连接及细胞内钙离子水平增高发生子宫功能性改变。尤其是在缩宫素的作用下，缩宫素与子宫肌细胞上的缩宫素受体结合后，细胞膜上的离子通道启动，细胞内游离的钙离子增加，从而促发子宫收缩。另外，胎盘分泌的缩宫素酶可降解缩宫素，二者的平衡变化与

☆☆☆☆

分娩启动有关。

（四）诱发分娩防过期妊娠的目的和意义

过期妊娠对母婴的危害早已被公认，并得到产科医务工作者的广泛关注，其发生率占妊娠总数的3%～15%，是胎儿窘迫、胎粪吸入综合征、过熟综合征、新生儿窒息、围产儿死亡及巨大儿的重要原因。中华医学会妇产科学分会产科学组在《妊娠晚期促子宫颈成熟与引产指南2014》中指出，妊娠已达41周或过期妊娠的孕妇应予引产，以降低围产儿死亡率，及导致剖宫产率增高的胎粪吸入综合征的发生率。现在多数医院产科对无任何并发症如妊娠期高血压、妊娠期糖尿病、胎儿生长受限、羊水过少等的孕妇，在达延期妊娠孕周孕41周后予以引产措施，以减少过期妊娠的发生。

孕41周后引产的初衷是为了减少过期妊娠所导致的母婴并发症，但引产本身是具有潜在风险的产科干预，如果应用不得当，将危害母儿健康。促宫颈成熟方法中，米索前列醇等前列腺素制剂易致宫缩过频、胎心率异常等，且可控释地诺前列醇栓价格昂贵，米索前列醇又不易取出；水囊、Foley导管、海藻棒等机械性促宫颈成熟方法有潜在的感染、胎膜早破及子宫颈损伤的风险；缩宫素静脉滴注引产在宫颈不成熟时引产效果不好，且同样易引起宫缩过频及胎心率异常的副反应，严重者出现胎盘早剥及子宫破裂等风险；人工破膜术的实施可致脐带脱垂或受压、母儿感染、前置血管破裂和胎儿损伤等；引产失败需剖宫产或引产无显效使产妇失去信心可致社会因素剖宫产等。另外，引产过程中增加了引产药物、操作及引产监护的费用，增加了住院天数，降低床位周转率，导致医疗资源的消耗及医疗成本增加。因此，需严格掌握引产的指征并规范操作，以减少并发症的发生。

为避免延期妊娠的危害、避免过期妊娠后由于以上各种催引产的医疗干预措施所致的各种弊端，且尽可能让产妇在母体及新生儿不良结局发生率最低的完全足月妊娠孕周分娩，一些非药物性、非侵入性的方法如分娩球运动、顺产操运动、乳头及穴位按摩等，在诱发分娩上有一定的成效，目前越来越多地被应用于助产士门诊的产前教育当中。

（五）诱发分娩的方法

临床中较为常见的防过期妊娠的方法是药物性及侵入性机械性刺激等方法诱发分娩，但此类方法需住院后实施。目前，一些非侵入性、非药物性的方法，被认为较安全、不易引起过度刺激、易操作、易被患者接受且可居家完成，而被越来越多的应用。需要注意的是药物性及侵入性机械性刺激等方法诱发分娩需有指征情况下，住院后在密切监测的情况下方可实施，应用前需结合产妇的个体情况选用更佳合适的方式，不可滥用；非药物、非侵入性诱发分娩的方法可于门诊在专业的指导下实施，同时应追踪孕妇应用情况，并指导孕妇出现异常情况及时就诊。

1. 药物性、侵入性诱发分娩的方法

（1）前列腺素制剂促宫颈成熟：前列腺素制剂是促宫颈成熟最常用的药物，临床常用的有可控释地诺前列酮栓及米索前列醇。可控释地诺前列酮栓是一种可控制释放的前列腺素E2（PGE_2）栓剂，含有10mg地诺前列酮，以0.3mg/h的速度缓慢释放，需要低温下保存。其优点是可以控制药物释放，在出现宫缩过频的情况下能方便取出。米索前列醇是一种人工合成的前列腺素E_1（PEG_1）制剂，有100μg和200μg两种片剂，可用于妊娠晚期未破膜而宫颈不成熟的孕妇。每次阴道放药剂量为25μg，放药时不能将药物压成碎片，如6h后仍无宫缩，可再次放置，但在放置前需行阴道检查，重新评估宫颈成熟度，了解初次放置的药物是否融化吸收，若未融化吸收则不宜再放。每日米索前列醇放置总量不应超过 50μg，以免吸收过多。米索前列醇优点是价格低、性质稳定、易于保存且作用时间长，比较适合基层医疗机构应用，但其缺点是出现宫缩过频等情况时不易取出。

（2）机械性刺激促宫颈成熟：包括低位水囊、Foley 导管、海藻棒等，需要在阴道无感染及胎膜完整的情况下方可以使用。主要是通过机械刺激宫颈管，促进宫颈管内源性前列腺素合成与释放，进而促进宫颈软化、成熟。与前列腺素制剂相比，优点是成本低、室温下稳定且宫缩过频的风险低。但其有潜在的感染、胎膜早破及子宫颈损伤的风险。

（3）缩宫素静脉滴注：小剂量缩宫素静脉滴注是安全、常用的引产方法，可随时调整用药剂量，保持生理水平的有效宫缩，一旦发生异常可随时停药。但其在宫颈不成熟的情况下，引产效果不好。其优点是可随时调整用药剂量，保持生理水平的有效宫缩，一旦发生异常，可随时停药。缩宫素的作用时间短，半衰期为 5～12min。缩宫素的副反应主要与剂量有关，最常见的副反应为宫缩过频和胎心率异常。静滴缩宫素诱导分娩，需要有专人观察宫缩强度、频率、持续时间及胎心率变化并及时记录，调好宫缩后行胎心监护。

（4）人工破膜术：指用人工方法使胎膜破裂，刺激内源性前列腺素和缩宫素释放，诱发宫缩。人工破膜术的实施存在脐带脱垂或受压、母儿感染、前置血管破裂和胎儿损伤等潜在风险。应对宫颈条件理想者实施，适用于头先露并已衔接的孕妇，不适用于未入盆的孕妇。单独使用人工破膜术引产时，宫缩发动的时间间隔难以预料，尚无足够证据证实单独使用人工破膜术的疗效和安全性，通常会与缩宫素静脉滴注联合应用。

2. 非药物、非侵入性诱发分娩的方法

（1）乳头按摩：用于启动分娩或加快产程已经有几个世纪的历史，孕晚期进行乳头刺激可以达到启动分娩的目的，当宫缩乏力时，临床上也经常通过刺激乳头来加速产程。其机理是当乳头乳晕被刺激时，冲动被传递到丘脑下部的视前核及室旁核，促进其神经元合成催产素，这些内源性催产素释放入血，作用于靶器官子宫，从而促进宫颈成熟、诱导分娩发生。但为了避免引起早产的发生，一般妊娠达 37 周后才开始实施。方法为食指中指并拢，指腹涂上按摩油或植物油，围绕乳头顺时针或逆时针打圈圈。每次每侧乳头按摩 15min，每天做 3 次。可按摩完一侧乳头再按摩另一侧，也可同时按摩两侧乳头。乳头按摩可以孕妇自行实施，也可以伴侣协助完成，伴侣帮助孕妇进行乳头按摩会比其自行按摩的效果更佳。按摩乳头时力度应适中，手法轻柔，不能过于粗暴，避免乳头损伤。

（2）穴位按摩：产科最常用的穴位按摩是按摩合谷穴及三阴交穴，这两个穴位对子宫有类催产素样作用，临床可采用补合谷、泻三阴交治疗妇人难产、滞产或产后胎衣不下、恶露不尽，可起到行气止痛、活血化瘀、催产下胎的效果。为避免引起早产，且尽量使胎儿在完全足月妊娠的孕周娩出，穴位按摩诱发分娩一般妊娠达 38 周后才开始实施。妊娠不足月时一般不进行穴位按摩诱发分娩，除非是正计划人工引产的情况下。按摩方法为以穴位为中心，1cm 为半径，顺时针或逆时针方向揉按，频率每分钟 20～25 次，力度渗透至肌肉，以孕妇能够承受为度，每次 5min，先按左侧穴位，后按右侧穴位，共 10min。每次每侧穴位按摩 5min，每天做 3 次。由于取穴更为简单，操作更为方便，在妊娠晚期诱发分娩中合谷穴较三阴交穴被应用得更多。

①合谷穴：是手阳明经原穴，有调气机而助产之功效。《类经图翼》云：妇人妊娠，补合谷，即坠胎。指出单用合谷穴用补法即可起到下胎作用。目前临床上应用刺激产妇双侧合谷穴不但能增加宫缩强度、宫缩频率、子宫收缩力，缩短第二产程，

☆☆☆ ☆

同时还可以取得较好的分娩镇痛效果。合谷穴的简易定位方法有3种：第一、二掌骨之间，第二掌骨桡侧之中点处；拇、食两指张开，以另一手的拇指关节横纹放在虎口上，在虎口与第一、二掌骨结合部连线的中点；拇、示指合拢，在肌肉的最高处。

②三阴交穴：三阴交穴为脾、肝、肾三经之交会穴，三阴经均抵小腹，交会于任脉，冲脉有分支，与足少阴经并行，渗三阴，可通过按摩三阴交行气活血止痛，并调理冲任二脉，影响胞宫而达到下胞胎的作用，《神灸经论》云：三阴交。此穴同合谷各针之下胎最速。有的作者认为可能是神经反射作用，三阴交是在腰脊神经的控制范，刺激三阴交由躯干神经的感觉纤维，传入脊髓中枢使其兴奋，再经过交感神经系统引起子宫肌肉生理性改变而产生子宫收缩。三阴交穴在小腿内侧，在足内踝尖上3寸，胫骨内侧缘后方，应正坐屈膝成直角取穴。这个穴位在摸的时候一般都有一点胀，压的时候会有痛感。

（3）分娩球运动：随着医学技术的进步，越来越多的促宫颈成熟方法被临床所应用，为足月妊娠引产创造了可行性条件。近年来，分娩球在国内产科临床中的使用越来越普及并受到重视。使用分娩球可以促进骨盆肌肉伸展，且由于分娩球的灵活性，能够改善姿势，保持平衡和协调，有助于产妇增加躯体控制感、缓解产妇疼痛、抚慰产妇紧张情绪、协助胎儿下降、入盆、旋转，加速产程进展等优点。虽目前的研究显示分娩球促宫颈成熟效果并不明显，但其在促进胎头下降、入盆及诱发刺激宫缩方面有一定的作用。其虽然与药物性及侵入性机械刺激诱发分娩的相比效果欠佳，但其避免了药物性及侵入性机械刺激的方法导致的子宫过度刺激及强直宫缩等的发生，有效提高了阴道分娩的安全性。孕期分娩球运动是一项安全性较高的运动，一般20周即可以开始进行，但保守起见，应

用分娩球诱发分娩时，建议孕32周开始实施，每天2次，每次15～20min。

分娩球运动的作用机制是当产妇骑坐在分娩球上时，放松了盆底肌肉，且相当于半卧位，半卧位子宫离开脊柱趋向于腹壁，有利于胎头顺利入盆下降，半卧位的倾斜度十分接近骨盆的倾斜角度，使得胎儿纵轴与产轴一致，借助重力和地心吸引力的双重作用，胎头与宫颈内口的贴合程度提高，使胎头对宫颈的压力增加，从而刺激诱发宫缩。而滚动时关节的轻微运动可使胎儿在子宫及产道中转动，更有利于胎头下降。而体位的改变能影响静止期宫内压，当产妇进行坐式或跪式左右摇摆、前后、旋转、上下等运动时，引起子宫静止期压力的变化，较高的静止期宫内压作用于宫颈，从而起到启动及加速分娩过程的作用。当然，分娩球运动多于产时应用较多，孕期运动诱发自然分娩的研究不多，仍有待进一步验证。

七、会阴按摩指导

（一）会阴的定义

会阴（perineum）有广义和狭义之分。广义的会阴是指封闭骨盆出口的所有软组织，呈菱形，前起自耻骨联合下缘，后至尾骨尖，两侧为耻骨降支、坐骨升支、坐骨结节和骶结节韧带。狭义的会阴指位于阴道口和肛门之间的楔形软组织，厚3～4cm，又称为会阴体（perineal body）由表及里为皮肤、皮下脂肪、筋膜、部分肛提肌和会阴中心腱。会阴中心腱由部分肛提肌及其筋膜和会阴浅、深横肌、球海绵体肌及肛门外括约肌的肌腱共同交织而成。会阴伸展性大，妊娠后期会阴组织变软，有利于分娩。

（二）会阴按摩的作用

顾名思义，会阴按摩就是对会阴部进行按摩，通过对会阴部皮肤肌肉组织的按压、拉伸来增强皮肤、肌肉的弹性，从而减少会阴部的损伤。会阴裂伤是阴道分娩的并

发症之一，寻找一种能有效减少会阴裂伤的方法是临床产科医护人员关注的重点。会阴按摩是目前应用较为广泛的方法之一，在预防会阴损伤方面具有一定的作用，且初产妇效果更好。妊娠晚期孕 35 ～ 36 周开始每日行会阴按摩，可以增加会阴肌肉及其周围软组织的柔韧性和弹性，增加会阴延展性，促进阴裂松弛而增大出口，减少阻力，从而减少会阴损伤，提高会阴的完整率及降低 3 度以上会阴撕裂率等。在产前，应该让孕妇意识到孕晚期会阴按摩可能带来的好处，并根据她们的个人需要向她们提供如何按摩的信息。

（三）会阴按摩油的选择

进行会阴按摩时应注意选用水溶性良好的润滑油或其他植物油，比如茶树油、橄榄油、杏仁油、维他命 E、椰子油等，也可用避孕套进行按摩。不宜选用矿物油、石油副产品进行会阴按摩，因为其存在不易清洁的缺点，可能引起阴道菌群失调导致感染的发生。

（四）会阴按摩的方法

助产士应在门诊采用会阴模型示范指导孕妇会阴按摩的方法。会阴按摩可由伴侣或亲属为孕妇实施，也可孕妇自行按摩，孕妇可依据自己的方便性及舒适程度进行选择。建议每天按摩 1 次，每次 10min，至少持续 3 周以上。

1. 他人按摩　孕妇采取半卧位双膝屈曲，两腿分开。步骤如图 5-59 所示：

第一步，按摩者徒手或示指和中指戴上避孕套，先将润滑油涂抹于阴道口周围，以便会阴体放松。

第二步，将手指伸入阴道内 3 ～ 5cm，

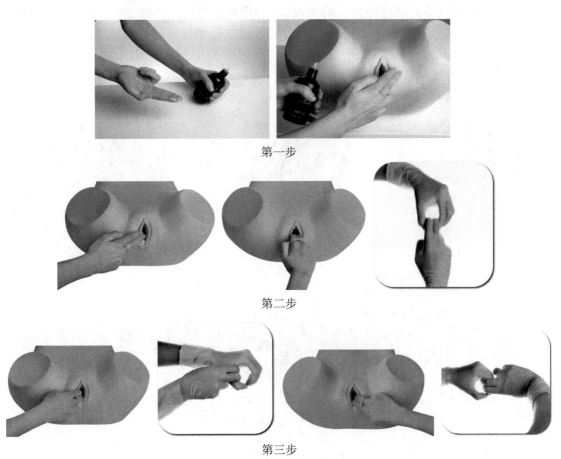

第一步

第二步

第三步

图 5-59　他人按摩步骤图示

约2节指关节的长度，持续向下、向外加压扩张性按摩，按摩3min左右，以轻微感觉灼热或伸展感觉为宜。向肛门会阴体方向向下向外按摩2～3min。

第三步，用同样的方法分别向阴道两侧（三点钟、九点钟的方向）各按压2～3min。

2.自我按摩　可在会阴前放置镜子以便观察。孕妇采取半卧位双膝屈曲，两腿分开。

第一步，将两个拇指抹一些油或者润滑剂，放入阴道口正下方（也就是六点钟的位置）2～3cm，轻轻地向下压向直肠，其余的四个手指贴在臀部。

第二步，两个手指在阴道口内，分别向两边（三点钟、九点钟的方向）慢慢地移动，同时进行肌肉的拉伸，进行这个步骤时，尽可能地放松，以轻微感觉灼热或伸展感觉为宜。重复这个动作2～3min。

第三步，在三点钟和九点钟的方向，用拇指拉着阴道壁向上拉伸，拉伸保持

1min左右。重复以上动作。自我按摩的方法如图5-60所示。

（五）会阴按摩的注意事项

进行会阴按摩，需注意以下几点：①按摩从孕35～36周开始更安全；②若存在生殖道或者尿道感染时，不建议做会阴按摩；③按摩前按摩者需修剪指甲，用肥皂洗净双手，孕妇按摩前需排空膀胱；④按摩时需选择合适的按摩油或按摩者手部套上避孕套；⑤按摩时力度不能过大，以轻微感觉灼热或伸展感觉为宜；⑥按摩时不要按压尿道口方向，以免损伤尿道；⑦会阴按摩一般不会出现强烈宫缩、破膜、感染等不良反应，应指导孕妇在进行会阴按摩过程中一旦出现上述情况及不适，立即停止操作，并及时来院就诊；⑧需要追踪孕妇会阴按摩的情况，可指导孕妇进行会阴按摩的登记，如按摩次数、按摩日期、孕周、按摩持续时间、按摩操作人员及按摩时的感受等，会阴按摩登记表可参考表5-59。

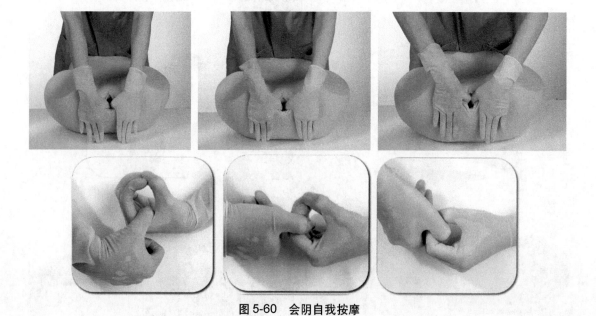

图5-60　会阴自我按摩

☆ ☆ ☆ ★

表 5-59 会阴按摩登记表

次数	日期	孕周	按摩持续时间		操作人员		有何感觉			
			≥10 分钟	<10 分钟	本人	其他	灼热	拉伸	不适	其他
1										
2										
3										
4										
5										
6										
7										
8										
9										
10										
11										
12										
13										
14										

（余桂珍 黄丽华 王 芳 梁 曼
叶美欣 梁洁贞 袁慧敏 蒋慧艳
欧阳宁慧）

第 6 章
孕期疼痛相关理论与实践

第一节 概 述

一、孕期疼痛的定义

国际疼痛研究协会（Intenational Association for Study of Pain，IASP）将疼痛定义为一种与现存的或潜在的组织损伤或以此种形式描述的损伤有关的不愉快的感觉和情绪体验。孕期疼痛指在妊娠期间存在的疼痛，为适应胎儿的发育与分娩，孕妇身体结构、肌肉功能、激素水平因此发生改变，不同部位的身体疼痛随之而来，影响孕妇的生理、心理健康。妊娠早期松弛素分泌的增加、胎儿体积的增大、躯干肌功能的下降、血管的损害均为疼痛发病相关因素。

2013 年，加拿大安大略护士学会（Registered Nurses' Association of Ontario，RNAO）发布了第三版《疼痛的评估与管理》临床实践指南，指出任何人的疼痛都应被承认和尊重，医务人员要持续学习以获得关于疼痛评估与管理的相关知识以期提升疼痛评估与管理的质量。在全球范围内，未能减轻的或管理不善的疼痛是个人、卫生保健系统和社会的一个负担，并且疼痛关系人的一生，对其健康和生活质量有着重大的影响，孕期疼痛对孕妇的正常生活及工作存在诸多不利影响，甚至可增加产后抑郁风险。故孕期疼痛的预防与护理显得尤为重要。孕期疼痛的预防与护理不仅可以缓解疼痛，减轻不适症状，而且可减轻紧张、焦虑、不安等不良情绪，减少产后抑郁的发生。

二、国内外孕期疼痛的研究现状

国内学者对 200 名孕妇进行的一项前瞻性研究发现，137 人（70%）有孕期新发疼痛。海口地区相关流行病学调查显示，约 43.7% 的孕妇存在腰痛、骨盆痛或腰骨盆联合痛，且妊娠中晚期高发。国外研究发现妊娠期腰背和骨盆疼痛的发病率为 67%～71%，妊娠期骨盆痛的发病率约为 54%，腰痛发病率约为 17%，腰骨盆联合痛发病率为 29%～72%。国外报道孕期下腰痛发生率 50%～80%，国内发生率约 48.96%。孕期疼痛影响孕妇日常生活和工作，加重心理负担，导致睡眠障碍、产后抑郁症等，部分妇女产后 2 年内体重增加，生活质量明显降低。

三、国内外孕期疼痛预防与护理的研究进展

（一）国内相关研究进展

海口地区相关流行病学调查发现，孕期疼痛部位以骨盆区域多见，其次为腰背部。揭阳地区相关流行病学调查发现，43.96% 的妇女在妊娠期伴有腰痛和（或）骨盆痛，时间主要集中在妊娠中、晚期，多胎

妇女的疼痛率高于单胎妇女，且伴有妊娠期腰痛和（或）骨盆痛妇女分娩前的 BMI 高于无疼痛妇女。年龄是妊娠期腰痛或骨盆痛的影响因素，研究结果表明，35 岁以上高龄产妇妊娠期腰痛、骨盆痛的发病率最高。

针对孕期疼痛，国内研究集中在孕期疼痛的好发因素及非药物支持治疗中。腰背部疼痛由于妊娠期间孕妇身体重心、体内激素的改变，增大子宫对腹腔神经丛的压迫，长期姿势不当且背部肌肉松弛等原因导致，研究发现个体化抗阻训练联合有氧运动能显著改善下腰痛孕妇疼痛症状，改善腰部功能，且治疗安全有效，其中，个体化抗阻训练包含适当运动、按摩、注意饮食搭配、保持良好的行走、坐卧、睡觉姿势、局部热敷镇痛；有氧运动包括提肛运动、腿部运动、骨盆运动。具有中医特色的针灸疗法与推拿按摩也是治疗孕期腰背痛的一种安全有效的方法，针灸在针刺穴位时可以产生一种类似于吗啡的物质从而达到镇静、镇痛的目的，推拿按摩能刺激肌肉及组织，促进血液循环，达到缓解疼痛的目的。孕期骨盆疼痛的主要原因是：孕妇在妊娠期内，体内孕激素、松弛素水平升高引起生理性骨盆韧带松弛、妊娠晚期由于胎儿增大、孕妇身体重心前移导致骨盆压力增大等。回顾性研究结果发现，妊娠早中期运动与骨盆疼痛减轻有关，内容包含拉伸运动、热身运动、有氧运动（步行、慢跑、孕妇体操等）、整理运动和放松运动等，同时给予孕妇人体力学的相关建议并鼓励其在家自行运动，结果显示，拉伸运动通过拉长关节周围组织，可提高身体灵活性，改善妊娠期脊柱前突情况；有氧运动则通过加速全身血液循环，提高各脏器供氧量，从而改善腰背部疼痛；放松运动可减轻紧张、焦虑、不安等不良情绪，使孕妇振作精神、恢复体力、缓解不适症状。非特异性妊娠后腰骶部疼痛

主要是由于：①胎儿不断增大导致盆腔充血；②盆腔静脉回流障碍导致盆腔淤血；③随妊娠月数增加，孕妇重心不断改变；④妊娠开始后雌激素水平增高，松弛素水平增高，导致全身韧带强度减低；⑤子宫增大胎儿入盆，机械性压迫导致骶髂关节分离，骶髂韧带损伤，从而产生疼痛。积极休息，物理疗法和功能锻炼可有效减轻疼痛，但采用局部封闭后，疼痛减轻效果明显提高。腕管综合征在患者妊娠期中比较常见，主要是由于正中神经受到了压迫造成的，临床表现为手部有特殊性的疼痛和麻木。除了常规的非手术治疗与护理外，增加主动运动与被动运动的训练机制能够促进患者的血液循环，减少水肿的情况，增加关节的稳定和活动度，帮助腕关节获取充分的分离，缓解腕管内受到的压力，改善功能。

（二）国外相关研究进展

国外研究发现妊娠引起的激素和生理变化增加了妊娠期肌肉骨骼问题的风险，孕期疼痛主要出现在手腕、手肘、肩部、颈部、背、下背部、髋、膝和足踝，通过对 184 名孕妇的随访调查发现妊娠期间最常见的孕期疼痛依次为为腰痛、背痛、手腕疼痛和髋部疼痛，且妊娠晚期经历的疼痛最多。通过对 580 名产后 6 个月内母亲的问卷调查结果显示妊娠期间的疼痛评分较高与剖宫产、辅助分娩和产程延长的发生率增加有关，且下背部和骨盆疼痛会增加分娩并发症的风险。

妊娠相关腰痛和骨盆痛的非药物治疗方法很多，国外主要包括瑜伽、锻炼、针灸、按摩及护具支持疗法，而国内相关研究较少，主要包括锻炼及针灸。国外研究发现妊娠 12～32 周的孕妇进行每周 1h 的瑜伽，通过一系列姿势改变，改善孕妇的关节活动范围、灵活性、肌肉力量和阻力、平衡性，持续 10 周，比姿势纠正更能有效缓解孕妇腰痛，研究显示在按摩油中加入

玫瑰精油、薰衣草精油等放松精油可以增强疗效，足部按摩反射疗法比一般性按摩能有效减轻腰部疼痛。通过将125例妊娠13～31周的孕妇分为3组进行随机对照研究发现，针灸治疗能够有效缓解孕妇腰痛症状，且效果更好，干预时间最短，对母婴比较安全，但要注意避开诱导孕妇分娩的穴位。多名国外学者研究发现针对妊娠中晚期疼痛程度较重的孕妇，佩戴骨盆带，尤其是弹性骨盆带，能短期内缓解妊娠相关骨盆痛，并且治疗效果优于稳定性训练。国外一项选取66名孕妇的随机对照试验发现给予孕妇伴随音乐的渐进肌肉放松(PMR)疗法4～8周，其腰部疼痛缓解，生活质量提高。研究发现孕妇运动系统功能和结构改变的风险较高，常见的问题是足弓高度下降和腰痛，通过对12名孕妇进行物理治疗预防和治疗孕期足部结构变化和腰痛，实验组孕妇每天进行足弓练习，结果显示物理干预或减轻了足部结构的变化和腰痛。

四、孕期疼痛预防与护理中存在的问题

妊娠期妇女的慢性疼痛已在国外成为一个关注点，仍有很多问题有待解决。目前国内妊娠期妇女的疼痛研究主要集中在分娩疼痛，对妊娠期慢性疼痛的研究相对较少，且未引起重视。而由于生活规律的改变、工作压力、高龄妊娠等因素，慢性疼痛发生率逐渐升高，妊娠期慢性疼痛管理势在必行。在临床工作中，疼痛已成为继体温、脉搏、呼吸、血压之后的第五大生命体征，日益得到重视，目前，疼痛管理模式的核心主体正从麻醉师转变为护士，愈加凸显护理人员在疼痛管理中的关键定位及重要性。而国内一项对742名临床护士疼痛管理核心能力知识水平现状分析结果却显示仅9.6%的护士会在临床工作中对每位疼痛患者使用评估工具，其间接地反映了医务人员对妊娠期疼痛管理严重缺乏认知。

据报道，孕期妊娠相关腰痛和（或）骨盆痛患病率大多超过50%，对孕妇的工作、日常生活及心理均会产生不良影响，但妊娠相关腰痛和（或）骨盆痛依然被认为是妊娠期间的正常现象，致使疼痛始终得不到有效管理。孕期疼痛主要出现在手腕、手肘、肩部、颈部、背、下背部、髋、膝和足踝等部位，但通过文献检索发现，目前研究主要集中在手腕、背部、骨盆部位，比较局限。妊娠相关腰痛和骨盆痛的非药物治疗方法很多，国外主要包括瑜伽、锻炼、针灸、按摩及护具支持疗法，而国内相关研究较少，主要包括锻炼及针灸。

五、助产士在孕期疼痛预防与护理中的作用

产前教育有助于产妇掌握更多的有关分娩过程的知识，有效地减少有关社会因素对孕妇为分娩方式的影响。妊娠期正确指导是促进自然分娩、普及分娩相关科普知识的重要时期，因此加强孕妇的产前宣教对提高自然分娩有重要的作用。目前我国孕妇的产前健康指导大多数是产检时医师做的，而医师工作繁忙，就诊人数多，往往不能进行详细耐也解释并且为孕妇提供较为全面、系统、个性化的咨询服务。助产士主导的产前门诊是一种新型的健康教育模式，它是助产士主导照护模式的重要组成部分，助产士主导的产前门诊是由助产士参与到产前门诊，在产前门诊阶段即与孕妇建立更亲密关系下实施的健康教育模式。

我国大多数助产士门诊具体实践内容有孕前咨询、孕期饮食营养指导、体重管理、运动指导、自我监护指导、分娩方式宣教、分娩计划制订、妊娠疾病预防和护理、生活指导、母乳喂养指导、心理疏导等，助产士针对孕产妇不同的需求及个体

差异，给予个性化指导及干预措施。研究证明，保持正确的体态、瑜伽、锻炼、饮食指导等方式都能很好地减少孕期疼痛的发生，目前对于孕期疼痛的预防与护理还未构建适合我国妊娠期妇女的管理流程和规范，故助产士应提高对孕期疼痛的认识，结合国外的研究成果，以切实可行的措施预防和缓解妊娠期妇女孕期疼痛，提高其生活质量。

六、孕期疼痛的预防与护理

（一）日常生活管理

在日常生活中，建议穿具有良好支持足弓的低跟鞋（不是平跟鞋）；提东西时，应下蹲、屈膝，并保持背部挺直，需要提举重物时请人帮忙；坐位时选择有良好背部支撑的椅子或用枕头为背部提供支撑；侧卧位时，可用枕头支撑子宫的重量，或把枕头放在两膝之间以减轻背部的机械性承重，如果床太软，建议在床褥和床垫之间放块木板；疼痛部位可采用热疗、冷疗或按摩等方法减轻疼痛程度。研究证明佩戴个性化的、量身定制的支持带（如托腹带、护腰带、耻骨带等）可以缓解肌肉紧张、减轻疼痛、提高功能状态。

（二）运动疗法

国外研究发现发现妊娠 12 ～ 32 周的孕妇进行每周 1h 的瑜伽，通过一系列姿势改变，改善孕妇的关节活动范围、灵活性、肌肉力量和阻力，平衡性，持续 10 周，可以有效缓解孕妇腰痛，但需在专业的瑜伽教练及医护人员监督指导下进行。在有监督情况下，孕妇可采用游泳方式减轻疼痛程度，也可采用连续 8 周，每周 2 次，每次 20min 伴随音乐的渐进性肌肉放松训练，有助于减轻妊娠疼痛程度，提高生活质量。李琳等将 60 例妊娠 12 ～ 16 周的腰痛孕妇随机分为训练组和对照组，各 30 例，对照组进行常规产前保健，训练组进行核心稳定训练，包括腹式呼吸、提肛训练、桥式运动（仰卧，双手平放于身体两侧，双小腿放于瑞士球上，抬起骨盆，使瑞士球在小腿下保持平衡且肩部、骨盆与双足成一条直线，维持 10s，再回到起始部位）、直腿抬高及收腹提臀提踵，每次 40min，每周不少于 6 次，共 12 周。结果显示，干预后训练组功能障碍评分及疼痛评分均明显低于对照组。腕管综合征在患者妊娠中期比较常见，主要是由于正中神经受到了压迫造成的，临床表现为手部有特殊性的疼痛和麻木。除了常规的非手术治疗与护理外，增加主动运动与被动运动的训练机制能够促进患者的血液循环，减少水肿的情况，增加关节的稳定和活动度，帮助腕关节获取充分的分离，缓解腕管内受到的压力，改善功能。

（三）中医疗法

具有中医特色的针灸疗法与推拿按摩也是治疗孕期腰背痛的一种安全有效的方法，针灸在针刺穴位时可以产生一种类似于吗啡的物质从而达到镇静、镇痛的目的，推拿按摩能刺激肌肉及组织，促进血液循环，达到缓解疼痛的目的。通过将 125 例妊娠 13 ～ 31 周的孕妇分为 3 组进行随机对照研究发现，针灸治疗能够有效缓解孕妇腰痛症状，且效果更好，干预时间最短，对母婴比较安全，但要注意避开诱导孕妇分娩的穴位耳部穴位疗法作为针灸的一种，在缓解妊娠相关下腰痛疼痛程度、功能障碍及提高生活质量方面具有一定作用。国外研究发现骨科手法治疗是一种安全、有效的辅助手段，可采用该方法减缓妊娠期下腰部疼痛程度，改善孕期功能状态，但需要专业骨科医师进行操作。肌内效贴布通过拉斐尔肌内效贴布贴扎方法，单次贴扎维持 3d，休息 1d，每周贴 2 次，持续 4 周，联合心理支持疗法可有效缓解妊娠相关下腰痛患者的腰背部疼痛及焦虑、抑郁情绪，临床效果显著。

（余桂珍　黄丽华　王　芳）

☆☆☆☆

第二节 孕期常见疼痛

一、孕期腰背痛

腰背痛是一种怀孕期常见的症状，50%～80%的孕妇在怀孕时会出现背痛，疼痛通常发生在怀孕的中晚期，也有的孕妇在妊娠早期即出现腰背痛。妊娠期腰背痛虽不会危及母胎生命，但若不及早处理，疼痛可能会对孕妇日常生活产生不利影响。孕期腰背痛原因主要有：

1. **妊娠激素** 孕酮和松弛素激素放松关节和韧带，放松骨盆区域的肌肉，使得身体难以承受额外的重量，导致背痛。

2. **活动太少或太多** 怀孕时，整天坐着不运动会增加背痛的风险。此外，白天过多的体育活动也可能会导致背痛。适度的运动有助于在怀孕期间消除背痛。

3. **原有腰部疼痛** 如果孕妇以前有过慢性背痛或腰椎问题，怀孕早期背痛的风险更高。在这种情况下，疼痛的严重程度也可能更高。此外，如果孕妇在前一次怀孕期间有背痛，那么下次怀孕时出现背痛的概率很高。最受腰痛影响的区域见图6-1。

4. **重心** 随着怀孕的进展，胎儿逐渐增大，子宫开始扩张。体重的增加会使孕妇的背部肌肉紧张和虚弱。这种情况，加上孕妇不正确的走路姿势，会导致背痛。

5. **腹部肌肉变弱** 随着子宫的扩张，腹部的肌肉伸展。拉伸会降低他们保持身体姿势的能力，从而使下背部紧张并引起疼痛。

6. **椎间盘压力** 当怀孕时体重增加，会对椎间盘和腰椎造成压力。即会导致怀孕期间背痛。

7. **骶髂关节压力** 骨盆和骶骨结合的关节叫作骶髂关节。怀孕期不断增加的体重给其带来压力，导致腰痛。这种疼痛可能是钝痛，也可能是剧痛。

二、孕期腿抽筋

腿抽筋指的是自发的痛性肌肉收缩，多见于小腿腓肠肌和脚部肌肉，孕期较为常见，特别在孕中期至孕晚期的夜间经常发生。孕期腿抽筋原因主要有：

1. **寒冷刺激** 小腿肌肉容易受凉，由于寒冷刺激，使腿部肌肉出现痉挛抽筋。

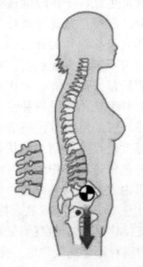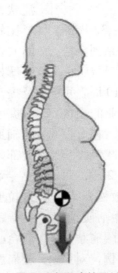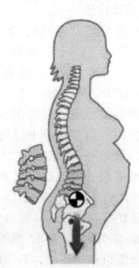

图 6-1 最受腰痛影响的区域

引自：翁凯翔．强化最后一道防线：盆底肌肉训练（产后康复）[EB/OL].[2017-5-17].
https：//zhuanlan.zhihu.com/p/24962841?from=singlemessage.

因此，要注意腿脚的防寒保暖。

2. 过度劳累 随着孕期体重的不断增加，腿部负担不断加重，腿部肌肉经常处于疲劳状态；怀孕期间走得太多或站得过久，腿部肌肉负担增加，肌肉紧张度仍未消除，过多的酸性代谢产物如乳酸刺激肌肉引发抽筋。运动时间长，运动量大，出汗多，又没有及时补充盐分或体内液体和电解质大量丢失或代谢废物堆积，肌肉局部的血液循环不好，也容易发生痉挛。

3. 低钙血症 低血钙时，神经肌肉的兴奋阈值降低，容易产生异常收缩而导致抽筋。胎儿骨骼生长所需的钙全部依赖母体提供，孕妇每天必须保证约 1200mg 的钙摄入量。若母体钙摄入不足，必将造成血钙低下。而钙是调节肌肉收缩、细胞分裂、腺体分泌的重要因子，低钙将增加神经肌肉的兴奋性，导致肌肉收缩，继而出现抽筋。由于夜间血钙水平常比日间低，故抽筋多于夜间发作。

4. 血流因素 若长时间保持某种体位，腿部静脉受压，血液回流受阻，造成血流淤滞。当血流淤滞达到一定程度时，就会使腿部肌肉痉挛。如孕妇长期保持同一睡姿或站姿。

5. 饮食因素 引发的腿抽筋在一次过量摄入肉类物质后，会引起抽筋。因为肉类富含蛋白质，摄入过多将影响碳水化合物的代谢，导致酸性代谢产物堆积，引起电解质紊乱。而电解质紊乱的表现之一就是抽筋。

6. 缺乏运动锻炼 孕妇本身缺乏运动锻炼，加上孕期没有合理地控制体重，或者怀双胞胎，都可能增加孕期腿抽筋的风险。

三、孕期颈部疼痛

在怀孕期间，妇女在怀孕的头 3 个月可能会感到脖子僵硬，并且随着怀孕的进展而感到不适。妊娠期颈部疼痛更多的是从颈部开始的不适，并延伸到肩部和附近的肌肉。这会导致僵硬，头痛，刺痛，甚至颈部肿胀。孕期颈部疼痛原因主要有：

1. 激素变化 女性在怀孕期间的时候，身体中的激素会发生变化，肩膀和颈部的韧带就会松懈。

2. 压力变化 怀孕期间，颈部的肌腱往往会扩张，女性的腹部开始扩张以适应胎儿的生长，背部和脊柱的肌肉组织也会受到更大的压力。

3. 体位变化 怀孕中晚期，都会建议孕妇们选择左卧侧睡，尤其是在怀孕后期的时候，这样睡觉时不会压迫到血管与神经，对胎儿的发育是非常好的，但是如果长时间保持这一个姿势睡觉，就容易出现颈部酸痛的情况。

4. 缺乏灵活性 在整个怀孕过程中，随着孕妇体重的增加，灵活性的降低，有的孕妇会放弃适当的活动，这样就会对肌肉产生许多不良的结果。

四、孕期肩部疼痛

肩部或颈部疼痛是怀孕期间会经历的疼痛之一。所谓的疼痛是一种刺痛，可能源于身体的其他部位，而不是可能感到疼痛的部位。这可能是由于怀孕期间体重增加、姿势或生理变化导致的不适和烦恼。孕期肩部疼痛原因主要有：

1. 体重增加和姿势改变 体重增加和不平衡的姿势可能会增加肩膀疼痛的风险。伸展的腹部肌肉、长时间的错误姿势或肌肉的突然拉伸也可能将疼痛扩散到肩膀。

2. 睡眠 在妊娠中期和晚期，睡眠采取左侧卧位，以改善血液循环。但这样可能会压迫左肩，并可能导致疼痛。除了睡眠姿势，睡眠本身也可能在控制肌肉骨骼疼痛方面发挥作用。

3. 先兆子痫 特征是高血压和尿液中的蛋白质水平高，还可能引起右肩疼痛，这种疼痛可能从位于右肋骨下的肝脏放射出来。

4. 异位妊娠或输卵管妊娠 妊娠早期

的肩痛可能是异位/输卵管妊娠的迹象。异位妊娠是一种位于子宫外或输卵管内的妊娠，可能会引起与抽筋相关的剧烈刺痛。疼痛起源于腹部，可能会辐射到肩尖；这与内出血有关。异位妊娠是一种威及生命的疾病，需要立即就医。

五、孕期肋骨疼痛

怀孕以前所未有的方式改变的身体。虽然有些变化是有规律的，不会感到困扰，但有些变化，如肋骨疼痛，会影响日常生活。肋骨疼痛可能没有任何副作用，但疼痛的位置可能会引起焦虑。孕期肋骨疼痛原因主要有：

1. **成长中的胎儿和子宫** 随着胎儿的成长，子宫扩张，在子宫中占据更多空间。到了一定阶段，所有的器官都被推向肋骨，在肌肉中建立压力，使呼吸困难。那些胎儿较大、腰围较小的人在怀孕期间更容易出现肋骨疼痛。

2. **胎儿的动作和宫内体位** 胎儿的姿势和动作会对肋骨施加持续的压力，造成肋骨的不适和疼痛。运动的频率每天都在增加，变得越来越难，越来越强。此外，胎儿的臀位会对胸腔施加额外的压力，导致疼痛。

3. **乳房变化** 随着乳房的增长，它们不断增加的重量给胸腔和下背部带来了更大的压力。这不仅会改变的姿势，还会使的肩膀下垂，导致肋骨和背部疼痛。

4. **尿路感染** 肋骨疼痛是尿路感染的副作用之一，但前提是感染已经扩散至肾脏。随着尿路感染向肾脏扩散，除了肋骨疼痛和不适之外，还会引起烧灼感，增加排尿频率。

5. **激素变化** 松弛素和孕酮激素影响骨盆区域和脊柱的所有肌肉、韧带和关节。因此，由于支撑肋骨的肌肉和韧带松弛，导致了胸腔和背部疼痛。

6. **紧张和压力** 紧张与压力会导致呼吸困难，累及肋骨的肌肉、韧带，从而引起疼痛。过度的压力，导致孕妇出现焦虑，而焦虑可能会表现为身体上的痛苦。

7. **隔膜内的压力升高** 当胎儿扩张到胸部时，胎儿的伸展或复位会感到很不舒服。它的生长和运动对孕妇的隔膜施加压力，造成呼吸困难。如此多的神经存在于膈肌中，可以使孕妇对肋骨和肩部的疼痛更加敏感。

8. **可能导致肋骨疼痛的非妊娠因素**

（1）右肋下疼痛可能是肝病、胆囊炎症和右侧肺炎的征兆。

（2）左侧肋骨疼痛可能是溃疡、胃炎、胃肠道疾病、左侧肺炎和膈疝的迹象。

六、孕期臀部疼痛

臀部疼痛是一些妇女在怀孕期间经历的不适之一。虽然这种疼痛通常不太严重，可以控制，但在某些情况下，它可能会干扰孕妇的日常活动。

由于每次怀孕都不同，臀部疼痛的时间并不确定。由于身体的变化，一些孕妇可能在妊娠的前3个月开始出现疼痛，而大多数孕妇可能在妊娠的中、晚期子宫增大时出现疼痛。大多数孕妇在临近预产期时会经历臀部疼痛，通常感觉是臀部突然或逐渐加重的钝痛或剧痛。孕期臀部疼痛原因主要有：

1. **激素变化** 松弛素激素会影响孕妇的肌肉骨骼系统，在怀孕期间起着关键作用，它是韧带和关节松弛增加的原因，可能影响臀部、下背部和膝盖，引起臀部疼痛和骨盆带疼痛。

2. **圆韧带疼痛** 骨盆区域从腹股沟支撑子宫的韧带是圆韧带。孕期，这些韧带变得更软，收紧时会引起疼痛。疼痛从腹股沟开始，向上移动到臀部区域的顶部和侧面。这种臀部疼痛可能在妊娠中期开始，在妊娠晚期可能会持续，也可能不会持续。

3. **暂时性骨质疏松症** 虽然罕见，但短暂的髋关节骨质疏松症（TOH）是妊娠晚期髋关节疼痛的原因之一。它可能会导致暂时的骨质流失，从而引发突然的疼痛，尤其是在举起重物或行走时。

4. 坐骨神经痛 坐骨神经是从臀部到足部最大的神经，连接脊髓和皮肤及身体的主要肌肉。这可能在怀孕期间受到影响，并引发臀部和臀部区域（一侧或两侧）的剧痛。

5. 其他 孕期间臀部疼痛也可能是由于体重增加、身体姿势和睡眠姿势的不妥等方面的因素，可能会给臀部带来压力，导致疼痛和不适。

七、孕期尾骨疼痛

尾骨疼痛或下背部疼痛，是脊柱末端的剧痛或钝痛。如果疼痛严重，就被称为"尾骨挫伤"，由于各种原因，一些孕妇可能会经历这种疼痛。虽然这种疼痛没有治愈的方法，但一些简单的拉伸练习可以在一定程度上帮助减轻疼痛。孕期尾骨疼痛原因主要有：

1. 妊娠激素 怀孕初期松弛素和雌激素释放，使韧带变得松弛、灵活性增强，在这个过程中，尾骨也会移动，这可能会导致疼痛。

2. 成长中的胎儿 孕中期和孕晚期，发育中的胎儿需要更多的空间。它推着正好位于子宫后面的尾骨。这种压力会导致疼痛，并随着孕期的进展而加剧。

3. 姿势不正确 怀孕期间坐姿、站姿或走路姿势不正确，导致尾骨压力增加或排列不整齐，引发尾骨疼痛。

4. 其他 体重增加。

八、孕期坐骨神经疼痛

坐骨神经痛，也称为腰骶神经根综合征，是指一组问题。坐骨神经是身体最大的神经，从下背部延伸到腿和脚的后部。这条神经将感觉传递到脚底、腿的下部和大腿后部。坐骨神经疼痛是一种贯穿双腿的复发性疼痛。它起源于下脊柱，可能是一种深而钝的疼痛，辐射到腿的后部，伴有或不伴有背痛。坐骨神经痛引起剧烈的射击性疼痛，从下背部或臀部开始，然后放射到腿部的背部。这是因为坐骨神经——身体最大的神经——变得压缩或刺激。坐骨神经痛的频率会随着怀孕的进展而增加，在妊娠晚期更常见，是一种暂时性的疾病，通常会在分娩后缓解。孕期坐骨神经疼痛的原因主要如下：

1. 激素变化 孕中期身体分泌耻骨松弛激素，来使骨盆及相关的关节和韧带放松，关节和韧带的放松会无形中使孕妇腰部稳定性减弱。

2. 胎儿发育 怀孕中后期胎儿发育很快，腰椎负担加重，如果身体给予坐骨神经过多的压力，就很容易引起坐骨神经痛，臀部、背部及大腿等就可能感到刺痛。

3. 病史 如孕妇曾有腰肌劳损和扭伤史，很可能造成腰椎间盘突出压迫坐骨神经，产生坐骨神经痛。

（余桂珍 黄丽华 王 芳）

第三节 孕期疼痛评估

一、评估环境

详见第2章助产士门诊的构建与管理的布局与设施部分。

二、评估工具

（一）单维度疼痛评估量表

单维疼痛评估工具，简单易用，费时短，在临床上使用广泛，多被用于急性疼痛患者的评估。常用的量表有以下几种：

1. 视觉模拟评分量表（visual analogue scale，VAS） 是各种痛觉评分法中最敏感的方法。在一条10cm直线的两端分别用文字注明"无痛"和"剧痛"，让患者根据自己的痛觉在线上最能反映自己疼痛程度之处画一交叉线标记出疼痛程度，见图6-2。

VAS简单易行、有效，相对比较客观而且敏感。但此评分表刻度较为抽象，标记线时需要必要的感觉、运动和知觉能力，不适合文化程度较低或认知损害者。

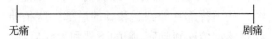

无痛　　　　　　　　　　　　　剧痛

图6-2　直观模拟评分表—VRS

引自：万丽，赵晴，陈军，等. 疼痛评估量表应用的中国专家共识 (2020 版). 中华疼痛学杂志，2020，16(3)：177-187.

2. **数字评定量表**（numeric rating scale，NRS）　是应用范围最广的单维度评估量表。将一条直线平均分成10份，在每个点用数字0～10分表示疼痛依次加重的程度，0分为无痛，10分为剧痛，让患者自己圈出最能代表自身疼痛程度的数字，0：无痛；1～3：轻度疼痛；4～6中度疼痛；7～10重度疼痛，见图6-3。适用于老年人和文化程度较低者，此评价表在国际上较为通用。

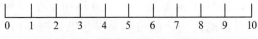

0　1　2　3　4　5　6　7　8　9　10

图6-3　数字评定量表—NRS

引自：万丽，赵晴，陈军，等. 疼痛评估量表应用的中国专家共识 (2020 版). 中华疼痛学杂志，2020，16(3)：177-187.

3. **言语描述疼痛量表**（verbal rating scale，VRS）　是最早应用于疼痛研究的量表。最轻疼痛程度为0分，每级增加1分，每个级别都有相应的评分标准，便于定量分析疼痛程度，包括以下3个量表。

（1）VRS-4：①无疼痛；②轻微疼痛；③中等度疼痛；④剧烈疼痛。无疼痛0分，每级增加1分。此方法简便，患者容易理解，但不精确，不适合临床科研。

（2）VRS-5：①轻微疼痛；②引起不适感疼痛；③具有窘迫感的疼痛；④严重疼痛；⑤剧烈疼痛。轻微疼痛为0分，每级增加1分。

（3）VRS：该量表每个分级都有对疼痛程度的描述，见图6-4。0分表示疼痛；1分表示轻度疼痛，可忍受，能正常生活睡眠；2分表示中度疼痛，适当影响睡眠，需用镇痛药；3分表示重度疼痛，影响睡眠，需用麻醉镇痛药；4分表示疼痛剧烈，影响睡眠较重，并有其他症状；5分表示无法忍受，严重影响睡眠，并有其他症状。此量表患者易于理解，但缺乏精确度，有时患者很难找出与自己的疼痛程度相对应的评分，从而影响疼痛管理与治疗。

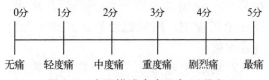

0分　1分　2分　3分　4分　5分

无痛　轻度痛　中度痛　重度痛　剧烈痛　最痛

图6-4　言语描述疼痛量表—VRS

引自：万丽，赵晴，陈军，等. 疼痛评估量表应用的中国专家共识 (2020 版). 中华疼痛学杂志，2020，16(3)：177-187.

4. **Wong-Baker 面部表情疼痛量表**　采用6种面部表情从微笑至哭泣表达疼痛程度，最适用于3岁及以上人群，没有特定的文化背景和性别要求，易于掌握，见图6-5。尤其适用于急性疼痛者、老年人、小儿、表达能力丧失者、存在语言或文化差异者。

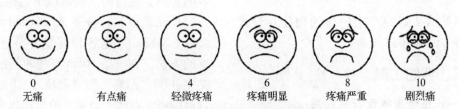

0　　　　　4　　　　6　　　　8　　　　10
无痛　　　有点痛　轻微疼痛　疼痛明显　疼痛严重　剧烈痛

图6-5　Wong-Baker 面部表情疼痛量表

引自：万丽，赵晴，陈军，等. 疼痛评估量表应用的中国专家共识 (2020 版). 中华疼痛学杂志，2020，16(3)：177-187.

（二）多维疼痛评估工具

多维疼痛评估工具则从疼痛的强度、性质、部位，以及疼痛对躯体和心理上的影响等多方面评估，能较全面地反映患者的疼痛状况，但使用比较复杂耗时。中文版多维疼痛评估工具主要有：

1.疼痛分级指数评定（PRI） 见表6-1。

表6-1 疼痛分级指数评定（PRI）

疼痛性质	疼痛程度			
A 感觉项	无	轻	中	重
跳痛	0	1	2	3
刺痛	0	1	2	3
刀割痛	0	1	2	3
锐痛	0	1	2	3
痉挛牵扯痛	0	1	2	3
绞痛	0	1	2	3
热灼痛	0	1	2	3

续表

疼痛性质	疼痛程度			
持续固定痛	0	1	2	3
胀痛	0	1	2	3
触痛	0	1	2	3
撕裂痛	0	1	2	3
B 情感项				
软弱无力	0	1	2	3
厌烦	0	1	2	3
害怕	0	1	2	3
受罪、处罚感	0	1	2	3

感觉项总分：＿＿＿＿ 情感项总分：＿＿＿＿

引自：刘宏亮，武继祥.康复医学科临床速查掌中宝.北京：军事医学科学出版社，2014：581.

2.中文版简明疼痛评估量表（BPI） 见表6-2。

表6-2 中文版简明疼痛评估量表（BPI）

（1）大多数人一生中都有过疼痛经历（如轻微头痛、扭伤后痛、牙痛）。除这些常见的疼痛外，现在您是否还感到有别的类型的疼痛？ 是 否

（2）请您在下图中标出您的疼痛部位，并在疼痛最剧烈的部位以"×"标出。

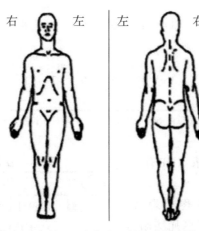

右 左 左 右

（3）请选择下面的一个数字，以表示过去24h内您由于糖尿病引起的疼痛最剧烈的程度。

0 1 2 3 4 5 6 7 8 9 10

无痛 最痛

（4）请选择下面的一个数字，以表示过去24h内您由于糖尿病引起的最轻疼痛的程度。

0 1 2 3 4 5 6 7 8 9 10

无痛 最痛

☆ ★ ☆ ☆

续表

（5）请选择下面的一个数字，以表示过去 24h 内您由于糖尿病引起的疼痛平均程度。

0　1　2　3　4　5　6　7　8　9　10
无痛　　　　　　　　　　　　　　　　最痛

（6）请选择下面的一个数字，以表示您当前由于糖尿病引起的疼痛程度。

0　1　2　3　4　5　6　7　8　9　10
无痛　　　　　　　　　　　　　　　　最痛

（7）您目前接受何种治疗或药物控制您因为糖尿病引起的疼痛？

（8）在过去的 24h 内，由于治疗或药物的作用，您的疼痛缓解了多少？请选择下面的一个百分数，以表示疼痛缓解的程度。

0　10%　20%　30%　40%　50%　60%　70%　80%　90%　100%
无缓解　　　　　　　　　　　　　　　　　　　　　　完全缓解

（9）请选择下面的一个数字，以表示过去 24h 内因为糖尿病引起的疼痛对您的影响。

A. 对日常生活的影响

0　1　2　3　4　5　6　7　8　9　10
无影响　　　　　　　　　　　　完全影响

B. 对情绪的影响

0　1　2　3　4　5　6　7　8　9　10
无影响　　　　　　　　　　　　完全影响

C. 对行走能力的影响

0　1　2　3　4　5　6　7　8　9　10
无影响　　　　　　　　　　　　完全影响

D. 对日常工作的影响（包括外出工作的家务劳动）

0　1　2　3　4　5　6　7　8　9　10
无影响　　　　　　　　　　　　完全影响

E. 对睡眠的影响

0　1　2　3　4　5　6　7　8　9　10
无影响　　　　　　　　　　　　完全影响

F. 对生活兴趣的影响

0　1　2　3　4　5　6　7　8　9　10
无影响　　　　　　　　　　　　完全影响

引自：孔祥鸣，龚黎燕. 癌痛规范化治疗与临床实践. 上海：上海科学技术出版社，2019：308-309.

3. 中文版整体疼痛评估量表（GPS）见表 6-3。

SF-MPQ 主要应用于慢性疼痛患者，在治疗后能够较为灵敏地反映疼痛缓解程度。SF-MPQ-2 可同时测量神经病理性和非神经病理性疼痛。BPI 的研究对象涉及急、慢性疼痛的评估工具，横断面研究中，通过 BPI 描述妊娠相关骨盆带疼痛的特点。GPS 目前仅用于慢性疼痛的评估。

表6-3　整体疼痛评估量表（GPS）

项目	条目	得分范围
疼痛	1. 我目前的疼痛情况	$0 \sim 10$
	2. 过去 1 周，我感受到程度最轻的疼痛	$0 \sim 10$
	3. 过去 1 周，我感受到程度最重的疼痛	$0 \sim 10$
	4. 过去 1 周，我感受到的平均疼痛	$0 \sim 10$

续表

项目	条目	得分范围
	5. 过去 3 个月，我感受到的平均疼痛	0～10
情绪感受	6. 过去 1 周，疼痛令我感到恐惧	0～10
	7. 过去 1 周，疼痛令我感到沮丧	0～10
	8. 过去 1 周，疼痛令我感到精疲力竭	0～10
	9. 过去 1 周，疼痛令我感到内心焦虑	0～10
	10. 过去 1 周，疼痛令我感到心理紧张	0～10
临床表现	11. 过去 1 周，疼痛影响了我的睡眠质量	0～10
	12. 疼痛使我感觉到明显的不舒服	0～10
	13. 疼痛使我不能独立完成想要完成的事情	0～10
	14. 疼痛使我无法正常工作	0～10
	15. 为了避免疼痛，我需要服用更多的药物	0～10
日常行为	16. 疼痛使我不能外出	0～10
	17. 疼痛使我无法正常做家务劳动	0～10
	18. 疼痛使我心里烦躁，常对家人和朋友发脾气	0～10
	19. 疼痛使我无法正常的进行体育锻炼包括散步	0～10
	20. 疼痛使我无法正常参加最喜欢的业余爱好活动	0～10
总分		(0～200)/2

引自：周玲，孔红武，王薇.慢性疼痛患者整体疼痛评估量表的汉化及信效度评价.中华护理杂志，2014，49(9)：1121-1124.

第四节　孕期疼痛指导

一、常见孕期疼痛的预防与指导

（一）孕期腰背疼痛

1. **热敷和冷敷**　如图 6-6 所示，加热

三、评估内容

首先应评估现存的各类疼痛或发生各类疼痛的风险。对当前存在疼痛或有疼痛风险的患者进行全面评估，评估内容包括既往的疼痛；疼痛的感觉特点（严重程度、性质、时间特征、位置和使疼痛缓减或加剧的因素）；疼痛对日常活动（行走、坐、站、工作能力、睡眠、愉快体验）的影响；对自己或他人的心理社会影响（抑郁、经济等），既往使用过的有效疼痛管理措施等；评估患者的信念、知识及对疼痛和疼痛管理的了解程度。

四、评估方法

首先，应先对孕妇进行疼痛筛查，评估患者是否发生疼痛或存在发生疼痛的风险。《最佳护理实践指南：疼痛评估与管理》对疼痛筛查的临床情境作出了规定：患者入院时，要筛查患者是否存在疼痛，在接诊孕妇时，应该对孕妇进行疼痛筛查评估。对筛查后确认有疼痛的患者或存在疼痛的高危患者须进行全面的疼痛评估，评估疼痛的部位、强度、性质、疼痛发生时间特征、缓解或加重疼痛的因素、疼痛对患者日常生活和心理的影响。对孕妇实施护理干预后，要进行动态评估及再评估，疼痛的动态评估是指持续、动态评估患者的疼痛症状变化情况。疼痛的再评估指在给予镇痛干预措施（包括药物和非药物性干预措施）后，再次评估患者的疼痛，以确认疗效及是否需要采取其他干预措施。

（余桂珍　黄丽华　王　芳）

垫和冷敷都有助于减轻背痛。然而，敷布不应该太冷或太热。怀孕期间避免在腹部使用热敷或冷敷。

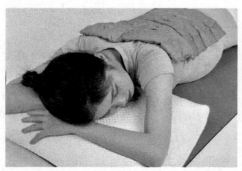
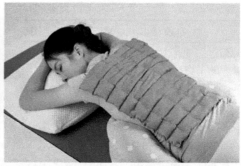

图 6-6　热敷与冷敷

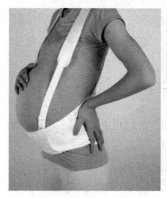
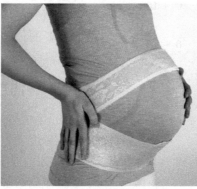
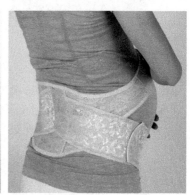

图 6-7　应用支撑带

2. 应用支撑带　已知某些骨盆带在提供稳定性和减轻疼痛方面是有效的。这些可以用来减轻怀孕期间严重的背痛,支撑带的应用见图 6-7。

3. 适当运动　怀孕前和怀孕期间的体育活动对增强背部、骨盆和腹部肌肉是有效的。此外,锻炼有助于提高承重能力和身体姿势。在怀孕的中后期,可以进行以下运动预防与缓解腰背部疼痛。

(1) 儿童姿势:儿童的姿势增加韧带肌肉柔韧性,从而拉长脊柱,改善身体状况,减轻背部的压力。如图 6-8 所示,方法为:双腿分开肩宽跪下,臀部靠在脚后跟上。慢慢呼气,把的躯干向地面低垂。把双手慢慢地放在面前的地面上,低下头。当前额接触到地板(或尽可能接近舒适地),伸出的手臂在面前,并保持最多 2min。

(2) 猫牛姿势:这个瑜伽姿势可帮助孕妇弯曲和伸展脊柱,增加运动和减少紧张。

如图 6-9 所示,方法为:双手和膝盖,臀部与膝盖保持一致。呼气,然后绕着的脊柱。好像一只驼背的猫,这就是要做的姿势。吸气,抬起的头,弯曲的脊柱,好像有一根线从肚脐绑到地板上,拉下来。猫和牛姿势交替 2min。

(3) 鸟狗姿势:如图 6-10 所示,注意保持四肢,臀部与膝盖保持一致。保持头与脊柱一致,不要把脖子往后抑,或者让它低垂到的胸口。吸气,慢慢抬起右腿和左臂,坚持 5 ~ 10s,注意的平衡。呼气,放下四肢,用左腿和右臂重复。交替 2min。

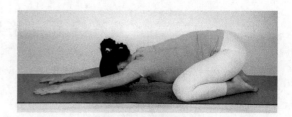

图 6-8　儿童姿势

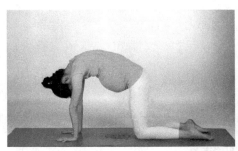
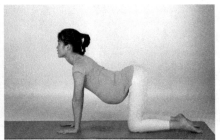

图 6-9　猫牛姿势

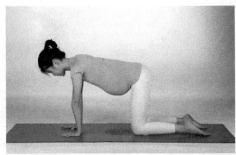
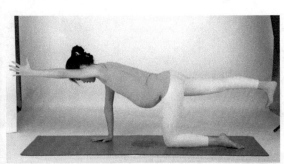
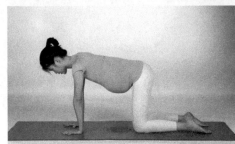
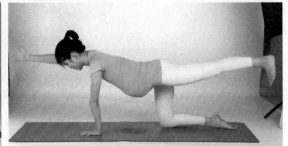

图 6-10　鸟狗姿势

（4）桥式：如图 6-11 所示，躺在稍微柔软的表面上，瑜伽垫或厚厚的地毯会有帮助。膝盖弯曲，把脚分开，平放在地板上。双臂平放在两侧，吸气，抬起臀部离开地面。抬起骨盆，直到手臂、头、上背部和脚接触到地面，坚持 5s，然后呼气 - 慢慢地把的臀部降到地板上。重复最多 2min。

（5）舒风姿势：如图 6-12 所示，躺在稍微柔软的表面上，瑜伽垫或厚厚的地毯会有帮助。膝盖弯曲，把脚分开，平放在地板上。抬起一侧膝盖，用手慢慢地把它拉向胸部。保持这个姿势 5s，然后慢慢地将膝盖恢复到起始位置。另一边重复，继续交替进行 1 ～ 2min。如果有所改善，可以每天重复两次这个练习。

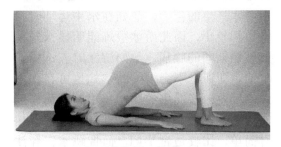

图 6-11　桥式

（6）旋转伸展：如图 6-13 所示，躺在稍微柔软的表面上——瑜伽垫或厚厚的地毯会有帮助。弯曲膝盖，把它们放在一起，脚平放在地板上。不让肩膀或头离开地板，慢慢地把膝盖降低到一边。保持 10s，然后返回起始位置。慢慢地把弯曲的膝盖放在另一边，然后再保持。重复最多 2min。

☆★☆☆

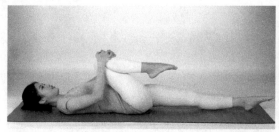
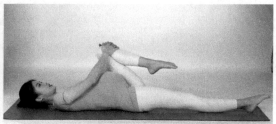

图 6-12　舒风姿势

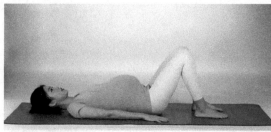
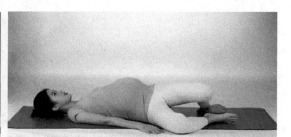

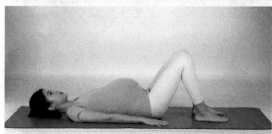
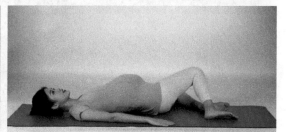

图 6-13　旋转伸展

4. 游泳　在国外孕中期，游泳是孕妇普遍参加的一项活动。与陆上运动相比，由于水产生的浮力，孕妇在水中运动时身体负担较小，因此游泳锻炼能明显减轻孕妇妊娠期间的腰痛。孕妇游泳时应选择浅水池，即便是不会游泳的孕妇也可在水中走走，做一些简单的踢腿、抬腿的动作都能达到运动效果。在泳姿选择上，蛙泳相对简单，比较适合孕妇，而像跳水、蝶泳等较为剧烈的动作则要避免。游泳时间也不宜太长，以运动结束不觉太累为宜。水温最好能够保持在 30℃ 左右，一方面在这种水温下，肌肉不容易抽筋，也不太容易疲劳；另一方面，这样的水温也不会因为太热，而使体温升高。由于孕妇对细菌的抵抗能力较弱，因此水质必须保证达标，否则可能引发妇科炎症，一旦用药治疗可

能会对胎儿发育造成影响。

5. 按摩　能刺激肌肉及组织，促进血液循环，加速新陈代谢，同时还能舒缓肌肉和神经。身体按摩不仅可以使身体受益，而且人与人之间皮肤的接触也可以带来情绪和情感上的支持，对缓解孕妇的腰部疼痛，调节孕妇的情绪有很好的功效。按摩时双手搓热按摩油，最好用 1% 的精油（如薰衣草）；按摩从背部腰围下开始，沿脊椎两侧从下到上慢慢滑动至双肩，至少持续数分钟，直到背部肌肉开始温暖和放松。值得注意的是孕妇按摩首先考虑到母婴的安全，要经过按摩训练者给孕妇按摩。按摩手法不宜太重，并且有些部位不能按摩，如乳房、腹部及与子宫相关联的穴位等。还需注意孕初期 3 个月内禁止按摩，以免增加流产概率，孕中晚期按摩效果最好。其次是体位，

建议采用左侧卧位，双膝间垫上软枕。

6. 催眠暗示疗法　用催眠术让孕妇在一个安静的环境中处于精神放松状态，给予暗示或让孕妇想象腰背疼痛部位麻木感，以减轻疼痛。此法对腰背疼痛的治疗颇为有效，但要求在安静的房间由专人操作。临床观察表明，催眠与暗示两者结合较单一方法治疗效果好。通常先用催眠导语使孕妇进入催眠状态，接着以暗示指令淡化腰背痛意念，这时孕妇仍可应答，能说出有无疼痛及疼痛缓解的程度。在催眠状态下孕妇周围感觉减弱，但中枢某些局部觉醒度反易提高，用暗示法治疗可发挥更大的作用。

7. 改变生活方式

（1）保持正确的身体姿势减轻背痛：无论是站着、坐着还是走路，都不应该给脊柱施加压力。

（2）休息：休息可缓解急性疼痛和肌肉痉挛。休息时也要注意姿势，防止背部肌肉紧张。

（3）无论是坐着还是四处走动，可以缓解背部的紧张。

（4）避免提升负载，负重会给腹部和背部带来压力。

（5）穿合适的鞋，怀孕期间穿支撑好的鞋或平底鞋。否则，可能会扭伤背部。

（6）仰卧睡觉会增加背部压力。使用护腰枕支撑腹部和背部可提高舒适度，促进睡眠。

（二）孕期腿抽筋

1. 伸展运动　如图6-14所示，把腿伸直，轻轻弯曲脚踝和脚背（脚趾头朝向上的方向），可能一开始会感觉到疼痛，但很快能得到有效缓解。

2. 按摩　在痉挛的肌肉处进行轻柔按摩，也可按压穴位，如合谷穴（手上第一掌骨与二掌骨中间陷处）、人中穴（上嘴唇正中近上方处）与太冲穴（位于第一趾与第二趾的趾缝上2寸处），每穴持续20～30s，促使肌肉松弛，疼痛感遂得以缓解；配以热敷效果会更好。另外，也可用拇指强力按压膝盖后窝两边硬而突起的肌肉主根，使兴奋的神经镇静下来，抽筋也会很快停止，剧痛感可减轻或消失。

3. 走动　可以慢慢地走动几分钟，最好是踮着脚走。

4. 保暖　睡眠时保持下肢温暖，尤其入睡前，不要直接让小腿吹风或冷气，并采侧卧姿势，可以减轻症状。热敷按摩腿部，促进血液循环。

5. 健康均衡的饮食　多吃蔬菜水果，以下食物富含一些营养素，可以帮助预防孕期腿抽筋。富含镁的有全麦食品、坚果、枣、绿色蔬菜、苹果等。富含钙的有乳制品、绿叶蔬菜、瓜子、三文鱼、干豆等。富含维生素C的食物有橙子、柑橘、土豆、西红柿等。

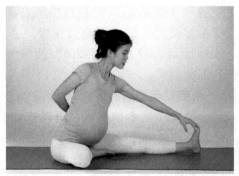
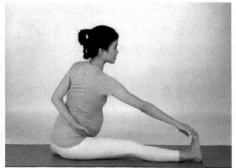

图6-14　伸展运动

6.补充复合维生素和微量元素　这并不单单是为了预防腿抽筋，也是整个孕期孕妇和胎儿健康的重要保障。

7.摄入充足的水分　每天保证至少1.5L水的摄入，保持肌肉含水量充足能预防抽筋。

8.鞋的选择　选择舒适合脚的平底鞋。

9.垫高脚踝　选择柔软的枕头或塑枕在睡觉时垫在脚踝处，使小腿肌肉放松，增加血液回流。

10.适当运动　孕妇每天可选择散步、爬楼梯、瑜伽、游泳等比较温和的运动。无论做什么运动，均要选择适合自己的运动方式，并要做到量力而行，最好咨询医师的意见。

（三）孕期颈部疼痛

1.快速简单的颈部锻炼　进行颈部训练，若有不适，应立即停止。方法为坐直，向前看。将头转向左边，尽可能地将头转向左边，保持这个姿势约15s。回到第一个位置。将头转向右边，尽可能地将头转向右边，保持这个姿势约15s。回到第一个位置。将下巴向下推向胸部，保持约15s。回到第一个位置。

2.保持良好的姿势　对于预防和减轻可能出现的任何颈部疼痛至关重要。怀孕时，孕妇的身体会伸展，为体内成长的婴儿腾出空间。这时身体的平衡力向脊柱转移，同时孕妇体重增加，若不能保障良好的姿势或不进行适当的锻炼，就会引起颈部的肌肉僵硬和紧张，并导致颈部疼痛。

3.游泳或水上运动　在许多情况下，在水中进行基本的游泳或简单的孕期锻炼有助于缓解颈部疼痛。

4.按摩　由专业的按摩师进行按摩，可以减轻疼痛。

5.水疗　用温水（37～38℃）在脖子上淋浴3～4min，若感觉舒适，可重复几次。温水能促进血液流动，也能缓解僵硬的肌肉组织。

6.使用背部和颈部支撑枕头　应用合适的颈部和后背垫，它可以支撑怀孕女性日益增长的腹部，同时还有背部和颈部。背部及颈部辅助枕头，还可以用来做产妇坐垫或靠背垫，缓解颈部、肩膀、臀部的疼痛。

7.指导颈部拉伸操　如图6-15所示，做颈部拉伸操时需注意一定要收紧腹部，感觉身体用力到极限时保持静止状态，绝不能做振动式动作。步骤如下：

（1）坐在椅子上，上身直立，收紧腹部，右手放在臀部下，左手扶住头部右侧，从右向左拉伸头部，直到颈部肌肉拉紧，静止10～20s。换一边做同样动作，各1次。

（2）右手依旧放在臀部下，收紧腹部，左手向右方轻推头部，直到感觉颈部肌肉拉紧，静止10～20s。换一边做同样动作，各1次。

（3）双手放在身体两侧，收紧腹部，上身不动，头部尽量向下低，静止10～20s，做1次。

（4）准备动作同步骤3，但头部尽量向上仰，静止10～20s，再做1次。

（5）双手放在身体两侧，收紧腹部，头部尽量向右转动，但要注意身体不能动，只是颈部转动，直至不能转为止，静止10～20s。然后再向左转动，各1次。

（6）坐在椅子上，收紧腹部，两臂平伸，右腿向右侧踏出，脚尖点地。然后将上身和头向右倒，用右臂接触右侧脚部，将头尽量向后仰，面向天花板。感觉到脖颈伸展后，静止10～20s。换另一边做，各1次。

（四）孕期肩部疼痛

1.在疼痛部位热敷，可以推动血液循环系统，缓解部分肌肉僵硬和酸痛。

2.仰卧睡觉，右侧垫一个枕头。

3.放松并保持冷静，以抵御压力和紧张。

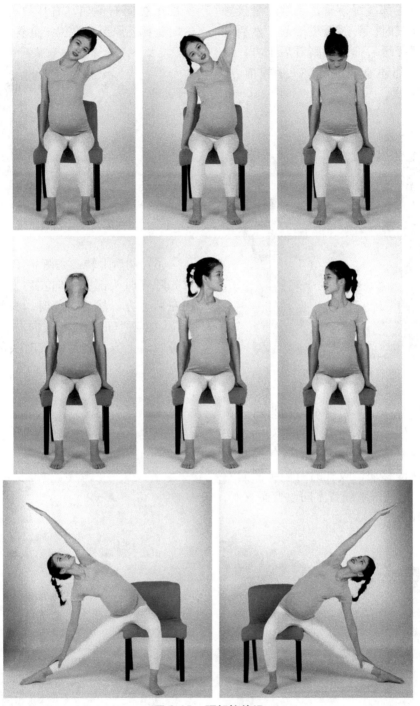

图 6-15　颈部拉伸操

4. 在专业人员指导下进行温和的拉伸练习。

（1）颈部放松：两足分开同肩宽站立，一手叉腰，头稍后仰使颈部肌肉放松，另一手四指放在颈部，从下向上再从上向下按摩肌肉。两手交替，反复 10 次。

（2）调整呼吸：两足分开同肩宽站立，两手叉腰，眼睛平视，颈肩部肌肉放松，自然呼吸，逐渐深长，坚持 2 ～ 3min。

（3）前屈后仰：如图 6-16，姿势同上，

☆☆☆☆

首先呼气时头部缓缓下垂，下颌尽量接触胸部；再吸气时，头部缓缓抬起；然后呼气时，头部缓缓后仰，眼睛看后上方；最后吸气时头部还原至正常位，平视前方。重复 5～10 次。

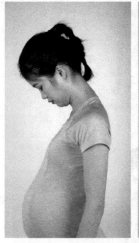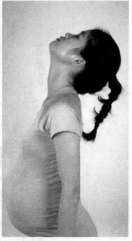

图 6-16　前屈后仰

（4）左右移动：如图 6-17，当出现颈椎疼痛的时候，可以通过左右移动的方法来缓解颈椎疼痛。大致方法为呼气的时候头部向左慢慢移动，吸气的时候头部向右慢慢移动，记住眼睛随着方向改变而改变。重复 5～10 次。

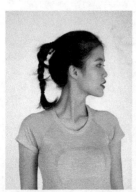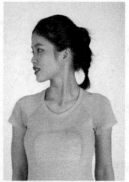

图 6-17　左右移动

（5）左右侧屈：如图 6-18，姿势同前，首先呼气时头部缓缓向左侧屈，左耳触左肩；然后吸气时头部还原至正常位；再呼气时头部缓缓向右侧屈，右耳触右肩；最后吸气时头部还原至正常位。重复 5～10 次。

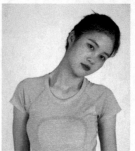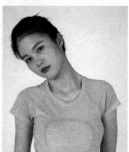

图 6-18　左右侧屈

（6）侧后上转：如图 6-19，姿势同上，首先呼气时头部缓缓向左后上方转动，眼视左后上方；然后吸气时，头部还原至正常位；再呼气时头部缓缓向右后上方转动，眼看右后上方；最后吸气时头部还原至正常位。重复 5～10 次。

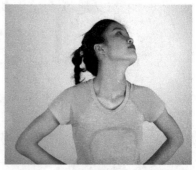

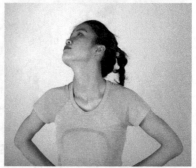

图 6-19　侧后上转

5. 进行按摩治疗以缓解疼痛。

6. 物理治疗，如瑜伽、游泳和指压疗法，可以减轻疼痛，让感觉更好。但是只有在

☆ ☆ ☆ ☆

训练有素的专业人士的指导下才能尝试。

若经上述处理，肩部疼痛仍然存在，可能表明存在需要医疗护理和治疗的潜在疾病。

7. 采用适当方法预防肩部疼痛

（1）适当的睡眠：睡眠可以促进身体修复、愈合和再生，在一定程度上可以帮助治愈受伤或疾病。因此，尽可能创造好的睡眠环境。确保采取正确的睡眠姿势，并保持规律的睡眠时间。

（2）日常运动：把日常运动作为生活的一部分。当有规律地运动时，身体的状态最好。这不仅仅意味着去健身房，它还包括将运动融入日常生活中，如走楼梯或在工作中进行拉伸休息。

（3）饮食：注意均衡饮食，即可确保母婴营养需要，同时有助于健康和功能，以及身体的自然愈合能力。

（4）放松：给身体适当的时间休息和恢复。参加放松活动，如冥想、渐进式放松或呼吸技巧。

（五）孕期肋骨疼痛

虽然肋骨疼痛无法治愈，但可以采取一些措施暂时缓解。

1. 穿宽松的衣服　避免穿紧身衣服，因为会增加压力，加剧肋骨疼痛。穿宽松的衣服，既舒适又容易吸气。此外，穿着产妇胸罩或护理胸罩，可以减轻胸腔的压力。

2. 后倾　当向前倾斜时，肋骨疼痛会加剧。所以，尽量靠后倾来保持姿势，如图 6-20 所示。这也减轻了沉重乳房的压力。向后拉伸扩大了腹部的空间，缓解了胸腔和下背部肌肉的紧张。

3. 用枕头支撑　用枕头支撑在背部下方，以减轻肋骨肌肉的压力，从而减轻了身体的大部分疼痛和压力。

4. 变换体位休息与活动　不要在同一坐姿或站姿下停留太久。四处走走，散散步，或者进行轻度锻炼。

5. 侧睡　体位是缓解上背部和肋骨疼痛的主要因素。通常推荐睡眠时采取左侧或疼痛一侧卧位，这对减轻疼痛有很大的帮助。

6. 接受按摩　让亲属按摩身体两侧和肋骨区域，以帮助缓解肌肉压力和紧张。

7. 温水浴　洗热水澡会舒缓和放松疼痛的肌肉，并能短期缓解肋骨疼痛。

8. 使用辅助工具　有各种各样的辅助工具可用来支撑下半身，如肋骨支架、身体枕头、孕妇带、腰部座椅枕头和腹部胸罩。它们还能缓解胸腔疼痛。

（六）孕期臀部疼痛

1. 热敷　有助于减轻疼痛，因为温暖有助于放松肌肉和减轻疼痛。甚至可以洗个热水澡，看看疼痛是否有所不同。确保水是温暖的，不是太热。

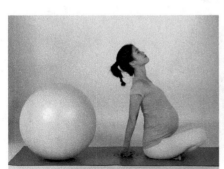
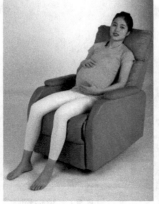
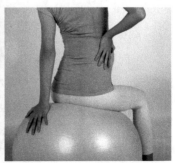

图 6-20　后倾

☆☆☆☆

2. **按摩**　专业人士的温和按摩疗法可以帮助放松，减轻臀部和骨盆区域的疼痛。此外，按摩有助于减压。

3. **适当运动**　一些伸展运动和瑜伽姿势可能有助于缓解怀孕期间的臀部疼痛。然而，在尝试任何锻炼之前，都需要咨询专业的医务人员。

以下运动可以通过加强盆底肌肉来缓解臀部和下背部的疼痛。

（1）蝴蝶拉伸：如图 6-21 所示，首先，坐下，背部挺直，双足并拢，把手放在足踝上，用手肘压住膝盖，身体前倾，保持这个姿势几秒，向上推膝盖，保持几秒，改变姿势。重复这个姿势 3 次。需要注意如果这种姿势给肚子带来压力，或者感觉不舒服，需要停止。

（2）拉伸锻炼：如图 6-22 所示，坐在椅子上，保持背部挺直，右腿交叉，保持在左膝，微微前倾，会感觉到腿和臀大肌的外侧被拉伸了，保持几秒，左腿放在右膝盖上重复同样的动作，坚持几秒。这样一天连续 3 次。注意：可以练习这个姿势，直到感觉舒服为止，否则停止。

4. **应用护腰枕和腰带**　如图 6-23 所示，睡觉时用枕头支撑膝盖、背部和臀部，也可以戴上怀孕腰带来支撑下背部和稳定臀部。它们可能会有所缓解，并促进良好的睡眠。

5. **放松**　站立或久坐可能会导致孕期臀部疼痛，所以，尽可能多的休息和放松。

6. **保持正确姿势**　无论是站着、坐着还是睡觉的姿势应该是正确的，如图 6-24。长时间向后倾斜可能会给下背部和臀部带来压力，应避免这样做。

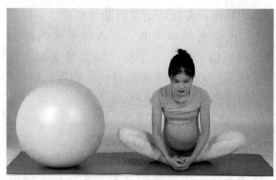
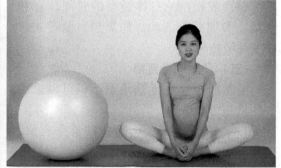

图 6-21　蝴蝶拉伸

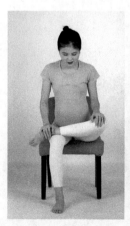
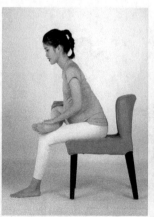
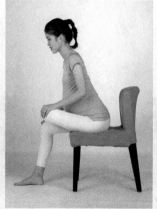
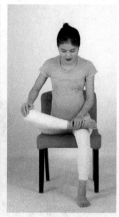

图 6-22　拉伸锻炼

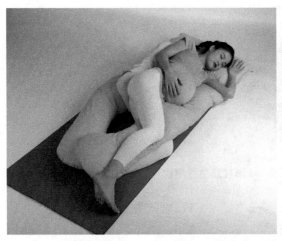
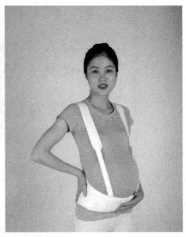

图 6-23　应用护腰枕和腰带

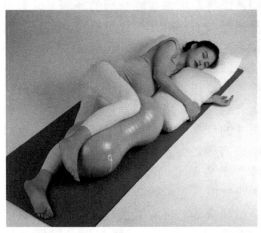
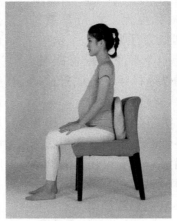
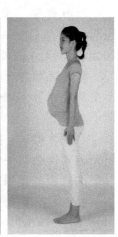

图 6-24　保持正确姿势

7. 穿舒适的鞋子　不舒服的鞋子会增加臀部、腿部和足踝的疼痛。当散步或做轻度锻炼时，应穿舒适的鞋子。

8. 控制体重过度增长　怀孕时应保持健康的体重，体重增加太多会给臀部带来压力，导致疼痛。

（七）孕期尾骨疼痛

1. 良好姿势　姿势不佳可能是尾骨疼痛的原因之一。坐位时，身体重心在坐骨结节上，上身保持直立，颈部挺直，双足平放在地面上（详见孕期臀部疼痛，保持良好姿势内容）。

2. 睡眠位置　当患有尾骨疼痛，侧睡会比仰卧更舒服。最好的姿势是向左侧睡。它不仅有助于缓解疼痛，还可能改善胎盘

的循环（详见孕期臀部疼痛，保持良好姿势内容）。

3. 合适的服装　紧身衣，尤其是紧身裤，会加重疼痛。相反，宽松的衣服不会在尾骨周围施加任何压力。

4. 应用坐垫　尽量避免坐在坚硬的表面上。坐着的时候用 U 形枕或甜甜圈枕，如图 6-25。也可以坐在健身球上，避免对尾骨造成压力。如果长时间坐着工作，人体工程学椅子可能是个不错的选择。

5. 孕后期应用孕妇腰带　孕妇腰带可以支撑孕妇的肚子。它可以通过减轻从事的工作对下背部的压力从而缓解疲劳。孕妇可以从孕中期开始穿，一直穿到孕晚期。

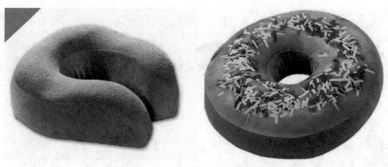

图 6-25　U 形枕及甜甜圈枕

6. **不断变换位置**　不要长时间站立或坐着。可以换个位置，放纵一下短途散步。此外，不要弯腰从地板上拾起任何物体。

7. **加热垫**　坐在加热垫上，或者在尾骨部位热敷以减轻疼痛。使用热敷约 20min，一天 4 次可能会有所帮助。

8. **舒适的鞋子**　穿平底鞋或低跟鞋，不要穿高跟鞋。可以选择穿着鞋底舒适的鞋子。

9. **预防便秘**　便秘会加剧疼痛，因为硬结的大便会对尾骨产生压力。食用富含纤维的食物、多喝水、散步和轻柔的伸展运动可以促进排便顺畅。

10. **避免剧烈运动**　以温和的方式将姿势从站立换成坐着，或者从坐着换成站着。慢慢转换，不要急。避免可能会使下背部痉挛的突然动作。

11. **尾骨按摩**　尾骨区域的按摩，一定程度上可以减轻尾骨的疼痛。

12. **瑜伽锻炼**

（1）**身体旋转**：如图 6-26，方法：①双腿交叉坐在地板上；②用右手握住左脚；③将左手掌放在身后的地面上，上半身逐渐向右扭转；④停留几秒，回到起始位置，然后在另一侧重复；⑤重复 10 遍。

（2）**猫 - 牛姿势**：如图 6-27，这个姿势可以增强妇女骨盆和下背部。它减轻了尾骨的压力，增加了脊柱的灵活性。这种形式的骨盆倾斜锻炼对手臂、背部和腹部肌肉有效。方法：①双手放在肩膀下面，膝盖放在臀部下面，弯曲双手和膝盖。②吸气时，轻轻抬起头，放下腹部，抬起下巴和胸部，将肩膀从耳朵上移开。这是一个牛的姿势。③当呼气时，轻轻地松开头，压入手，绕过背部，把下巴朝向胸部。这是猫的姿势。④当摆出牛的姿势时吸气，当摆出猫的姿势时呼气。⑤重复 10 遍。

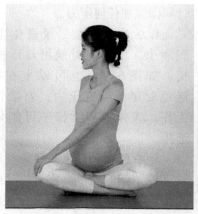
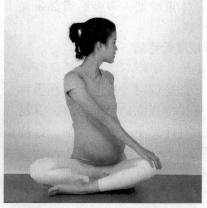

图 6-26　身体旋转

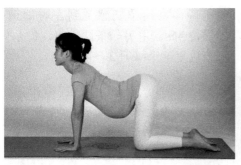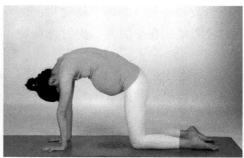

图 6-27　猫 - 牛姿势

（3）站立猫 - 牛姿势：如图 6-28，它类似于上面的拉伸，但是站着进行的。它为脊柱提供了灵活性，减轻了尾骨疼痛。它对上面提到的所有肌肉加上腿部肌肉和臀肌都有效。方法：①站着，双腿与臀部同宽，膝盖弯曲，手放在大腿上。②吸气时，拱起背部，收腹，抬头。③当呼气时，转过的背部，轻轻松开的头，抱紧的骨盆。④交替位置，同时重复约 10 次。

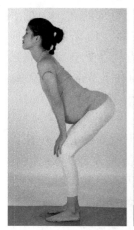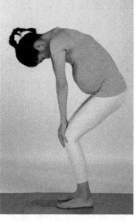

图 6-28　站立猫 - 牛姿势

（4）桥式：如图 6-29，这种轻柔的拉伸可以增强臀部屈肌。它对孕妇腹部肌肉、下背部肌肉和臀肌起作用。它还能减轻下背部和臀部疼痛。怀孕 20 周后要避免这项运动。方法：①仰卧，双脚平放，膝盖弯曲。双手放在背后，手掌向下。②移动双脚，使它们彼此之间的距离与臀部同宽。将下背部压在地板上，抬起骨盆。保持这个姿

势 1min，然后吸气。③通过呼气来释放姿势。慢慢把脊柱滚回地面。④重复 10 遍。

（5）下犬式：如图 5-29，这种伸展姿势可以增强孕妇的下背部和腿的后部，并延长孕妇的脊柱。它对足部肌肉、股四头肌、三头肌等有效。方法：①四肢着地，膝盖在臀部以下，手腕在肩膀以下。②在手臂和腿的支撑下，当吸气时，轻轻地抬起臀部，同时伸展腿后部和手臂。③放松脚跟和头部呼气。如果小腿区域感觉紧绷，可以蹬脚（如一只脚跟下压，另一只脚跟后压）。④一旦完成了这个姿势，慢慢地向下移动膝盖，以孩子的姿势休息一段时间。需要注意的是，这是一个倒置的姿势，应避免在妊娠晚期实施。

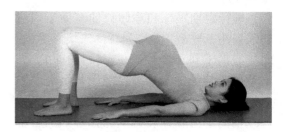

图 6-29　桥式

（6）儿童姿势：如图 6-8，这是对孕妇的背部和臀部的另一种伸展运动。它能有效缓解下背部、骨盆和尾骨疼痛（详见背部疼痛部分）。

（八）孕期坐骨神经痛

妊娠期坐骨神经痛的预防与护理包括多种自我护理疗法，如按摩、伸展、温和

☆☆☆☆

地锻炼、热敷和冷敷，产妇支持腰带，练习良好的姿势等。在孕期间很少考虑药物疗法。

1. 保持舒适睡姿　如果疼痛在左腿侧，应取右侧卧位，避免胎儿对坐骨神经的压迫，反侧相反。

2. 按摩　可能有助于减轻疼痛，炎症，以及背部和其他身体部位受坐骨神经影响的不适。最好是找专业的或有怀孕按摩经验的医务人员。按摩力度应轻，如果有疼痛或明显的压力时按摩应停止。

3. 锻炼　快走、骑脚踏车、瑜伽和游泳都是安全的锻炼方式，尤其是游泳，可以帮助支撑怀孕时肚子的重量，减轻关节和肌肉的压力。

4. 冷热敷　冷疗法可以减轻疼痛和肿胀。将冰袋或一袋冷冻蔬菜用毛巾包裹放在疼痛的部位。每次 20min，每天 3 次。在使用了几天的冷疗法后，可以切换到加热垫。每次 20min。根据孕妇的自我感受可以在热和冷之间切换。

5. 拉伸　怀孕期间的温和伸展可以加强背部和腹部肌肉，以减少背部疼痛和僵硬。轻度伸展也可以放松紧张的肌肉和减轻坐骨神经疼痛。

进行定期锻炼和瑜伽拉伸有助于通过加强脊柱、臀部、盆底和背部来缓解疼痛。瑜伽有助于纠正姿势，并有拉伸作用。如果孕妇有持续的坐骨神经痛，甚至需要在分娩后继续锻炼。一般推荐的练习包括：怀孕期间的温和伸展可以加强孕妇的背部和腹部肌肉，以减少背部疼痛和僵硬。

（1）坐式梨状肌拉伸（图 6-30）：梨状肌是腿的外侧旋转体，位于臀部深处。紧绷时，会对坐骨神经造成刺激。坐位时的梨状肌拉伸有助于缓解肌肉紧张和缓解坐骨神经疼痛。方法：①坐在椅子边上。挺直背部，放松肩膀。②抬起左脚，将左脚踝放在右膝盖上。③将左手放在左膝盖上，以防止在拉伸过程中抬起腿。④向膝盖方

向前倾，直到孕妇感觉到左臀部被拉伸。⑤保持 45s，用另一条腿重复。⑥孕妇可以每天重复这个练习 3～4 次。

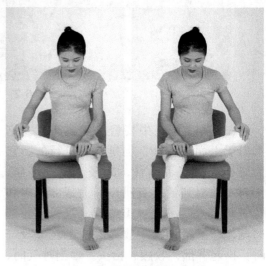

图 6-30　坐式梨状肌拉伸

（2）应用桌子伸展：方法：①站在桌子旁边，双脚分开与臀部同宽。②把手放在桌子上，身体前倾。让你的手臂伸直，背部放平。③试着把孕妇臀部拉离桌子，直到感觉到腿后面和下背部有拉伸感。④保持这个姿势 30s～1min，然后站直。⑤每天重复练习 2 次。

（3）鸽子姿势（图 6-31）：方法：①跪在地上。②尽可能将左腿伸到身后。③右足向前，膝盖向一侧折叠。孕妇的胫骨应该在孕妇身体前面的水平线。④在臀部下面放一块瑜伽砖。它有助于减轻拉伸的强度，并为孕妇的肚子留出空间。⑤向前腿前倾。⑥逐渐向地面弯曲，在孕妇的头和手臂下面放一个枕头作为支撑。⑦保持这个姿势 1min，在另一边重复。可以每天重复各练习几次。

（4）臀部屈肌拉伸（图 6-32）：臀部屈肌穿过臀部前部，有助于腿的向前运动，如行走。这些肌肉在怀孕期间变得紧绷，影响盆底，从而引起疼痛。方法：①跪在地上。②向前迈一步，使臀部和膝

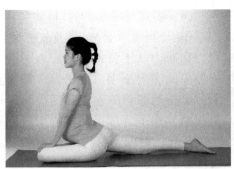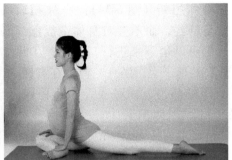

图 6-31 鸽子姿势

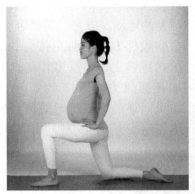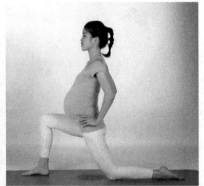

图 6-32 臀部屈肌拉伸

盖成 90°。③把孕妇所有的重量都向前推，直到孕妇能感觉到背部、臀部和腿部的拉伸。④保持这个姿势 30s，并对另一侧重复。

（5）臀部和腿泡沫滚动（图 6-33）：泡沫滚动是帮助坐骨神经痛的一个很好的方法，它可以放松和舒缓紧绷的肌肉。泡沫滚轮对紧绷的肌肉和结缔组织可起到迷你

按摩的作用。方法：①在地板上放一个泡沫滚轴。②手放在背后支撑坐在滚轴上。③抬起一只脚，放在另一只膝盖上。④前后移动孕妇的身体，直到孕妇感觉到一个柔软的地方。⑤继续在疼痛区域移动 30s ～ 1min。⑥然后把泡沫滚到大腿后面，直到孕妇找到另一个柔软的地方。⑦另一侧重复同样的步骤。

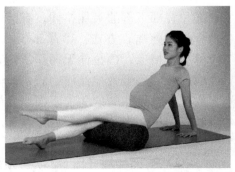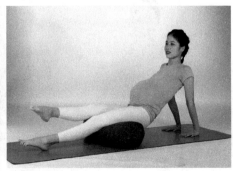

图 6-33 臀部和腿泡沫滚动

（6）身体扭转（图6-34）：身体扭转手拉伸坐骨神经，而不会对身体造成额外的压力。也可以坐下来进行。方法：①坐在一把舒服的椅子上。坐直，椅背在右侧。②抓住椅子的后沿，深呼吸，保持稳定。③轻轻将自己推到椅背上，身体向右扭转。④保持这个姿势30s，左侧重复同样的动作。

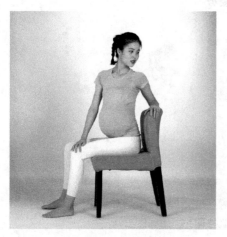

图6-34　身体扭转

（7）裁缝坐姿（图6-35）：此坐姿非常适合拉伸和加强下背部、大腿和骨盆的肌肉，以及坐骨神经。方法：①坐在地板上，双腿弯曲，双脚并拢。②向前移动，以减轻背部压力。③双手放在膝盖上，提供轻微的阻力，膝盖上下弯曲。

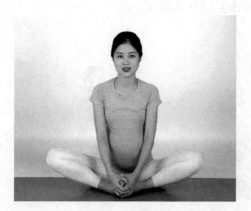

图6-35　裁缝坐姿

（8）桥式（图6-29）：桥式姿势对下背部起作用，可缓解紧张，以及放松腹部肌肉。应力和压力从下背部释放，否则这是坐骨神经痛的主要原因。方法：①仰面躺在地上。②抬起膝盖，直到脚变平。③慢慢收紧腹肌，把下背部推到地板上。④保持这个姿势一段时间，放松。⑤每天重复2次，每次至少5套。

（9）膝关节拉伸（图6-36）：这是一种改良式膝关节的运动，是简单的拉伸坐骨神经的运动。方法：①仰卧在垫子或床上。②向腹部方向屈曲左膝关节上。③将脚跟放在膝盖上，尽量多拉腿，不要给腹部施加任何压力，维持5～10s，重复10次。④用同样的方法练习对侧。⑤可以只练习疼痛侧，也可以两侧同时练习。

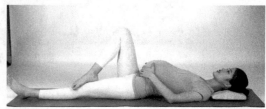

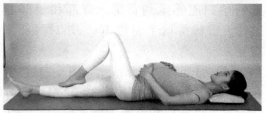

图6-36　膝关节拉伸

（10）大腿拉伸（图6-37）：这是大腿上部和背部下部的最佳拉伸，有助于缓解坐骨神经疼痛。方法：①背部挺直地坐在简单的木椅上。②拉伸无痛腿，使其牢牢触地。③抬起坐骨神经痛的腿，慢慢地把它放在孕妇无痛腿的膝盖下面。慢慢向无痛的脚前进，保持这个姿势几秒钟。④身体向前移动时，保持背部挺直。

（11）胸部伸展（图6-38）：胸部拉伸增强了胸部和颈部肌肉，减少坐骨神经痛。方法：①站在两面墙之间或房间的入口处。

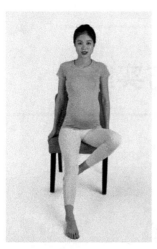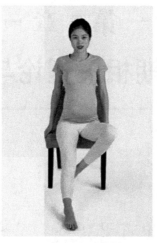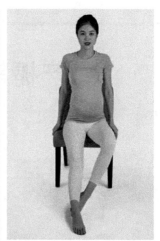

图 6-37　大腿拉伸

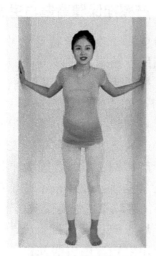

图 6-38　胸部伸展

②双手放在墙上。③双手保持在胸部水平，肘部微微弯曲。④将你的整个身体向前移动，然后回到先前的位置。

（12）站立小腿伸展（图 6-39）：站立的小腿伸展可以防止由于坐骨神经痛引起的腿或脚抽筋。方法：①站起来，把身体转向一面墙。②左脚靠近墙壁，右脚离墙壁 2 英尺。③将手和前臂放在墙上。肘部保持在你肩膀的高度。④弯曲左膝，让身体向前移动。⑤尽量拉伸身体。两脚分开，站立在墙的前面，身体离开墙一定距离，双手做推墙动作，保持这个姿势 10s，然后松开，根据自我感受，反复练习 10 次。

二、孕期疼痛的追踪与评价

（一）追踪与评价时间

目前尚未见孕期各种疼痛处理后的追踪评价时间的报道，我们在临床实践中，采用 3、7、15 的评价，即处理后第 3 天、第 7 天及第 15 天进行评价。根据结果确定进一步的干预方案或实施转诊到相应的专科做进一步的诊治。

（二）评价内容

评价是否执行治疗方案、NRS 评分、运动受限程度是否好转、睡眠状况、是否恢复正常、对情绪影响是否改善等。

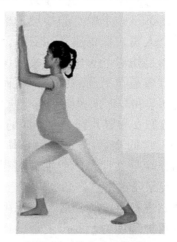

图 6-39　站立小腿伸展

（余桂珍　黄丽华　王　芳　李苑娴）

第 7 章
产褥期相关理论与实践

第一节 概　　述

一、产褥期定义

产褥期指从胎盘娩出至产妇全身器官（除乳腺外）恢复至正常未孕状态所需的一段时间，一般为产后 6 周，这段时期是母婴敏感脆弱的关键时期，需要科学系统的健康管理。产褥期健康管理（puerperal health management，PHM）对促进产妇身心恢复和婴儿成长、减少母婴产褥期并发症及提高婴儿母乳喂养率具有重要作用。

产褥期管理中，母亲和婴儿被视为一个单位是很重要的，特别是在出生的前几个月，因为影响其中一个的因素不可避免地会影响另一个。产后护理为一个持续的过程，而不是一个单一的接触，根据每位妇女的个人需求提供服务和支持。产后护理利用不足妨碍了对慢性健康状况的管理和获得有效避孕措施的机会，从而增加了短时间怀孕和早产的风险。同样重要的是，当大多数妇女和婴儿有一个平淡的过程时，不要将正常的产后护理置于疾病框架内。妊娠和分娩是女性自然的生理过程，可医务人员及家属都把产妇当成患者进行照顾，导致产妇也视自己为患者，严重削弱了产妇的自我护理能力。助产士帮助产妇提高自我护理能力，是帮助母婴顺利度过产褥期，保障母婴健康最有效的措施之一，以达到改善产妇产褥期生活质量的效果。

二、产褥期保健背景与进展

产褥期属于女性较特殊的生理阶段，随着我国医疗技术的进步及产妇健康观念的改变，对自己产后的健康问题日益关注，特别是初产妇，她们对产褥期基本知识、新生儿喂养知识、自我护理知识及心理调适知识普遍缺乏，迫切期望能安全舒适地度过自身产褥期。虽然我国为了保障产妇产后的正常生活已经颁布了关于产假、生育保险等优惠政策，但是受我国国情影响，目前的产后照护状况不容乐观，仍与发达国家有一定差距，已引起社会、社区及家庭等方面的广泛关注。相关调查研究显示：我国产妇产褥期发生感染的概率约为 6%，发生产后抑郁的概率约为 14.7%，而纯母乳喂养率低于 30%。

美国、英国等国家产后保健发展较早，体系更为完善，对我国产褥期健康管理服务有很好的借鉴意义。

美国妇产科医师协会（The American College of Obstetricians and Gynecologists，ACOG）于 2016 年 6 月（2018 年 5 月更新）发布《优化产后保健建议》。该意见以产后访视为主要护理途径，涉及婴儿喂养、避孕方案、妊娠合并症、心理健康、产后并发症等方面的问题。

英国国家健康与临床优化研究所 2021

年《产后 8 周保健指南》，旨在根据现有最佳证据确定产后 6 ～ 8 周内母婴应接受的常规保健。该指南推荐产后保健内容应遵循个性化、全面、持续的原则。

1. 个性化　应与产妇共同制订健康计划，保健措施的选择应尊重产妇的需求与意愿。

2. 全面　每次接触产妇时，应评估母婴身体健康状况、详细解答产妇问题、询问产妇家庭、身心、社会及情感状况，并制订后续随访计划。

3. 尽量保证每名产妇有固定的责任保健员　以应对母婴各阶段的不同需求。健康保健人员每次与产褥期母婴接触时，应对产妇进行健康指导，评估产妇身体健康状况、心理情感状态，识别产妇疾病征象和家庭暴力征象，评估婴儿喂养情况、亲子依恋关系、生长发育情况。

三、我国目前主要的产后照护模式及存在问题

（一）以产后母婴康复机构（月子中心）为中心的产后照护模式

这一模式在目前大城市较为常见。主要在产妇出院至产后 42 d 为产妇和新生儿提供全天式的护理服务和生活照料，为产妇提供基本健康体检、营养搭配、运动锻炼等科学的产后护理，为新生儿提供专业的沐浴、抚触等精细照护。但母婴康复机构目前存在诸多问题，如工作流程不统一、护理服务质量未达标准、规章制度不规范等。

（二）以助产士为中心的产后照护模式

此照护模式可以使产妇得到基本的产后专业指导，有效预防产妇和婴儿各类危险事件的发生，减少护患之间矛盾的发生，增强产妇及家属对医护人员的信任，更适合产妇或者新生儿在产后出现异常病情变化的母婴。但是，我国助产士的工作场所主要是在产房和产科门诊，真正走出医院，

走进产妇家庭的机会非常少，再加上助产士缺乏团队合作，且受社会观念的影响，文化水平较低的产妇很少选择到助产士门诊进行咨询。

（三）以社区服务为中心的产后照护模式

以社区卫生服务中心为依托，产妇出院后由社区负责管理，社区医务人员通过《母子健康档案》了解产妇产前及产时情况，产后访视时间为产后 24h、产后 3d、产后 7 ～ 14d、产后 6 周各家访 1 次，并且及时给予产妇专业性指导，在一定程度上为产妇和新生儿提供专业性的保障。由于《母婴健康档案》缺乏医院检查、治疗等详细记录，加之记录不规范等原因，导致医院与社区间信息沟通不足、社区医务人员难以充分掌握产妇情况以实施针对性的延续管理，产褥期母婴的健康管理服务出现断层，无法为产后母婴提供全面的照护服务。并且，目前以社区服务为中心的产后照护还存在缺乏专业从业人才、资源不足、志愿者技术不统一、服务流程不统一和不能如期进行家庭访视等缺点。

（四）以家庭为中心的产后照护模式

该模式是当前常见的护理模式，"以家庭为中心"产后照护的对象是孕产妇、新生儿、家庭，旨在为其提供温馨舒适、安全健康的产后照护，满足母婴及家庭的生理、心理、社会需求，促进情感交流，帮助完成角色转变，保障母乳喂养，提高家庭照护母婴的能力。产妇出院至产后 42d 由产妇配偶及其他家属共同完成母婴照护，这种照护模式是我国从古沿用至今的，具有增加产妇家庭关怀度、和谐感，以及幼儿和产妇的归属感等积极意义。但是随着社会的飞速发展，产妇的需求逐渐增高，再加上生活压力大，夫妻之间和婆媳之间的各种矛盾，年轻产妇与公婆之间观念的差别等原因，导致一部分产妇不愿意选择公婆照护，放弃以家庭为中心的产后照护。

☆☆☆☆

（五）以产后护理之家为中心的产后照护模式

产后护理之家是一个新兴的家政服务机构，主要培训高级家政服务人员（月嫂）。主要在产妇产后 6～8 周为产妇和新生儿进行产褥期观察、乳房护理、母乳喂养、营养配餐、健康心理指导及生活起居等日常护理，工作时间一般为白天。随着产妇自我意识的觉醒和对传统观念的摒弃，取得了很多产妇及其家属的信任，联合延续护理显著降低了婴儿出生缺陷和产妇产后抑郁症的发生率，产妇的健康得到保障。但是目前高级家政服务人员的素质良莠不齐，缺乏监督部门等因素致使很多产妇和家属无法真正相信这种护理模式。

四、助产士的作用

连续性护理是以助产士为主导，早孕期间即开始对孕妇实施管理，根据孕产妇个性化情况为孕妇提供产前、产时、产后系统化照护的围产期一体化护理模式，是国际助产联盟倡导的满足孕产妇和婴儿需求的最佳助产模式。

医院助产士与社区团队携手组建产后护理团队，建立共同治疗机制。助产士在产妇出院前建立产妇个人产后健康档案，档案内容包含产妇基本信息、产后康复方案、产后复查时间等，于出院当日并向其说明产后复查的意义与重要性。社区产后随访针对的是无产科合并症的产妇随访，主要负责产妇和新生儿的常规检查。助产士产后随访专科服务注重指导产妇学习相关的产后健康知识，加强健康宣教，开展专业的、有针对性的一对一专科服务，为每位产妇建立个人健康档案，通过跟踪随访产妇，及时给予其专业上的指导与支持。从母乳喂养、盆底康复、饮食指导，心理评估等各方面进行优质的专科服务，根据产妇自身乳汁分泌情况，给予相关建议，鼓励产妇坚持母乳喂养，预防发生乳胀。指导其进行盆底康复训练，可改善盆底功能障碍；指导产妇清淡饮食，控制碘盐的摄取；给予产妇关心、指导、鼓励，及时提醒、嘱咐产妇复查时间等。

（陈　慧　黄莉珊）

第二节　产褥期常见问题

一、晚期产后出血

（一）定义

晚期产后出血是指产后 24h 至产后 6 周内发现的生殖道大量出血，以产后 1～2 周多见。其中，对于需要住院进行立即干预的晚期产后出血称为严重晚期产后出血。晚期产后出血是产褥期常见的并发症，其发生率为 0.5%～2%。

晚期产后出血的出血量难以确切估计，因此临床诊断相对主观。在既往对于该类情况的出血量是有所界定的，以出血量大于 500ml 为界定值，但目前已无明确的界定，通常指出血量超过产妇既往自身的月经量。

（二）病因及临床表现

晚期产后出血的病因多样，一般有胎盘或胎膜残留、蜕膜残留、感染、子宫复旧不全、切口愈合不良、生殖道血肿、子宫血管异常、绒癌、凝血机制障碍等。根据病因的不同，其临床表现也有其相应的特点，见表 7-1。

（三）对产妇的影响

晚期产后出血若未能及时发现及处理，出血过多会导致产妇组织灌注量不足，严重者可致休克。因宫内组织残留及大出血可致产妇机体抵抗力下降，感染的风险增大。随着出血量的增加，产妇自身缺乏相关知识及相应的应对手段，会产生恐惧不安的心理。

表 7-1　晚期产后出血的病因及临床特点

病因	具体内容	临床特点
妊娠物残留	胎盘、胎膜残留、蜕膜残留	多发生在产后 1 ～ 2 周，血性恶露时间延长，反复阴道出血或突然大量阴道出血
子宫复旧不全	胎盘植入附着部位复旧不全	多发生在产后 2 ～ 3 周，突发大量阴道出血，子宫软且体积大于相应产褥阶段子宫
感染	子宫内膜炎、子宫肌炎盆腹腔感染、产褥期败血症	恶露异味，伴盆腔痛、发热等感染征象感染的局部、全身症状及体征
剖宫产切口愈合不良	剖宫产切口感染、溃疡、裂开	多发生在剖宫产术后 3 ～ 4 周，突然发生的无痛性大量新鲜阴道出血，并反复发作
生殖道血肿	外阴血肿、阴道血肿阔韧带 / 腹膜后血肿	外阴局部紫蓝色肿胀，触痛，可有直肠压迫症状全身情况差，可引起失血性休克或腹腔内出血症状
子宫血管异常	子宫动静脉畸形、假性动脉瘤	无痛性的间歇性、不规则阴道出血或突发的大出血
其他	子宫及子宫颈肿瘤，妊娠滋养细胞肿瘤，胎盘部位超常反应，全身性疾病如血液系统疾病，肝脏疾病至凝血功能障碍等	

引自：中华医学会围产医学分会 . 晚期产后出血诊治专家共识 . 中国实用妇科与产科杂志，2019，35（9）：1008-1013.

二、产褥感染

（一）定义

产褥感染是指分娩时及产褥期生殖道受病原体侵袭，引起产妇局部或全身感染，其发病率约 6%。产褥感染是造成产妇死亡的四大原因之一，产后对产妇进行相关的指导，预防产褥感染的发生具有很重要的意义。

（二）病因

正常情况下，女性生殖器官会凭借自身的防御功能抵挡致病因子入侵，妊娠和正常的分娩往往不会增加产妇感染的机会。但是，产妇在身体虚弱、营养不良、孕期贫血、卫生不良、免疫力下降、胎膜早破、慢性疾病、产科手术、产程过长、产前产后出血过多、多次阴道宫颈检查、羊膜腔感染等各种诱因的影响下，容易发展为产褥期感染。

（三）临床表现

发热、疼痛及异常恶露是产褥感染的三大典型症状。产褥早期产妇发热的原因多为脱水，但若在 2 ～ 3d 低热后突然出现高热的情况，应考虑感染发生的可能。产褥期感染因部位、程度及扩散范围不同，产妇的临床症状会有着较大差异性。

根据发生的感染部位，可分为会阴、阴道、宫颈、腹部及子宫切口局部感染，急性子宫内膜炎、子宫肌炎，急性盆腔结缔组织炎和急性输卵管炎，腹膜炎、血栓性静脉炎。

（四）对母儿的影响

产褥感染不仅影响产妇健康生活质量，严重者甚至可致死亡。此外，在治疗产褥感染的过程中，由于抗菌药物的使用，则有可能需要暂停母乳喂养，因此对宝宝也会造成一定的影响。

三、妊娠高血压 / 子痫前期

妊娠期高血压通常于产后 12 周内恢复正常。产后新发高血压或子痫前期的发生率为 0.3% ～ 27.5%。产后 42d 的高血压遗留率高达 95.31%，产后 1 年仍高达 34.38%，

☆☆☆☆

子痫前期患者出院后血压的随访，至少6周。有关妊娠高血压/子痫前期的定义、临床表现、对母儿的影响等，详见第5章第三节中的血压异常相关内容。

四、妊娠期糖尿病

妊娠期糖尿病指妊娠期发生的糖代谢异常。有关妊娠期糖尿病的病因、发病机制、临床表现、对母儿的影响等内容，详见第5章第三节中的血糖异常相关内容。

五、产后疲乏

（一）定义

产后疲乏是一种压迫性的和持续性的疲劳感，并伴有体力、脑力及日常活动能力的下降。

（二）病因

伤口疼痛、睡眠不足、照顾婴儿、角色调适等都是造成产后疲乏的重要原因。产后疲乏的原因可归结为四大类，分别是产后生理疲劳、产后心理疲劳、产后身体疲劳、产后混合疲劳。

1. *产后生理疲劳* 因睡眠质量差、运动量大、工作劳累等发生的生理疲劳，导致无法应对育儿工作，使得精神紧张。

2. *产后心理疲劳* 产妇心理出现问题，如焦虑症、忧郁症、适应障碍等，导致长期精神紧张。产妇可能会觉得倦息、活力下降，进而影响自身的睡眠质量，感觉越睡越疲劳。一般而言，当疲劳症状持续4个月以上仍不见改善，有70%的人会出现心理问题，必须先从根本原因着手解决。

3. *产后身体疲劳* 因疾病（如感冒、心肺功能不全、内分泌紊乱等）或药物副作用（如高血压药物、交感神经药物、镇定剂等）而引起的疲劳症状，称为身体疲劳。

4. *产后混合疲劳* 上述原因中符合其中两项者，就属于混合疲劳，此种疲劳通常是生理、心理交互影响的结果，也比其他疲劳症状复杂，却容易被人们忽略。

（三）临床表现

产后疲乏具有生理、情感和认知方面的多维度现象。生理方面表现为疲乏和筋疲力尽，情感方面涉及焦虑与抑郁，认知方面可能为动力下降或无动力。最典型的产后疲乏症状就是，产妇睡眠5～8h后，仍然觉得疲倦。

（四）对母儿的影响

产后疲乏易导致产妇食欲不振、抵抗力下降。此外，由于疲乏，使得产妇无法很好的照顾宝宝，从而产生焦虑的心理，造成恶性循环。

六、产后睡眠障碍

（一）产后睡眠障碍的分类及定义

产妇在产褥期中普遍存在暂时性心理退化现象，情感脆弱，依赖性强，适应性差，尤其在产后1周内情绪波动更为明显，常可影响产妇的正常睡眠，甚者可致精神障碍。产后睡眠障碍简单地分为产后入睡困难、产后多梦及产后睡眠中断。根据临床症状的不同又分为产后失眠症、产后嗜睡症及产后异睡症。

1. *产后失眠症* 指产后产妇夜晚无法入睡，或无法维持整夜的睡眠，躺在床上超过2h仍无睡意。

2. *产后嗜睡症* 指产妇会在不适当的场合睡着而不能自控。

3. *产后异睡症* 指晚上无法好好睡觉，有时还会做出一些与白天行为差异较大的混乱行为，如"梦游""夜惊""梦魇"等异常行为。

（二）病因

1. *受体内激素水平变化的影响* 分娩后，在怀孕期间不同程度分泌增多的甲状腺激素、皮质类固醇、雌激素和黄体酮等均迅速下降。内分泌功能的不平衡，打乱了人的正常神经精神活动，开始可出现头痛、烦躁、疲乏无力、焦虑不安及失眠等现象，严重者甚至可出现精神极度紊乱。

2. 心理社会因素的影响　成为母亲后，不能较快地进入角色的转变，感觉不适应，以及家庭居住环境的改变、养育孩子的经济压力等，都会成为心理社会方面的刺激因素。

3. 素质方面的影响　产后机体内外环境发生了重大的改变，对原先有神经质、强迫型性格等素质方面缺陷的产妇而言，可能会导致神经症样表现，甚至精神异常的改变。

4. 产后大出血或产褥感染的影响　因产后大出血或产褥感染，产妇可出现精神方面的改变，轻则情绪不稳、烦躁不安、记忆力减退、失眠多梦等。严重者可出现兴奋狂躁、幻视、妄想、嗜睡等。

（三）对母儿的影响

这些睡眠障碍可使得产妇产后夜间睡眠时间减少、睡眠觉醒次数多、连续睡眠时间减少、白天睡眠增加、睡眠规律紊乱、睡眠的效率降低。这些睡眠模式的改变会导致泌乳异常，从而影响新生儿的喂养、产妇的人际关系及工作能力等。有研究发现产后睡眠剥夺与部分女性的产后抑郁密切相关，且对胎儿和儿童发育均存在负面影响。

七、会阴疼痛

（一）概述

会阴疼痛是自然分娩后常见的问题，主要由内源性炎性介质介导。研究表明，自然分娩后会阴部疼痛发生率高达 88.2%。

（二）会阴疼痛的特点

阴道分娩后会阴疼痛特点是会阴、肛门及阴道部位的神经分布共同从骶神经 2、3、4、5 神经节而来，共同支配会阴、肛门皮肤及外括约肌。会阴部位的神经很丰富，感觉很敏锐，且这个部位的括约肌由较多的肌肉群组成，其疼痛程度与机体应激反应的亢进、伤口损伤程度呈正相关。会阴部疼痛的范围为：在会阴体肌肉和纤维组织，前至耻骨联合、后达尾骨尖，两侧至坐骨结节之间的区域。

（三）影响会阴疼痛的因素

会阴部疼痛程度及疼痛敏感性除受产伤影响外还受个体因素、社会因素、护士因素的影响。特别是产妇个体因素中，个体对疼痛的敏感性、产妇体质指数增高、孕期母体增重过多均增加了会阴疼痛的风险。74% 妇女在产后第 1 周会感到会阴部疼痛，有 27% 在第 2 周才缓解疼痛。

（四）会阴疼痛对母儿的影响

会阴疼痛作为一种伤害性刺激，会在一定程度上影响自然分娩后的生理恢复及伤口愈合，并导致产妇出现消极情绪，严重者甚至出现产后抑郁症，对其身心健康产生消极的影响，如睡眠质量变差、新生儿母乳喂养率下降等。

八、女性盆底功能障碍

（一）定义

女性盆底功能障碍是由于盆底的支持结构损伤或缺陷及功能障碍所引起的一组疾病，包括盆腔器官脱垂、压力性尿失禁、粪失禁、慢性盆腔疼痛及性功能障碍等。产后尿失禁发生率为 5% ~ 30%，同时有 3% ~ 5% 的产妇可有粪失禁的情况。

（二）病因

女性盆底功能障碍的主要发病原因有种族、遗传、肥胖、不良生活习惯、生育或盆腔手术导致的损伤、绝经及衰老等。

（三）对产妇的影响

如若盆底功能障碍的产妇的盆腔脏器脱垂、尿失禁或粪失禁等这些身体变化长期存在，可致产妇出现情境性自尊低下的情况，既对产妇的夫妻生活及日常生活造成诸多不便，也对产妇的心灵造成很大的伤害。

九、新生儿黄疸

（一）定义

新生儿黄疸是一种临床常见的新生儿疾病，是指新生儿在出生 28d 内由于多种

☆☆☆☆

原因引起的体内胆红素堆积过多导致新生儿皮肤、黏膜出现严重的黄染现象。新生儿黄疸是新生儿常见表现，约60%的足月儿及80%的早产儿在出生后1周会出现黄疸，在全球每年出生的1.4亿婴儿中，有8400万到1.12亿新生儿会出现不同程度的黄疸。

（二）分类及临床表现

1. 分类 新生儿黄疸根据其发病机制又可以分为生理性黄疸和病理性黄疸，前者无须进行任何方式的治疗就可以自行恢复，而后者多数是由于胆红素代谢障碍，需要根据其致病机制有针对性地进行治疗。

2. 临床表现 黄疸是新生儿最常见的临床表现，是由于胆红素在体内聚积而引起的皮肤、巩膜或其他器官、组织的黄染。一般新生儿的血清胆红素 > 5mg/dl 即可出现肉眼可见的黄疸。

病理性的黄疸有出现早（出生后24h内）、血清胆红素高（早产儿 > 255μmol/L、足月儿 > 221μmol/L 或每天上升 > 85μmol/L）、持续时间长（早产儿 > 4周、足月儿 > 2周）、黄疸退而复现及血清结合胆红素 > 34μmol/L 的特点，只要新生儿具备其中的任何一项即可诊断为病理性黄疸。

生理性黄疸由新生儿胆红素代谢特点所致，其程度与许多因素有关，其是一种除外性诊断，必须排除病理性黄疸的各种原因后方可确定。如若家长缺乏对新生儿黄疸的相关知识，未能及时发现并治疗新生儿的病理性黄疸，使新生儿血清非结合胆红素持续升高透过血脑屏障，可致使新生儿发生胆红素脑病。

（三）对母儿的影响

因新生儿生病，在治疗的过程中，产妇常处于紧张、焦虑及不安的状态，从而影响新生儿的治疗。新生儿黄疸的严重并发症为胆红素脑病。当血清胆红素重度升高或同时存在高危因素时，可使未结合胆红素透过血脑屏障入脑，导致胆红素脑病。

十、新生儿尿布疹

（一）定义

尿布疹也称红臀或尿布皮炎，是发生在婴儿尿布接触部位的局限性皮炎。国内尿布疹发生率有报道为43.8%。

（二）病因

新生儿出现尿布疹，主要是受大小便的刺激。新生儿皮肤薄而嫩，皮下的血管丰富，稍有摩擦或长时间处于潮湿状态，就极易发生皮炎。此外，新生儿大小便次数多，如不及时更换尿布，尿液分解的氨会刺激皮肤，时间稍长，皮肤就会发红形成尿布疹。

（三）临床表现

初期表现为皮肤发红，继而出现红斑、丘疹，较重时发生糜烂、溃疡，可引起新生儿烦躁不安、哭闹不停。

（四）对新生儿的影响

出现新生儿尿布疹的新生儿易出现皮肤受损、疼痛及感染。如若不及时处理新生儿尿布疹，可造成新生儿严重感染，甚至引起败血症的发生，危及新生儿生命。

十一、新生儿哭闹

新生儿不会使用语言来表达他们的需要，哭就是他们的语言，哭闹是新生儿表现情绪的主要手段。新生儿哭闹常见护理问题主要有以下几点：

1. **舒适度改变** 与环境或饥饿有关。
2. **疼痛** 与胃肠痉挛或感染不适有关。
3. **知识缺乏** 与缺少育儿知识有关。

十二、新生儿发热

发热是新生儿常见的症状之一，是机体对各种有害刺激的防御反应，对免疫系统有重要的刺激作用。新生儿发热的原因，常见的有感染性的和非感染性的因素：临床中以感染引起的发热最多见。

婴儿的体温不需要测量，除非有特定的危险因素，例如分娩时的母体发热。当怀疑婴儿身体不适时，应使用经过适当校准和专用的电子设备测量温度。新生儿发热的护理问题主要有以下几点：

1. 有体温改变的危险　与体温调节功能不完善有关。

2. 体温调节无效　与感染有关。

3. 皮肤完整性受损　与脐炎、脓疱疮等感染性病灶有关。

4. 营养失调低于机体需要量　与吸吮无力、食欲不振及摄入不足有关。

十三、新生儿呕吐

呕吐是新生儿时期的一种常见症状，也是消化道功能紊乱、消化道梗阻的重要表现。新生儿胃容量小、食管下段括约肌不成熟，其排空时间延迟，且消化道自主神经调节功能较低，这些都极易引起新生儿呕吐。临床上将新生儿呕吐的原因分为内科因素和外科因素，轻度呕吐可引起吸入性肺炎，重度呕吐者可引起窒息性死亡。新生儿出生 3 ～ 7d 出现呕吐要考虑胎粪性便秘、幽门痉挛、胎粪排出延迟、感染、喂养不当等因素。新生儿出生 7d 以后出现呕吐者要考虑喂养不当、感染等因素。

十四、新生儿便秘

新生儿便秘多由于新生儿胃肠发育不完善，肠道功能较弱，胎粪质地黏稠，积聚在乙状结肠和直肠内，48h 以上仍不能排便所致，相关因素包括食用食物量比较少、饮用奶粉、没有母乳喂养等。由于患儿身体比较小，体质比较弱，通便药物剂量不容易掌握，常因使用药物而导致患儿由便秘发展为腹泻。

十五、鹅口疮

鹅口疮又称白念菌病、雪口病，以婴幼儿为多发人群，其发病是由白色念珠菌感染所致，受到感染的患儿口腔黏膜内会出现白色斑块。感染轻微时，无痛，斑膜擦去后，下方呈现不出血的红色创面；感染严重时，易引发念珠菌性食管炎等威胁患儿生命的严重疾病。鹅口疮存在的护理问题主要包括以下几点：

1. 疼痛　与皮肤黏膜受损有关。

2. 知识缺乏　缺乏新生儿卫生保健知识。

3. 有感染的风险　与疾病进行发展有关。

（陈　慧　黄莉珊）

第三节　产褥期评估

一、环境评估

详见第 2 章助产士门诊的构建与管理的布局与设施部分。

二、评估工具

（一）产褥期妇女自我护理能力自评量表

以下是对产褥期妇女自我护理能力自评量表（表 7-2）中自护态度、自护知识及自护技能三方面的具体条目的表述，共 5 个分级，分别为 5 分、4 分、3 分、2 分、1 分。请您仔细阅读每一个条目，并在右边相应位置进行勾选。

（二）疼痛评估量表

单维度疼痛量表是对患者的疼痛强度单方面进行评估，是临床上最常用的疼痛评估量表类型。单维度疼痛量表通过数字、文字、图像等形式使患者可以将主观疼痛感受客观地表达出来。总体来讲，单维度疼痛量表都具有简单易行、评估快速等特点。经过简单解释，患者一般都能很快地理解

☆☆☆ ☆

表 7-2　产褥期妇女自我护理能力自评量表

一、自护态度	完全不赞同	经常不赞同	有时赞同	经常赞同	完全赞同
1. 我相信通过学习我有能力照顾好自己和胎儿	1	2	3	4	5
2. 我觉得我照护胎儿的能力对胎儿很重要	1	2	3	4	5
3. 我觉得爱的给予对胎儿的成长很重要	1	2	3	4	5
4. 我相信自己能尽快适应妈妈的角色	1	2	3	4	5
5. 我愿意通过多种正规途径学习产后自我身体恢复的相关知识	1	2	3	4	5
6. 我愿意通过多种正规途径学习照护胎儿的相关知识	1	2	3	4	5
7. 我觉得良好的家庭关系对产后身心恢复很重要	1	2	3	4	5
8. 我觉得良好的家庭关系对胎儿的成长很重要	1	2	3	4	5
二、自护知识	完全不知道	经常不知道	有时知道	经常知道	完全知道
9. 我知道母乳喂养的好处	1	2	3	4	5
10. 我知道按需哺乳的重要性	1	2	3	4	5
11. 我知道产后我的睡眠情况对泌乳很重要	1	2	3	4	5
12. 我知道胎儿出生后会出现生理性体重下降	1	2	3	4	5
13. 我知道胎儿出生后会出现生理性黄疸	1	2	3	4	5
14. 我知道我在产后情绪容易出现波动的原因	1	2	3	4	5
15. 我知道产后我的心理调适需要家人的支持	1	2	3	4	5
16. 我知道产后恶露未完全排干净前不宜有性生活	1	2	3	4	5
17. 我知道产后进行适当的活动有助于身体恢复	1	2	3	4	5
18. 我知道产后每天做好外阴的清洁很重要	1	2	3	4	5
19. 我知道产后要经常开窗通风，但应该避免风直接吹到母婴	1	2	3	4	5
20. 我知道产后应该保持口腔卫生	1	2	3	4	5
21. 我知道产后应根据室温为自己和胎儿适当增减衣物	1	2	3	4	5
22. 我知道母婴分离时，乳房应该保持泌乳状态	1	2	3	4	5
23. 我知道在哺乳期需要服药时，应在医师的指导下用药	1	2	3	4	5
24. 我知道胎儿出生后需要按照国家相关机构要求接种疫苗	1	2	3	4	5
25. 我知道产后 42 天需要带着胎儿一起去医院进行检查	1	2	3	4	5
三、自护技能	完全做不到	经常做不到	有时能做到	经常能做到	完全能做到
26. 我能与产后照护者交流我的喂养观念	1	2	3	4	5
27. 我能与产后照护者交流产后我的饮食营养需求	1	2	3	4	5
28. 我能与胎儿进行情感的交流	1	2	3	4	5

☆　☆　☆　☆

续表

29. 胎儿出生后，我会寻求帮助与胎儿进行皮肤接触	1	2	3	4	5
30. 我会用正确的哺乳姿势哺乳	1	2	3	4	5
31. 我会用合适的方法确保胎儿正确含接乳房	1	2	3	4	5
32. 我学会了挤奶的方法	1	2	3	4	5
33. 哺乳后，我会抱起胎儿轻拍其背部来防止吐奶	1	2	3	4	5
34. 我会为胎儿做好臀部的护理	1	2	3	4	5
35. 我会为胎儿做好脐部护理	1	2	3	4	5
36. 我学会了给胎儿沐浴	1	2	3	4	5
37. 我学会了给胎儿抚触	1	2	3	4	5
38. 我会观察产后恶露排出的情况	1	2	3	4	5
39. 我会通过胎儿的哭声来判断胎儿想要表达的需求	1	2	3	4	5
40. 我会帮助胎儿选择正确的睡眠姿势，防止窒息的发生	1	2	3	4	5
41. 我会观察胎儿 24h 生理排泄情况	1	2	3	4	5
42. 我会观察胎儿体重增长情况	1	2	3	4	5

引自：李静如. 产褥期妇女自我护理能力自评量表的研制. 山西医科大学，2018；78-80.

量表的要求，并在 1min 之内完成评估。因此，单维度疼痛量表是进行疼痛快速评估的首选，见图 7-1。多维度量表耗时相对较长，却可以更好地、更全面地对疼痛进行描绘更适用于进行临床科研或非急性期的健康调查。

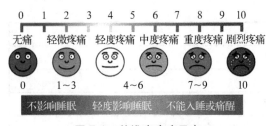

图 7-1　单维度疼痛量表

（三）疲乏评定量表（fatigue scale-14，FS-14）

产后疲乏是一种压迫性和持续性的疲劳感，并伴有体力、脑力及日常活动能力的下降。其具有生理、情感和认知方面的多维度现象；生理方面表现为疲乏和筋疲力尽，情感方面涉及焦虑与抑郁，认知方面可能为动力下降或无动力。产后疲乏工具测量的维度，根据不同的理论基础和概念而有所不同，一般包括生理、心理和认知力。

疲乏评定量表（Fatigue Scale-14，FS-14）由 Chalder 等研制的疲乏量表，后经王天芳等将其翻译成中文版。从躯体疲乏和脑力疲乏两个方面评价产妇产后身体疲乏程度。共 14 个条目，条目 1 ～ 8 测量躯体疲乏，条目 9 ～ 14 测量脑力疲乏。正向计分条目回答"是"计 1 分，回答"否"计 0 分，反向计分条目回答"是"计 0 分，回答"否"计 1 分，总分最高为 14 分，分数越高，疲乏越严重。该量表 Cronbach's α 系数为 0.88 ～ 0.90，折半信度为 0.861。量表灵敏度为 75.5%，特异度为 74.5%，见表 7-3。

表 7-3　疲乏评定量表

请您判断以下问题内容与您实际情况是否相符，回答"是"或"否"，并在相应的选项上打"√"

问题	是	否
1. 你有过被疲劳困扰的经历吗？	是	否
2. 你是否需要更多的休息？	是	否
3. 你感觉到犯困或昏昏欲睡吗？	是	否
4. 你在着手做事情时是否感到费力？	是	否
5. 你在着手做事情时并不感到费力，但当你继续进行时是否感到力不从心？	是	否
6. 你感觉到体力不够吗？	是	否
7. 你感觉到你的肌肉力量比以前减小了吗？	是	否
8. 你感觉到虚弱吗？	是	否
9. 你集中注意力有困难吗？	是	否
10. 你在思考问题时头脑像往常一样清晰、敏捷吗？	是	否
11. 你在讲话时出现口头不利落吗？	是	否
12. 讲话时，你发现找到一个合适的字眼很困难吗？	是	否
13. 你现在的记忆力像往常一样吗？	是	否
14. 你还喜欢做过去习惯做的事情吗？	是	否

引自：杨雅卉，李静逸，张凤. 产妇睡眠质量与产后疲乏的相关性研究. 护理学杂志，2019，34(22)：16-19.

（四）匹兹堡睡眠质量指数量表（PSQI）

该量表由 19 个自评和 5 个他评条目构成，其中第 19 个自评条目和 5 个他评条目不参与计分，见表 7-4。参与计分的 18 个自评条目组成 7 个成分，每个成分按 0～3 等级计分，累积各成分得分为 PSQI 总分。总分范围为 0～21 分，分数越高，睡眠质量越差。5 分及以下表示睡眠质量好，5 分以上表示睡眠质量差。

（五）育儿胜任感量表（中文版）

育儿胜任感是指母亲在育儿角色中的感知效能或能力和来源于育儿行为的满足，是评价母亲角色行为的全新指标之一。它作为一个新颖的围产期保健评价指标，有助于助产士了解孕产妇的需求，提高护理满意度，并且它也是制订围产期护理措施的有效工具。

英文版育儿胜任感量表（PSOC）是 Gibaud-Wallston 结合自尊理论和育儿情境的特殊性编制的，共有 17 个条目，每个条目从"绝对不同意"到"绝对同意"分 6 级（1～6 分）评分，其中第 2～5、8、9、

表 7-4　匹兹堡睡眠质量指数量表（PSQI）

指导语：下面一些问题是关于您最近 1 个月的睡眠状况，请选择或填写与您近 1 个月实际情况最符合的答案。请回答下列问题：

1. 近 1 个月，晚上上床睡觉通常是 _____ 点钟			
2. 近 1 个月，从上床到入睡通常需要 _____ 分钟			
3. 近 1 个月，早上通常起床时间 _____ 点钟			
4. 近 1 个月，每夜通常实际睡眠时间 _____ 小时（不等于卧床时间）			
5. 近 1 个月，您有没有因下列情况而影响睡眠，请从①②③④四项中选一项，在下面画"√"：			
a. 入睡困难（30 分钟内不能入睡）	①无　②不足 1 次 / 周	③1～2 次 / 周	④3 次或以上 / 周
b. 夜间易醒或早醒	①无　②不足 1 次 / 周	③1～2 次 / 周	④3 次或以上 / 周
c. 夜间去厕所	①无　②不足 1 次 / 周	③1～2 次 / 周	④3 次或以上 / 周
d. 呼吸不畅	①无　②不足 1 次 / 周	③1～2 次 / 周	④3 次或以上 / 周
e. 大声咳嗽或鼾声高	①无　②不足 1 次 / 周	③1～2 次 / 周	④3 次或以上 / 周
f. 感觉冷	①无　②不足 1 次 / 周	③1～2 次 / 周	④3 次或以上 / 周
g. 感觉热	①无　②不足 1 次 / 周	③1～2 次 / 周	④3 次或以上 / 周

☆ ☆ ☆ ☆ ☆

续表

h. 做噩梦	①无　②不足 1 次 / 周　③ 1 ～ 2 次 / 周　④ 3 次或以上 / 周
i. 疼痛不适	①无　②不足 1 次 / 周　③ 1 ～ 2 次 / 周　④ 3 次或以上 / 周
j. 其他影响睡眠的事情（请写明）＿＿＿＿＿＿＿＿＿ ①无　②不足 1 次 / 周　③ 1 ～ 2 次 / 周　④ 3 次或以上 / 周	
6. 近 1 个月您的睡眠质量　　①很好　　②较好　　③较差　　④很差	
7. 近 1 个月您是否经常使用催眠药物才能入睡 ①无　　②不足 1 次 / 周　　③ 1 ～ 2 次 / 周　　④ 3 次或以上 / 周	
8. 近 1 个月您是否常感到困倦　　①无　②不足 1 次 / 周　③ 1 ～ 2 次 / 周　④ 3 次或以上 / 周	
9. 近 1 个月您做事的是否精力不足　①没有　②偶尔有　③有时有　④经常有	

引自：杨雅卉，李静逸，张凤 . 产妇睡眠质量与产后疲乏的相关性研究 . 护理学杂志，2019，34(22)：16-19.

12、14、16 这 9 个条目为反向计分。该量表分为效能分量表和满意度分量表，其中效能分量表包含 8 个条目，总分为 8 ～ 48 分，得分越高其育儿效能水平越高；满意度分量表包含 9 个条目。总分为 9 ～ 54 分。得分越高其育儿满意度水平越高。PSOC 的总分为 17 ～ 102 分，得分越高说明其育儿自尊水平越高。中文版育儿胜任感量表（C-PSOC）由杨晓等翻译成中文，量表分为效能和满意度两个分量表，见表 7-5。该量表具有良好的信效度，Cronbach's α 系数为 0.80。此量表可便于医护人员对准父母们进行评估，并给予相应的产前教育和社会支持，在研究中应用日趋广泛。

表 7-5　育儿胜任感量表（中文版）

姓名：　　　　　分娩日期：　　　　　填写日期：

条目	绝对不同意	不同意	不太同意	稍同意	同意	绝对同意
1. 当我明白到自己的行为如何影响孩子时，照顾孩子上出现的种种困难都容易解决						
2. 虽然作为父母是一件赏心乐事，但此刻照顾这个年龄段的孩子令我感到灰心丧气						
3. 每天我都觉得自己没有很大作为						
4. 有时候当我认为事情可以在自己控制之内时，我反而觉得被牵制着						
5. 与我父母相比，我觉得自己没有做好足够的准备去做个好母亲						
6. 我认为自己可作为其他初为父母的模范，让他们学习怎样当一位好母亲						
7. 我能胜任父母的工作，而且任何困难均可迎刃而解						
8. 为人父母令我感到很困惑的是不知道自己做得是否称职						
9. 有时候我觉得自己一事无成						

☆☆☆☆

续表

条目	绝对不同意	不同意	不太同意	稍同意	同意	绝对同意
10. 我认为自己在照顾孩子方面的能力与个人期望相符						
11. 当孩子表现困扰时，我比其他人更了解导致这种情况的原因						
12. 我比较有兴趣及擅长做其他事情，多于担任父母的工作						
13. 到目前为止，我觉得自己能全面了解一位父母应有的角色						
14. 假若照顾孩子的工作充满乐趣，我会比现在更有动力去做好父母的角色						
15. 我深信自己拥有作为一位好母亲／父亲应有的技巧						
16. 为人父母令我觉得紧张及焦虑						
17. 作为一位好母亲／父亲本身就是一项奖赏						

引自：杨晓，高玲玲，张振香，等．中文版育儿胜任感量表在产妇中应用的信效度检验．中华护理杂志，2014，49(07)：881-885．

（六）儿童成长发育曲线

评价胎儿生长情况的 4 个指标：体重、身高、身高体重指数、头围。需要观察的就是这四个数据在同龄标准值的百分位。胎儿是否正常成长，可以参考 WHO 或者 CDC 生长曲线表。

WHO 生长曲线表是世界卫生组织描述儿童在最佳环境和健康条件下应如何成长的生长标准，在儿童成长最快的最初几个月中它的数据收集要比 CDC 图表所使用的数据更频繁。0～2 岁的胎儿一般都比照此标准来观察。将胎儿每隔一段时间的数据标注在 WHO 生长百分位曲线表格上，胎儿的数据应当形成自己的一条曲线。如果胎儿的数值百分位高于 98%（97.7%）或低于 2%（2.3%），说明生长异常。问题可能出现在哺乳、营养、生长环境或者某些疾病，这时候就要转介儿科医师来判断和治疗了。

1. WHO 生长百分位曲线图的官网下载地址

（1）女孩年龄身高曲线图：

https：//www.who.int/childgrowth/standards/chts_lhfa_girls_p/en/

（2）男孩年龄身高曲线图：

https：//www.who.int/childgrowth/standards/chts_lhfa_boys_p/en/

（3）女孩年龄体重曲线图：

https：//www.who.int/childgrowth/standards/chts_wfa_girls_p/en/

（4）男孩年龄体重曲线图：

https：//www.who.int/childgrowth/standards/chts_wfa_girls_p/en/

（5）女孩年龄 BMI 曲线图：

https：//www.who.int/childgrowth/standards/chts_bfa_girls_p/en/

（6）男孩年龄 BMI 曲线图：

https：//www.who.int/childgrowth/standards/chts_bfa_boys_p/en/

（7）女孩年龄头围曲线图：

https：//www.who.int/childgrowth/standards/second_set/chts_hcfa_girls_p/en/

（8）男孩年龄头围曲线图：

https：//www.who.int/childgrowth/standards/second_set/chts_hcfa_boys_p/en/

2. 知识链接　WHO 生长曲线表的数据是基于母乳喂养的胎儿（母乳喂养 12 个月，

至少前 4 个月的主要摄入为母乳）。在出生后的头几个月，母乳喂养婴儿的体重增长通常快于配方奶喂养的婴儿，但在其余婴儿期，体重增长较慢。如果配方奶胎儿使用 WHO 表来比较，在前 3 个月可能被判断为生长过慢，在 3 个月后被判断为生长过快。

三、评估内容

1. 情绪与情感 应用专业的产后抑郁筛查工具评估产妇情绪；监测产前心理障碍的产妇，适时给予药物治疗。

2. 婴儿喂养与保健 评估育儿效能，包括婴儿喂养、返岗后育儿策略；评估喂养效能，包括母乳喂养相关疼痛、返岗后哺乳方法、母乳喂养时避孕措施。

3. 避孕与生育 提供性生活相关指导；询问未来妊娠计划；告知并解释再次妊娠应间隔大于 6 个月；指导产妇预防下次妊娠可能的并发症，如前置胎盘等；根据产妇生活习惯，推荐避孕方式。

4. 睡眠与疲劳 制订产后疲劳与睡眠中断的应对方案；调动家庭及社会支持。

5. 产后身体恢复 评估感染症状，疼痛情况；分娩伤口愈合情况，提供伤口恢复指导；询问是否存在尿、便失禁，并给予转诊建议；提供体力、体重恢复指导。

6. 慢病管理 讨论妊娠并发症对未来生育和产妇长期健康的影响；监测妊娠期糖尿病产妇的血糖；询问妊娠期药物使用情况，并考虑哺乳期用药；请初级或专科医疗保健人员提供后续随访指导。

7. 健康维持 回顾产妇免疫接种史，制订免疫计划；对产妇进行宫颈脱落细胞涂片筛查和盆腔筛查。对于存在特殊状况的产妇应提供针对性指导。对患有糖尿病、高血压、甲状腺功能改变等疾病的产妇，应尽快安排产后访视以确保其获得持续性保健服务。对于流产、死产及新生儿死亡的产妇，医务人员应提供精神支持和丧亲咨询，寻找本次妊娠失败的原因，预测复发风险并制订下次妊娠的计划。

四、评估方法

在产前护理或出院前安排产后访视时间，使用技术（如短信、电话）提醒妇女安排产后随访时间。

（一）第一次接触

1. 询问她们的情绪状况、她们有哪些家庭和社会支持及她们处理日常事务的通常应对策略。

2. 与妇女一起制订有文件记录的、个性化的产后护理计划。指导出生后恢复的生理过程，任何情绪状态和行为的变化都不属于妇女的正常模式。对患有糖尿病、高血压、甲状腺功能改变等疾病的产妇，对于存在特殊状况的产妇应提供针对性指导。对于流产、死产及新生儿死亡的产妇，医务人员应提供精神支持和丧亲咨询，寻找本次妊娠失败的原因，预测复发风险并制订下次妊娠的计划。

3. 指导告知妇女可能危及生命的情况的迹象和症状（表 7-6），并立即与保健专业人员联系，或在出现任何迹象和症状时寻求紧急帮助。

表 7-6 潜在危及生命情况的体征和症状

体征和症状	可能存在问题
突然或非常严重的阴道出血，或持续的阴道出血	胎盘组织或子宫内膜炎残留
腹部，骨盆或会阴痛，发热，发抖或白带，带有难闻的气味	感染
腿部肿胀和压痛或呼吸急促	静脉血栓栓塞
胸痛	静脉血栓栓塞或心脏问题
持续或严重头痛	高血压，先兆子痫，穿刺后头痛，偏头痛，颅内病理或感染
乳房变红和肿胀持续超过 24h	乳腺炎症状或对治疗无反应的潜在严重症状的迹象

引自：National Institute for Health and Clinical Excellence. Postnatal care up to 8 weeks after birth [EB/OL]. [2018-09-15]. https://www.nice.org.uk/guidance/cg37.

4. 评估育儿效能，评估喂养效能。

（二）每次产后接触

1. 评估女性的心理和情绪健康状况，应向妇女询问她们的情绪状况、她们有哪些家庭和社会支持及她们处理日常事务的通常应对策略。如果有问题，请安排进一步的评估和跟进。见本章第三节评估工具[疲乏评定量表、匹兹堡睡眠质量指数量表、育儿胜任感量表（中文版）]。

2. 评估妇女的身体健康包括以下内容：评估感染症状，疼痛情况；分娩伤口或腹部伤口愈合情况，提供伤口恢复指导；询问是否存在尿、便失禁，并给予转诊建议；提供体力、体重恢复指导。没有异常阴道出血的情况下评估子宫不作为常规检查。阴道出血和子宫复旧和位置的评估应在出现异常阴道出血、腹部压痛或发热的妇女中进行。

3. 询问父母是否对婴儿的总体健康、喂养或发育有任何担忧，向父母提供信息和建议，使他们能够评估他们孩子的一般状况及识别婴儿常见健康问题的体征和症状。回顾病史并评估婴儿的健康状况，包括身体检查和观察。如果有任何疑问，请采取适当的进一步措施。

4. 每次接诊时进行情感依恋评估，可采用评估工具——育儿胜任感量表（中文版）。鼓励父母重视与婴儿在一起的时间，以促进情感依恋，包括：①面对面的互动；②皮肤与皮肤的接触；③对婴儿的暗示做出适当的反应。

5. 与父母讨论可能影响结合和情感依恋的产后时期可能具有挑战性的方面，包括：①女人从出生时的生理和情感恢复；②遭受分娩或分娩并发症的经历；③疲劳和剥夺睡眠；④喂养问题；⑤对父母的要求。

6. 产后 42d 全面评估产后恢复情况。推荐常规评估盆底功能，制订个体化盆底康复方案。

五、评估记录表

（一）产后访视记录表

详见表 7-7。

（二）产后 42d 健康检查记录表

详见表 7-8。

（三）新生儿家庭访视记录表

详见表 7-9。

表 7-7　产后访视记录表

姓名：　　　　　　　　　　　　　　　　　　　编号□□□－□□□□□

随访日期	年　　月　　日				
分娩日期	年　　月　　日		出院日期	年　　月　　日	
体温（℃）					
一般健康情况					
一般心理状况					
血压（mmHg）					
乳　房	1. 未见异常	2. 异常			□
恶　露	1. 未见异常	2. 异常			□
子　宫	1. 未见异常	2. 异常			□
伤　口	1. 未见异常	2. 异常			□
其　他					
分　类	1. 未见异常	2. 异常			□

☆ ☆ ☆ ☆

续表

指　导	1. 个人卫生 2. 心理 3. 营养 4. 母乳喂养 5. 新生儿护理与喂养 6. 其他 □ / □ / □ / □ / □
转　诊	1. 无　　　　2. 有 □
	原因： 机构及科室：
下次随访日期	
随访医师签名	

填表说明：

1. 本表为产妇出院后 1 周内由医务人员到产妇家中进行产后检查时填写

2. 一般健康状况：对产妇一般情况进行检查，具体描述并填写

3. 一般心理状况：评估产妇是否有产后抑郁的症状

4. 血压：测量产妇血压，填写具体数值

5. 乳房、恶露、子宫、伤口：对产妇进行检查，若有异常，具体描述

6. 分类：根据此次随访情况，对产妇进行分类，若为其他异常，具体写明情况

7. 指导：可以多选，未列出的其他指导请具体填写

8. 转诊：若有需转诊的情况，具体填写

9. 随访医师签名：随访完毕，核查无误后随访医师签名

引自：国家卫生计生委关于印发《国家基本公共卫生服务规范（第三版）》的通知. 中华人民共和国国家卫生和计划生育委员会公报，2017(03)：21.

表 7-8　产后 42d 健康检查记录表

姓名：　　　　　　　　　　　　　　　　　　　　　　　　编号□□□－□□□□□

随访日期	年　　月　　日		
分娩日期	年　　月　　日	出院日期	年　　月　　日
一般健康情况			
一般心理状况			
血　压（mmHg）			
乳　房	1. 未见异常　　2. 异常		□
恶　露	1. 未见异常　　2. 异常		□
子　宫	1. 未见异常　　2. 异常		□
伤　口	1. 未见异常　　2. 异常		□
其　他			
分　类	1. 已恢复　　2. 未恢复		□
指　导	1. 心理保健 2. 性保健与避孕 3. 婴儿喂养 4. 产妇营养 5. 其他 □ / □ / □ / □ / □		

续表

处 理	1. 结案 2. 转诊 原因： 机构及科室：	☐
随访医师签名		

填表说明：

1. 一般健康状况：对产妇一般情况进行检查，具体描述并填写
2. 一般心理状况：评估是否有产后抑郁的症状
3. 血压：如有必要，测量产妇血压，填写具体数值
4. 乳房、恶露、子宫、伤口：对产妇进行检查，若有异常，具体描述
5. 分类：根据此次随访情况，对产妇进行分类，若为未恢复，具体写明情况
6. 指导：可以多选，未列出的其他指导请具体填写
7. 处理：若产妇已恢复正常，则结案。若有需转诊的情况，具体填写
8. 随访医师签名：检查完毕，核查无误后检查医师签名
9. 若失访，在随访日期处写明失访原因；若死亡，写明死亡日期和死亡原因

引自：国家卫生计生委关于印发《国家基本公共卫生服务规范（第三版）》的通知. 中华人民共和国国家卫生和计划生育委员会公报，2017(03)：21.

表7-9 新生儿家庭访视记录表

姓名：　　　　　　　　　　　　　　　　　　　　　　　编号☐☐☐-☐☐☐☐☐

性 别	1. 男　2. 女　3. 未说明的性别 4. 未知的性别　　　　　　☐	出生日期	☐☐☐☐ ☐☐ ☐☐		
身份证号		家庭住址			
父 亲	姓名　　　　　职业	联系电话		出生日期	
母 亲	姓名　　　　　职业	联系电话		出生日期	
出生孕周　　　周		母亲妊娠期患病情况：1. 无　2. 糖尿病　3. 妊娠期高血压　4. 其他			
助产机构名称：		出生情况：1. 顺产　2. 胎头吸引　3. 产钳　4. 剖宫产　☐/☐			
新生儿窒息：1. 无　2. 有 （Apgar 评分：1min　5min　不详）☐		畸形：1. 无　2. 有　　　　　　　　　　　　　☐			
新生儿听力筛查：1. 通过　2. 未通过　3. 未筛查　4. 不详　　　　☐					
新生儿疾病筛查：1. 未进行　2. 检查均阴性　3. 甲低　4. 苯丙酮尿症　5. 其他遗传代谢病　☐/☐					
新生儿出生体重　　kg		目前体重　　kg		出生身长　　cm	
喂养方式：1. 纯母乳　2. 混合　3. 人工 ☐		吃奶量　　毫升/次		吃奶次数　　次/天	
呕吐：1. 无　2. 有　　　　　　　☐		大便：1. 糊状　2. 稀 3. 其他　☐		大便次数　　次/天	
体温　　℃		心率　　次/分		呼吸频率　　次/分	
面色：1. 红润　2. 黄染　3. 其他　☐		黄疸部位：1. 无　2. 面部　3. 躯干　4. 四肢 5. 手足　　　　　　　☐/☐/☐			
前囟：　cm×　cm　　1. 正常　2. 膨隆　3. 凹陷　4. 其他　　　　☐					
眼睛：1. 未见异常　2. 异常　　☐		四肢活动度：1. 未见异常　2. 异常　　　☐			
耳外观：1. 未见异常　2. 异常　☐		颈部包块：1. 无　2. 有　　　　　　　☐			

☆ ☆ ☆ ◆

续表

鼻：1. 未见异常　2. 异常	☐	皮肤：1. 未见异常　2. 湿疹　3. 糜烂　4. 其他		☐
口腔：1. 未见异常　2. 异常	☐	肛门：1. 未见异常　2. 异常		☐
心肺听诊：1. 未见异常　2. 异常	☐	胸部：1. 未见异常　2. 异常		☐
腹部触诊：1. 未见异常　2. 异常	☐	脊柱：1. 未见异常　2. 异常		☐
外生殖器：1. 未见异常　2. 异常	☐			
脐带：1. 未脱　2. 脱落　3. 脐部有渗出　4. 其他				☐
转诊建议：1. 无　2. 有 原因： 机构及科室：				☐
指导：1. 喂养指导　2. 发育指导　3. 防病指导　4. 预防伤害指导　5. 口腔保健指导 　　　6. 其他				☐/☐/☐/☐/☐
本次访视日期　　年　　月　　日		下次随访地点		
下次随访日期　　年　　月　　日		随访医师签名		

填表说明：

1. 姓名：填写新生儿的姓名。如没有取名则填写母亲姓名＋之男或之女。若不是以新生儿的身份纳入管理，则填写该表至"出生情况"一栏后，按照对应月龄填写其他的检查记录表

2. 出生日期：按照年（4 位）、月（2 位）、日（2 位）顺序填写，如 20080101

3. 身份证号：填写新生儿身份证号，若无，可暂时空缺，待户口登记后再补填

4. 父亲、母亲情况：分别填写新生儿父母的姓名、职业、联系电话、出生日期

5. 出生孕周：指新生儿出生时母亲怀孕周数

6. 助产机构名称：对于非住院分娩的情况写无

7. 新生儿听力筛查：询问是否做过新生儿听力筛查，将询问结果相应在"通过""未通过""未筛查"上画"√"。若不清楚在"不详"上画"√"

8. 新生儿疾病筛查：询问是否做过新生儿甲低、新生儿苯丙酮尿症及其他遗传代谢病的筛查，筛查过的在相应疾病上面画"√"；若进行了其他遗传代谢病检查，将筛查的疾病名称填入。可多选

9. 喂养方式：将询问结果在相应方式上画"√"

纯母乳喂养指只给婴儿喂母乳，而不给其他任何的液体和固体食物。但允许在有医学指征的情况下，加喂药物、维生素和矿物质

混合喂养指婴儿喂母乳同时，喂其他乳类及乳制品

人工喂养指无母乳，完全给婴儿喂其他乳类和代乳品

10. 吃奶量和吃奶次数：纯母乳或混合喂养儿童不必填写吃奶量

11. 黄疸部位：可多选

12. 查体

眼睛：婴儿有目光接触，眼球能随移动的物体移动，结膜无充血、溢泪、溢脓时，判断为"未见异常"，否则为"异常"

耳外观：当外耳无畸形、外耳道无异常分泌物，无外耳湿疹，判断为"未见异常"，否则为"异常"

鼻：当外观正常且双鼻孔通气良好时，判断为"未见异常"，否则为"异常"

口腔：当无唇腭裂、高腭弓、诞生牙、口炎及其他口腔异常时，判断为"未见异常"，否则为"异常"

胸部：当未闻及心脏杂音，心率和肺部呼吸音无异常时，判断为"未见异常"，否则为"异常"

腹部：肝脾触诊无异常时，判断为"未见异常"，否则为"异常"

四肢活动度：上下肢活动良好且对称，判断为"未见异常"，否则为"异常"

颈部包块：触摸颈部是否有包块，根据触摸结果，在"有"或"无"上画"√"

皮肤：当无色素异常，无黄疸、发绀、苍白、皮疹、包块、硬肿、红肿等，腋下、颈部、腹股沟部、臀部等皮肤皱褶处无潮红或糜烂时，判断为"未见异常"，可多选

肛门：当肛门完整无畸形时，判断为"未见异常"，否则为"异常"

外生殖器：当男孩无阴囊水肿、鞘膜积液、隐睾，女孩无阴唇粘连，外阴颜色正常时，判断为"未见异常"，否则为"异常"

13. 脐带：可多选

14. 指导：做了哪些指导请在对应的选项上画"√"，可以多选，未列出的其他指导请具体填写

15. 下次随访日期：根据儿童情况确定下次随访的日期，并告知家长

引自：国家卫生计生委关于印发《国家基本公共卫生服务规范（第三版）》的通知. 中华人民共和国国家卫生和计划生育委员会公报，2017(03)：21.

（陈　慧　黄莉珊　莫希玲）

第四节 产褥期指导

一、晚期产后出血

(一)充分评估

对于存在疑似晚期产后出血高危因素的产妇应先初步评估失血量和生命体征,并询问病史结合失血分级的主要参考指标,如血压、心率、呼吸、尿量、神经系统症状等,根据具体情况还需进行血常规、凝血功能、C反应蛋白、β-hCG、微生物学检查和病理检查等。此外,还需进行体格检查,注意子宫轮廓和局部压痛。对于阴道分娩者重点检查软产道的情况,关注切口愈合情况、血肿部位及范围;对于剖宫产分娩者需检查切口有无压痛。怀疑腹膜内血肿者还应检查腹部,观察有无压痛、反跳痛、异常包块及移动性浊音。怀疑妊娠滋养细胞疾病者应行肺部听诊及生殖道局部检查,行子宫颈检查排除子宫颈肿瘤所致出血可能。

(二)提高预防意识,增强自身警惕,及时发现晚期产后出血的发生

医护人员要及时识别晚期产后出血的相关危险因素,对于存在相关危险因素的产妇,要加强其产褥期健康知识宣教,告知产妇晚期产后出血的危害及临床表现,让其了解疾病的知识、预防及治疗,提高依从性。

(三)晚期产后出血的预防及治疗

1.晚期产后出血的预防

(1)孕期监测:良好的孕期监测可助于发现晚期产后出血的危险因素,及早预防。孕期B超检查中可发现瘢痕子宫、侵入性胎盘等各项危险因素,凝血功能的监测可以及早发现产妇异常状态。

(2)注重第三产程的处理,采用正确的处理措施:及时注射宫缩剂来催化胎盘分娩。掌握胎盘娩出要领,以免造成胎盘、胎膜组织残留。此时一定不能对脐带进行强行牵拉,否则很容易导致子宫外翻或胎盘和胎膜残留。

(3)严格把握剖宫产指征,选择合适的子宫切口位置:如果切口部位太高,会导致切口上部分的宫体组织和切口下部分肌组织的厚度产生很大的差异,不利于对齐缝合,导致切口愈合不良。如果切口部位太低,那么宫颈侧就会以结缔组织为主,缺乏足够的血液供应能力,组织愈合能力较弱,不利于切口愈合。且切口与阴道的距离较近,还容易导致感染的发生。

(4)鼓励产妇进食营养丰富,易消化饮食,多吃富含铁的食物,如瘦肉、动物内脏等,少量多餐,教会产妇有关自我保健的技巧,继续观察子宫复旧及恶露情况,发现异常情况及时返回医院。

(5)指导产妇行产后康复按摩:产后康复按摩是一种自然保健方法,将欧洲的康复理念与中医学、生物信息理论和技术融为一体,专门针对产后妇女这一特殊人群的康复按摩手法。通过按摩乳房,刺激双侧乳头,产生神经冲动上传至下丘脑,促使脑垂体后叶合成并释放大量内源性缩宫素;另一方面通过按摩产妇子宫,可人为地刺激宫缩,使宫壁血窦被压迫止血,并挤压出宫腔积血,缩小子宫体积,加速子宫复旧,有效防止晚期产后出血。

2.晚期产后出血的治疗 详见图7-2。

(四)追踪与评价

经过治疗和护理,产妇是否达到:生命体征恢复正常,并稳定;无发热,白细胞增加等感染征象;生理心理的舒适感加强。突然或大量失血,或伴有休克的任何体征和症状的失血,包括心动过速、低血压、低灌注和意识改变,应立即进行转介产科医师。

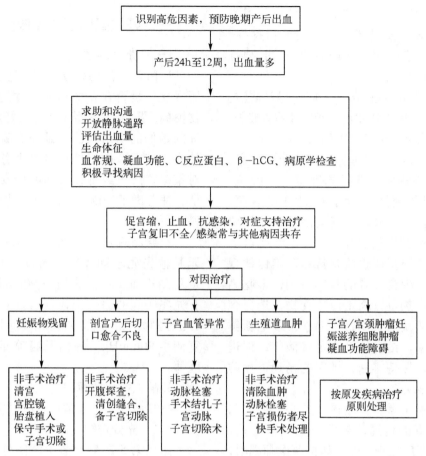

图 7-2　晚期产后出血的防治流程图［晚期产后出血诊治专家共识（2019 版）］

二、产褥感染

（一）充分评估

询问产妇病史、孕产史及分娩全过程，了解妊娠期、分娩期及产后感染的诱因。检查腹部、盆腔及会阴伤口，根据不同的临床表现对感染进行初步判断，如仅在会阴侧切或腹部伤口有触痛，则考虑局部感染；子宫复旧差并伴有轻触痛，则考虑子宫内膜炎或肌炎；下腹部一侧或两侧有明显压痛、反弹痛、肌紧张，肠鸣音减弱或消失。宫旁一侧或两侧结缔组织增厚，压痛和（或）触及炎性包块，严重者侵入整个盆腔形成冰冻样骨盆，出现以上症状，可考虑子宫周围结缔组织炎，盆腔及腹膜炎和弥漫性腹膜炎；下肢局部静脉有压痛或触及硬索

状，可考虑血栓性静脉炎，但由于局部检查不易与盆腔结缔组织炎相鉴别，可应用彩色多普勒超声检查可协助诊断。

（二）提高卫生保健知识，预防产褥感染的发生

加强产褥期卫生保健教育，让产妇充分认识到产褥感染的危害，掌握预防产褥感染的方法。

（三）产褥感染的预防及治疗

1. 产褥感染的预防

（1）在妊娠晚期，除了加强饮食营养和孕期卫生外，还要重视自身生殖器官炎症的治疗，并且在临产前 2 个月避免性生活或进行盆浴。此外，产后 42d 内禁止性生活。产妇的生殖器官恢复需要 6 ～ 8 周的时间，42d 健康检查无异常可恢复性生

☆☆☆☆

活，注意性卫生，预防生殖道感染，提供个体化指导。如果产妇有侧切伤口疼痛、产褥感染、产后出血或产后抑郁等，要推迟性生活的时间。

（2）产妇所在的房间，应该尽量清洁、通风、安静，床上所用的床单、被罩、被子、褥子都应该及时更换、晾晒。

（3）产妇要保证睡眠时间充足，休息、睡觉时，产妇尽量选择侧卧位、半卧位，这样有利于恶露排出,让子宫可以快速恢复。保持会阴清洁，及时更换会阴垫，使用单独的便盆及会阴清洁用具。

（4）产妇要加强饮食营养，确保饮食均衡。坚持少食多餐的基本原则，多吃高维生素、高热量、高蛋白的食物，选择容易消化、清淡的食物；多喝水、多吃新鲜蔬菜和瓜果，给身体补充足量液体，促进肠胃蠕动，保持排尿、排便的畅通，预防产褥期发热现象。

（5）家属需要多陪伴、关心产妇，与其进行良好的沟通，帮助产妇调节心情，同时做好产后复查工作，如按照医师嘱咐，定期到医院复诊。

2.产褥感染的治疗　产褥感染一旦发生，原则上应使用广谱、足量、有效抗生素，并根据感染的病原体调整抗生素的治疗方案。对宫内残留感染组织者或脓肿已形成者，应积极进行感染灶的处理。

（四）追踪与评价

经过治疗和护理，产妇是否达到：生命体征恢复正常，并稳定；无发热，白细胞增加等感染征象；生理心理的舒适感加强。产褥感染三大症状：发热、疼痛与异常恶露。复测温度保持在38℃以上或有其他脓毒症的可观察症状和可测量迹象，立即转介产科医师。单侧小腿疼痛，发红或肿胀的妇女应评估深静脉血栓形成，转介给产科医师。患有气促或胸痛的妇女应评估肺血栓栓塞立即转介给医师。

三、妊娠高血压／子痫前期

（一）充分评估

1.问诊　询问病史，孕产史及妊娠血压变化，是否存在枕部或前额的头痛、视物模糊、畏光、精神状态改变，妊娠用药史。询问她们的情绪状况、她们有哪些家庭和社会支持以及她们处理日常事务的通常应对策略。严重或持续头痛的妇女应进行评估，并考虑子痫前期（紧急行动），转介产科医师。

2.监测血压　舒张压＞90mmHg，且无其他先兆子痫体征和症状，应在4h内重复测量血压；舒张压＞90mmHg，并伴有先兆子痫的另一个体征或症状，立即转介给医师。舒张压＞90mmHg且在4h内复测≤90mmHg，评估子痫前期，转介给医师。

3.睡眠　评估睡眠情况。

4.辅助检查　尿常规蛋白尿检测。

（二）充分告知

详见第5章第七节中的防妊娠期高血压相关部分。

（三）妊娠高血压／子痫前期的健康指导

1.生活指导　详见第5章第七节中的防妊娠期高血压相关部分。

2.饮食指导　详见第5章第七节中的防妊娠期高血压相关部分。

3.用药指导　产后目标血压是收缩压≤140mmHg且舒张压≤90mmHg，血压控制良好后也应当逐渐减量，而不能突然停药。

4.体重管理　制订体重管理计划，每周减少0.5kg为宜，产后12个月内应恢复到孕前体重。

5.自我管理　产妇定时监测血压情况，若出现持续的蛋白尿或高血压，转介医师重新评估血压水平、有无高血压靶器官损害及继发性高血压。

6. 心理护理　告知产妇愉快心情对预防疾病发展的重要性，协助产妇合理安排工作与生活，不感到紧张劳累，保持心情愉快，精神放松。

7. 健康指导　提供性生活相关指导；询问未来妊娠计划；根据产妇生活习惯，推荐避孕方式。

（四）追踪与评价

经过治疗和护理，产妇是否达到：生命体征恢复正常，并稳定；生理心理的舒适感加强。

四、妊娠期糖尿病

（一）充分评估

1. 问诊：询问病史，孕产史，有无低血糖或高血糖的症状，感染征兆。询问进食情况及自我监测血糖情况。

2. 评估自我检查血糖能力及识别结果能力。

3. 评估产妇身体质量指数（BMI）、肌肉重、基础代谢率、脂肪重等参数，计算出产后所需要的营养成分。

4. 辅助检查：尿常规蛋白尿检测。

（二）充分告知

详见第 5 章第七节中的防妊娠期糖尿病相关部分。

（三）妊娠期糖尿病的健康指导

1. 饮食指导　妊娠糖尿病产妇的营养需求与正常哺乳期母亲一致，但要注意营养素、热量的摄取、分配比例和餐次。使用食物频率问卷询问患者平时饮食规律、饮食结构、食物的摄入，纠正其不合理的饮食习惯和误解，采用为期 3d 的饮食日记法，其中第 3 天为周末，平均每日综合反映患者的饮食情况。设计和强化饮食干预方案，引导患者了解个体化饮食指导对疾病的积极影响，制订膳食计划时，应结合个人情况，可以使用营养计算器根据患者的标准体质量计算每天每千克体重的总热量，可参考详见第 5 章第七节中的预防营养失调

相关内容。

2. 运动指导　靶心率 =（220 － 年龄）×（50% ～ 70%）× 次 / 分，中度有氧运动时佩戴 MOTOmedviva2 上肢功率计，保证每 30 分钟的靶心率运动强度，基于靶心率开展室内瑜伽、普拉提产后操等无氧运动以及慢跑、动感单车等有氧运动，每周运动 3 ～ 5 次。

3. 血糖管理　教授患者或其家属血糖监测（SMBG）方法，书写"血糖日记"，以周为单位记录 FBG、2 h PBG，以月为单位采用门诊或微信群聊的方式告知护士。产后 6 ～ 12 周行 OGTT。OGTT 异常者可能为产前漏诊的糖尿病妇女。OGTT 正常者每 3 年至少检测 1 次血糖，产后 IFG 或 IGT 者应该每年检查血糖。

4. 生活指导　产后采用合适避孕措施，建议使用避孕套，不宜使用避孕药及宫内避孕器具。坚持母乳喂养，做到早吸吮和按需哺乳，对严重并发症不能哺乳者，应退奶，注意防止发生乳腺炎。

5. 心理指导　告知产妇愉快心情对预防疾病发展的重要性，协助产妇合理安排工作与生活，不感到紧张劳累，保持心情愉快，精神放松。

（四）追踪与评价

经过治疗和护理，产妇血糖值维持在正常水平或接近正常水平，体温正常。

五、产后疲乏

（一）充分评估

询问产妇孕产史，有无产后出血史，评估育儿过程。此外，还需评估辅助检查结果，特别是血红蛋白水平。通过特定的评估工具，如疲乏评定量表，评估产妇的总体健康状况，还有产妇的自我护理能力。

对有持续产后疲劳且通过处理仍不能改善的产妇，还需进行心理评估。

（二）充分告知

由于产妇对产后疲乏的认知不足，使

得产后疲乏常得不到重视。因此，需充分告知产妇产后疲乏的临床表现及其危害，让其了解预防产后疲乏的重要性。

（三）产后疲乏的预防

1. 生活指导　产后疲乏的产妇多半是压力过大造成的，应尝试放松心情，不要逞能。特别是职场女性，在不能同时兼顾工作和家庭的情况下，应认清自己的状况，避免做太劳心劳力的事，同时养成良好的生活习惯。产妇应适当将照顾婴儿的工作与其他照顾者共同分担，以增加休息时间。

2. 饮食指导　从营养学角度指导用餐次数、调整饮食结构，给予高蛋白、高热量、高维生素的合理膳食。

3. 运动指导　与产妇一起根据产妇的身高、体重计算出产妇的体重指数，然后根据体重指数制订体重管理的计划。锻炼方式包括：快走、抱胎儿散步及产褥期保健操等，活动后脉搏 > 100 次 / 分及时休息以防摔伤。在休息时，采取体力消耗最少的侧躺姿势，保证白天至少有 2h 以上，晚上至少有 4h 以上的持续睡眠。

4. 心理指导　许多有情绪问题的人会压抑自己的情感，因为心理影响生理，从而造成慢性疲劳。因此，产妇有困扰时应试着说出心中所想，寻求家庭支持。

（四）追踪与评价

经过治疗和护理，重新与产妇沟通，疲乏量表测评，持续的产后疲劳不能改善者，转介心理门诊咨询。

六、产后睡眠障碍

（一）充分评估

询问产妇孕产史、有无产后出血史、产褥感染、育儿方式及社会支持等，以进一步了解导致产妇出现产后睡眠障碍的原因。评估疼痛情况，以排除由于疼痛导致的睡眠障碍。使用量表评估产妇产后的睡眠质量。

（二）充分告知

告知产妇睡眠障碍的表现及其危害，让其充分认识其不良影响，建立早预防、早识别、早治疗的保健意识。

（三）产后睡眠障碍的预防及治疗

1. 产后睡眠障碍的预防

（1）生活指导：改善睡眠环境，注意环境因素，如夜间噪声和环境灯光。尽量提供安静舒适的睡眠环境，入睡的家居服选择清洁舒爽的。制定规律的睡眠与起床时间，减少过多的赖床，遵循规律的睡眠 - 觉醒节律和睡眠卫生，白天补充睡眠，如有午睡习惯，建议将时间限制在 60min 内，早晨、傍晚规律地接受光照。对于有母乳喂养需求的产妇，尽可能地按需母乳哺乳，提倡婴儿与母亲同步休息，鼓励夜间喂奶。睡眠前喂饱婴儿，让婴儿睡小床，家属及时更换尿布，尽量不惊扰产妇。

（2）饮食指导：固定进餐时间，睡前可进食少量食物，避免夜间摄入过多液体。产妇在睡前可喝一杯热牛奶，牛奶可起到镇静安眠的作用。避免睡前饮咖啡、绿茶等可使大脑兴奋的食物或饮料。咖啡因需半天方可从体内排出。因此，中午过后亦不宜应用富含咖啡因的饮品。

（3）运动指导：产妇每天可进行半小时的规律运动，如快走、游泳、舞蹈等，但睡前 2h 不进行剧烈运动或洗澡。

（4）心理指导：倾听产妇自己的真实想法，针对不良心理给予指导；音乐疗法，选择产妇喜欢的音乐，引导产妇闭上双眼，回忆一些美好的事情，排除心中的杂念。每周 2 次，每次 30min 即可。

2. 产后睡眠障碍的治疗　尽管总的而言，健康女性产后应避免使用助眠治疗，但当睡眠剥夺和失眠已严重影响到自身的生活质量和照顾婴儿的能力时，助眠治疗是合理的。在采用药物进行治疗干预时，以选择最安全有效的药物为原则，必要时可咨询儿科医师。

（四）追踪与评价

经过治疗和护理，评估产妇作息时间，匹兹堡睡眠质量指数测评，持续的产后疲劳不能改善者，转介心理门诊咨询。

七、会阴疼痛

（一）充分评估

对于自然分娩的产妇应询问是否存在以下情况，如会阴部是否有疼痛；疼痛是否有加重、减轻或消失；会阴部有无伤口（伤口愈合的情况）；会阴部有无感染、肿胀、瘙痒、异味及异常的分泌物等；产妇对疼痛缓解的需求。

（二）充分告知

告知产妇会阴疼痛产生的原因及其特点，让其充分了解其可能带来的影响。

（三）会阴疼痛的预防及治疗

1. 会阴疼痛的预防

（1）保持外阴清洁，每次大小便后用温水清洗外阴，勤换会阴垫及内裤，预防伤口感染引起疼痛。

（2）会阴有伤口者，卧床休息时，应取健侧卧位，保持会阴伤口的干燥，有利于伤口愈合，减轻疼痛。避免下蹲姿势，以防伤口遭受二次伤害。

（3）适当喝水和活动，保持大便通畅，避免因用力排便而致会阴伤口损伤。

（4）产前会阴按摩术：Cochrane 系统综述显示，产前会阴按摩降低胎儿通过产道时的疼痛，减轻分娩时会阴撕裂，有效缓解会阴疼痛及减少产后出血量。会阴按摩术具体操作方法，详见第 5 章第八节的会阴按摩指导。

2. 会阴疼痛的治疗

（1）根据产后妇女的创伤和疼痛情况制订个性化疼痛管理方案，口服或直肠给予非甾体抗炎药、局部复方利多卡因乳膏浸润麻醉。

（2）盆底肌肉收缩锻炼可加快产后阴道及盆底肌张力和弹性的恢复，缓解会阴部疼痛。

（四）追踪与评价

经过治疗和护理，评估产妇疼痛是否缓解，匹兹堡睡眠质量指数测评。疼痛持续影响生活，转介疼痛门诊治疗。会阴部伤口破裂或持续存在愈合问题，转诊至产科医师。

八、女性盆底功能障碍

（一）充分评估

1. 了解产妇的基本信息　如产妇的职业、年龄、身高、体重、体重指数、孕次及产次等，注意询问分娩史，如分娩方式、有无行会阴侧切、有无阴道助产和难产史、新生儿的体重等，尤其关注与盆底功能障碍性疾病有关内容。询问产妇症状，如有无尿失禁、便秘、性生活障碍等。此外，还需结合专科检查（如盆底肌触诊）、盆底电生理及生物力学评估。通过综合性的评估以判断产妇盆底肌损伤的程度，以便制订个性化的康复计划。

2. 盆底肌触诊　行盆腔检查时手法评估盆底肌筋膜疼痛情况的触诊点：盆底深层肌肉群取双侧耻骨阴道肌、耻骨直肠肌、髂尾肌、尾骨肌、闭孔内肌、梨状肌各 1 个点，肛尾缝 1 个点；会阴浅层肌肉群取双侧球海绵体肌、坐骨海绵体肌、会阴浅横肌各 1 个点，会阴中心腱和尾骨各 1 个点，尿道口取 4 个点，阴道口取 6 个点；尿道及膀胱颈旁肌肉左右各取 6 个点。盆底肌肌力评估的方法：采用国际改良牛津肌力分级法：0 级，无收缩；1 级，仅感觉到肌肉的颤动；2 级，弱收缩；3 级，中等强度收缩；4 级，良好的收缩；5 级，强有力的收缩。

3. 盆底肌电和压力的检测评估　借助于阴道内或直肠内的电子生物反馈治疗仪，监视盆底肌的肌电活动，同时也可监测腹部肌肉活动和逼尿肌活动。

（二）充分告知

告知产妇盆底功能障碍的表现，让其

☆☆☆☆

充分了解其危害，积极预防，及时发现，尽早治疗。

（三）盆底功能障碍的防治

围产期是盆底功能障碍性疾病发病的高峰时段，而产后是防治盆底功能性障碍疾病的理想时机和重要阶段。盆底组织及肌肉康复的关键阶段是产后 42d 开始至产后 3 个月。目前，常见的康复措施主要有手法按摩、盆底肌锻炼、盆底康复器辅助训练、生物反馈、电刺激及综合技术的应用等。其中，盆底功能锻炼中的凯格尔训练是盆底肌肉锻炼的经典方法，而盆底肌肉电刺激也是现今在门诊广泛推广的康复手段。盆底肌肉电刺激是通过电流或磁场刺激控制盆底肌群的神经回路，使尿道括约肌、肛提肌、阴道括约肌等被动收缩，达到治疗和预防盆底功能障碍性疾病的目的。每次治疗 15 ～ 30min，每周 2 ～ 3 次，一疗程 10 ～ 15 次，3 个月后可进行第二疗程。下面介绍 2 种盆底肌训练方法：

1. 凯格尔（Kegel）训练法

◆ 目的：在于借着伸展骨盆底的耻骨尾骨肌来增强肌肉张力。4 ～ 6 周一个疗程。

◆ 方法

①运动前准备：排空膀胱。

②指导产妇寻找盆底肌肉的方法：

A. 阻断小便法：在小便时阻止流动中的尿液，紧缩尿道，紧缩后恢复尿流。

B. 手指插入法：将手指放在阴道里，盆底肌肉收缩时，可以感到肌肉紧缩和骨盆底向上移动，放松时骨盆底重新移回。

C. 镜子观察法：将镜子放在阴道口和肛门之间的区域，收缩和放松练习你所认为的盆底肌肉。如果做的正确，会看到会阴的收缩。

◆ 具体步骤如下：

①平躺下来，将手放在肚子上或者侧边，调整呼吸，让呼吸均匀身体完全放松，见图 7-3。

②集中精力只收紧骨盆底肌肉。

③放松的状态精力收紧盆底肌肉。可坐着或躺着，深而缓的呼吸，吸气时收缩肛门、会阴及尿道，持续 4 ～ 6s，呼气时放松，放松 10s，每天练习 40 ～ 45 次。

④适当加大难度，抬高臀部练习，坚持 10s，每天至少 5 次。

⑤用臀部带动腿抬起，与身体成 90°，挤压盆底肌，5s 放松，重复 10 次。也可尝试把腿靠着墙上降低难度。

2. 产后保健操　分娩后前 8 ～ 12d，盆底组织因为被剧烈拉伸过，此时处于愈合阶段，不要让这一部位过于劳累。另外，腹肌的活动会加大对盆底的压力。分娩后的前 6 周内进行腹部强化练习是不可取的。6 周后可以进行腹部运动，需遵循循序渐进的做法。42d 内适合通过呼吸作为内脏减压练习。具体步骤如下：

◆ 深呼吸运动（图 7-4）

①方法：平躺，嘴闭紧，用鼻孔缓缓吸气，同时将气往腹部送，使腹部鼓起，再慢慢呼出，腹部会渐渐凹下去。

②频率：每节做 4 ～ 8 次。

③作用：增加腹肌弹性。

◆ 抬头运动（图 7-5）

①方法：平躺，保持身体其他部位不动，举起头尽量弯向胸部。

②频率：每节做 4 ～ 8 次，每日做 2 遍。

③作用：使颈部和背部肌肉得到舒展。

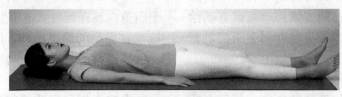

图 7-3　平躺

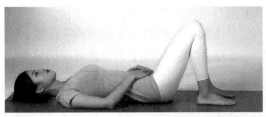
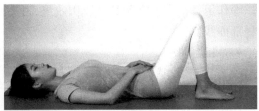

图 7-4 深呼吸运动

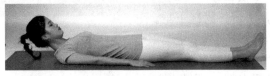

图 7-5 抬头运动

◆ 上肢运动（图 7-6）

①方法：平躺，两手臂左右平伸，上举至胸前，两掌合拢，然后保持手臂伸直放回原处。

②频率：产后第 3 天开始，每节做 4 ～ 8 次，每日做 2 遍。

③作用：增加肺活量，恢复乳房弹性。

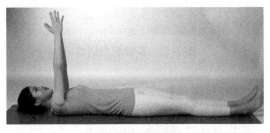

图 7-6 上肢运动

◆ 下肢运动

方法一（图 7-7）

①方法：平躺，一腿膝盖弯起，让大腿靠近腹部，脚跟贴近臀部，伸直放下，再弯另一条腿重复做。

②频率：产后第 10 天开始，每节做 4 ～ 8 次，每日做 2 遍。

③作用：促进臀部和大腿肌肉恢复弹性及曲线。

方法二（图 7-8）

①方法：平躺，将一条腿尽量抬高与身体垂直，放下后另一腿做相同动作。以后可练习将两腿同时抬起。

②频率：每节做 4 ～ 8 次，每日做 3 遍。

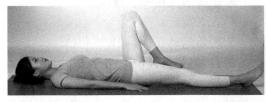
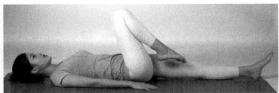

图 7-7 下肢运动①

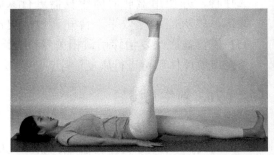
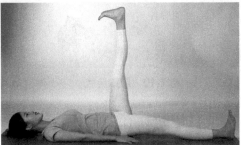

图 7-8 下肢运动②

③作用：促进子宫及腹部肌肉收缩，恢复腿部曲线。

◆ 提肛运动

①方法：平躺，嘴闭紧，缓缓吸气，同时收缩会阴部和肛门，维持此姿势数秒，然后还原。

②频率：每节做 4～8 次，每日做 2 遍。

③作用：预防子宫，阴道，膀胱下垂。

◆ 屈膝抬臀运动（图 7-9）

①方法：平躺、弯起两腿成直角，抬高臀部，挺起身体，肩部支撑，两膝并拢双脚分开，同时收缩臀部肌肉，重复几次。

②频率：产后 42d 开始，每节做 4～8 次，每日做 2 遍。

③作用：收缩阴道肌肉，预防子宫、阴道、膀胱下垂。

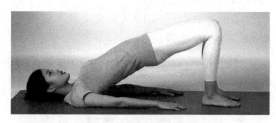

图 7-9　屈膝抬臀运动

◆ 膝胸卧式（图 7-10）

①方法：身体呈跪伏姿势，头侧向一边，双手伏于床上，双腿分开与肩宽，大腿与地面垂直。

②频率：产后 42d 开始，最初 2min，以后增加至 8min。

③作用：帮助子宫恢复正常位置。

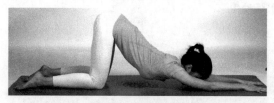

图 7-10　膝胸卧式

◆ 仰卧起坐运动（图 7-11）

①方法：平躺，双手放头后，上身坐起，肘部尽量向膝盖靠近，反复几次。

②频率：产后 42d 开始，每日做 10 次。

③作用：促进子宫及腹部肌肉收缩。

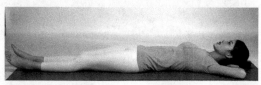

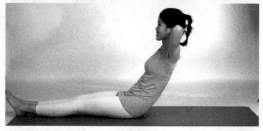

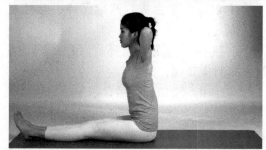

图 7-11　仰卧起坐运动

【注意事项】

1. 从轻微动作开始，逐渐增加运动量。

2. 身体不适时不要做运动。

3. 做操前先排便、排尿。

4. 衣着宽松。

5. 产后运动在饭后 1h 进行。

（四）追踪与评价

疗程结束后根据产妇主观症状和客观标准的变化来评价疗效，决定是否需做第二疗程，并使用盆底肌肉康复器进行家庭锻炼，以巩固治疗效果。合并其他病史产妇在进行盆底康复治疗前请相关专科会诊，并在审慎评估后再进行康复治疗。

九、新生儿黄疸

（一）充分评估

询问产妇夫妻双方的血型、新生儿的

出生日期、孕产史、分娩过程、进食情况、大小便情况、黄疸出现时间、相关症状及精神情况。进行全身体格检查，观察新生儿黄疸的颜色、部位变化，可判断黄疸的严重程度。若新生儿黄疸从巩膜、头面部，逐渐扩散到四肢、手足心，且颜色加深，说明黄疸逐渐加重，应引起临床的高度重视。此外，还需结果辅助检查，如经皮胆红素或者血清总胆红素测定进行综合评估。

（二）充分告知

告知产妇新生儿黄疸的危害及临床表现，让其能够早发现新生儿黄疸，避免造成不可挽回的后果。

（三）新生儿黄疸的健康指导

1. 对胆红素后遗症者，应给予康复治疗和护理的指导，母乳性黄疸的患儿，母乳喂养可暂停 1～4d 或改为隔次母乳喂养，黄疸消退后再恢复母乳喂养。红细胞酶缺陷者，忌食蚕豆及其制品，患儿衣物保管时勿放樟脑丸，并注意药物的选用，以免诱发溶血。

2. 鼓励有黄疸迹象的母乳喂养婴儿的母亲经常母乳喂养，不应常规补充配方奶粉、水或葡萄糖水。此外，喂养时还需注意下列情况，如婴儿出现拒乳、喂养困难、吮吸无力等，应予以重视，及时治疗，防止核黄疸发生。

3. 注意观察婴儿粪便、尿液颜色的变化情况。尿液颜色变化，反映黄疸轻重变化，新生儿溶血病引起的黄疸，尿液呈酱油色；粪便由浅黄转为白色，应考虑胆道闭锁引起的黄疸。提早喂养，刺激肠道蠕动，促进大便和胆红素排出。

4. 指导抚触护理，加强皮肤护理，保持患儿皮肤清洁，大小便后及时清洗，勤换尿布，因为新生儿在光照治疗中，分解产物经肠道排出刺激肠壁，引起稀便及排便次数增多，排出的粪便及尿液产生氨类物质，对新生儿皮肤刺激较大，易引起红臀发生。

5. 观察体温、脉搏、呼吸及有无出血倾向，判断有无感染及有无核黄疸的发生。

6. 新生儿黄疸的治疗方法主要有换血疗法、照射疗法、药物疗法、高压氧治疗、应用血液制品、联合疗法等。

7. 加强宣教，向产妇及其家属讲解黄疸病因及临床表现，以了解病情的转归，取得家长的配合；既往有新生儿溶血症流产或死胎的孕妇，应讲解产前检查及胎儿宫内治疗的重要性，防止新生儿出生时溶血症的发生。

（四）追踪与评价

观察皮肤颜色，根据皮肤黄染的部位、范围和深度，经皮胆红素测定，判断转归。婴儿黄疸、黄疸恶化，或婴儿排出苍白的大便，建议家长与儿科医师联系。黄疸在 7d 后重新出现，或者在其他健康的婴儿中持续 14d 黄疸仍然存在，并且尚未确定原因，则应立即转介儿科医师进一步评估（紧急行动）。

十、新生儿尿布疹

（一）充分评估

评估母亲照顾新生儿方式，卫生和皮肤护理情况，使用衣物洗涤剂、织物柔软剂情况。观察父母亲与新生儿的交流、对新生儿的了解程度、对新生儿需求的满足状况等方面进行评估。评估新生儿皮肤受损情况，判断是否有感染的存在。

（二）充分告知

告知产妇及其家属新生儿尿布疹产生的原因及临床表现，让其重视尿布疹的预防，充分理解其危害性。

（三）新生儿尿布疹的预防及治疗

1. 新生儿尿布疹的预防

（1）选透气性好、吸湿性强、高质量的纸尿裤，远离过敏原。

（2）做好新生儿的皮肤护理：尿布应勤更换，每次换尿布时应用温开水清洗臀部，

☆☆☆☆

洗完再用柔软的布或纸拍干臀部，在空气中晾一会儿，直到皮肤干爽，尽量避免使用爽身粉。推荐使用含凡士林或氧化锌的护臀膏（B级证据，强推荐）保持皮肤清洁，防止继发感染和损伤。

2. 新生儿尿布疹的治疗　新生儿发生尿布皮炎时，推荐采用暴露臀部皮肤方式进行护理（C级证据，强推荐）；不推荐常规使用抗生素药膏预防和治疗尿布皮炎，仅在局部感染时使用（D级证据，弱推荐）。

（四）追踪与评价

观察皮肤情况，尿布疹是否好转。尿布疹持续存在，转介儿科医师进一步评估治疗。持续存在的尿布疹通常是由鹅口疮引起的，应该考虑抗真菌治疗。如果经过一个疗程后皮疹没有解决，则应进一步评估。

十一、新生儿哭闹

（一）评估

1. 询问产妇产前和围产期病史，新生儿哭泣的开始时间及长度，新生儿喂养情况，母乳喂养情况，母亲的饮食，家族史，过敏史，父母对婴儿哭泣的反应。

2. 评估新生儿的健康状况：对新生儿进行体格检查。

（二）指导

1. 生理性哭闹哭声有力、时间短、间歇期面色如常，饥饿、口渴、冷、热、湿、痒、痛、环境温度过冷或过热、瘙痒等引起哭闹，消除原因后哭闹停止。

2. 肠痉挛时可以抱起小儿轻轻按摩腹部，严重时及时就医。

3. 病理性哭闹哭声剧烈，呈持续性、反复性，不能用抱或进食及玩具无法止哭，有伴随症状，需进一步查找原因。

（三）追踪与评价

经过治疗和护理，新生儿情绪平静，喂养正常。哭声剧烈，呈持续性、反复性，不能用抱或进食停止，转介儿科医师进一步评估治疗。

十二、新生儿发热

（一）评估

1. 问诊　询问新生儿喂养情况，尿量或尿次和体重增长情况，询问发热出现时间，精神状态，有无其他的伴随症状。

2. 检查　环境温度是否过高，以及衣物及包裹是否过多或过紧。

3. 触诊　温度38℃以上为异常，体检全面评估新生儿感染征象。

（二）指导

1. 松开衣物或包裹后，观察体温是否下降。

2. 入量不足者应加喂母乳次数并酌情补液，观察体温是否下降。

3. 维持体温恒定，当体温低或不升时，及时给予保暖措施；当体温过高时，给予物理降温及喂开水，一般不予以降温药物。

4. 指导育儿知识，通过尿量或尿次和体重增长情况评估摄入量是否充足。

（三）追踪与评价

经过治疗和护理，通过尿量、尿次和体重增长情况评估摄入的奶量是否充足，新生儿生命体征是否恢复正常，并稳定；感染性发热一般病情比较重，有时候进展比较快，4h体温未恢复正常者，转儿科医师进一步评估。

十三、新生儿呕吐

（一）评估

1. 问诊　询问新生儿喂养方法；呕吐出现时间与饮食的关系及伴随症状；呕吐频率；大便情况。

2. 视诊　母乳喂养情况；喂养环节观察；奶瓶喂养情况；评估奶嘴大小；呕吐量及呕吐物的气味、颜色、性质。

（二）指导

1. 选择正确卧位　新生儿选择头高脚低位或侧卧位。

2. 鼓励母乳喂养　少量多餐，指导家长间隔 2h 喂奶 1 次，每次 5 ～ 10ml。乳汁充足的情况下还需以示指、中指将乳房夹住，预防乳汁过多过快分泌而导致新生儿吞咽不及时。

3. 人工喂养者　在喂奶前要先清洗、浸泡、消毒奶具，每次奶粉新鲜配制、奶孔大小适宜，喂奶时让奶液充满奶嘴，喂奶结束后斜竖位抱起新生儿，轻拍背部 10min，听到打嗝声后将新生儿侧卧位放置，促进排出吞咽下的空气，严禁给新生儿喂母乳、奶粉之外的食物。

4. 辅以腹部按摩　间隔 6h、喂奶前半小时按摩腹部 1 次，每次 5 ～ 10min，以脐部为中心、并拢四指后以合适的压力和速度顺时针按摩。

（三）追踪与评价

经过治疗和护理，关注新生儿呕吐症状变化及次数，倘若呕吐物异常或新生儿反应差，转介儿科医师。

十四、新生儿便秘

（一）评估

1. 问诊　评估喂奶的方式，喂奶量，喂食的频率，母乳或奶粉的组成。

2. 触诊　腹部情况。

（二）指导

1. 坚持母乳喂养，母乳是胎儿的天然营养食物，所含的小分子蛋白质和可溶性膳食纤维，都是胎儿易消化的物质。

2. 持续存在便秘，排便困难的情况，可以考虑益生菌。效果不好可以考虑更换奶粉。

3. 指导腹部按摩，促进患儿胃肠蠕动，增加排便概率。

4. 以上方法处理仍不见效的，可以采用开塞露通便。

（三）追踪与评价

经过治疗和护理，关注患儿症状变化及排便次数，倘若粪便存在异常，转介儿科医师。

十五、鹅口疮

（一）评估

1. 问诊　询问新生儿喂养方式，口腔清洁情况。

2. 检查　口腔黏膜性状，与滞留奶块鉴别。

3. 评估　疼痛情况，感染情况。

（二）指导

1. 症状对妇女或婴儿造成疼痛，或对任何一方造成喂养问题，应使用适当的抗真菌药物治疗鹅口疮。采用 2.5% 碳酸氢钠清洁口腔后，再用制霉菌素粉末（50 万 U）局部涂抹。

2. 鹅口疮是无症状的，母亲不需要抗真菌治疗。

3. 健康指导：哺乳期的母亲保持个人卫生习惯，经常洗澡，换内衣，剪指甲，每次抱孩子时要先洗手。保持餐具和食品的清洁，奶瓶、奶头等专人专用，清洗干净后煮沸消毒。

（三）追踪与评价

经过治疗和护理，患儿口腔白膜消失、临床病症消失、唾液中未见菌丝或真菌孢子。

（陈　慧　黄莉珊　莫希玲）

第8章
围产期心理相关理论与实践

第一节 概 述

怀孕及分娩是女性重大心理应激事件，孕产妇心理问题不仅会直接影响其自身的健康状况，还会增加产科和新生儿并发症的风险，并影响母婴联结、婴幼儿健康及其心理适应能力等。孕产妇良好的心理健康状况有助于促进自然分娩及婴儿身心健康。

国际助产士联盟（International Confederation of Midwives, ICM）将助产士作为孕产妇的主要照护者，其工作场所可包括家庭、社区、医院和诊所，为孕妇提供高水平、连续性的医疗护理服务。助产士门诊最先在澳大利亚开展，为孕产妇提供健康指导、分娩计划及产后照护，疏导孕期不良情绪，改善分娩结局，力求为患者创造一个主动接受诊查，配合治疗的最佳心理状态。随着助产士门诊工作逐步成熟，个别医院开始针对不同心理问题的孕妇开展咨询和帮助，如瑞典有专门针对分娩恐惧的咨询门诊等。

国内助产士门诊的出诊人员多为高年资、助产经验丰富且具有良好的沟通能力的助产士。部分医院助产士门诊为孕妇提供孕期健康指导一对一照护模式，易于助产士与孕妇建立良好的信任关系，也有部分医院借助助产士、心理咨询师或心理治疗师及产科医师共同参与，建立"全员筛查，高危干预，专业诊治"助产士门诊服务模式，提升孕产妇心理问题筛查准确性及干预有

效性。

一、孕产妇心理健康促进定义

2019年，中华预防医学会心身健康学组、中国妇幼保健协会妇女心理保健技术学组共同组织相关专家编写了《孕产妇心理健康管理专家共识》中"孕产妇心理健康促进"是指通过各种方式的孕产妇心理健康促进工作，可帮助孕产妇达到身体和心理的最优状态，提高生活质量，增强适应环境的能力。这些方法包括开展心理健康教育、改善生活方式、加强社会支持、提供心理保健技术等。

孕产妇心理健康管理的时间范围主要包括从备孕到产后一年。

二、助产士门诊心理健康促进工作背景

助产士门诊是孕产妇与助产士首次接触场所，"首因效应"在一定程度上影响医患关系，孕期及分娩期助产士与孕妇接触时间、频次都远高于医师，因此培养助产士尊重、积极关注、共情能力，有助于医患关系建立。而良好的医患关系，能有效提升孕产妇遵医行为，是开展孕产妇心理健康促进工作基础。

英国非常重视助产士在公共卫生方面的作用，认为促进精神健康是助产士可以

做出宝贵贡献的领域（DH，2007）助产士有责任提供整体护理，满足所有妇女生理、心理和情感需求。理想的情况是，所有的妇女在妊娠期间都应该接受治疗，并在与助产士会面时能够讨论任何可能使她们经受健康受损的问题。

据一项全国多中心孕产妇心身健康门诊近万例孕妇临床数据进行调查研究，结果显示围产期心身障碍（PSD）发病率为32.23%。孕产妇由心理问题诱发的躯体化功能性障碍，影响胎儿的正常发育，对分娩方式、产程、产后并发症产生影响，还会增加新生儿并发症发生率。

近年来，我国政府不断加强对孕产妇心理健康问题的重视程度，在《中国妇女发展纲要（2011－2020）》《"健康中国2030"规划纲要》《关于加强心理健康服务的指导意见》及《全国社会心理服务体系建设试点工作方案》等文件中都要求进一步关注孕产妇的心理健康状况。同时，在《各级妇幼健康服务机构业务部门设置指南》《妇幼保健专科建设和管理指南》及《三级和二级妇幼保健院评审标准（2016版）》等文件中，也要求妇幼健康服务机构进一步加强围产期心理保健服务。中华预防医学会心身健康学组、中国妇幼保健协会妇女心理保健技术学组共同组织相关专家编写了《孕产妇心理健康管理专家共识》，参考国内外相关循证医学证据，以三级预防为核心内容，力求提出综合全面、具体可行的孕产妇心理保健建议，涵盖孕产妇心理健康促进、孕产妇常见心理问题的筛查与评估、基本处理、随访管理等内容。

三、孕产妇不同阶段心理状态及高危因素

（一）备孕期

备孕是家庭里重大事件，是优育的关键，很多夫妻都特别担心，尤其是高龄妇女。心情过于紧张或焦虑，可能引起内分泌功能紊乱，降低精子和卵子的质量，增加不孕概率。临床中女性随着备孕时间增加，发生心理问题概率不断增加。

流行病学数据显示，我国患不孕症的女性超过5000万，占育龄女性的15%，而且人数还呈逐年上升趋势。受中国传统封建思想的影响，不孕症妇女常会受到旁人的歧视和指责，因此85%的不孕症妇女都伴有不同程度的负性情绪，产生焦虑、抑郁等问题。与正常女性相比，患有不孕症的妇女其焦虑程度可达到8%～28%，大多属于广泛性焦虑症，患者往往会伴有自主神经功能兴奋，处于高度的持续性紧张，而抑郁的主要症状有情绪悲伤、自我认同感降低、愧疚感等。此外，焦虑和抑郁等不良情绪还会影响不孕症的治疗效果，主要是因为焦虑和抑郁等不良情绪会频繁的刺激下丘脑-垂体-肾上腺轴，以及兴奋交感神经、自主神经和内分泌系统，使得机体释放过多的儿茶酚胺，而高浓度的儿茶酚胺会提高下丘脑-垂体-肾上腺轴的反应，从而促进产生肾上腺皮质激素释放激素和皮质醇，以抑制促性腺激素释放激素的分泌，使下丘脑-垂体-卵巢轴的活性降低以减少机体分泌性激素，抑制机体排卵活动或导致输卵管痉挛，从而影响不孕症的治疗效果。因此，在治疗不孕症的同时应重视患者的心理状况。在临床中有不孕史或经过不孕治疗后怀孕的孕产妇，其心理压力仍高于无不孕史孕产妇。

（二）孕早期

一般情况下，孕妇及家庭对怀孕充满期待。随着妊娠反应出现，孕妇心理发生变化，妊娠早期恶心、呕吐、食欲不振，甚至整夜整夜地失眠，使她疲惫不堪，主要表现为：过分担心，有些孕妇对怀孕没有科学的认识，易产生既高兴又担心的矛盾心理。她们对自己的身体能否胜任孕育胎儿的任务，胎儿是否正常总是持怀疑态

☆ ☆ ☆ ☆

度，对任何药物都会拒之千里。过多紧张，有些孕妇及其家属盼子心切，又对将来的生活茫然无知，因为住房、收入、照料婴儿等问题的担心，导致心理上的高度紧张。上述这些不良心态，会使孕妇情绪不稳定。加之丈夫与家人对其高度关注，导致孕妇依赖性增强，凡事变得敏感与小心翼翼。

（三）孕中期

随着妊娠的继续进展，孕妇的情绪起了变化，妊娠初期出现的不适症状逐渐消失了，食欲和睡眠又恢复了正常。尤其是胎动的出现对未来的母亲来说无异于一剂强心剂，胎儿实实在在地活着，怀孕失败的恐惧骤减，取而代之的是更多的幸福和自豪的感觉，孕妇的情绪也变得相对稳定。

（四）孕晚期

在妊娠晚期，孕妇重新感到压抑和焦虑，身体内出现的种种更大的不适，使她们开始为分娩和胎儿是否健康而担心，这时，她的精力往往都投注到胎儿身上。随着预产期的迫近，她迫不及待地盼望着孩子早点出生，以解除负担。这种焦急不安，在一定程度上缓解了孕妇对分娩的惧怕心理。进入孕晚期以后，孕妇子宫已经极度胀大，各器官、系统的负担也接近高峰，因而，孕妇心理上的压力也是比较重的。

由于体型变化和运动不便，孕妇心理上产生了一些变化，有许多孕妇会产生一种兴奋与紧张的矛盾心理，从而导致情绪不稳定、精神压抑等心理问题，甚至会因心理作用而自感全身无力，即使一切情况正常，也不愿活动。

由于临近预产期，孕妇对分娩的恐惧、焦虑或不安会加重，对分娩"谈虎色变"。有些孕妇对临产时如何应付，如有临产先兆后会不会来不及到医院等过于担心，因而稍有"风吹草动"就赶到医院，甚至在尚未临产，无任何异常的情况下，频繁出入医院，要求提前住院。

（五）分娩期

分娩是大部分女性需要经历的特殊生理阶段，初产妇由于缺乏分娩经验，分娩时普遍存在较重的心理应激反应，具体表现为紧张、恐惧、焦虑、抑郁等，严重的不良情绪会延长产程，提高剖宫产率，甚至对产妇生命构成一定威胁。

第一产程一般有较长的潜伏期，这一过程中产妇有复杂的心理，由于初产妇没有经历过分娩过程，对即将到来的宫缩阵痛没有足够的心理准备，常由恐惧进展为焦虑。

第二产程时间不长，却最容易发生意外，此时产妇腰部酸痛会加重，腿部肌肉会不时出现痉挛，产妇急躁、恐惧心理更为明显，胎心音也易于出现变化。产妇在情绪上焦虑、紧张，会改变体内的内分泌激素，减少去甲肾上腺素的分泌，使儿茶酚胺释放增多，造成宫缩乏力，带来更大痛苦。

（六）产后期

产褥期产妇由于产后生理和角色的改变，其情感会较以往变得更加脆弱敏感，易受外界因素的影响，处于严重不稳定状态。

分娩过程对产妇自身消耗很大，产妇产后通常只能卧床休息，需要家属密切照顾，对家属依赖性较强，这种依赖性使得产妇在产褥期心理较为脆弱，容易发生心理失衡。

产后半小时产妇给新生儿哺乳，让产妇抚触期盼已久的爱情结晶，使其心中产生大功告成的安慰感和满足感，但部分产妇也会因新生儿性别非期待或新生儿健康状况不佳时表现出悲观和忧郁的情绪。

产妇产后首次哺乳疼痛感受使得产妇对哺乳产生恐惧心理，再加上担心母乳喂养影响自己身材恢复，因而产生焦虑心理。

产后 10d 左右，产妇刚刚经历过分娩过程，生理和心理都有巨大变化，最常见产妇表现为抑郁状态，常见原因是家属对新生儿性别不满意、产妇担心自身恢复以及其家属对产妇关心程度不够等。发生抑郁的产妇在产褥期可能会出现食欲下降、情绪低落、脾气怪异等情况，严重影响产妇身体恢复。

（陈　慧）

第二节　孕产妇心理健康评估

心理健康评估是促进孕产妇心理健康重要环节，主要围绕与孕产妇健康密切相关的情绪、心理症状、人格特征、动机、行为模式、社会支持等状况展开，以便准确把握孕产妇心理状态，分析影响其心理及行为模式原因，制定科学、针对性心理健康促进方案，达成孕产妇身心适宜状态。在心理健康评估过程中，护理人员与孕产妇充分沟通，对建立和谐的护患关系，提高心理健康促进效能等具有重要作用。

一、心理评估原则及作用

（一）心理健康评估原则

1. 综合评估原则　心理评估需要综合多渠道了解孕产妇信息，才能准确评估孕产妇心理状态，识别其心理危机及影响因素。而非依赖心理测评结果，认为量化数据更客观、准确，其实心理测评工具都有其主观性和局限性，特别是自评量表所测结果可能因孕产妇的合作不佳或认知能力影响产生偏倚，故需要结合临床观察、访谈信息等分析孕产妇心理测评结果。

2. 动态实时原则　孕产妇随不同时期或遭遇各种生活事件影响，可能出现心理失衡或危机，助产士不能排除初始评估心理状态"适宜"孕产妇其后发生心理危机的可能。故动态、实时的评估，可使助产士随时了解孕产妇心理问题，酌情、及时化解心理危机。

3. 循序渐进原则　心理评估可借鉴疾病诊断的临床路径，以先简后繁的方式，循序渐进开展。一般先确定孕产妇是否存在负性情绪、主要原因、影响程度等，其次评估助产士自身能力。若评估孕产妇身心状态适宜，则暂时无须做深入评估；如孕产妇存在严重负性情绪或自杀风险，必要时转介专业心理咨询师或心理治疗师进行干预。以确保有限的心理干预资源用于急需化解心理危机的孕产妇。

（二）心理健康评估作用

1. 筛查心理问题，判断评估对象的行为是否正常/常态化反应，心理偏差或心理疾患等。

2. 测评其心理问题的性质及程度：是器质性还是非器质性。

3. 测查心理问题成因：人格、动机或环境因素影响等。

二、孕产妇心理评估内容及判断标准

（一）心理评估方法与具体内容

1. 观察法　指在自然条件下或预设情景中，有目的、有计划运用感官或借助某些仪器，观察孕产妇的言语、表情或行为等，了解其心理活动并收集资料的方法。如助产士为孕产妇实施护理操作时（四步触诊、注射、换药、生活护理等）观察孕产妇情绪、行为或与家属、他人沟通方式等；也可通过胎心监护仪观察宫缩与孕产妇睡眠状态、疼痛及情绪反应等。使用该方法要注意符合伦理要求，因其常涉及孕产妇个人生活、情感表达、人际关系等与其人格和尊严密切相关内容，应注意保护患者隐私，不可随意透露被观察孕产妇的个人信息。

观察的内容：观察法的一个重要特点就是收集非言语信息，对与非言语沟通有关的所有方面都应给予足够的重视。会话中有意的手势动作、身体姿势、面部表情等，以及无意的言语模式，如音调的抑扬顿挫和语速变化等特征，都表达了与语词相同或语词以外的信息。这些信息提供了心理评估的重要线索。具体包括以下几个方法：

①仪表，即穿戴、举止、表情。

②身体外观，即胖瘦、高矮、畸形及其他特殊体形。

③人际沟通风格，如大方或尴尬、主动或被动、易接触或不易接触。

④言语，包括表达能力、流畅性、中肯、简洁、赘述。

⑤动作，如过少、适度、过度、怪异动作、刻板动作。

⑥在交往中表现出的兴趣、爱好、对人对己的态度。

⑦感知、理解和判断能力。

⑧在困难情境中的应付方式。

2. 访谈法　指助产士通过有目的与孕产妇或其家属会谈，了解孕产妇心理和行为特征的方法。艾肯（Aiken）曾提出了一些进行临床会谈的建议。

（1）访谈法的内容包括：

①向来访者承诺会谈的保密性。

②表达兴趣与温暖。

③努力使来访者放松下来。

④试图体会来访者的感受（共情）。

⑤表现得礼貌、耐心和接纳。

⑥鼓励来访者自由地表达自己的想法和感受。

⑦根据来访者的文化和教育背景调整提问的方式。

⑧避免使用精神病学或心理学的专业术语。

⑨避免使用引导性的问题。

⑩在适当的时机和来访者分享个人的信息和经验（自我暴露）。

⑪少量使用幽默，注意要恰当而不要冒犯对方。

⑫倾听，同时不要有过度的情绪反应。

⑬不仅关注来访者说了什么，而且也关注她是如何说的。

⑭做书面记录或录音时尽可能不太显眼。

⑮最后，除了上述所谈及的注意事项外，评估者还应注意与来访者建立良好的关系，并且把握住会谈的方向，这些都是会谈成功的关键。

（2）《梅斯助产学》15 版中引用 NICE 关于心理健康评估，评估内容如下。

◆ 初次健康评估：孕产妇初次与医疗专业（包括助产士、产科医师、卫生访视员和全科医师）接触时应当询问以下问题。

①过去或现在是否有严重精神疾病史，包括精神分裂症、双相情感障碍、产后精神病和严重抑郁症。

②既往是否接受过精神病医师 / 心理健康专家团队的治疗，包括住院治疗的围产期精神疾病家族史。

③其他特殊的预测因素，如与伴侣关系不佳，不应用于精神疾病发展的常规预测。

◆ 筛选：对第一次接触初级保健的妇女，在"预约"访问或首次访问和产后（通常是 4 ～ 6 周和 3 ～ 4 个月），医疗专业人员（包括助产士、产科医师、卫生访视员和全科医师）应该问 2 个问题以鉴别抑郁，也可以考虑使用 2 项广泛性焦虑障碍量表（GAD-2）来询问焦虑。

①在过去 2 周内，你是否经常感到紧张、焦虑或处于边缘状态？

②在过去 2 周内，你有多少次因为不能控制焦虑而烦恼？

3. 量表法　助产士在产前第一次与孕产妇接触开始就应该评估产妇情绪变化和对为人父母的适应能力。有些工具可以帮助助产士确认是否存在抑郁和焦虑症状，可以用来确认相关危险因素，如果助产士经过培训可以使用以下评估工具。

常用评定工具多为自评量表，可在医护人员指导下由孕产妇自行完成。如：一般健康状况问卷（GHQ）；常用评定情绪问题工具主要有：分娩恐惧量表；爱丁堡产后抑郁量表、抑郁自评量表、汉密顿抑郁量表、9 项患者健康问卷、7 项广泛性焦虑障碍量表、焦虑自评量表等；常用评估孕产妇应激与应对工具：孕妇生活事件量表、妊娠期压力量表等；评估社会支持工具有：家庭亲密度与适应评定量表、家庭功能评定量表等。

（1）一般健康状况问卷：一般健康问卷（GHQ-12）详见表 8-1，其被广泛用于评定心理健康状况，在职业人群中应用的信度和效度都已得到检验。GHQ-12 的内部一致性信度系数为 0.71，一般健康问卷（GHQ）通常被用来测量心理问题。

表 8-1　一般健康问卷（GHQ-12）

题干	从不	很少	有时	经常
1. 能集中精力于你所做的任何事情吗？				
2. 由于焦虑而失眠				
3. 感到对事物发挥作用了吗？				
4. 感到对事物能做出决定吗？				
5. 一直感到精神紧张				
6. 感到不能克服困难				
7. 能喜欢日常的活动吗？				
8. 能不回避矛盾吗？				
9. 感到不高兴和抑郁				
10. 对自己失去信心了吗？				
11. 认为自己是一个没有价值的人				
12. 总的来看，感到适度的愉快吗？				

引自：王建，刘洁，黄梅，陈维 . 一般健康问卷 (GHQ-12) 的修订：基于项目表述效应的信效度分析 . 第二十一届全国心理学学术会议摘要集，2018：1030-1031.

该问卷共包括 12 个项目，采用 4 级记分，从"从不"计 1 分到"经常"计 4 分，得分范围在 12 ～ 48 分，分数越高，表示心理健康水平越低，总分超过 27 分为心理状况不佳。其中有 6 项（1、3、4、7、8、12）为积极性项目，回答"很少"或"从不"者视为异常；其余 6 项为消极性项目，回答"经常"或"有时"者视为异常。

（2）情绪评定量表

①分娩恐惧量表：见表 8-2，包括 4 个维度 16 个条目，按 1 ～ 4 级评分（1= 从来没有；2= 轻度；3= 中度；4= 高度），量表总分为 16 ～ 64 分，得分越高表明分娩恐惧的程度越严重，得分 16 ～ 27 分、28 ～ 39 分、40 ～ 51 分、52 ～ 64 分，分别代表无、轻度、中度、高度分娩恐惧。

表 8-2　分娩恐惧量表

题干	从来没有	轻度	中度	重度
1. 我害怕自己分娩时失去控制				
2. 我真的害怕分娩的过程				
3. 我做过关于分娩的梦				
4. 我害怕在分娩过程中流血过多				
5. 我怕自己在分娩的过程中不知所措				
6. 我害怕分娩过程中孩子会出现一些意外				
7. 我害怕注射引起的疼痛				
8. 我害怕独自面对分娩过程				
9. 我害怕阴道分娩不顺利最后还得进行剖宫产				
10. 我害怕孩子的产出过程造成产道撕裂伤				
11. 我害怕分娩过程中孩子受伤害				
12. 我害怕子宫收缩引起的疼痛				
13. 一想到即将来临的分娩我就很难放松下来				
14. 我怕医院的环境				
15. 我害怕得不到我想要的照顾				
16. 总的来说我评价自己有关分娩的焦虑				

引自：危娟，刘洁英，张莉芳，等 . 分娩恐惧量表的汉化及信效度检测 . 护理学杂志，2016，31(2)：81-83.

②爱丁堡产后抑郁量表（EPDS）：是自评量表，见表8-3，主要用于产后抑郁的筛查、辅助诊断和评估。量表为0～3分的4级评定，症状出现频度越高，得分越高。量表总分≥13分时为存在产后抑郁症状。

爱丁堡产后抑郁量表（EPDS）是应用广泛的自评量表，包括10项内容，根据症状的严重度，每项内容分4级评分（0，1，2，3分），于产后6周进行，完成量表评定约需5min。10个项目分值的总和为总分。总分在12～13分者可能患有不同程度的抑郁性疾病。总分相加≥13分者可诊断为产后抑郁症。

③抑郁自评量表（Self-rating depression scale，SDS）：见表8-4，由Zung编制于1965年。为美国教育卫生福利部推荐的用于精神药理学研究的量表之一，因使用简便，应用颇广。SDS量表是自评量表，用于衡量抑郁状态的轻重程度及其在治疗中的变化。SDS的分界值为53分，其中53～62分为轻度抑郁，63～72分为中度抑郁，72分以上为重度抑郁。

SDS按症状出现频度评定，分4个等级：没有或很少时间，少部分时间，相当多时间，绝大部分或全部时间。若为正向评分题，依次评为粗分1、2、3、4。反向评分题，则评为4、3、2、1。评定时间为过去1周内，把各题的得分相加为粗分，粗分乘以1.25，四舍五入取整数即得到标准分。抑郁评定的临界值为T=53，分值越高，抑郁倾向越

表8-3　爱丁堡产后抑郁量表

指导语：你刚生了孩子，我们想了解一下你的感受，请选择一个最能反映你过去7d感受的答案。			
题干	1	2	3	4
1. 我能看到事情有趣的一面，并笑得开心	A. 同以前一样	B. 没有以前那么多	C. 肯定比以前少	D. 完全不能
2. 我欣然期待未来的一切	A. 同以前一样	B. 没有以前那么多	C. 肯定比以前少	D. 完全不能
3. 当事情出错时，我会不必要地责备自己	A. 没有这样	B. 不经常这样	C. 有时候这样	D. 大部分时候这样
4. 我无缘无故感到焦虑和担心	A. 一点也没有	B. 极少有	C. 有时候这样	D. 经常这样
5. 我无缘无故感到害怕和惊慌	A. 一点也没有	B. 不经常这样	C. 有时候这样	D. 相当多时候这样
6. 当很多事情冲着我而来，使我透不过气	A. 一直都能应付得很好	B 大部分时候我可以应付自如	C. 有时候我不能像平时那样应付得好	D. 大多数时候我都不能应付
7. 我很不开心，以致失眠	A. 没有这样	B. 不经常这样	C. 有时候这样	D. 大部分时候这样
8. 我感到难过或悲伤	A. 没有这样	B. 不经常这样	C. 经常这样	D. 大部分时候这样
9. 我不开心到哭	A. 没有这样	B. 只是有时这样	C. 经常这样	D. 大部分时候这样
10. 我想过要伤害自己	A. 没有这样	B. 只是有时这样	C. 经常这样	D. 大部分时候这样

测试计分说明：A.个，B.个，C.个，D.个；A计0分，B计1分，C计2分，D计3分 你测出的分数

EPDS测查评分解释：得分范围0～30分，9～13分作为诊断标准；总分相加≥13分可诊断为产后抑郁症；若≥13分，建议及时进行综合干预

引自：张明园，何燕玲．精神科评定量表手册．长沙：湖南科学技术出版社，2016．

明显。

中国常模：分界值为 53 分，53 ～ 62 分为轻度抑郁，63 ～ 72 分为中度抑郁，72 分以上为重度抑郁。

注：量表总分值仅作为参考而非绝对标准，应根据临床（要害）症状来划分；对严重阻滞症状的抑郁患者，评定有困难。

表 8-4　抑郁自评量表

题干	很少	有时	经常	持续
1. 我感到情绪沮丧，郁闷				
2. 我感到早晨心情最好				
3. 我要哭或想哭				
4. 我夜间睡眠不好				
5. 我吃饭像平时一样多				
6. 我的性功能正常				
7. 我感到体重减轻				
8. 我为便秘烦恼				
9. 我的心跳比平时快				
10. 我无故感到疲劳				
11. 我的头脑像往常一样清楚				
12. 我做事情像平时一样不感到困难				
13. 我坐卧不安，难以保持平静				
14. 我对未来感到有希望				
15. 我比平时更容易激怒				
16. 我觉得决定什么事很容易				
17. 我感到自己是有用的和不可缺少的人				
18. 我的生活很有意义				
19. 假若我死了别人会过得更好				
20. 我仍旧喜爱自己平时喜爱的东西				

引自：汪向东，王希林，马弘 . 中国心理卫生评定量表手册 . 中国心理卫生杂志社，1999：1-381.

填表注意事项：下面有 20 条题目，请仔细阅读每一条，每一条文字后有 4 个格，分别表示：

A：没有或很少时间（过去 1 周内，出现这类情况的日子不超过 1d）

B：小部分时间（过去 1 周内，有 1 ～ 2d 有过这类情况）

C：相当多时间（过去 1 周内，3 ～ 4d 有过这类情况）

D：绝大部分或全部时间（过去 1 周内，有 5 ～ 7d 有过这类情况）

说明：根据你最近 1 周的实际情况在适当的方格里面进行选择。

请仔细阅读每一条，把题目的意思看明白，然后按照自己最近 1 周以来的实际情况，对下面的 20 个条目按 1 ～ 4 级评分：①很少；②有时；③经常；④持续。

④汉密顿抑郁量表（Hamilton Depression Scale，HAMD）：见表 8-5，是由 Hamilton 于 1960 年编制，是临床上评定抑郁状态时应用得最为普遍的量表。这项量表由经过培训的两名评定者对患者进行 HAMD 联合检查，一般采用交谈与观察的方式，检查结束后，两名评定者分别独立评分；在治疗前后进行评分，可以评价病情的严重程度及治疗效果。

汉密顿抑郁量表在临床上具有良好的应用信度，在评定者经严格训练后，汉密顿抑郁量表的总分能较好地反映疾病严重程度。汉密顿抑郁量表在临床上方便实用。HAMD 评定方法简便，标准明确，便于掌握，可用于抑郁症、躁郁症、神经症等多种疾病的抑郁症状的评定，尤其适用于抑郁症。完成一次评定需 15 ～ 20min。这主要取决于患者的病情严重程度及其合作情况，如患者严重阻滞时，则所需时间将更长。

然而，本量表对于抑郁症与焦虑症，却不能较好地进行鉴别，因为两者的总分都有类似的增高。

☆★☆ ☆

表 8-5　汉密顿抑郁量表

1. 抑郁情绪	(1) 只在问到时才诉述 (2) 在访谈中自发地表达 (3) 不用言语也可从表情、姿势、声音或欲哭中流露出这种情绪 (4) 患者的自发言语和非语言表达（表情、动作）几乎完全表现为这种情绪
2. 有罪感	(1) 责备自己，感到自己已连累他人 (2) 认为自己犯了罪，或反复思考以往的过失和错误 (3) 认为目前的疾病，是对自己错误的惩罚，或有罪恶妄想 (4) 罪恶妄想伴有指责或威胁性幻觉
3. 自杀	(1) 觉得活着没有意义 (2) 希望自己已经死去，或常想到与死有关的事 (3) 消极观念（自杀念头） (4) 有自杀行为
4. 入睡困难 - 初段失眠	(1) 主诉有入睡困难，上床半小时后仍不能入睡（要注意患者平时入睡的时间） (2) 主诉每晚均有入睡困难
5. 睡眠不深 - 中段失眠	(1) 睡眠浅，多噩梦 (2) 半夜（晚12时以前）曾醒来（不包括上厕所）
6. 早醒 - 末段睡眠	(1) 有早醒，比平时早醒 1h，但能重新入睡（应排除平时的习惯） (2) 早醒后无法重新入睡
7. 工作和兴趣	(1) 提问时才诉述 (2) 自发地直接或间接表达对活动、工作或学习失去兴趣，如感到没精打采，犹豫不决，不能坚持或强迫自己去工作或活动 (3) 活动时间减少或成效下降，住院患者每天参加病房劳动或娱乐不满 3h (4) 因目前的疾病而停止工作，住院者不参加任何活动或没有他人帮助便不能完成病室日常事务（注意不能凡住院就打 4 分）
8. 阻滞：指思想和言语缓慢，注意力难以集中，主动性减退	(1) 精神检查中发现轻度阻滞 (2) 精神检查发现明显阻滞 (3) 精神检查进行困难 (4) 完全不能回答问题（木僵）
9. 激越	(1) 检查时有些心神不宁 (2) 明显心神不宁或小动作多 (3) 不能静坐检查中曾起立 (4) 搓手、咬手指、扯头发、咬嘴唇
10. 精神性焦虑	(1) 问时诉述 (2) 自发地表达 (3) 表情和言语流露出明显忧虑 (4) 明显惊恐
11. 躯体性焦虑，指焦虑的生理症状，包括：口干、腹胀、腹泻、打嗝、腹绞痛、心悸、头痛、过度换气和叹气，以及尿频和出汗	(1) 轻度 (2) 中度，有肯定的上述症状 (3) 重度，上述症状严重，影响生活或需要处理 (4) 严重影响生活和活动
12. 胃肠道症状	(1) 食欲减退，但不需他人鼓励便自行进食 (2) 进食需要他人催促或请求和需要应用泻药或助消化药

续表

13. 全身症状	(1) 四肢、背部或颈部沉重感，背痛、头痛、肌肉疼痛，全身乏力或疲倦 (2) 症状明显
14. 性症状，指性欲减 　　退，月经紊乱等	(1) 轻度 (2) 重度 (3) 不能肯定，或该项对被评者不适合（不计入总分）
15. 疑病	(1) 对身体过分关注 (2) 反复考虑健康问题 (3) 有疑病妄想 (4) 伴有幻觉的疑病妄想
16. 体重减轻	(1) 按病史评定：①患者述说可能有体重减轻；②肯定体重减轻 (2) 按体重记录评定：① 1 周内体重减轻超过 0.5kg；② 1 周内体重减轻超过 　　 1kg
17. 自知力	(0) 知道自己有病，表现为忧郁 (1) 知道自己有病，但归咎伙食太差，环境问题，工作过忙，病毒感染或需要 　　休息 (2) 完全否认有病

引自：Chen Shulin, et al.Validation of the nine-item Patient Health Questionnaire to screen for major depression in a Chinese primary care population. Asia-Pacific psychiatry：official journal of the Pacific Rim College of Psychiatrists, 2013, 5(2)：61-68.

评定方法：HAMD 大部分项目采用 0～4 分的 5 级评分法。各级的标准为：(0) 无；(1) 轻度；(2) 中度；(3) 重度；(4) 极重度。少数项目采用 0～2 分的 3 级评分法，其分级的标准为：(0) 无；(1) 轻～中度；(2) 重度。

结果判定：总分超过 24 分为严重抑郁，超过 17 分为轻或中度抑郁，小于 7 分无抑郁症状。

因子分：HAMD 可归纳为 7 类因子结构：

● 焦虑躯体化：由精神性焦虑、躯体性焦虑、胃肠道症状、疑病和自知力 5 项组成（即 10、11、12、15、17 项）。

● 体重：即体重减轻一项（第 16 项）。

● 认知障碍：由自罪感、自杀、激越等组成（2、3、9 项）。

● 阻滞：由抑郁情绪、工作和兴趣、阻滞和性症状 4 项组成（1、7、8、14 项）。

● 睡眠障碍：由入睡困难、睡眠不深和早醒 3 项组成（4～6 项）。

通过因子分析，不仅可以具体反映患者的病情特点，也可反映靶症状群的临床结果。

⑤ 7 项广泛性焦虑障碍量表（generalized anxiety disorder-7，GAD-7）：是自评量表，可用于评估焦虑症状的严重程度（表 8-6）。每个条目 0～3 分，总分是将 7 各目的分值相加，总分值范围 1～21 分，量表总分 0～4 分无具临床意义的焦虑，5～9 分为轻度，10～14 分为中度，15 分及以上为重度。GAD-7 也可用来做焦虑症的辅助诊断，总分≥10 分可能是焦虑症的分界值。

⑥ 焦虑自评量表（self-rating depression scale，SAS）：由 Zung 于 1971 年编制，从量表构造的形式到具体评定的方法，都与抑郁自评量表（SDS）十分相似，它也是一个含有 20 个项目、分为 4 级评分的自评量表，用于评出焦虑患者的主观感受（表 8-7）。SAS 量表是自评量表，用于评定焦虑患者的主观感受。SAS 的分界值为 50 分，其中 50～59 分为轻度焦虑，60～69 分为中度焦虑，69 分以上为重度焦虑。

☆ ☆ ☆ ☆

表 8-6　7 项广泛性焦虑障碍量表

说明：在过去的 2 周里，你生活中以下症状出现的频率有多少?				
题干	频率			
	没有	有几天	一半以上时间	几乎天天
1. 感觉紧张，焦虑或急切				
2. 不能够停止或控制担忧				
3. 对各种各样的事情担忧过多				
4. 很难放松下来				
5. 由于不安而无法静坐				
6. 变得容易烦恼或急躁				
7. 感到似乎将有可怕的事情发生而害怕				

引自：张明园，何燕玲 . 精神科评定量表手册 . 长沙：湖南科学技术出版社，2016.

表 8-7　焦虑自评量表

题干	没有或很少时间	少部分时间	相当多时间	绝大部分时间或全部时间
我觉得比平常容易紧张或着急				
我无缘无故地感到害怕				
我容易心里烦乱或感到惊慌				
我觉得我可能将要发疯				
我觉得一切都好，也不会发生什么不幸				
我手脚发抖、打颤				
我因为头痛、颈痛和背痛而苦恼				
我感觉容易衰弱和疲乏				
我觉得心平气和，并且容易安静坐着				
我觉得心跳的很快				
我因为一阵阵头晕而苦恼				
我有晕倒发作，或觉得要晕倒似的				
我吸气呼气都感到很容易				
我的手脚麻木和刺痛				
我因为胃痛和消化不良而苦恼				
我常常要小便				
我的手脚常是干燥温暖的				
我脸红发热				
我容易入睡，而且一夜睡得很好				
我做噩梦				

引自：张明园，何燕玲 . 精神科评定量表手册 . 长沙：湖南科学技术出版社，2016.

☆ ☆ ☆ ✦

填表注意事项：下面有 20 条文字，请仔细阅读每一条，把意思弄明白，然后根据您最近一周的实际感觉，选择等级：A 没有或很少时间；B 少部分时间；C 相当多时间；D 绝大部分时间或全部时间。

计分方式：

本量表按 4 级评分（从 1～4 级），1= 很少有，2= 有时有，3= 大部分时间有，4= 绝大多数时间有

统计结果：

总分（20 个项目所得分之和）：_____

标准 T 分（总分乘以 1.25 并四舍五入取整数）：_____

焦虑自评量表（SAS）计分标准：

SAS 采用 4 级评分，主要评定项目为所定义的症状出现的频度，其标准为："1" 表示没有或很少有时间有；"2" 是小部分时间有；"3" 是相当多时间有；"4" 是绝大部分或全部时间都有。正向评分题，一次评分为 1、2、3、4，反向评分题 5、9、13、19 则评分 4、3、2、1。评定时间为过去一周内，把各题的得分相加为粗分，粗分乘以 1.25，四舍五入取整数即得到标准分。抑郁评定的领临界值为 T=50，分值越高，抑郁倾向越明显。在自评者评定之前，要让他把整个量表的填写方法及每条问题的含义都弄明白，然后作出独立的、不受任何人影响的自我评定。

⑦ 9 项患者健康问卷 PHQ-9：是自评量表，主要用于基层卫生机构的内科或妇产科门诊患者中筛查或辅助诊断抑郁症（表 8-8）。量表总分 0～4 分：无抑郁症状，5～9 分为轻度，10～14 分为中度，15 分以上为重度。PHQ-9 也可用来做抑郁症的辅助诊断，总分 ≥ 10 分为可能是抑郁症的分界值。

表 8-8　9 项患者健康问卷

题干	在过去的 2 周里，你生活中以下症状出现的频率有多少？把相应的数字加起来			
	没有	有几天	一半以上时间	几乎每天
1. 做事时提不起劲或没有兴趣				
2. 感到心情低落、沮丧或绝望				
3. 入睡困难、睡不安稳或睡眠过多				
4. 感觉疲倦或没有活力				
5. 食欲不振或吃太多				
6. 觉得自己很糟，或觉得自己很失败，或让自己或家人失望				
7. 对事物专注有困难，例如阅读报纸或看电视时不能集中注意力				
8. 动作或说话速度缓慢到别人已经觉察？或正好相反，烦躁或坐立不安、动来动去的情况更胜于平常				
9. 有不如死掉或用某种方式伤害自己的念头				

引自：张明园，何燕玲. 精神科评定量表手册. 长沙：湖南科学技术出版社，2016.

☆☆☆☆

计分方式：

该量表包含 20 个题目，选项为四点评分，"从无"计 1 分，"有时"计 2 分，"经常"计 3 分，"总是如此"计 4 分。其中 2、5、6、11、12、14、16、17、18、20 为反向计分题目。总分为各题目得分相加求和。得分越高，代表抑郁程度越严重。

评分：标准分 = 总粗分 ×1.25 后取整

结果解释：

标准分（中国常模）：

①轻度抑郁：53～62 分；②中度抑郁：63～72 分；③重度抑郁：>72 分。

（3）孕产妇应激与应对量表

①生活事件量表（LES）：是自评量表，含有 48 条我国较常见的生活事件，包括三个方面的问题。一是家庭生活方面（有 28 条），二是工作学习方面（有 13 条），三是社交及其他方面（有 7 条）。另设有 2 条空白项目，供填写当事者自己经历而表中并未列出的某些事件。

填写者须仔细阅读和领会指导语，然后将某一时间范围内（通常为 1 年内）的事件记录下来。有的事件虽然发生在该时间范围之前，如果影响深远并延续至今，可作为长期性事件记录。对于表中已列出但未经历的事件应一一注明"未经历"，不留空白，以防遗漏。然后，由填写者根据自身的实际感受而不是按常理或伦理道德观念去判断那些经历过的事件对本人来说是好事或是坏事？影响程度如何？影响的持续时间有多久？

一次性的事件如流产、失窃要记录发生次数，长期性事件，如住房拥挤、夫妻分居等不到 6 个月记为 1 次，超过半年记为 2 次。影响程度分为 5 级，从毫无影响到影响极重分别记 0、1、2、3、4 分；影响持续时间分之月内，6 个月内、一年内、一年以上共 4 个等级，分别记 1、2、3、4 分。

生活事件刺激量的计算方法：

a. 某事件刺激量 = 该事件影响程度分 × 该事件持续时间分 × 该事件发生次数

b. 正性事件刺激量 = 全部好事刺激量之和

c. 负性事件刺激量 = 全部坏事刺激量之和

d. 生活事件总刺激量 = 正性事件刺激量 + 负性事件刺激量

另外，还可以根据研究或诊断治疗需要，按家庭问题、工作学习问题和社交等问题进行分类统计。

LES 结果解释及应用价值如下：

LES 总分越高反映个体承受的精神压力越大。95% 的正常人一年内的 LES 总分不超过 10 分，99% 的不超过 32 分。负性事件的分值越高对心身健康的影响越大，正性事件分值的意义尚待进一步的研究。

应用价值：

a. 甄别高危人群，预防精神障碍和心身疾病，对 LES 分值较高者加强预防工作。

b. 指导正常人了解自己的精神负荷、维护心身健康，提高生活质量。

c. 用于指导心理治疗、危机干预，使心理治疗和医疗干预更具针对性。

d. 用于神经症、心身疾病、各种躯体疾病及重性精神疾病的病因学研究，可确定心理因素在这些疾病发生、发展和转归中的作用分量。

适用范围如下：

LES 适用于 16 岁以上的正常人、神经症、心身疾病、各种躯体疾病患者以及自知力恢复的重性精神病患者。

家庭有关问题（28 条）：1. 恋爱或订婚；2. 恋爱失败、破裂；3. 结婚；4. 自己（爱人）怀孕；5. 自己（爱人）流产；6. 家庭增添新成员；7. 与爱人父母不和；8. 夫妻感情不好；9. 夫妻分居（因不和）；10. 性生活不满意或独身；11. 夫妻两地分居（工作需要）；12. 配偶一方有外遇；13. 夫妻重归于好；14. 超指标生育；15. 本人（爱人）做绝育手术；16. 配偶死亡；17. 离婚；18. 子女升学（就业）失败；19. 子女管教困难；20. 子女长期离家；21. 父母不和；22. 家庭经济困难；23. 欠债 500 元以上；24. 经济情况显著改善；25. 家庭成员重病或重伤；26. 家庭成员死亡；27. 本人重病或重伤；28. 住房紧张。

工作学习中的问题（13 条）：29. 待业、无业；30. 开始就业；31. 高考失败；32. 扣发奖金或罚款；33. 突出的个人成就；34. 晋升、提级；35. 对现职工作不满意；36. 工作学习中压力大（如成绩不好）；37. 与上级关系紧张；38. 与同事邻居不和；39. 第一次远走他乡；40. 生活规律重大变动（饮食睡眠规律改变）；41. 本人退休离休或未安排具体工作。

社交与其他问题（7 条）：42. 好友重病或重伤；43. 好友死亡；44. 被人误会、错怪、诬告、议论；45. 介入民事法律纠纷；46. 被拘留、受审；47. 失窃、财产损失；48. 意外惊吓、发生事故、自然灾害。

如果你还经历过其他的生活事件，请依次填写＿＿＿＿＿＿＿＿＿＿＿＿＿＿＿＿＿＿＿＿＿＿＿＿＿＿＿＿＿＿＿＿＿＿＿＿＿

正性事件值：

负性事件值：

总值：

家庭有关问题：

工作学习中的问题：

社交及其他问题：

②妊娠压力量表：得分分级标准为：0 表示没有压力，0.001～1.000 代表轻度压力，1.001～2.000 代表重度压力，2.001～3.000 代表重度压力。该量表共有 30 题，预计测评时间为 2～5min，每个项目以 0～3 分 4 级计分，量表得分＝量表总分/量表项目数，如表 8-9 所示。

（4）社会支持量表

①家庭亲密度和适应性量表：见第 4 章表 4-55。

②家庭功能评定量表：见第 4 章表 4-56。

（二）判断标准

1. 主观经验标准　指根据被评估孕产妇的主观感受和评估助产士的主观经验进行评估。即孕产妇自己感到存在焦虑、抑郁、恐惧等负性心理状态并影响其生活和工作，持续时间较长而且难以摆脱，即可被视为存在心理问题；评估助产士根据以往实践经验，结合被评估孕产妇表现和主观感受陈述加以评判。此类经验标准，虽然较简捷实用，但存在主观性较强、科学性较差的缺陷。

2. 社会适应标准　指以社会常模为标准评判孕产妇的心理状况，以其适应社会与否区分为正常或异常。此标准以整个社会群体为参照对象，但因其受制于社会状况、国家、地域、民族、风俗、文化背景等，应用时需考虑到上述因素对评判结果的影响，尤其需考量我国多民族人群所致标准的相对性。

3. 病因症状标准　指以临床症状和明显病因判断患者的心理状况，如应对突发事件所致血压急剧增高，高度紧张引发的头痛、胃肠痉挛等。虽然应用医学检查寻找异常心理症状的生物性原因，做出诊断被认为更科学且更具说服力，但目前依此标准的检出率很低。在病理心理学范围内，除 1/10 左右的精神疾病的原因较清楚，大多异常心理尚无法依病因症状等医学标准做出诊断，故此标准的临床运用十分受限。

4. 统计分析标准　此标准源于心理测量，指对人的心理现象实施标准化测量后，经统计分析，根据结果是否在一定范围内区分正常与异常。此法较客观，且量化的测评结果可进行比较和数学统计处理，但有些心理活动无法测出或并无规律可循，且心理测评没有"金标准"，故此标准用于心理评估，有较大局限性。此外，心理评估宜根据孕产妇的具体情况实施。

☆☆☆☆

表 8-9　妊娠压力量表

题干	"0"表示此种情况不存在或完全没有造成压力，"1"表示此种情况存在，给您造成低等程度的压力，"2"表示造成中等程度的压力，"3"表示造成重度压力			
	0	1	2	3
1. 准备婴儿的衣服有困难				
2. 找到一个满意的保姆有困难				
3. 选定坐月子的地方有困难				
4. 很难给孩子取名字				
5. 担心重要的他人不能接受孩子				
6. 给婴儿做身体检查有困难				
7. 担心有孩子之后被迫放弃工作				
8. 在分娩期间不能安排好家务				
9. 担心得不到足够的心理支持				
10. 决定婴儿喂养方式有困难				
11 担心婴儿性别不是期待的那样				
12. 影响性生活				
13. 担心孩子不惹人喜欢				
14. 担心孩子将来的抚养问题				
15. 担心生孩子之后自由时间会减少				
16. 担心婴儿能否安全分娩				
17. 担心婴儿不正常				
18. 担心分娩是否安全				
19. 担心早产				
20. 担心分娩可能出现不正常情况或剖宫产				
21. 担心胎儿体重				
22. 担心分娩时医师不能及时赶到				
23. 担心疼痛厉害				
24. 担心形体改变				
25. 担心脸上出现妊娠斑				
26. 担心变得太胖				
27. 担心不能控制笨拙的身体				
28. 担心不能照顾好婴儿				
29. 担心有孩子后会影响夫妻感情				
30. 担心不能给孩子提供良好的生活条件				

引自：李丹，吴苹，刘俊升. 孕妇妊娠压力量表的信效度初步检验. 心理研究，2013，6(2)：64-69.

（三）心理正常与异常判断标准

1. 心理正常的判断

（1）心理活动的稳定性：个体心理活动是遗传和环境交互作用的结果。在人的发展过程中心理发展及其表现有其自身的内在规律和内在稳定性，过去的我、现在的我和将来的我均有着内在和必然的联系，随着个体的发展心理活动的变化是稳定和有规律的，突然的、不符合规律的变化则预示着心理健康的水平下降。

（2）心理活动与环境的协调性：个体的心理活动是对客观物质世界的反映，故应该和环境保持一致性和协调性，如果这种一致性和协调性遭到破坏，如对客观世界的歪曲或虚构，均提示异常心理可能发生。

（3）心理活动内部协调性：个体心理活动过程中的认知活动、情感活动和意志活动应是协调一致的，心理活动与行为也应协调一致，这种统一的心理活动，保证了个体具有良好的社会功能，并能进行有效的活动。如果个体的心理活动出现内部相互不协调，甚至出现分裂，即意味着心理健康水平下降。

2. 心理异常的判断

（1）异常心理发生的频度：偶尔发生的异常心理可能不足以诊断疾病，经常发生的异常心理现象则提示心理障碍。

（2）异常心理的持续时间：异常心理持续的时间越长，心理障碍的可能性越大。

（3）异常心理发生的严重性：是否影响本人的社会功能，是否使本人感到痛苦，是否影响他人生活。

（四）心理评估时机

孕产妇心理健康问题的筛查应该作为常规围产期保健的组成部分，在每次产前或产后检查中，应询问孕产妇的情绪状况，并了解其心理社会风险因素；产后访视应同时关注母亲心理状况及母婴互动情况。评估频率至少应该在孕早期（13^{+6} 周前）、孕中期（$14 \sim 27^{+6}$ 周）、孕晚期（28周及以后）和产后 42d 分别进行孕产妇心理健康筛查。围产期更多次的评估对于产后抑郁发生的预测价值更大。如有临床表现，可在怀孕和产后第一年的任何时间重复评估。具有高危因素的孕产妇，应在备孕和妊娠期间酌情增加心理健康评估的次数。对由于妊娠合并症/并发症入院的患者，住院期间至少完成一次心理健康评估量表的筛查。

（陈　慧　刘华琴　莫希玲）

第三节　孕产妇常见心理健康问题及应对措施

助产士常作为孕产妇第一次接触的医务人员，能正确监测与评估其心理健康尤为重要。心理健康问题可能在妊娠和分娩的生理和社会心理影响之前、期间及之后出现，助产士可以为轻度或严重心理健康问题提供支持与帮助，但注意在干预的过程中，助产士要激发孕产妇解决自身问题的内在动力，而不是一味地高高在上的指导或说教。助产士非心理治疗专业人员，早期甄别及有效转诊对于患有精神障碍孕产妇及家庭尤为重要，下面列举常见孕产妇心理健康问题及相应的应对措施。

一、负性情绪

妊娠与分娩对不同女性的心理健康产生积极或消极的影响，甚至改变女人一生。围产期女性或家庭的愿望得以实现，分娩可以是一段记忆终身的美好回忆；而负面生育经历的女性往往感到不受尊重、被侵犯、孤立无援，表现出情绪的不稳定，包括流泪、易怒、头痛、莫名的疲倦和过度敏感等；大多数情况下，孕期及分娩期情绪波动，维持短暂的几天是正常的，但长久地被恐惧、焦虑耗费体力与精力，影响饮食、睡眠、休息及日常生活与工作时,应给予必要干预。天普 - 威斯康辛抑郁认知易感性项目一系列研究中,对 5000 名一年级学生进行测试与研究,结果发现:表现出负性思维方式的高风险被试者更有可能发展成为抑郁障碍患者。故发现孕产妇长时间处于负性情绪状态应及时干预。应对措施如下:

1. 初期阶段　主要任务是建立治疗关系、收集信息、评估和确认问题及制订治疗方案。

(1) 建立治疗关系:助产士运用倾听、共情及积极关注等技术,与孕产妇有效沟通,有助于助产士与孕产妇建立起融洽的关系,也可提升孕产妇"自控感"。

(2) 收集信息:包括身份资料,如婚姻状况、民族、种族、宗教信仰、职业、家庭结构、孕产妇分娩计划等;现存问题,包括困扰孕产妇思想与行为、想法、出现的时间、发生的频率等;心理社会史:孕产妇教育、社会工作史、家庭关系、社交及人际关系等;医学及精神病史:包括既往是否有精神障碍治疗史、住院病史,现在问题是否为复发?过去治疗过程,过去治疗效果,药物治疗过程等。

(3) 评估或确认问题:助产士通过孕产妇认知、语言及行为,观察与评估情绪变化程度、持续时间及对社会功能的影响等。心理学检查包括外表:孕产妇总体形象、面部表情、姿势与动作、社交行为;言语:语速、言语流畅性;心境:情绪,包括自杀观念;知觉与思维过程:思维清晰能力与识别现实与幻想的能力。心理量表测评:如 EPDS 评分大于 10 分,PHQ-9 大于 4 分,GAD-7 大于 4 分,妊娠压力 1 分以上,妊娠恐惧 40 分以上,应结合临床判断,若可能存在抑郁或者焦虑情绪,则需要注意对不良情绪状态进行管理。

2. 中期阶段　依据治疗方案,采取适宜的治疗措施帮助患者解决心理问题,达到预期目标。

(1) 减压干预:提供团体或者个体心理干预方法,支持、陪伴孕产妇,不但可以缓解孕产妇压力、也可改善家属的心理状况,如开展团体心理健康促进活动、夫妻团体沙盘游戏或孕产妇团体沙盘游戏活动等。

(2) 家庭支持:加强对孕产妇家人的心理健康教育,提高其支持和陪伴孕产妇技巧,促进其积极陪伴孕产妇的行为,建立良好的家庭支持系统。特别重视丈夫陪伴与参与。

(3) 适量运动:建议孕产妇通过运动调整情绪。应鼓励没有运动禁忌证的孕产妇进行适当的体育锻炼,如孕期瑜伽、生育舞蹈等。运动有利于内啡肽的分泌,达到调整情绪状态目的。

(4) 建立规律的睡眠模式:睡眠不足是影响情绪的主要因素之一,因为睡眠不足会影响人的正常功能,包括认知功能和运动能力,建立规律的睡眠模式对恢复日常的功能和活动非常重要。尤其分娩后身体的恢复不是即刻的,需要一段时间慢慢调整,盲目追求过快恢复到正常状态会加大产妇压力,增加疲惫感,导致心理脆弱。

3. 结束阶段　处理结束治疗所产生的问题并帮助孕产妇迁移和巩固治疗效果。孕产妇可能随着围产期结束出现要与助产士分离而难过、害怕或分离焦虑,助产士应谨慎从事,不要把结束作为联系的终结,定期回访会减轻孕产妇对结束的恐惧,也为后续的评估提供机会。

二、产后抑郁症

产后抑郁是产后一年内以显著的心境低落为主要特征,对平时感到愉快的活动丧失兴趣或愉快感,伴有相应的整体活动水平(思维和行为)的改变往往有显著的躯体症状,有反复发作的倾向,间歇期完全缓解。症状往往以关于婴儿或丈夫的事为主,自责自罪,常因日常琐事而哭泣,对孩子表现出强迫性担心或恐怖，失去育儿的自信心，有时害怕接近新生儿，常有自杀和杀害婴儿的倾向，自杀企图的危险也较大，甚至有他杀的念头。产后抑郁症的特征表现为产妇情绪低落、睡眠质量差、食欲不振、流泪、焦虑、失败感、内疚、羞耻感和孤独感，最常发生在产后4～6周。应对措施如下：

1. 心理健康问题自救：教会孕产妇围产期抑郁症状的识别和应对方法，告知其求助途径，鼓励孕产妇在情绪不佳的时候积极寻求专业帮助。

2. 及时转介给精神心理科或心理治疗师，可以考虑药物治疗。

3. 不同形式的心理治疗，如认知行为疗法、人本主义疗法、基于正念的认知疗法、系统家庭治疗、精神分析等方法，改变其错误认知。

4. 物理治疗：电休克治疗可以作为产后重度抑郁的治疗方法，尤其是存在高自杀风险或高度痛苦，已经持续接受抗抑郁药治疗足够长时间，且对一个或多个药物剂量治疗都没有反应时的情况。对于药物治疗无效或不适宜用药的重度、伴精神病性症状、高自杀风险的患者，可考虑使用改良电抽搐休克治疗等。

5. 利用社会支持系统：建议家人参与到整个围产期过程中，帮助和陪伴孕产妇，同时鼓励孕产妇加强对支持系统的利用度，如主动寻找可信任的人进行倾诉、寻求专业人士的帮助等。

6. 持续监测：建议孕产妇及其家人关注情绪变化，发现情绪变得严重，并影响到正常社会功能的时候，一定要到专业机构寻求帮助。

三、自杀

产妇产后抑郁导致自杀或扩大性自杀时有发生，自杀在美国已成为第 11 位致死原因。每年约有 30 000 人死于自杀，而官方数字还有可能低估了这个问题的范围。许多自杀都被界定为事故，无论是自杀者还是幸存者想要去掩盖自杀的事实。并且，专家认为自杀尝试的比例可能达到自杀成功的 10 倍（Sudak，2009）。任何人都能够实施自杀。然而，某些群体比其他人更高危。证据显示，女性自杀尝试的比例是男性的 3 倍。而抑郁与高自杀率相关，研究显示终生成功自杀率在抑郁人群中是 10%～15%。不幸的是，至今仍没有十分简单安全的方式去预防有自杀意念的人结束自己的生命。但是，现在也有了一些有用的小技巧来预防自杀，如表 8-10 所示。

四、创伤后应激障碍

产后创伤后应激障碍（PTSD）是指产妇受分娩创伤后发生的延迟性精神病理性反应的应激障碍。虽然创伤后应激障碍在普通人群中会产生持久影响，但对产妇来说，分娩事件更多是一种正性应激，人们对孕育生命繁衍后代的期许希望，在一定程度上对人的精神心理是一种正向保护作用。

虽然分娩被称为正常的生活事件，但是不同的孕产妇看法不同。一些可能引发创伤后应激障碍的因素如：阴道检查、留置尿管/引流管、产钳或胎吸助产、剖宫产、新生儿转 NICU 治疗、母乳喂养困难等。根据应激发生的生理学机制，机体在应激状态下，神经内分泌系统激活，大量激素的释放，使机体处于备战状态、警觉性会增高，导致产妇产后出现警觉性增高症状群，易激惹或易发怒、明显的兴趣减退、入睡困难或睡眠很浅等问题；症状通常在 6～12 周后变得明显，并可能持续数年，如果没有被发现和治疗，可能会出现抑郁症和自杀企图。应对措施如下：

1. 助产士通过产后复查，尤其是经历困难分娩过程的产妇，必要时与产妇家属充分沟通与评估，早期识别症状和异常行为，甄别潜在风险。

☆☆☆☆

表 8-10　预防自杀小贴士

认真对待有关自杀的讨论。当人们漫不经心、模棱两可地谈论自杀时，这很容易辨别，因为这不过是茶余饭后的闲谈，我们且不用上心。然而，那些谈论自杀的高危人群，他们隐藏的自杀危险是不容我们忽视的。预防自杀的第一步是：直截了当地问这些高危人群，其有无自杀的打算及相关的详细计划

提供共情和社会支持。面对你所照顾的自杀个体，流露真情显得至关重要。人们之所以会考虑自杀，是因其认为周遭的世界是冷漠的、无情的，自己与这个世界是格格不入的。因此，你务必向有自杀企图的个体证明：你的关心是发自内心深处的。关于自杀的"言论与威胁"往往是最后呼救，因此你务必提供全心全意的帮助

识别和澄清关键问题。自杀的个体通常是困惑的、纠结的，他们迷失在挫折和困难的海洋中。试图帮助他们将这些难题做抽丝剥茧般的分类，将是上上之选。鼓励他们尽可能地识别关键问题，命中问题之要害。一旦将问题分离成功，情况将不再那么排山倒海，令人窒息

切莫许诺他人为其保守自杀的"秘密"。如果你切身地感到某人的确处于自杀的边缘，不要为了顾及所谓的"朋友情深"，而替他保守其将要自杀的"秘密"

在危急关头，不让"准自杀者"孤身一人。在援助到来之前，定要与"准自杀者"相依相伴。移除一切可能为自杀提供便利的刀具、药品、尖锐物等

鼓励进行专业的心理咨询。许多心理健康专家在面对自杀危机时颇富经验。许多城市都设有预防自杀中心 24 小时热线电话。这些中心都配备了受过良好自杀干预培训的工作人员，让自杀个体寻求专业的帮助显得很重要

2. 组织团体心理健康促进活动，允许有共同经历的产妇谈论和分享她的分娩经历，让团体中的同伴给予支持与帮助。

3. 如果创伤性症状经常性"闪回"或噩梦不断重现情景，转介心理治疗，提供持续多学科的支持与帮助。

4. 如果病情严重，危及自身和新生儿的安全，需要家庭及社会组织干预。

五、精神障碍

孕期及分娩是女性特殊时期，其体内激素变化、心理社会因素和医疗因素诱发产后精神障碍，助产士及时发现异常可以有效减少伤害事件发生。精神障碍高危人群包括：产妇亲属有精神病病史；有严重产科问题的初产妇；有剖宫产手术史；高龄初产妇；产妇从结婚到生第一个孩子的时间间隔较长；产妇在分娩期前后经历过重大生活事件，如失去亲人等。应对措施如下：

1. 做好孕前期及孕期风险评估，对有精神障碍家族史孕产妇持续监测，及时发现异常行为。

2. 关注产妇困难分娩史，如：剖宫产后、胎吸或产钳助产后精神状态、语言认知行为变化，排除药物或器质性疾病影响。

3. 关注曾有精神心理疾病孕产妇服药史，一些孕产妇发现自己怀孕后，可能会自行骤停正在服用的药物，这可能会升高停药综合征及复发的风险，故应避免。对于患有严重精神疾病女性孕前或孕期已经停药者，应监测早期复发迹象。

4. 转介到专业精神心理团队治疗与持续监测。

5. 精神类药物使用与母乳喂养：精神症状复发风险高，需要维持药物治疗，母乳喂养的女性应该谨慎使用氯氮平，并在婴儿出生后的头 6 个月每周监测一次白细胞计数。如果使用抗惊厥药物，应对婴儿密切监测和新生儿专家咨询。尽量避免对母乳喂养女性使用锂剂。

（陈　慧　刘华琴）

第四节　促进孕产妇心理健康基本技术

在帮助人的过程中，心理健康专家会使用许多治疗方法。这些方法包括讨论、建议、情感支持、劝告、条件作用、放松训练、角色扮演、药物治疗、生物反馈医技团体治疗等。曾有专家估计人们可以选择的治疗方法有超过 400 种。治疗方法可以分为三个主要类别：领悟疗法、行为治疗及生物医学疗法。五个主要心理治疗方法详见图 8-1。

一、基本技术

（一）倾听技术

1. 倾听的定义　倾听指在对方讲话的过程中，听者通过视觉和听觉共同作用，接受和理解对方的思想、信息及情感的过程。良好的倾听基于接纳、认真、关注地听，并在倾听时适度地参与。

2. 倾听的内涵　倾听是建立良好护患关系的基础。倾听可以促进孕产妇在放松、信任的人际氛围中诉说自己的想法及宣泄情绪，助其探索问题、解决方法和实现自我成长。助产士只有无条件地接纳孕产妇，才能达到很好的倾听效果。作为专业人员，倾听时需完全抛开自己的价值观，不按自己的生活态度、生活方式等要求他人，接纳孕产妇所倾诉的一切。倾听过程中不应带着偏见和价值评判，才能获取有价值的信息（图 8-2）。

助产士除通过倾听感知患者歪曲的认知、消极行为模式、负性情绪等消极、灰暗、负性表述，还应通过积极思辨的倾听从患者抱怨的诉说中了解其隐含的积极光明、正性一面，还要辩证、客观地看待患者消极述说掩盖的问题实质。有时孕产妇或家属希望其"潜台词"能被助产士感知，助产士若能以共情的态度理解孕产妇的表述，细心观察其言行、语气变化，便可更深入了解孕产妇及其家属的心声（图 8-3）。

（二）共情技术

1. 共情的定义　共情（empathy）有投情、神入、同理心、同感通情达理、设身处地等多种译法。罗杰斯认为，共情是体验他人内心世界的能力。

2. 共情的具体含义

（1）通过的言行，深入对方内心去体验其情感与思维。

（2）借助知识和经验，把握求助者的体验与其经历及人格的联系，更深刻理解其心理和具体问题的实质。

（3）应用技巧，把自己的共情传达给对方，表达对其内心世界的体验和所面临问题的理解，影响对方并取得反馈。

3. 共情的技术要点

（1）换位思考：指站在孕产妇角度看待孕产妇及其存在问题，助产士换位孕产妇的视角体验其内心、看待其存在的问题才能较好地运用共情。

（2）设身处地：指运用共情技术并非基于自身的亲历体验，而是可更多提取、归纳其他亲历者的相似经历及感受，或尝试自我反思"若是我处在此情此境会如何感受、应对"，以便将共情技术运用自如。

（3）因人而异：指助产士给予孕产妇共情需因人、因时而异。孕产妇需求各不相同，如需抒发内心感受的孕产妇比把诉说当作一般交流的患者更需要助产士的共情。通常，情绪反应强烈、表达混乱、被理解愿望强的孕产妇需要更多的共情。

（4）把握时机及适度：指助产士应用共情技术需把握恰当的时机和度。共情的时机，一般宜在患者完整表达某一问题及其对应的情绪后、过早可能干扰其表达，

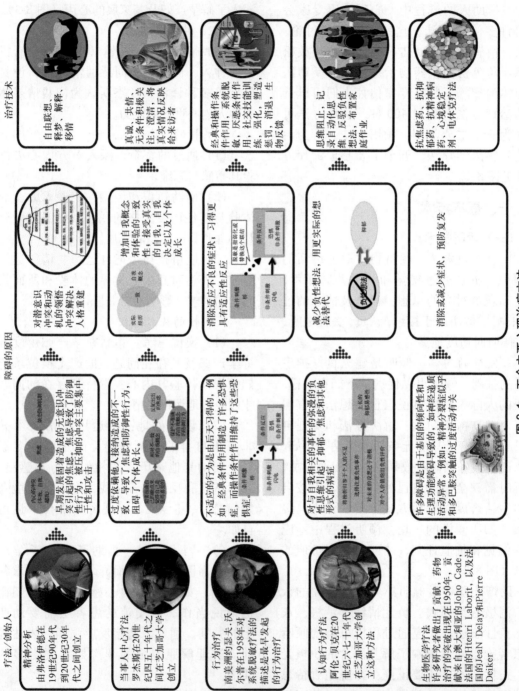

图 8-1　五个主要心理治疗方法

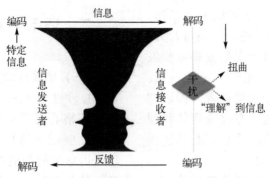

图 8-2　倾听信息接收与反馈示意图

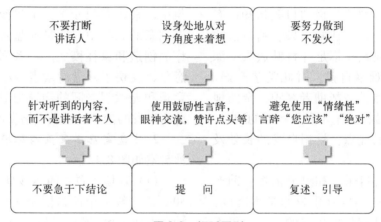

图 8-3　倾听原则

过晚则减低共情的效用；适度共情，即共情的深、浅度需与孕产妇问题的严重程度及其感受程度等相配。共情过度，易使孕产妇误以为自身问题严重，引发紧张情绪等；共情不足，则易使孕产妇觉得助产士不理解自己或理解不深入、不准确，影响其继续表达的愿望。

（5）共情的注意事项主要包括以下点：

①转变视角，从孕产妇的角度看待孕产妇及其存在问题。

②视情况而定，因人、因事而异。

③善用肢体语言，重视孕产妇姿势、目光、语音、语调等。

④把握好时机及适度。

⑤考虑患者的个体化特征（年龄、性别、文化习俗、人格特点等）。

（三）积极关注技术

1. 积极关注的定义及意义　积极关注（positive regard）又称无条件积极关注，最早由心理学家卡尔·罗杰斯提出，也称正向关注或积极关怀。指咨询者以积极态度看待来访者，有选择地关注来访者的言语和行为的积极面、光明面，利用其自身积极因素促使来访者的积极变化。

助产士通过关注孕产妇的言语和行为的积极、光明、正性一面，促使孕产妇利用其自身积极因素而发生正向变化。当孕妇在自我监测方面能定期数胎动，产妇产后能坚持母乳喂养等行为时，助产士可以引导孕产妇从自身积极行为方面挖掘潜能，帮助其客观看待问题及困难，准确地认识自己的内部和外部世界，使身心不断调整至适宜状态。

2. 助产士应用积极关注技术注意事项

（1）辩证客观地看待孕产妇：孕产妇在经历孕期身体不适、胎儿异常、分娩。

☆☆☆☆

因其扭曲的认知、消极行为模式、负性情绪，表现为哭泣、情绪低落、抱怨等消极行为，需寻求保护和帮助，助产士要去察觉和发现孕产妇潜在的积极、光明、正性一面。如孕产妇主动倾诉或寻求帮助等，即表明其已察觉自己存在问题、有改变现状和想解决自身问题的意愿等，恰是其有待挖掘的积极、光明、正性一面。

（2）帮助者辩证、客观地自我认知：有的孕产妇因伤病所致较强应激而制约其自我认知能力或忽略积极的自我认知；有的孕产妇选择性自我认知，只看到自己的问题、失败、缺点和不足并将其放大，深陷自我否定中难以自拔。对此类孕产妇，助产士需以积极关注帮助者客观、全面地自我认知，注意缺点、不足和失败等的同时，更应看到自己的优点、挖掘自身的长处及拥有资源等。

（3）避免盲目乐观和过分消极：助产士积极关注孕产妇持有乐观的基本态度，但切不可片面理解积极关注的含义，更不宜未经客观分析孕产妇实际问题，而盲目乐观，淡化孕产妇问题，忽略与孕产妇的共情，把积极关注变成种形式化、教条化的反应。此外，助产士还需避免过分消极地谈及孕产妇变化的另一个极端。如以"您所面临的问题很大，如此下去会越来越糟"等表述告知孕产妇或家属，或可致其较前更沮丧、困惑或绝望。

（4）应基于事实，实事求是：积极关注同样强调其针对性，应基于孕产妇的实际情况、需求及意愿有重点地实施，尤其要避免夸大孕产妇的问题，或给其泛泛虚言的解释。

总之，积极关注是心理护理的重要技术，助产士应善于挖掘孕产妇的闪光点，关注孕产妇及其家属的潜力和价值，还要帮助孕产妇自己挖掘和关注康复、成长的动力源泉。

二、适用于孕产妇心理健康促进技术

（一）团体沙盘游戏技术

1. 沙盘游戏技术内涵　沙盘游戏是一种以荣格心理学原理为基础，由多拉·卡尔夫发展创立的心理治疗方法。沙盘游戏是采用意象的创造性治疗形式，"集中提炼身心的生命能量"（荣格），在沙盘师所营造的"自由和保护的空间"（治疗关系）气氛中，来访者把沙子、水和沙具运用在富有创意的意象中，便是沙盘游戏之心理治疗的创造和象征模式。一系列的各种沙盘意象，反映了沙盘游戏者内心深处持续的意识和无意识之间的沟通与对话，以及由此而激发的治愈过程和人格发展。

2. 沙盘室基本配置与环境要求　团体沙盘室如图 8-4。

（1）环境布置：团体沙盘室面积 40 ～ 50m²，一般一个沙盘围坐 5 ～ 7 人，一个沙盘占地 4 m²，环境安静、整洁、光线柔和、布局温馨。

（2）沙具配置：一个标准的沙盘室的沙具应该有 32 ～ 48 类，1200 ～ 1800 个各类模型，从"神话、传说""文化、宗教""人物""动物""自然物质抽象符号"，到"交通""建筑"等，以及特别的"阴影类""特异类"的沙具。沙具不是普通的货物或材料，而是充满了象征意义的承载体，而这种象征意义也是一种重要的心理意义。沙具越多越容易满足来访者的需要。

（3）沙盘与沙子配置：一个标准沙盘长 72mm，宽 57mm，高 8mm。沙盘像一个容器，沙盘内侧周边和底面的要求漆成蓝色，防水，可设排水口。沙架的要求稳固，不宜太高。沙子要求干净、无杂质，干／湿、细／粗。

当沙盘师营造出一个自由与保护的氛围时，沙盘犹如妈妈的子宫，为来访者在此与自己的无意识进行沟通与对话，整合

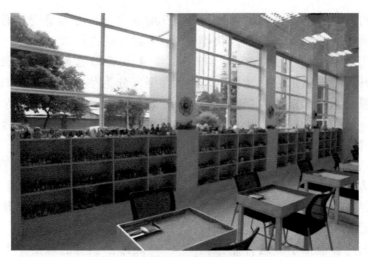

图 8-4　团体沙盘室

心象，建立新的心灵模式。

3. 沙盘游戏技术治愈机制

（1）沙盘是通往无意识的最好途径：沙盘游戏技术的创始人多拉·卡尔夫认为，意识与无意识的分离导致心理问题的产生，亦即如果一个人意识的自我与无意识相互矛盾、无法整合，则会产生心理问题。为此须寻找一种方法去了解自己的无意识，意识与其进行对话与沟通，并进行整合。而沙盘心理技术为来访者提供了接触内在心灵的通道，是运用非言语的工作形式通往无意识的最有效工具。对来访者来说，沙盘游戏技术是一种自然的治疗形态。卡尔夫的基本假设来源于荣格心理分析学的理论，即在人类的心理中存在着朝向整合和治愈的基本内驱力。我们人类从一出生开始，心灵的两个半球——意识和无意识就开始分离了。意识标志着所分离的被个体化了的因素，而无意识则是该个体人类与原始人类、自然、宇宙相通的因素。现实生活中人们逐渐创造了人格面具来面对和适应外部世界，疏离心灵中心的"灵性自我""情绪或感觉掩盖得越深，记忆和部分人格距离意识越远，我们就越不能用词语表达它们。

（2）尊重、接纳是面对无意识的态度：面对无意识，我们就要采取尊重、容纳、信任、支持的态度，因此在来访者沙盘制作中，沙盘师不是沉默的旁观者，更不是分析、解释、评估、判断者，而是拥有"游戏"心态的积极认真、用心的参与者，带着关爱的陪伴者关照者、守护者，耐心倾听者、等待者，默默欣赏者，用心感受者，必要时又会成为真诚分享者，"感受"和"接受"沙盘过程中发生的一切。如果采取上述的工作态度及工作方式进行有效的工作，需要沙盘师通过整合沙盘心理技术的诸因素而创设一个自由和受保护的安全空间。在这个空间里，来访者能够充分表达她的经历，让自己的意识和无意识相联系。因为这个空间可以融合心理的所有维度，有助于来访者产生调和与整合心像，重新确立意识自我和自性的重要联系。这就像是整合意识和无意识的某种形式的修行：意识进入无意识播种，然后无意识被激活并携手被加强了的意识以精神再生的形式进入一个超个人的——即全人类共同的心智层次。这种再生，首先会引起以分内心为基础的意识境界转变为自主思维结构，受阻的心理能量甚至原型心理能量被激活，内心的世界得以呈现。卡尔夫认为，一旦"自我—自性"联系被激活，来访者可能以一种更加平衡、一致的方法行动。这就如同修行达到了最终结果——消除一切分别，获得生命整合，即超越二元对立的大自在。

（3）无意识的意识化是治愈转化的基础：在沙盘心理技术中，来访者在沙盘所限定的区域里，借助沙盘、水、沙具和一些材料等发挥自主想象创造一些场景，这就像是"一座心灵花园"（茹斯·阿曼），像一个展示来访者心灵内容的容器，使来访者的内心世界在沙盘中具体化，来访者把其与内在自己的关系带到外在现实中，并且允许无意识内容被揭示。这种无意识内容被具体、形象地呈现，就可以把来访者被压抑的或未知的东西带入到意识中来呈现。

沙盘心理技术不仅仅是一种心理治疗的方法，能够广泛地针对诸多心理问题进行工作，而且也是心理教育的一种技术，在培养自信与人格、发展想象力和创造力等方面发挥积极的作用；同时，"以整合意识与无意识为目标的沙盘游戏，可以帮助我们自性的成长和心性的发展，以获得真实的自性化体验"。

团体辅导是一项专业的心理助人知识和技能，有其专业的理论和方法，有其实施的过程与干预的策略。它在帮助那些有共同发展困惑和相似心理困扰的人时，更是一种经济而有效的方式。团体辅导与沙盘游戏技术有机结合，帮助更多的人掌握与使用沙盘游戏技术。

团体沙盘游戏技术关键点：咨询师需要谨记十字箴言"尊重、陪伴、倾听、欣赏、关爱"。团体沙盘心理技术强调的沙盘的主要功能是治愈的；是用来自我探索，自我认识，自我教育，自我成长，自我实现的。团体沙盘心理技术的"四不两重"工作原则：不分析、不解释、不评估、不判断、重感受、重陪伴。团体沙盘心理技术的工作过程：以游戏的心态积极认真用心参与，带着关爱陪伴守护观照，耐心地倾听与等待，默地欣赏，用心地感受，必要时以第一人称单数真诚的分享。

4. 团体沙盘游戏技术操作程序 团体类型可分为孕产妇、孕产妇与其丈夫或孕产妇与家人三种，下面以孕妇团体为例介绍孕妇团体沙盘游戏操作方法。

（1）破冰与热身游戏：破冰活动可以采用一些轻松、安全、适合孕妇的游戏，热身后通过"万能分组"等方法进行分组。小组形成后，再进行小组建设，加强成员的凝聚力。

破冰、热身的理由：当一群不熟识的人在一起，选择座位时通常会有如下几种情况：彼此熟悉的人在一起；爱学习和爱提问的人坐在前面；胆小、不敢发言的或想溜号的坐在后排；而来晚的人随便找一个位置……带着这样的心情进入团体沙盘游戏活动中，势必会影响团体活动的效果。因此活动前要重新分组，目的是减少熟悉人之间的戒备或随意，增加相互学习、取长补短的机会，使小组成员之间的动力增强。助产士要根据场地大小和人数多少，灵活采取团体分组方式。

总之，活动开始阶段的短时间内通过破冰、热身，让孕产妇尽快消除陌生感和隔阂，尽快相识并熟悉，进行团队建设，增加成员间的凝聚，从而形成一个团队。这为接下来的沙盘游戏的体验奠定一个非常好的安全环境基础和团体动力支持系统。

（2）团队建设：热身之后，就开始分组，并要进行团队建设，使结构式小组进入初创期。这是游戏活动能否顺利完成的重要环节。根据小组数量，时间需要 30～60min。

①分组设置：采取万能分组等形式，进行自然分组：每组一个沙盘，4～6人一组最合适，最多一般不超过每组8人；总组数最好为偶数，以便利于组间相互交流；参加总人数 30～40 人最理想，参加总人数一般控制在 60 人以内。

②团队初创：根据团体 TEAM 的概念（T—TOGETHER；E—EVERYBODY；A—AIM；M—MORE），分给每一个小组一张八开（或 A4）纸，一盒彩笔，要求在 40min 内完成队名、队长、队秘、队员（每个人都自我介绍，至少 3 个信息）、队歌、队标、队形、队号的确定。这是小组相互熟悉、彼此了解阶段，也是建立彼此安全感的初始阶段。在每一个团体组成之前，这个阶段不能省略。

③团队展示：40min 后每个小组进行整体展示，每组展示时间限定在 5min 以内。这个展示，是小组形成凝聚力的关键步骤，每一个小组都会想办法把自己最好的一面展现出来，因而每一个小组成员会群策群力，呈现集体智慧，展示自己小组的特色。这为接下来的沙盘小组体验奠定一个比较好的基础。

（3）选定主题

◆ 主持人分享一个主题故事：主持人在课前选出几个优秀品质的词，如感恩、奉献、自律、无私、勇气等作为扩大意识容器的操作主题，再准备与这些主题相吻合的歌曲或音乐。

以感恩主题故事为例，播放与感恩有关歌曲作为背景音乐，主持人 1～N 个与"感恩"主题有联系的沙具，声情并茂地讲述与这个主题一致的自己真实的故事，渲染气氛、感染每一个人，把每一位参加者带入与这个主题故事的浓烈气氛中。

◆ 感受沙子练习

①摸沙体验指导语（参考）

请大家安静下来，静心一分钟……把你的坐姿调整到最舒适的位置，调整你的呼吸……慢慢闭上眼睛……把你的双手放到沙盘的沙子中，然后用摸、抓、握等任何自己喜欢的方式来接触沙子……把注意力放在手和沙接触的感觉上……让自己静下来，默默地感受就好。体会一下工作中或生活中你……（主题内容）的事，体会

一下你自己的情绪以及伴随情绪的身体的感觉，哪个部位、什么性质、什么程度的感觉，以及伴随这种情绪和身体感觉时大脑当中出现的画面、意象、想法及回忆等。请把注意力放在手和沙子的接触上，以及情绪和身体的感觉上，让大脑当中的这些画面、意象、想法、回忆等逐渐生动起来，把这些画面、意象、回忆等定格……（留白 5～7min，体验时间控制在 10min 左右）。

②摸沙体验的音乐选择：在指导语开始的时候，用舒缓的"新世纪音乐"伴随，音量控制在似有似无的状态，直到小组分享结束。

注：随着音乐声缓缓起，可以将室内灯光慢慢调暗。

③摸沙结束时指导语

参考 A：请大家以一个舒服的姿势坐在座位上，双脚平踏在地板上，双手自然地放在沙盘上，慢慢闭上你的眼睛，当我们的眼睛一闭上，就允许自己的身心放松下来，我们先来三个深呼吸，深深地吸气，停顿一会，缓慢地呼气……把注意力集中在自己的呼吸上，好，持续地把注意力集中在自己的呼吸上，感受着你的一呼……一吸，好，接下来，把注意力集中在手心上，感受手心与沙子的接触的感觉，把所有的注意力集中在手心与沙子接触的感觉上，让自己安静下来……静静地，静静地想一想你生命中最重要的那个人或那件事是谁或哪一件？静静地想一想你生命中最重要的那个人或那件事是什么样的？好，非常好，继续平静的一呼一吸，让自己的心静下来，想象一下你生命中最重要的那个人或那件事带给了你怎样的感觉，是开心的、美好的还是难忘的记忆与成长？好，让你生命中那个重要的人或事在大脑中形成一个画面，（根据主题不同调整）让这个画面定格下来，并慢慢让它在我们的脑海里变得生动、鲜活起来……记住这个画面，让这个画

面牢牢地定格在我们的脑海里……好，调整一下呼吸、调整一下坐姿。慢慢地睁开眼睛。

参考B：请大家坐下来，调整一下坐姿和呼吸，体会一下呼吸过程中气流从鼻腔通过的感觉，让身体放松下来。现在请你们把双手放在沙盘中，让手与沙亲密接触。沙很软软、很细腻，你就像是一个小女孩一样双脚踏在这柔软的沙滩上，那样舒服，你沐浴在阳光下，后背被太阳照得暖暖的，和煦的海风轻撩你的衣裳、抚慰你的面颊。你在这暖暖的阳光下，轻柔的海风中、松软的沙滩上漫步。你的家人在远处静静地看着你，把一份深深的祝福通过阳光、海风、沙粒传递给你。你就在这个柔软的爱的包围中漫步；现在请你以自己喜欢的深度进行几次深呼吸，在做深呼吸的过程中，体会气息通过鼻腔的感觉……当我数到1时，请你慢慢睁开眼睛：5，4，3，2，1。

④分享摸沙感受：小组成员可以按顺序进行分享，说说自己刚才触摸沙子的感受。

有的人感受到了沙子的柔，让他想起海边的沙滩；有的人感觉像妈妈的手，很温暖；也有的人想起小时候与小伙伴一起玩耍的情景，很快乐；也有人回忆起老家的小河边，既有快乐，也有很多遗憾；也有人想起曾经工作的辛苦，或者童年的往事，不知不觉流下热泪；有的置身在空旷的原野，心旷神怡。很多人都会感觉到越是用手抓紧沙子，手里的沙子流失得越多；用双手捧着的时候，手里的沙子是最多的。

（4）创作沙盘：根据活动主题，让每组孕产妇选择3～5个沙具摆放在沙盘中（根据团体人数与沙具数量定拿多少沙具）然后回到自己的组里，把自己脑海里出现的画面在沙盘里呈现出来。这个过程伙伴们都要止语，直到所有的孕产妇都完成沙盘呈现后，再开始组内交流。

（5）分享环节：先进行组内沙盘故事

分享后，根据活动时间，依次进行组间交流。最后每组选择一位代表分享此次活动的感受与感想。

（6）承诺仪式：每一次在体验与分享讨论前及结束课程时，应要求全体小组孕妇起立，以小组为单位，手拉手宣誓。这个仪式既可以强化每一个参加者的保密意识，同时也给每一个参加孕产妇以极大的安全感，让每一个参加孕产妇在体验与讨论中敢于表达、乐于表达、善于表达，通过表达真正体验沙盘心理技术带来的成长。

指导语：用你手的力度告诉同伴你一会儿的宣誓是认真的，用眼神的坚定告诉同伴你是真诚的。我宣誓：我只带走自己的感受，留下别人的故事。宣誓人：××（自己的名字）。

（二）催眠分娩技术

催眠为一种较为复杂的现象，属于综合的心理过程，其特征可表现为在期望的基础上施加暗示、选择性注意及放松等。从催眠师的角度对其定义，指出催眠为一种相互作用的过程，通过将被催眠者的注意力集中在观念及图像中，从而对被催眠者的行为与情感造成影响。近年来，随着研究的不断深入，我们将催眠镇痛应用于产妇分娩过程中，它一方面帮助产妇消除了焦虑与恐惧等情绪，另一方面刺激并唤醒了产妇对于自然分娩的本能，能够确保产妇高度放松，子宫适当的收缩，可以为产妇营造安全、舒缓、放松的状态，胎儿在温和平静，充满喜悦的气氛中诞生。助产士可以通过学习催眠技巧帮助产妇进入一个深度放松状态，唤醒了产妇自然分娩的本能，安全又轻松完成分娩过程，以轻松、喜悦的心情迎接胎儿。

1. 催眠作用机制

（1）安静放松——自然的循环机制：选择应用自然分娩的方式，如果能够让产妇保持安静放松状态，减少产妇紧张、焦虑情绪引发肌肉不协调收缩，缓解产妇的分娩疼痛，达到缩短产程的目的，应用这种方法比应用药物镇痛更有效。

（2）专注——投入主动的推进机制：分娩属于一个专注过程，不能受外界环境干扰，比如在分娩过程中，如果周围有较大杂音，常会让产妇的焦虑及抑郁情绪加重，这样会影响产妇自然分娩，延长产程，为此需要引导产妇分娩时保持足够的专注，促进产妇自然分娩。

（3）配合——协同目标的合力机制：产妇分娩过程中应用镇痛催眠方式，需要产妇充分扮演好催眠角色，配合助产士进行催眠，发挥合力作用，以产生良好催眠效果。

2. 催眠的效果　无论孕产妇是在轻度催眠，中等催眠，或深度催眠，通常可以达到以下效果。

（1）让孕产妇身体放松，适应身体感觉和改变的渐进变化，找到一种舒适和幸福的感觉，在怀孕时尤其是如此。

（2）体重变化，恶心和呕吐，恐惧和焦虑状态是能更充分地得到处理的。

（3）可以形成合作和理解的态度，对医务人员及其能力有更大的信任和信心。

（4）根据患者的实际学习能力，可以教她麻痹或镇痛，或遗忘因分娩的不舒服，这样她就可以完全有意识地进入产房，充分参与分娩，并享受分娩的实际经过。

（5）产妇产后期间的行为可以用来促进睡眠，身体舒适，免于焦虑，充分感受生理上的舒适和幸福的感觉。

3. 催眠分娩步骤（四个阶段）

（1）第一阶段：建立关系

第一个目标首先助产士需要收集孕产妇相关信息，如催眠分娩接受度、精神心理疾病史（曾有精神心理疾病史的孕产妇，助产士禁忌使用催眠分娩方式）、催眠体验经历、职业、教育背景、兴趣、家庭生活及分娩计划书等信息，助产士了解孕产妇渴望催眠得到的变化，以及任何有可能妨碍这些变化形成的策略或异议。

第二个目标是与孕产妇进行有关催眠过程的交流。在进行诱导前，助产士与孕产妇建立和谐和信任关系最为重要。助产士还需要创建起孕产妇对催眠过程中有意义的事情将要发生的期待，和孕产妇所托付的变化达成一致。

（2）第二阶段：催眠诱导阶段

催眠诱导是一个专注体验的互动过程，让孕产妇自我表达不需分析或努力调节而发生，有效的诱导是利用孕产妇的独特需要模式，并根据孕产妇正在进行的体验来调节交流方式的诱导。一般性诱导原则有以下三个：

①确定和集中孕产妇的注意力；

②缓慢引导和弱化孕产妇意识心理；

③进入并利用孕产妇无意识心理。

（3）第三阶段：催眠的利用阶段

一旦形成催眠状态，助产士根据孕产妇催眠期待进行分娩疼痛转移、与胎儿建立链接等，这些策略通常指导孕产妇了解并重组已有的资源，而不是试图增加新的东西。

（4）第四阶段：结束催眠

助产士将孕产妇带出催眠状态。过程通常包括一般性的自我欣赏暗示、催眠后暗示、催眠终止交流等，也可以将催眠知识能够扩展孕产妇生活的其他方面。

为了提升催眠分娩效果，可经由助产门诊进行催眠分娩教育，具体策略包括以下：联想训练、松弛训练、腹式呼吸等精神及身体训练来稳定身心，并减轻分娩时的痛苦。透过对分娩的持续联想过程和产前体操、腹式呼吸，可以控制孕妇肌肉的紧张或松弛状态，因此有利于分娩过程的顺利进行。

①联想法利用睡觉前的催眠状态放松意识，然后反复进行联想镇痛及分娩的训练。如果反复进行这些训练，就能消除分娩的恐惧感和不安的情绪，而且能增强孕妇的信心，进而缓解分娩时的疼痛。

②松弛训练透过掌握身体紧张或松弛的感觉，而且能促进松弛激素与脑内啡肽的分泌，因此能减轻疼痛，缩短阵痛时间。

③呼吸方法以腹式呼吸为基础。利用呼吸法，为体内提供充分的氧气，因此能自然地松弛肌肉，而且能充分提供胎儿所需的氧气。

• 平静呼吸：在练习时，舒服地坐或躺，轻轻地闭上眼睛，轻轻地合上嘴，把舌头放在上排牙齿的后面。放松，深深地吸气到胸腔，感觉胃部跟着膨胀起来，鼻吸鼻呼，吸气时默念"吸，2，3，4"，停顿一下，呼气，默念"呼，2，3，4，5，6，7，8"。是用鼻子呼吸，呼气时，感觉气体的能量，从喉咙向下到了身体，肩膀向下沉，彻底地放松。

• 波浪呼吸：宫缩时的呼吸方法，练习方法：舒服地坐或躺，鼻吸鼻呼，深深地吸气到腹部，感觉腹部微微隆起，吸气时快速地从1数到20，呼气，同样从1数到20。不要闭气，全身保持放松和柔软。吸气的时候，想象充满身体里的一个大大的气球，呼气时，把气体的能量带给胎儿，气体温柔地，慢慢地向下，从阴道释放。

• 生胎儿呼吸：适用于宫口开全后准备迎接胎儿娩出的呼吸方法：可在每次排便顺畅时感觉和练习，当处于分娩阶段，宫缩来临，保持放松，嘴巴保持柔软，鼻子吸气，鼻子呼气，快速吸气后，把呼气的能量从喉咙顺着脊柱向下引导至阴道，同时，想象胎儿正沿着产道"J"形下降，重点是阴道和肛门在呼吸之间必须保持放松，不要屏住呼吸，随着宫缩重复数次，轻轻推动胎儿向下滑动，避免"强推模式"。宫缩过后，恢复平静呼吸，盆腔和肛门括约肌在每次呼吸之间均保持放松和开放的状态。

把催眠方法与助产技术结合在一起，足以让一位产妇在整个的分娩过程中，实现身心完全放松，子宫收缩适当，产程进展顺利的目的。大大减少了镇静、麻醉药物的应用。不仅提高了自然分娩率，而且能够减少产伤。

由于催眠镇痛在我国尚处于早期发展阶段，并未在临床范围内得到广泛的应用，有专家报道指出，在产妇分娩早期，为其进行健康宣教时，可加入催眠镇痛方法的介绍，提高产妇的认知度及耐受性，从而获得更好的分娩效果。

（陈　慧　刘华琴）

第五节　个案分享

个案分享目的是让非心理专业的助产士在助产门诊工作过程中，将倾听、共情、积极关注等技术有机结合运用在临床工作中。

案例一

孕妇小红，35岁，孕2产1孕37周单活胎，家庭主妇，情绪低落、郁郁寡欢。助产门诊常规检查过程中，助产士发现孕妇精神状态差，情绪低落。

助产士： 您好，小红，您看起来好像有点不开心？

小红： 唉，最近遇到太多烦心的事情。

助产士： 看来有些事情真的令您很烦恼（共情）。如果您愿意可以说说（倾听，引导孕妇宣泄不良情绪）。

小红： 前二天我老公因为不同意我让女儿上××小学和我吵架，他说那是私立学校，办学质量不能保证。其实是怕花钱，××小学比公立小学收费要贵些。我现在怀孕也没有去上班，要靠他养家，我希望肚子里是男孩，如果还是女儿的话，今后的日子都不知怎么过？（小红忍不住流出眼泪，她用手捂着脸，鼻子在抽泣）

助产士递上纸巾，关切地问（澄清问题）：听您这么说，您老公和他家人都很期待您现在怀的是男孩？

小红（若有所思）：哦，他倒没有这么说过，他家人也没有说过这些。

助产士：看来您老公对您肚子的孩子是男是女并没有太多要求。

小红：应该是的，我老公曾多次对我说肚子里的孩子健健康康就好，我现在怀孕，年龄有点大，我们都希望肚子里孩子健康就好。

助产士：看来您老公和您的想法在这点上都是一致的。

小红：是的，其实他平时对我还算不错，我们之间很少吵架。

助产士：那您老公对女儿怎样呢？

小红：他简直就是个女儿奴，看到女儿就乐呵呵（破涕为笑）。

助产士：看来他是非常喜欢女儿的，那他和您在为女儿选学校问题上的分歧真是因为钱的原因吗？

小红：你这样一问，我想或许他还真不是钱的问题，他应该更怕女儿读的学校质量不能保证。谢谢您，我回去好好再和他谈谈。

案例二

孕妇小梅，35 岁，孕 1 产 0 孕 15 周单活胎，职场经理，自述疲倦不堪，心情烦躁，睡眠差就诊。

小梅：最近我总是睡眠不好，感觉很累，一点事情就很烦躁，我都快崩溃了。

助产士：睡眠不好，确实让人感觉很累和烦躁（共情），您能说说哪些事情影响您呢？

小梅：唉，最近每天有完不成的工作，常常还要将工作带回家做到 11 点多，本来怀孕后睡眠就有些不好，现在就更加差了。

助产士：看来超负荷工作让您太忙了

（共情）。

小梅：唉，其实工作量也没有太多增加，我以前都能安排得很好，每次我们部门的工作效率总是在公司排在前列。只是最近我们部门人事调整，来了二位新同事，很多事情还上不了手，我又是部门负责人，所以变得很累。

助产士：那确实不容易，那之前您是如何将部门工作安排的如此高效？（积极关注）

小梅：我习惯凡事预则立，所以每次我先将工作有计划安排好，我也了解我们部门人员的工作能力，我会根据他们的能力进行合理调配，所以之前没有感到很难。只是现在怀孕了，我好像什么都不想多想了。

助产士：（共情）您是一个非常高效的管理者，只是现在怀孕所以有点改变。

小梅：（有些腼腆）其实我现在也可以做些安排，让一些有经验的同事来带教新同事，我自己把把关就好。

助产士：看来您已经有解决工作忙的办法，不知道您对自己作息时间有没有什么安排呢？

小梅：（若有所思）我想我也可以调整一下，毕竟我现在怀孕了，和之前有所不同，谢谢您。

案例三

孕妇小珊，25 岁，孕 1 产 0 孕 26 周单活胎，因 B 超检查提示胎儿畸形而苦恼。

小珊：（愁容满面）我该怎么办？前几天做 B 超说胎儿唇腭裂，医师建议我考虑是否要这个胎儿，这几天我都被这件事烦到睡不好、吃不好。

助产士：（共情）胎儿畸形事情确实让人烦恼，有没有和家人商量过呢？

小珊：我只告诉了我先生，不敢和其他人说，如果我家公家婆知道又要啰嗦了。唉，为什么这种事情会发生在我身上？

☆☆☆☆

助产士：那你先生的意见是什么呢？

小珊：他说这个孩子有畸形，还是让我去引产，可是毕竟都六个多月了，万一检查的不准确，并不是畸形，怎么办？

助产士：看来你主要担心检查的不准确，是吗？

小珊：（犹豫）是吧。

助产士：那有没有和产检的医师提出复查要求？或者你还有其他顾虑？

小珊：还没有和医师说，我也担心最后复查了还是畸形怎么办？我真不想面对要引产的结果。

助产士：看来你是不愿意面对胎儿是畸形的结果。

小珊：是呀！

助产士：针对你现在的顾虑，你认为我们可以先做什么比较好呢？

小珊：（沉默片刻）也只有复查一下，确认是否真的是畸形。

助产士：确实先确认胎儿是否畸形比较好。

经复查仍提示胎儿存在畸形。孕妇再次来到助产门诊，情绪较前次有所好转。

小珊：上次来你这里后，复查确认胎儿有问题。（稍停顿）回去后我也再次和先生讨论了这个问题，现在还是决定引产（情绪有些波动）。

助产士：确实做这个决定非常不容易，我这里有些优生优育相关资料可以给你参考，你看需要我帮你做些什么吗？

小珊：太好了，谢谢你，我正需要这些，希望下次怀孕能顺顺利利。

助产士协助孕妇办理了引产相关手续，并进行了优生优育健康宣教。

（陈　慧）

第六节　追踪与评价

使用观察法、访谈法或量表法再次评估：情绪状态、认知能力和行为模式；社会应激水平、应对方式；疾病治疗与康复的健康信念、治疗动机与健康行为；社会支持水平。并比较初始评估结果分析干预效果。

（陈　慧）

第 9 章
围产期母乳喂养相关理论与实践

第一节　母乳喂养产前教育

一、概述

母乳喂养是为婴儿健康生长与发育提供理想食品的一种无与伦比的方法，世界卫生组织（WHO）建议，在生命的最初 6 个月内应对婴儿进行纯母乳喂养以实现最佳发育和健康。但目前我国母乳喂养情况并不理想，联合国儿童基金会（UNICEF）报告显示 2012—2014 年中国 6 月龄内的婴儿纯母乳喂养仅为 28%，2019 年 2 月中国发展研究基金会发布了《中国母乳喂养影响因素调查报告》，报告显示调查的 12 个大、中小型城市和农村地区 10 223 名 1 岁以下儿童，婴儿 6 个月内纯母乳喂养率为 29.2%，低于 43% 的世界平均水平和 37% 的中低收入国家平均水平，与《中国儿童发展纲要（2011—2020）》和《国民营养计划（2017—2030）》提出 2020 年我国纯母乳喂养率达到 50% 的目标仍有一定的距离。我国母乳喂养率低是由多方面因素所制约，如母乳代用品管理不规范、公众对母乳喂养认知不足，医疗卫生机构的宣教和支持亟待加强，产假较短，工作场所设施不能满足等。因此需要采取多种措施改善我国母乳喂养状况。产前母乳喂养教育是促进母乳的一个重要措施，研究发现，从医疗保健提供者处给予的鼓励和教育会提升母乳喂养的开启、纯母乳喂养以及母乳喂养

持续时间，因此产前进行母乳喂养教育，让孕妇及其家庭获得正确一致的哺乳观念与心态准备对于孕妇及家庭建立母乳喂养信心、决定和行为非常重要。

在传统的社会里，母乳喂养随处可见，所有人处于浸润式教育中，大家处于母乳喂养是正常现象的氛围中。在工业社会，越来越多的女性进入职场，母乳代用品的大肆宣传，母乳喂养的女性不断下降，很难看到母乳喂养的婴儿，从母亲、身边的亲戚或邻里的女性中了解的母乳喂养知识非常有限，而网络上的知识和信息也是参差不齐，如果产前教育仅仅是提供书面资料或灌输式教育，则无法产生良好的母乳喂养效果。2003 年，Guise 对孕期护理相关措施对母乳喂养的影响进行了系统性的 Meta 分析，文献回顾了 30 篇随机或非随机对照研究和 5 篇综述性文章，认为母乳喂养宣教项目是最为有效的单个干预措施，能够分别提高最初母乳喂养率 23%，短期（3 个月）母乳喂养 39%，而且电话、面对面辅导对最初母乳喂养率、3 个月母乳喂养率均有显著的提高作用，仅提供书面材料的作用不明显。因此产前的母乳喂养教育应有针对性、个体化、多形式才能让孕妇及家庭更深入理解，并在此基础上选择一个最舒适婴儿的喂养方式，坚定信心并为之付诸行动。

二、助产士的作用

2017—2018 年世界卫生组织（WHO）发布更新的《促进母乳喂养成功十项措施》中提出：与孕妇及家属讨论母乳喂养的重要性和实施方法，因此作为保护、促进和支持母乳喂养的关键人员之一的助产士，应从产前开始为孕妇及家庭宣传母乳喂养的益处和实施方法，让孕妇和家庭充分了解母乳喂养的重要性，建立哺乳和应对问题的信心，帮助他们获得积极的母乳喂养体验。

三、教学者条件

教学者对母乳喂养的态度、具备母乳喂养知识和技能直接决定教育的效果和母亲对母乳喂养的决定。然而目前医护的在校医学教育中，涉及母乳喂养知识的培训少之甚少，很多医护人员提供给母亲的信息少而陈旧且不一致。因此要保证提供高质量、有效的产前教育，首先需要对教学者进行良好的培训，使他们掌握基本的母乳喂养知识、技能和态度。2018 年更新版的《促进母乳喂养成功十项措施》中提出：确保医护人员有足够的知识、能力和技能以支持母乳喂养，并且重点从之前的关注培训转移到工作人员掌握的知识和技能上。世界卫生组织和联合国儿童基金会在 2018 年共同发布的《在提供孕产妇和新生儿服务的机构保护、促进和支持母乳哺育：修订后的爱婴医院倡议实施指南 2018》要求，提供母婴医疗服务的医务人员应具备二十项支持母乳喂养能力，见表 9-1。

助产士门诊是提供产前母乳喂养教育的重要途径之一，对于出诊助产士门诊的助产士至少应该接受以上的二十项培训内容或更多的系统化、同质化的母乳喂养知识培训和考核，并且定期接受前沿的培训，才能给母亲及家庭提供基于最佳循证依据

和一致性的母乳喂养信息，使他们得以知 - 信 - 行改变，从而促进母乳喂养。

表 9-1　医务人员应具备的二十项能力

序号	内容
1	倾听和了解的技巧
2	树立信心和给予支持的技巧
3	向孕妇介绍母乳喂养
4	评估母乳喂养
5	指导正确哺乳姿势
6	指导正确含接姿势
7	告知母亲最佳的婴儿喂养模式
8	帮助母亲学会挤奶
9	帮助母亲用杯喂婴儿
10	帮助母亲在出生后立即开始母乳喂养
11	帮助认为自己母乳不足的母亲
12	帮助母亲应对频繁哭闹的婴儿
13	帮助拒绝母乳喂养婴儿的母亲
14	帮助扁平乳头或乳头凹陷的母亲
15	帮助乳房肿胀的母亲
16	帮助乳头疼痛或皲裂的母亲
17	帮助患乳腺炎的母亲
18	帮助低出生体重儿或患病婴儿的母亲进行母乳喂养
19	咨询母亲自身的健康状况
20	在健康服务机构实施"守则"

引自：WHO.Implementation guidance：protecting, promoting, and supporting breastfeeding in facilities providing maternity and newborn services：the revised Baby-friendly Hospital Initiative 2018. [2018-1-1]. https：//www.who.int/publications/i/item/9789241513807.

四、教学对象

母乳喂养不是母亲一个人的事，除了需要医护人员和社会的支持，家庭的参与和支持至关重要。家庭成员的支持和配合将会极大的促进母乳喂养。《母乳喂养促进策略指南（2018）》推荐：孕期对父亲进行母乳喂养相关知识教育可提高母乳喂

养率，因而产前母乳喂养教育仅关注母亲这一方是远远不够的，要建立以家庭为中心的理念，除了父母，鼓励密切接触母婴的家庭成员或其他照顾者，如爷爷奶奶、外公外婆、甚至是月嫂或佣人，让所有有可能参与的成员获得一致的信息，形成一致的声音和统一战线，正确看待母乳喂养，把母乳喂养的本能还给母亲，相信母亲，为母亲在哺乳期间提供适当的支持，才能更好地帮助母婴实现母乳喂养。

五、教育时机

大多数母亲在孕前或孕期一开始就已经决定了婴儿的喂养方式，很多母亲在基于不了解的情况下作出的决定可能是不恰当的，也有些母亲可能在整个孕期并不能按求进行产前检查，检查次数少，因此产前教育越早越好，建议从第一次或第二次产前检查时就开始，与母亲及家庭讨论不同喂养方式对婴儿的影响，纠正错误的认识，使他们在知情的情况下作出选择。之后在不同的孕期以各种方式持续不断地进行教育和提醒，使母乳喂养的教育成为孕期整体管理中的必不可少的内容。

（黄伟嫦）

第二节　产后 72h 母乳喂养

一、产后第 1 个 24h 母乳喂养

（一）概述

分娩是正常母乳喂养的基础，大量研究显示，胎儿、胎盘娩出后，母亲雌激素和孕酮水平值下降，垂体后叶的催产素释放达最高峰，同时促进泌乳素达峰值，增加乳房泌乳受体在腺泡壁上的乳糖细胞，促进乳汁分泌。婴儿出生后的行为运动、吸吮是调动母亲体内泌乳素和催产素最有效的自然配合，有助于为哺乳做准备。乳汁生成，早期基本由内分泌激素产生，母亲在妊娠中期约 16 周开始，体内主要的激素如雌激素、孕激素、催产素、胎盘泌乳素、生长素、胰岛素及糖皮质醇激素参与乳房组织发育，持续支持腺泡生长和血液供应，腺泡数量急剧增加，腺管增长，终末端扩张，初乳在腺泡上皮细胞合成，由于在孕期孕激素分泌抑制泌乳素的作用，帮助维持整个妊娠，因此个别母亲在孕期能挤出少量乳汁，或在乳头上有乳汁分泌物的结痂。当胎盘娩出后，雌激素和孕激素值大量下降，婴儿吸吮刺激乳房传送到垂体前叶，产生高水平泌乳素，开始刺激泌乳。

（二）表现

1. 母亲的表现　产后精神亢奋或疲惫，个别可能伤口疼痛，剖宫产术后活动受限；乳房松软，没有十分充盈的感觉；初乳呈半透明、厚实、黏稠液体，颜色浅黄或深黄色，泌乳量少。

2. 婴儿的表现　新生儿出生后 2h 处于清醒状态，此时状态良好，是哺乳的最佳时机。部分新生儿经过爬乳行为后，到 4～6h 的时候就会进入渐进清醒期，接下来的大多数时间会处于睡眠状态，会进入 6～8h 甚至较长的睡眠，可能喂养次数少，第一个 24h 喂养的次数个体差异比较大。婴儿出生第一天胃容量 5～7ml，大约一个玻璃弹珠的大小，胃壁较僵硬，舒展性较弱。24h 内至少各有 1 次大小便，黑色胎粪，每次量约一元硬币大小。

（三）助产士的作用

产后第一个 24h，母亲乳房松软，泌乳量少，母亲或家属往往担心婴儿乳汁摄入不足，或自认为母乳量少而不喂母乳或哺乳次数少，同时添加配方奶，造成不必要的配方奶添加或过度喂养等问题出现。初乳外观呈黄色或橘红色，性质较黏稠，含

有较高浓度的总蛋白质、矿物质和乳清蛋白、免疫球蛋白和生长因子，可提高初生婴儿初次免疫，建立正常肠道菌群，但部分家属认为没有营养，嘱母亲挤出丢弃。因此助产士应根据母婴的生理和行为特点，全面评估母亲及家庭对母乳喂养的认知和态度，喂哺姿势，家庭支持等，采取鼓励、支持与指导的健康教育，以循证知识加强母亲或家庭对母乳喂养的认识，对母婴建立最佳哺乳关系显得极为重要。

二、产后 24～48h 母乳喂养

（一）概述

婴儿出生后第二个 24h 夜间会表现频繁吸吮和哭闹的状态，夜间哺乳次数比白天多，夜间哺乳促进母亲泌乳素分泌高峰，有研究显示，在早期频繁移出乳汁增加泌乳素受体位点的数量和敏感性，有助于初生婴儿形成规律吸吮节律，增加母亲的泌乳量，并且促进婴儿消化系统的移动，加快胎粪的排出，减轻新生儿黄疸。此阶段母亲的乳腺细胞间存在间隙，泌乳量不大，乳房没有十分充盈，有利于婴儿在母亲乳房上吸吮—吞咽—呼吸的练习，乳汁从小量到大量分泌的变化时间宽泛，母亲容易找到理想的哺乳方式，母婴通过频繁哺乳会变得更加协调，是建立良好母乳喂养关系的最佳开始。

此阶段婴儿表现频繁吸吮和哭闹主要是由于婴儿出生 24h 后逐渐在外环境中清醒，感觉外环境与子宫腔内环境不一样而焦虑，表现为哭闹和夜醒，会有对吸乳渴望的需求。吸吮为婴儿带来安抚和安定的作用，因为吸吮会激活胃肠道分泌消化激素促进婴儿的饱腹感和睡眠，而且母乳喂养时，婴儿听到母亲熟悉的心跳声和语音，倍感安全，能缓解婴儿第二个 24h 的生理性行为，通过婴儿频繁吸吮刺激乳晕周围的神经元，反馈下丘脑促进催产素的释放，使泌乳量呈正比增多，帮助提高母乳

的产量。

（二）表现

1. 母亲的表现　生物钟扰乱显得疲惫，剖宫产术后可能因伤口疼痛、子宫收缩疼痛或输液，活动受限；乳房柔软或轻微发胀，十分充盈的感觉不明显；初乳呈半透明、厚实、黏稠液体，颜色浅黄或深黄色，泌乳量少。

2. 婴儿的表现　此时的婴儿往往比较清醒、警惕、活跃，出生后第二个 24h 夜间会出现正常生理行为，表现为密集吸吮和哭闹。出生第二天胃容量 10～13ml，约常用勺子 2 勺量。至少各有 2 次大小便，黑色或墨绿色，每次量约一元硬币大小。

（三）助产士的作用

由于婴儿生理性哭闹的表现，母亲及家属会认为泌乳量不足，让婴儿无法满足，添加配方奶，减少哺乳次数，婴儿容易出现乳头混淆，助产士应提前告知母亲及家属婴儿正常生理性行为，教会观察婴儿需要，及时喂哺，以婴儿主导含接乳房，保障母乳喂养链接。

三、产后 48～72h 母乳喂养

（一）概述

产后 36～96h 激素变化的作用下，乳房乳糖浓度急剧上升，为维持渗透压，大量的水分进入乳腺腺泡，血管扩张、血流淋巴液增加，乳晕膨胀会导致周围导管的压迫，随后会导致进一步的血管及淋巴管的压迫，乳房变得坚硬、触痛、皮肤变薄发亮、发热和水肿，同时泌乳量也急剧增加，称之为生理性胀奶，这个概念由 Newton 在 1951 年提出。母亲会感到乳房胀痛，婴儿昼夜无限制的有效吸吮，能让母亲顺利度过生理性胀奶的阶段。由于此时乳头和乳晕周围的组织张力大，如婴儿前期未能与母亲建立好良好的哺乳关系，吃奶时会反复尝试用力含住乳头，不能舒适含接，未能有效转移乳汁，并且可能会损伤乳头周

围组织，使母亲疼痛难忍，是导致早期断奶的常见原因之一。

（二）表现

1. **母亲的表现**　如产后含乳姿势良好，按需哺乳，母亲往往表现乳房充盈，没有触痛，乳汁流速顺畅，如含乳姿势不良，哺乳次数不足，可能表现为乳房肿胀，有触痛，乳汁流出缓慢，但经婴儿吸吮或挤奶后很快缓解；部分母亲可能表现乳房极度肿胀、坚韧，皮肤变薄发亮，触痛明显，乳汁不能流出，无法很快缓解。

2. **婴儿的表现**　婴儿表现清醒、活泼；出生第三天胃容量 22～27ml，约一个核桃大小。24h 至少各有 3 次大小便，大便转色，为墨绿色或棕色，个别会开始转黄色，每次量约一元硬币大小。

（三）助产士的作用

生理性胀奶是泌乳Ⅱ期启动的临床表现，早期母乳喂养的建立，规律的哺乳模式是有效预防措施。有大部分家属认为大量喝汤可帮助催奶和增加奶量，往往加重肿胀症状，严重的肿胀持续不能缓解，不仅带给产妇痛苦，还可能磨灭母乳喂养的信心。助产士指导母亲及时有效移出乳汁非常重要，适时的哺乳支持技术对于确保母乳喂养的成功，延长母乳喂养时间，增加纯母乳喂养率起至关重要作用。

（黄伟嫦　骆玉华）

第三节　哺乳期母乳喂养常见问题

一、哺乳期常见乳房问题

（一）乳房肿胀

1. **概述**　乳房肿胀表示乳房的母乳储存过多又不能充分或频繁地排出，从而造成的涨奶疼痛，是产后初期的常见问题，多数由间质水肿引起，多发生在产后 3～5d，主要是因胎盘娩出后，孕激素急速下降，泌乳素大量释放，使大量的血液和组织间液涌向乳房引起，除受体内激素变化的影响，乳房肿胀常见的原因有延迟开始哺乳、哺乳次数不足、定时哺乳、无医学指征添加配方奶、母婴分离、产前输液过多等。乳房肿胀也可能发生在哺乳的其他时间，多数由乳汁过多或过度产奶引起。乳房肿胀主要表现有乳房充盈，乳房皮肤温度升高，母亲感觉乳房变沉、发硬，皮肤绷紧，原来正常的乳头被拉平，乳头乳晕部分看起来似乎变薄发亮，又红又肿。严重的乳房肿胀是一种病理状态，伴有疼痛，部分母亲甚至拒碰。肿胀可能发生一个或两个乳房，也可能仅发生在乳晕，或者仅发生在乳房的其他部分，或两者兼有，并可能出现发热症状。

尽管产后早期出现乳房胀满感对母乳喂养来说好事，表示进入泌乳Ⅱ期，但乳房肿胀也为母乳喂养带来了一定的问题，如影响婴儿的有效含乳，尤其是乳晕区的肿胀，乳汁移出受阻，乳头被拉平变短，使婴儿浅含乳，导致加重肿胀，乳头皲裂，婴儿摄入不足，增加添加配方奶的风险，部分母亲甚至因无法忍受疼痛而过早停止母乳喂养。对于大多数母亲，产后 3～5d 乳房肿胀达最大程度，之后逐渐缓解，但有些母亲可能会持续 2 周。乳房肿胀如果持续时间过长，受泌乳反馈抑制物（FIL）的影响，也可能导致泌乳量下降。

2. **助产士作用**　目前预防乳房肿胀的措施非常有限，Cochrane 综述结论认为，目前已经发表的文献尚没有足够的证据证明任何一种干预措施值得广泛推广。因此应鼓励和帮助母亲尽早开始母乳喂养，指导正确的哺乳姿势和含乳姿势，有效移出乳汁对于母亲乳头凹陷、乳头过大、婴儿舌系带过短、低体重儿等可能含乳欠佳的母婴应尽早介入，每班做好交班。当发生

☆☆☆☆

乳房肿胀，助产士应评估肿胀的程度，安慰支持母亲，帮助减轻不适，通过各种方法帮助使乳汁有效移出，使母婴回归正常的母乳喂养，减少过早停止母乳喂养。

（二）乳头疼痛

1. **概述**　哺乳期乳头疼痛是产后早期的常见问题，发生率达34% ~ 96%，它的发生率仅次于乳汁分泌不足。疼痛发生时间及持续时间因人而异。一项在澳大利亚的研究发现，79%的母亲在住院期间就会出现乳头疼痛，58%的母亲在产后最初1周发生乳头损伤，在产后8周以后仍然有20%的母亲乳头疼痛。

乳头疼痛不仅影响母亲的情绪、睡眠、一般的日常活动及哺乳感受，疼痛、精神压力也会影响乳汁分泌和喷乳反射，若处理不当，易继发乳汁淤积和乳腺炎，是引起母亲和家人担忧的重要原因，也是造成母亲早离乳最常见的原因之一。研究显示，乳头疼痛或损伤已成为过早离乳的第二大因素。

乳头疼痛发生常见的原因有哺乳含接姿势不正确、婴儿舌系带过短、感染、高腭弓或异常上腭、下巴后缩、乳汁量不足、乳腺炎、乳头扁平或凹陷、大乳头、长乳头、乳头血管痉挛、吸奶器使用不当、皮肤病、人工奶嘴干扰、乳头局部过度的清洁或使用药物、婴儿咬乳头、哺乳结束不正确移出乳头等。其中不正确的哺乳含接姿势是最重要的原因，调整母婴体位后，婴儿可以深含乳，则多数的乳头疼痛会立即缓解或得到改善。

2. **助产士的作用**　乳头疼痛不仅给哺乳母亲带来生理上的痛苦，情绪、睡眠、亲子关系和哺乳时间长短均会受到影响。而引起乳头疼痛的原因很多，往往不是单一因素，尤其是持续性、严重乳头疼痛或皲裂应及时查找原因。助产士应仔细评估，重点从最常见的哺乳姿势和含乳姿势开始逐一评估，帮助母亲及婴儿采取恰当的体位和含乳姿势，若产妇乳头疼痛持续未改善，需进一步进行及时评估、判断引起乳头疼痛的原因，并采取有效的干预措施，以保证后续母乳喂养质量，发现感染、婴儿口腔解剖学结构异常，则需转诊至专科医师。

（三）乳汁淤积

1. **概述**　任何原因导致乳汁不能及时有效的从乳房排出，就会使乳汁淤积在乳房，引起乳房充盈和不适，它可以发生哺乳期的任何阶段，也是常见的离乳原因之一。在目前的国内外研究中，尚无确切、规范的定义。根据乳汁淤积的范围可分为乳房肿胀、乳导管堵塞和积乳囊肿三类。

乳房肿胀多发生在产后初期，由于激素的变化，进入泌乳Ⅱ期，乳汁大量分泌，如分娩后开始哺乳时间延迟、哺乳次数少、婴儿含乳不良、分娩及产后液体输入或摄入过多，肿胀的范围一般是整个乳房，表现为乳房皮肤温度升高，乳房变沉、发硬，皮肤绷紧，严重时又红又肿、乳汁流出不畅，疼痛，甚至拒碰，伴有发热。发生在其他阶段的乳房肿胀多由于突然改变哺乳模式，次数减少、漏喂、含接不良等引起。

乳导管堵塞是指一个或少数几个乳导管内乳汁不能有效排出，淤积于局部区域，引起乳汁淤积。主要表现为突然发生的乳房局部肿胀及疼痛、可触及硬块，有些在乳头上有白点或白泡，乳头白点或白泡可能会引起乳头疼痛，尤其是哺乳时。乳导管堵塞也可能发生在乳头上。乳导管堵塞一般无局部皮肤发红和全身症状。引起乳导管堵塞的原因主要有哺乳次数不足、定时哺乳、漏哺乳、哺乳时间过短、含乳不良、过度产奶、乳房受压、母亲焦虑、压力及生病等。堵塞时若淤积的乳汁没有及时排出，就可能引起乳腺组织炎症，发展为局部皮肤红肿、发热和全身表现等乳腺炎症状，或处理不当甚至发展为乳腺肿胀。

积乳囊肿是因乳房的某一个小叶或导管发堵塞，导致乳汁排出不畅，潴留于导管内，使之扩张形成囊肿，它可发生在妊娠期、哺乳期和离乳后期，表现为囊性肿块，一般没有明显的症状，除非发生了感染。通常身体会自行吸收，一般不需要处理，也很难通过手法排出，吸收时间可能较长，有少部分进行增大的积乳囊肿或合并感染时需要临床干预。

2. **助产士的作用** 乳汁淤积的原因是因为乳汁没有被有效或频繁排出所致。因此帮助母亲处理乳汁淤积的核心是频繁、彻底的排出乳汁。亲喂是移出乳汁的最佳方式，如不能亲喂或含乳不良应指导母亲通过手挤奶或吸奶器方式排出乳汁。乳汁淤积容易与正常的乳房充盈混淆，要注意区分，正常的乳房充盈一般是哺乳前母亲感觉乳房发胀，但在哺乳后明显消失，乳房柔软，乳汁淤积时哺乳后乳房局部的硬块仍存在，其他部位则松软。区分正常的乳房充盈和乳汁淤积的目的，是避免不必要的干预和过度进行处理，如不必要的乳房按摩，过度排奶，以免给乳房带来损伤和增加乳腺炎的风险。另外，也要注意与乳腺炎相鉴别，乳腺炎除了局部硬块、疼痛外，一般有乳房局部皮肤发红并伴有全身症状，如发热、肌肉酸痛、头痛、寒战和流感样症状，从乳汁淤积到乳腺炎是一个渐进的过程，在处理乳汁淤积的过程中，如发现乳房硬块未消退或消退不明显，皮肤发红，病变区域皮温升高，发热或全身症状，应及时转介给乳腺科医师作进一步诊治。乳汁淤积重在预防，助产士应指导母亲保持正确的哺乳姿势和含乳姿势，早哺乳，按需哺乳，非必要不挤奶，避免乳房受压，保持心情愉悦等。

（四）乳腺炎

1. **概述** 哺乳期乳腺炎是一种常见的哺乳期乳腺炎性疾病，是在各种原因造成的乳汁淤积基础上，引发的乳腺炎症反应，伴或不伴细菌感染，其发生率介于3%～20%，可发生于哺乳的任何阶段，大部分的哺乳期乳腺炎发生在产后前6周。临床表现为乳房疼痛，排乳不畅，乳腺局部出现肿块，形状为楔形或不规则形，可发生于乳房的任何部位，乳房皮肤可出现红、肿、热、痛，病变区域皮温升高，有压痛；全身症状包括发热，体温可达39～40℃，伴有寒战、全身出汗、头晕、乏力等症状。

哺乳期乳腺炎多源于细菌感染、乳汁淤积，而造成细菌感染、乳汁淤积的因素均可成为哺乳期乳腺炎发病的高危因素，如含接不良、舌、唇系带短、挤奶器使用不当所致的乳头损伤，因导致局部皮肤屏障能力减弱，易于细菌定植，成为外源性细菌感染的途径。哺乳次数不足、定时哺乳、漏哺乳、哺乳时间过短、乳汁移出无效或不充分、过度产奶、乳房受压、母亲焦虑、压力等容易引起乳汁淤积，乳汁流动减弱，细菌释放的肠毒素、外毒素等会破坏乳腺上皮细胞而促进炎症反应的发生。另外，母亲过度疲劳、母亲或婴儿生病等会使母亲的抗感染能力减弱及促进菌群失调等。根据病程的进展哺乳期乳腺炎由于开始的乳汁淤积型，逐渐发展为急性炎症型，如未及时治疗或治疗不恰当，则会发展成为乳腺脓肿，因此，对于乳汁淤积，立即采取有效措施加以解决，以免造成乳腺脓肿，严重危害母儿健康。

2. **助产士的作用** 2014年母乳喂养医学会乳腺炎临床指南中指出，治疗乳腺炎最重要的处理方法是频繁而有效地乳汁移出，对于健康、足月的新生儿来说，乳腺炎的母亲持续进行哺乳并没有证据导致风险。因此，助产士应该鼓励母亲继续母乳喂养，帮助母亲采取正确的哺乳姿势和含乳姿势，使乳汁能得到充多的移出，如婴儿拒绝亲喂，应指导母亲根据婴儿的平日的吸吮次数进行手挤奶或吸奶器挤奶，使乳汁持续保持流动。乳腺炎时母亲可能担忧发热、使用抗生素是否可以继续哺乳或继续哺乳是否会对婴儿造成不良影响，助

☆ ☆ ☆ ☆

产士应做好相应的解释和健康教育，指导母亲注意休息，均衡饮食，摄入充足的水分，使母亲得到充分的休息，减轻身体上的痛苦和心理压力，守护母婴健康。当给予积极的母乳喂养支持12～24h，乳房肿块48h仍无消退，反复发热等，应及时转介给乳腺科医师作进一步诊治。

二、母婴分离

（一）定义

母婴分离是指新生儿出生后由于母亲或者新生儿的疾病或其他原因，导致的产妇与新生儿的分离状况，暂时不能同住一室。

（二）背景与进展

通常情况下母亲和婴儿不分离，比较容易实现母乳喂养。2017—2018年世界卫生组织发布更新后《促进母乳喂养成功的十项措施》中，措施七就更新为"让母婴共处，并实行24小时母婴同室"，是让母亲在婴儿附近，能够看到婴儿，随时留意到婴儿发出的喂养信号，并及时给予回应，有助于建立母乳喂养关系，促进母乳喂养。然而在一些特殊情况下，比如婴儿为早产儿、低体重儿、母亲或婴儿生病住院，母亲返回职场等导致母婴分离，给母亲造成了压力和焦虑，同时也可能导致母乳喂养相关问题，如乳汁分泌不足、乳房肿胀、乳头混淆、婴儿拒绝乳房等。

（三）助产士的作用

在母亲和婴儿分开时，助产士需要给予母亲情感的支持和鼓励，帮助母亲在与婴儿分开期间保持泌乳量和婴儿返回母亲身边时实现母乳喂养。

三、乳汁分泌不足

（一）概述

对母乳量的担忧是大多数母亲的一个共性问题，许多母亲给婴儿添加配方奶或过早放弃母乳喂养的原因是"母乳不足"，

在德国的一项关于过早离乳原因的调查中，母乳量不足是第一大原因，其次是乳头皲裂、吸吮无效、乳汁淤积等。在爱婴区、母乳喂养门诊及母乳喂养支持网络中母乳不足也是被咨询最多的问题。然而真正因乳腺组织发育不良、疾病等原发性原因导致母亲不能分泌出充足的乳汁满足婴儿的比例是非常少见的，在物质越来越好，营养越来越丰富的时代，为何母乳不足的母亲越来越多呢？实际上大多数时候母亲或家庭是基于以下行为或表现而认为母乳不足，如在婴儿行为方面吃奶次数多，夜间频繁吃奶，吃了母乳不睡觉或睡眠时间短，吃了配方奶就睡了，睡得时间长；吃奶时间长，吃完哭闹，扯乳头，推开乳房；在母亲方面，母亲感到乳房不胀，没有奶阵、挤不出奶等。然而这些行为或表现并一定是婴儿没有吃到充足乳汁的表现，在母亲母乳量充足或婴儿吃到了足够母乳时也可能出现，要判断婴儿是否从母亲那里获得了充足的乳汁量，关键是抓牢婴儿大小便、体重、生长发育等核心要素。

（二）定义

在临床上很多的母亲乳汁分泌不足，实际是并不是真正的不足，也就是母亲自认为乳汁不足，而事实是充足的，这种乳汁分泌不足称为假想型的乳汁分泌不足，这种情况大多数母亲或家庭基于婴儿的行为表现或母亲的个人经验或感受而假想出来的。当认为母乳不足时，大多数母亲的选择就是添加配方奶，在不断添加配方奶的过程中，乳汁的移出也在不断减少，最终导致不能产出充足的乳汁，成了真实型的乳汁分泌不足。乳汁分泌不足目前没有标准的定义，有定义为"母亲未能制造满足婴儿生长发育所需要的足够乳汁"，但这个定义不是真正意义上的原发性乳汁分泌不足。

在《母乳喂养与人类泌乳学》一书中，将乳汁分泌不足定义为：在适宜的喂养频

率，母亲有坚持母乳喂养的意愿且获得母乳喂养有效支持的前提下，仍然无法产生足以维持婴儿体重适宜增长的奶量。这个定义实际是增加了最佳的实践和支持，在这个前提下，仍无法产生充足的乳汁才是真正意义上的乳汁分泌不足，它有效的区分了原发性和继发性乳汁分泌不足，这也提示我们在临床工作中，只要我们给予母亲提供足够的支持和帮助，母亲的自我效能高，绝大多数的母亲都能够产出充足的乳汁维持婴儿的生长发育需求。

（三）影响因素

母亲分泌充足的母乳，需要发育充分的乳腺组织、完好的神经通路和乳腺管、正常的激素水平以及频繁而有效的排出乳汁。如果母亲乳腺组织发育不良、乳房手术或损伤如缩乳术，可能会缺少合成和分泌乳汁的乳腺组织而致无法分泌出足够的乳汁，但乳腺组织发育不良的发生率非常低，据 Neiferi 等研究发现，乳腺组织发育不良的临床综合征的发生率约 0.1%。乳腺外科手术或创伤神经或乳腺管，使婴儿的吸吮动作无法传到下丘脑或乳汁无法有效移出而影响泌乳，这种影响取决于伤口的位置和母亲的身体结构。正常的激素水平是泌乳的关键因素，如泌乳素、催产素、甲状腺素、胰岛素等，当母亲有多囊卵巢综合征、胎盘残留、甲状腺功能减退、席汉综合征、肥胖、紧张、焦虑、压力等时，将会影响这些激素水平，从而可能影响泌乳量。影响泌乳的另一个关键因素是频繁而有效的排出乳汁，如开始喂奶迟、按时哺乳、添加不必要的配方奶/水、使用安抚工具等可能导致哺乳次数不足而使乳汁移出减少；母亲乳房肿胀、乳头凹陷/扁平、过大、哺乳姿势不正确、婴儿舌系带过短等影响婴儿有效含乳；婴儿为早产儿、低体重儿、某些疾病等使婴儿的吸吮力不足，这些都可能影响乳汁的有效移出而致产奶不足。

在影响母乳分泌的四大因素中，前三个影响因素引起的乳汁分泌不足多原发性的问题，但存在原发性问题的母亲并不多，2001 年的一项研究提出，只有 5% 的母亲可能存在这些风险，更多的是继发性问题，由于乳汁没有得到及时有效的移出，其中有不少是假想型的乳汁分泌不足发展而来，其深层次原因往往与母亲对母乳喂养认知不足，自我效能低，不了解婴儿行为，对婴儿的行为没有现实的预期，缺乏婴儿照护知识和技能，缺乏足够的支持和指导等相关。

（四）助产士的作用

母亲是否存在真正意义上的原发性乳汁分泌不足，需要尽早筛查相关风险因素，并尽早作出干预措施，如有甲状腺功能减退的母亲，孕期定期检测甲状腺素水平，给予甲状腺素治疗，维持甲状腺素在正常范围，会减少乳汁分泌不足的风险。而对于继发性泌乳不足的母亲，更多的是需要我们帮助母亲正确认识母乳喂养，指导正确的母乳喂养技巧，教会母亲辨识正常的新生儿行为，提升母亲的自我效能感，让母亲相信自己有母乳喂养的能力并能够分泌出满足婴儿的母乳量。

四、哺乳期营养不良

（一）概述

哺乳期是母体用乳汁哺育新生子代使其获得最佳生长发育并奠定一生健康基础的特殊生理阶段，是女性一生中非常重要的时期。哺乳期的母亲从妊娠期开始体内就发生了各系统和器官发生了一系列的变化，同时需要更多的能量和营养素才能满足胎儿生长发育的需要，并为分娩和哺乳作准备。产后母亲分泌乳汁哺乳婴儿，同时还要补充分娩过程中消耗的营养素及帮助身体各系统和器官的修复，因此哺乳期的母亲比非哺乳期的女性需要更多的营养。良好的营养对哺乳期母亲非常重要，健康充足的营养能够帮助母亲产后恢复，增强抵抗力，保持精力旺和身体健康，同时也是乳汁分泌的基础，能更好地促进母乳喂养。

　　然而受传统观念和饮食生活习惯以及对营养知识缺乏的影响，哺乳期母亲的饮食复杂讲究，更因地域的不同，有着明显的喜好和禁忌，大部分人认为哺乳期最重要的是要"吃得好"，这种好体现的就是"补"和"禁"，主要是动物性食物为主，故哺乳期母亲营养过剩和营养不良现象常常并存，蔬菜水果、奶类和豆类往往摄入不足，一项对哺乳期女性膳食和营养调查结果显示：92%的哺乳期女性蔬菜摄入量低于推荐量，城市地区的摄入量高于农村地区，而牛奶和乳制品城市和农村的摄入量都低于推荐量，畜禽类的摄入量高于鱼、虾和类，但在食用油方面，城市和农村分别有 45.3%和 31.8%都高出了推荐量，说明营养不均衡非常明显，不符合中国均衡膳食宝塔和中国营养学会的推荐标准。

　　一直以来，膳食摄入对乳汁成分的影响是被广泛关注的话题，普遍都认为饮食对乳汁有重要的影响，包括乳汁量和乳汁成分，因而对于吃什么，不能吃什么有许多的要求和讲究，和其他家庭成员有明显的区别，需要精心烹制的食物，才能保证哺乳母亲分泌出足够量和足够好的乳汁。然而目前的研究证据发现，母亲的饮食对乳汁中的大部分成分影响不大，伊朗的一项对 9 项观察性研究和 43 项介入性研究做了系统的回顾和总结发现：母乳中大部分宏量营养元素不受日常饮食影响，母亲短期禁食或节食不影响宏量营养，部分微量营养素有一定影响，母乳中的铁锌的水平与膳食摄入量无关，补充钙剂对母乳的钙没有影响。Bravi 等的研究显示：乳汁中总的碳水化合物含量或乳糖含量均与母亲的膳食摄入成分无关，包括能量、碳水化合物、蛋白质及母亲是否为素食者等。Boniglia 等的研究发现乳汁中的蛋白质含量与母亲的能量、总蛋白、动物蛋白及植物蛋白摄入也均无相关关系。

　　由此可见，哺乳期母亲"吃得好"或"大鱼大肉"并不会使乳汁更有营养，事实上母乳的成分不是一成不变的，而是一直处于动态的变化之中。乳汁成分变化受到多种因素的影响，以适应婴儿在不同年龄段的健康及其他特征的需求。过于强调膳食对乳汁影响的重要性，不但增加哺乳母亲的压力，也会让母亲忽略乳汁有效移出才是保证充足乳汁量的这个关键因素，而使乳汁有效的得以移出，重要的是母亲保持愉悦的心情，与婴儿建立良好的母婴关系，让婴儿好好吃奶。

（二）哺乳期女性能量及营养素需求

　　1. 能量　与非哺乳期女性相比，哺乳母亲因泌乳，其能量需求量增加，纯母乳喂养的母亲其分泌母乳一天约需 700kcal，其中 200kcal 来自妊娠期储存的脂肪，500kcal 来自哺乳期摄入的食物，2013 版《中国居民膳食营养素参考摄入量》建议哺乳期女性的能量为 2300 ～ 2900kcal。对于妊娠早期体重过低或妊娠期体重增长过少的女性，需在能量摄入标准基础上，再增加约 500 kcal/d，以满足哺乳期的能量需要，但如超重或肥胖的女性则可以适当减少能量。国际妇产科联盟（FIGO）则认为超重或肥胖的女性不需要额外补充能量，维持与妊娠期相同的能量摄入水平即可，不会影响其子代的生长发育。

　　2. 宏量营养素　哺乳期女性所需的宏量营养素比例与非哺乳期女性相同，可以通过摄入高质量的蛋白（肉、鱼、蛋、奶）获得足量的必需氨基酸。根据《中国居民膳食营养素参考摄入量》的建议，哺乳母亲应非孕女性的基础上，增加 25g，达到每日 80g，优质蛋白质的主要来源是动物性食物如鱼、禽、蛋、瘦肉，奶类和豆类。脂肪的需求与非孕女性相同，无须额外增加。二十二碳六烯酸（DHA）长链多不饱和脂肪酸 DHA 对婴儿大脑和视神经发育至关重要，且母乳中的含量与母亲的饮食密切相关，建议摄入 200mg/d。建议在哺乳期继续每周食用 2 ～ 3

份富含脂肪的鱼类来保证足够的必需脂肪酸的摄入。对多种碳水化合物摄入量与非孕期相比增加 40g，达到 160g/d，与妊娠期相同。纤维素也与妊娠期相同。

3. 微量营养素 研究显示母乳中的部分微量营养素不受或很少受哺乳母亲的膳食及营养状况的影响，如叶酸及钙、铁、铜、锌等，母乳中的含量与膳食摄入量无关，干预性研究未发现额外补充铁、钙、锌、镁等能显著增加乳汁中相应的含量。但若女性缺乏这些营养素，补充营养素制剂对其自身健康也是有利的。但有些母乳中微量营养素则受母亲膳食影响，如当哺乳母亲缺乏维生素 B_1、维生素 B_2、维生素 B_6、维生素 B_{12}、胆碱、维生素 A、维生素 D 和碘元素时，则其母乳中的含量将明显降低，而乳母补充相应营养素后，乳汁中的含量将升高。在 2013 版《中国居民膳食营养素参考摄入量》中明确提到了哺乳期母亲各营养素的摄入量，见表 9-2。

表 9-2 2013 版中国居民膳食营养素参考摄入量中对于哺乳期母亲建议

营养素	哺乳期女性	18 ～ 49 岁女性	需求增减
能量（kcal/d）	2300 ～ 2900	1800 ～ 2400	+500
蛋白质 RNI（g/d）	80g	55	+25
碳水化合物 EAR（g/d）	160g	120g	+40
亚油酸 AI（占能比）	4	4	+0
亚麻酸 AI（占能比）	0.6	0.6	+0
EPA+DHA AI（mg/d）	250，其中 DHA 200	无参考值	
钙 RNI（mg/d）	1000	800	+200
钾 AI（mg/d）	2400	2000	+400
磷 RNI（mg/d）	720	720	+0
钠 AI（mg/d）	1500	1500	+0
镁 RNI（mg/d）	330	330	+0
氯 AI（mg/d）	2300	2300	+0
锌 RNI（mg/d）	12	7.5	+4.5
铁 RNI（mg/d）	24	20	+4
维生素 A RNI（μg/d）	1300	700	+600
维生素 C RNI（μg/d）	150	100	+50
维生素 D RNI（μg/d）	10	10	+0
维生素 E AI（mg/d）	17	14	+3
维生素 B_1 RNI（μg/d）	1.5	1.2	+0.3
维生素 B_2 RNI（μg/d）	1.5	1.2	+0.3
维生素 B_6 RNI（μg/d）	1.7	1.4	+0.3
维生素 B_{12} RNI（μg/d）	3.1	2.4	+0.7
碘 RNI（μg/d）	240	120	+120
硒 RNI（μg/d）	78	60	+18
叶酸 RNI μg DFE/d	550	400	+150

引自：中国营养学会 . 中国居民膳食营养素参考摄入量（2013 版）. 北京：科学出版社，2014：652-654.

☆★☆☆

（1）叶酸：母乳中的叶酸来源于母体储备，因此除非母亲严重缺乏叶酸，母乳中的叶酸一般是能够满足婴儿需要的。

（2）钙：乳汁中的钙含量稳定，每750～800ml母乳中含钙200～210mg钙，如果哺乳母亲的钙长期摄入不足，一般不会影响乳汁中的钙，但身体会动员母亲骨骼中的钙来维持母乳中的钙相对稳定，使母亲可能出现精神不佳、烦躁、失眠、肌肉痉挛、骨质疏松性疼痛、牙齿松动等症状，为母亲将来的健康埋下隐患。因此，哺乳期母亲钙推荐量为1000mg/d，包括所有食物来源的钙，比非孕期女性增加200mg/d。

（3）铁：母乳中铁不受母亲食物摄入的影响，但因妊娠期的血液稀释和分娩期的失血，哺乳期的母亲是贫血的易感人群，没有很好的铁储备，因此要关注铁的摄入量。尤其是妊娠前铁元素储备不足、妊娠期贫血、产后出血的哺乳母亲，建议其继续维持铁元素的摄入量，以更好地在产后重建机体铁元素的储备。哺乳期母亲铁推荐量为24mg/d，比非孕期女性增加4mg/d。

（4）锌：可以促进免疫因子的分泌，哺乳期妇女缺锌可能会表现为食欲不振、慢性疲劳，免疫力下降，增加其他疾病的患病风险，尤其是感染。哺乳期母亲需通过饮食获取足量的锌元素或食用含有锌元素的多种维生素补充制剂。锌元素对婴幼儿生长发育十分重要，为保障婴儿的高需求，母亲体内组织中的锌优先经乳汁分泌。饮食摄入与微量营养素制剂补充对母乳中的锌元素含量影响很小，无论母体补充多少，在哺乳期母乳中锌元素的含量都会逐渐下降。

（5）维生素A：母乳喂养的婴儿对维生素A的需求较大，而妊娠期母乳中的维生素A含量受母亲饮食摄入的影响，故哺乳期母亲维生素A的推荐量为1300μg RAE/d，比非孕期女性增加600μg/d。维生素A的来源比较多，且母乳中的大多数维生素A来自母亲的脂肪储存，每周增加一次动物肝脏，基本上就可以满足需要。

（6）维生素D：食物中维生素D的含量很低，且性质不稳定，一般很难通过食物补充来满足需要量，可以通过晒太阳来合成人体所需要的维生素D，每日露出头、面、和手臂在太阳下晒20min就可以获得足量的维生素D，但由于雾霾、温度及地理位置等的原因，并非所有人都能够合成足够的维生素D，因而目前推荐每日补充400 U维生素D，但对提高母亲体内维生素D的浓度帮助不大，而用更大的剂量则又有争议，这也导致大多数哺乳母亲母乳中维生素D的含量有限，因此国际、国内指南建议无论何种喂养方式，建议给予婴儿口服维生素D 400U/d，以满足婴儿生长发育需求。

（7）维生素B_6：母乳中维生素B_6的含量易受母亲饮食的影响，婴儿体内维生素B_6含量取决于母亲的摄入量，如母亲摄入不足，则易导致婴儿无法从母乳中摄入足够的维生素B_6，增加婴儿癫痫的发生风险。若母亲的饮食结构较丰富，一般不需要额外补充维生素B_6。

（8）维生素B_{12}：是产生红细胞和预防贫血的必需物质，维生素B_{12}只存在于肉类、鱼、贝壳类、乳类、蛋类中，发酵豆制品会合成少量的维生素B_{12}，植物性食品基本不含有维生素B_{12}。母乳中维生素B_{12}的含量与母亲摄入动物性食物相关，如果母亲长时间不吃鱼肉蛋奶等，即纯素食，则可能引起婴儿维生素B_{12}缺乏，导致发育迟缓、认知功能障碍、贫血和影响神经系统的发展等，因而纯素食哺乳期母亲在哺乳期应额外补充，以保证母乳中含有充足的维生素B_{12}。如果长期缺乏，会导致精神不振、记忆力下降，多种认知功能障碍，影响婴儿生长发育和神经系统的发展。

（9）碘：充足的碘有利于婴儿甲状腺功能和神经系统发育，母乳中的碘含量与母体的储存和母亲饮食摄入有关，哺乳期母亲对碘的需求较非孕期增加一倍，240μg/d，通常母亲常规摄入加碘盐的同时进食富含碘的海产品，可满足哺乳期母亲对碘的需求量，并增加母乳中碘和 DHA 含量。

五、离乳

（一）定义

离乳是指从第一次添加母乳以外的食物开始，到最后一次母乳喂养结束。以往离乳俗称回奶，更多的是关注如何使母亲乳房不再继续产生乳汁，而往往忽略了母亲和婴儿的心理和情感需求，把它视为一次性事件，当机立断，快速完成。离乳除了关注乳房，还会关注母婴关系、心理及适应情况，它是一个逐渐终止哺乳的过程，是一种喂养方式逐渐向另一种喂养方式的转变过程。

（二）背景及进展

母乳是婴儿最天然和理想的食物，其中含有婴儿所必需的营养元素及能量，容易消化吸收，提高婴儿的抵抗能力，降低 6 个月以下婴儿的患病率，促进婴儿健康成长。因此，世界卫生组织（WHO）和联合国儿童基金会向全球的母亲建议"纯母乳喂养至 6 个月，之后适当添加辅助食品并继续母乳喂养至两年或更长的时间"。根据人类学家的观察并结合对灵长类哺乳动物的研究，依据几个重要时间点（体质量增长 4 倍时、达到成人体质量的 1/3 时、孕期长短、第一颗恒牙萌出的时间）推算，人类离乳的时间是 2.5 ～ 7 年。除特殊的医疗因素或某些罕见的先天性疾病外，离乳没有某一个特定的时间，只要母亲和婴儿都愿意，喂养到几岁都可以。哺乳不仅是一种喂养

手段，更是重要的一种亲密关系。

（三）离乳的类型

1. 自然离乳　是婴儿为主导的离乳方式，被越来越多的母亲接受，自然离乳对婴儿的情感影响降到最低，并保证乳汁供应下降而减少或避免乳房肿胀、乳汁淤积甚至乳腺炎的危险。

2. 逐渐离乳　离乳是逐步发生，持续的时间不一样，可能持续数周甚至数月，在亲喂的基础上，逐渐减少哺乳的次数和量开始，缩短哺乳的时间，慢慢地减少乳汁的产量，直到完全离乳，是对母婴创伤最小的一种离乳方式。

3. 突然离乳　因主观或客观的原因突然停止母乳喂养。突然的离乳可能会对母亲带来身体上的不适和一些潜在的健康问题：例如乳房肿胀、乳腺炎等，对于婴儿造成身体的健康和情感上的创伤，要尽量避免。

（四）助产士的作用

助产士应关注离乳的必要性和迫切性，尤其是对于小于 6 个月的婴儿，正常的喂养方式是纯母乳，除非有很特殊的原因，不建议给此阶段的婴儿离乳，过早的离乳可能会影响其健康，帮助母亲尽量避免突然离乳，采用逐渐离乳或自然离乳。在离乳的过程，指导母亲保持良好的母婴关系，采用温和的方式逐渐减少乳汁的产生，预防乳房肿胀、乳腺炎等的发生；根据婴儿的不同月龄引入合适的喂养工具、母乳代用品或其他食物，使婴儿顺利从母乳喂养转变到另一种喂养方式，并最大程度减少母婴情感和身体上的创伤。

（黄伟嫦　李正俭）

☆☆☆☆

第四节 产前母乳喂养评估与指导

一、评估

（一）评估环境

环境温馨、舒适、有私密性、光线适宜。

（二）评估工具

自我效能评价表、乳头测量卡、乳房和新生儿模型。

（三）评估内容

1. 了解孕妇的一般情况，年龄、文化程度、职业及文化背景情况。

2. 评估孕妇及家庭对母乳喂养的观点、担忧或疑问、信念以及对母乳喂养知识和技能的认知。

3. 评估孕妇的心理状态、对母乳喂养的信心、对母乳喂养的准备程度和自我效能感。

4. 健康史的评估，如有无糖尿病、肥胖、妊娠合并甲状腺功能减退、多囊卵巢综合征、乳房疾病及手术史、脑垂体功能减退、不孕症、抑郁症、哮喘、是否用药等。

5. 评估孕妇的营养、孕前体重、体质指数、孕期体重增长、胎儿情况等。

6. 母乳喂养史的评估：评估之前每个孩子的母乳喂养情况，询问母乳喂养的开始，纯母乳喂养/任何母乳喂养的持续时间，之前母乳喂养支持的资源，得到的益处与挑战，以及离乳的原因。

7. 家族史评估：如家中有无成员有哮喘，湿疹，糖尿病，肥胖，抑郁，以及乳房或者卵巢癌症等。

8. 乳房评估：评估乳房大小、形状、对称性，乳房健康史及有无手术史或创伤史，乳头乳晕大小、长短，有无乳头凹陷、扁平，乳头伸展性等。

（四）评估方法

1. 问诊 与孕妇及家庭沟通了解其对母乳喂养的知识和技能的掌握程度、母乳喂养信心和学习动机、需求，健康史、母乳喂养史和家庭史等。

2. 视诊 通过视诊了解乳房大小、形状、乳房高度、对称性、乳头和乳晕大小、形状和位置，是否凹陷、扁平，有无手术瘢痕等。

3. 触诊 检查乳房是否先天性乳腺组织发育不良、有无肿块，检查乳头拉伸，乳头能否向外突出，必要时用乳头测量卡测量大小。

4. 评估 用自我效能评价表评估孕妇对母乳喂养的自我效能感。

二、指导

（一）教育内容

产前母乳喂养教育的是帮助母亲及家庭了解母乳喂养，正确认识母乳喂养，建立哺乳的信心，增加自我效能感，通过所学的知识和技能能够从容应对哺乳过程出现问题，并哺乳过程中实现自我成长。因而产前教育仅仅告诉母亲和家庭母乳喂养的益处和重要性是不够的，当母亲想喂而不能喂或没有很好的喂时，就有可能让母亲产生挫败感或内疚感。《促进母乳喂养成功十项措施》中建议，母乳喂养的教育内容至少应包括以下内容。

1. 母乳喂养的重要性。

2. 推荐的婴幼儿喂养方式。最初6个月进行纯母乳喂养，以及喂水、使用配方奶或其他代乳品喂养存在的危险；6个月之后，继续母乳喂养的同时合理添加辅食。

3. 母乳喂养的技术，包括尽早开始母乳喂养的重要性、哺乳姿势和良好含接的要点、母婴同室、按需喂养和识别喂养指征等。

4. 医院的相关操作和规定，包括分娩时陪伴、早开奶、母婴同室等。

美国哺乳医学会（ABM）产前母乳喂养促进指南（2015）建议在孕期的不同阶段给予以下母乳喂养教育内容，见表 9-3。

产前教育是成人教育，成人学习具有"知道学习的目的和原因"及基于需要而学习等特点，故教育前应先进行需求分析，通过面对面访谈、问卷调查来分析母亲及家庭有哪些疑惑或困难，他们期望通过教育达到一个怎样的效果。因此，在制定教育内容时应有针对性、个体化，而不是一个内容面对所有人。另外，成人对学习内容的实用性和结果特别关注，制定的主题要与日常母乳喂养实施联系起来才能吸引他们的学习兴趣，如学习泌乳机制能让母亲理解乳汁是如何产生的及如何做才能保证充足的乳汁，学习新生儿生理特点能让母亲更好的识别和回应新生儿的需求，学习新生儿口腔能让母亲知道浅含乳会导致乳头皲裂 / 疼痛、乳汁量不足、乳房肿胀等。

（二）教学形式和策略

成人往往喜欢表达自己的意见，喜欢按自己的方式和进度学习，并且不同年龄、文化程度对于学习的接受程度也不一样，因此教学方式上，需要多样化，既要有普遍性，也要个体化，以满足不同母亲和家庭的需求。

1. 多样化的教学方式　包括集体授课、小组讨论、个体指导、现场示范、角色扮演、互动讨论、线上线下结合等。采用集体授课产前教育时，应尽量采取主题、内容相匹配的教学方法，如讲授哺乳姿势和含乳姿势、手挤奶等形式，通过示范和参与演练的方法让母亲更深的体会和理解。如果 PPT 讲授一些知识点时尽可能多用图片、视频，授课过程中穿插互动讨论等如肌肤接触和乳房上的爬行，借助图片和视频，通过视觉和听觉，不但比较容易引起听课

表 9-3　孕期母乳喂养教育与讨论内容

孕早期	孕中期	孕晚期
1. 对无禁忌的母亲，提供清晰的建议：纯母乳喂养 6 个月，然后添加辅食持续哺乳到 2 岁或 2 岁以上 2. 与母亲及家庭成员讨论关于母乳喂养对母亲和婴儿的益处 3. 澄清相关问题和消除误解 4. 解决已知的常见障碍	1. 鼓励母亲找"榜样"，从已经有成功母乳喂养经验的家人、朋友及同事那里学习正确的知识 2. 鼓励孕妇带家人参加母乳喂养课程，朋辈支持小组和或小组支持护理等 3. 回顾母乳喂养的基本要素 （1）纯母乳喂养的重要性 （2）供应和需求的关系，按需喂养，喂养频率 （3）饥饿与满足的线索 （4）在母乳喂养建立良好之前，避免人工乳头（奶嘴） （5）良好含接的重要性 4. 对产后计划返回职场的女性来说，鼓励和教会她们挤奶、乳汁收集、储存与使用的相关知识 5. 鼓励母亲在分娩，生产时以及产后去接受受过训练的分娩助手（导乐）的支持以更好地促进母乳喂养 6. 澄清相关问题和消除误解	1. 通过道具展示良好含接的机制以及常用母乳喂养姿势 2. 回顾母乳喂养启动的生理技能以及补充添加的影响 3. 建议使用合身的哺乳内衣以及哺乳衫 4. 鼓励再次去参加母乳喂养支持小组 5. 回顾在产程中疼痛管理的潜在选择及它们可能对母乳喂养的影响 6. 讨论产后早期皮肤 - 皮肤接触以及在产后阶段对最佳母乳喂养结局和一般婴儿健康的重要性 7. 讨论生物学意义上的正确首次含接，包括在"乳房上的蠕动" 8. 建议母亲与婴儿的医疗保健提供者讨论孩子的健康护理及母乳喂养支持计划 9. 澄清相关问题和消除误解

引自：Casey Rosen-Carole，Scott Hartman，and the Academy of Breastfeeding Medicine.ABM Clinical Protocol #19：Breastfeeding Promotion in the Prenatal Setting，Revision 2015.Breastfeeding Medicine，2015，10(10)：451-457.

☆☆☆☆

者的兴趣，也会让母亲记忆深刻，而互助讨论可以让每一个参与的妈妈，感觉到她被"看到"了，被尊重了。对于孕妇来说，久坐久站均易引起不适。因此集体授课也不宜过长，建议不超过1h为宜。小组讨论的产前教育，则可邀请一些有经验的哺乳母亲参与，让她们分享经验、彼此互相鼓励并提出克服困难的意见和建议，同时也可以帮助她们建立一对一同伴支持。有母乳喂养高危因素和（或）有特殊需求的母亲，建议进行一对一的个体指导，指导时注意沟通技巧，尊重和接纳她们的感受和需求，首先解决她们的问题和需求，提供符合问题和需求的信息，但要避免一次给予太多的信息。

2. 教学前评估需求，教学后评价效果　给予任何的信息前先评估需求，母亲最担忧的问题有哪些，期望达到什么目标，之前的母乳喂养经历如何，遇到过哪些困难，希望得到哪些帮助，当提供的信息与她的需求相符合，达到的效果最好，也容易静下心来关心进一步的分享或讨论的信息。教育前评估母亲的文化程度、母乳喂养教育情况或了解过哪些母乳喂养的信息对提供针对性的教育也非常重要，对一个文化程度非常低的母亲如提供太多的复杂内容，可能让她无法理解、沮丧甚至怀疑自己的能力，而对于一个高学历并且已经从不同途径学习过多母乳喂养母亲，如果按部就班的给予指导，则可能会让她失去兴趣或感到没有被尊重。因而教育前必须评估每一个母亲和（或）家庭需求，因材施教、提供针对性教育，才能达到良好的教育效果。

教育后要及时进行效果的评价，母乳喂养教育的目的是帮助母亲实现知-信-行的改变，为婴儿提供最佳的喂养，但如果教育了，却没有效果评估，相当于没效果，一是不能让母亲及家庭感受到培训的效果，二是教育者不知晓通过教育后母亲掌握了多少，还有什么问题没有解决，三是

无法评估教育是否有效，哪些环节、哪些方式还需要进行完善，因而无论是个体的指导还是系统性的教育都应对母亲进行评价，清楚地了解她们的掌握情况和下一步的计划。

3. 每一次到助产士门诊就诊时讨论母乳喂养　一次给予太多的信息往往适得其反，每次就诊与母亲讨论母乳喂养有利于少量多次提供相关的信息，及时澄清相关问题和纠正一些"误区"，也有利在孕期的不同阶段结合母亲的心理变化和对胎儿的感受给予循序渐进的知识渗透，如孕早期讨论母乳喂养的重要性和非母乳喂养的风险让母亲客观认识不同喂养对母婴的影响，在知情下作出适当的选择，孕中期讲解泌乳机制、"三早"重要性等则为母乳喂养技术的实施提供相关的理论基础，孕晚期新生儿即将到来，此时与母亲及家庭学习、讨论、演习哺乳姿势、含乳姿势、新生儿摄入是否充足判断等管理母乳喂养的实用性技术，能让母亲在学习后短时间内学以致用。

4. 提供适当的教育材料　单纯提供母乳喂养相关材料往往作用微乎其微，有研究显示仅提供书面材料的作用不明显，但在采取多形式教育的同时提供相符合的材料能够起到加深印象，并在具体实施时可以随时查阅进一步巩固，建议在以主题形式的教育后能够提供图文并茂的母乳喂养宣教内容。提供书面材料时注意不能接受来自母乳利益相关企业的母乳喂养手册或资讯单张，因为他们见缝插针或隐晦插入一些广告，把配方奶喂养常态化，忽略了它的风险。

5. "常态化"教育　母乳喂养是一件自然而然的事情，是一种天生的行为，在教育的过程中始终贯穿自然、正常，而非额外的奖励，更不要去宣传母乳喂养的困难假象，如夜奶多，睡眠不足，母亲没有自由，经常出现乳房问题等，使母亲产生畏

难和恐惧心理而放弃母乳喂养。教育的核心就是常态化，我们需要传递的是正确信息，如肌肤接触的好处，正确的哺乳姿势是舒适的，营造自然的氛围和文化，如在教育的区域张贴母婴肌肤接触的图片，眼神交流、爱意满满的舒适哺乳图片，让母亲不知不觉中融入自然的氛围中，婴儿吃母亲的奶就是应该有的方式而不是用其他的方式来替代。

6.追踪与评价　每一次母乳喂养教育后应询问孕妇对所担忧问题是否得到解决，评价母乳喂养的态度、相关知识的掌握，由孕妇对母乳喂养技能进行演练以评价是否掌握，评价母乳喂养自我效能是否有所提升。

（黄伟嫦）

第五节　产后 72h 母乳喂养评估与指导

一、第 1 个 24h 母乳喂养评估与指导

（一）评估

1.评估环境及用物准备

（1）环境准备：母亲产后的常规观察流程，卫生员进病房的打扫清洁，亲人不断的探视等干扰会影响母乳喂养积极性。根据病情合理安排巡视检查时间，与母亲及家属沟通住院期间避免亲友探视。保护母亲隐私，调暗灯光，病房温度控制在 $24 \sim 26℃$，提供安静舒适环境，帮助母亲所需的休息。

（2）物品准备：窗帘、ABS 病床（可自由调节体位）、枕头数个、脚凳。

（3）母婴准备：为婴儿更换尿片，母亲排空膀胱，清洗双手，协助母亲的舒适度体位，让婴儿得到有效姿势自寻乳房。

2.评估工具

（1）母乳喂养自我效能量表（简表，breastfeeding self-efficacy scale-short form，BSES-SF）：该量表用于评价产妇在母乳喂养过程中的自我效能，采用 Likert 5 级评分法，根据情况符合程度得分从 $1 \sim 5$ 分不等。全表共计 30 项条目，包括产妇满意度、婴儿满意度、产妇生活方式 3 个维度，满分 150 分，得分越高表明产妇对母乳喂养的自我效能越高，见表 9-4。

表 9-4　母乳喂养自我效能表（BSES-SF）

序号	内容	1	2	3	4	5
		非常反对	反对	不确定	同意	非常同意
1	母乳喂养时，我感到一种来自内心的满足感					
2	母乳喂养是我与孩子在一起的特别时刻					
3	我的孩子对母乳不感兴趣					
4	我的孩子喜欢吃母乳					
5	母乳作为孩子的主要食物来源，对我来说是一个负担					
6	哺乳时我感到自己和孩子非常亲近					
7	我的孩子渴望喝母乳					
8	母乳喂养非常消耗体力					
9	能够对我来说非常重要					

续表

序号	内容	1 非常反对	2 反对	3 不确定	4 同意	5 非常同意
10	母乳喂养时，我的孩子生长得非常好					
11	孩子和我相互配合使哺乳顺利进行					
12	母乳喂养是充满母性的体验					
13	母乳喂养期间，我很在意自己的体型					
14	哺乳期间，我一直感觉太受约束					
15	母乳喂养期间，我担心孩子体重增加不够					
16	当我的孩子烦躁或者哭闹时，哺乳可以让她安静					
17	母乳喂养是件让人自豪的事					
18	我可以用自己的乳汁喂养孩子是一件非常令人满足的事					
19	哺乳最开始时，我的孩子吃母乳有些困难					
20	母乳喂养使我感觉自己是一个好妈妈					
21	我真的很喜欢给孩子母乳喂养					
22	母乳喂养时，我迫切希望身体恢复到以前的状态					
23	母乳喂养让我觉得自己作为一个妈妈更自信					
24	母乳使我的孩子体重增加得很好					
25	母乳喂养让我的孩子更有安全感					
26	我可以很轻松地进行哺乳并兼顾其他活动					
27	母乳喂养让我觉得自己像一头奶牛					
28	我的孩子在吃母乳时并不轻松					
29	母乳喂养使我精力透支					
30	母乳喂养的感觉非常好					

注：此量表是描述母亲进行母乳喂养的自信心及技能状况，以每个条目的具体说明并根据母亲的实际情况，在相应的选项下打"√"

引自：于海静．母乳喂养评估量表的初步修订与应用．中南大学，2012，4：55.

（2）婴儿母乳喂养测量工具（infant breast feeding assessment tool，IBFAT）：IBFAT首次发表于1988年。该量表侧重从新生儿角度评价母乳喂养的成功率，目标人群为出生后5d内的新生儿。IBFAT包含哺乳过程的4个环节（婴儿的哺乳意愿、寻找和含接乳头、吸吮、婴儿状态），满分为12分。量表由医务工作者观察整个喂养过程并客观记录，得分越高，代表母乳喂养效率越高，见表9-5。

3.评估内容

（1）母亲的评估

①评估母亲的一般状况：年龄、精神状态、营养状况、文化程度、社会经济地位。

②分娩情况评估：孕产次、生命体征、分娩方式、用药、输液、宫缩情况、出血量、

☆☆☆☆

表 9-5　婴儿母乳喂养评估量表

表现	3	2	1	0
喂养准备情况	无须帮助	需要轻微刺激	需要更多刺激以唤醒婴儿	无法唤醒
觅食反射	立即开始寻乳	需要诱哄刺激	需要诱哄，觅食反射较弱	无法寻乳
含接	立即含接	需 3～10min	需 10min 以上	无法含接
吸吮	一侧或两侧乳房，有效吸吮	吸吸停停，需要鼓励	吸吮力弱	无法吸吮

引自：于海静 . 母乳喂养评估量表的初步修订与应用 . 中南大学，2012，4：55.

会阴伤口状况、疼痛、有无妊娠合并症及并发症、其他异常情况。

③健康史的评估：既往有无糖尿病、肥胖、甲状腺疾病、多囊卵巢综合征、乳房疾病及手术史、不孕症及心理疾病等。

④乳房及乳头情况：妊娠期乳房变化；乳房形状和大小；乳头和乳晕的形状和大小，乳头有无过大、有无外翻、扁平、内陷、多乳头、畸形；乳房有无手术瘢痕及位置等。

⑤既往母乳喂养经历：既往母乳喂养的次数、时间及方式，有否母乳喂养相关问题及处理方式等。

⑥对母乳喂养的认识、态度、信心和做法。

（2）婴儿的评估

①出生时胎龄，单胎还是多胎，出生时情况及处理、阿氏评分、体重、有无产瘤、产伤及其他异常。

②体温、面色、呼吸、反应、清醒度。

③口腔情况：有无唇舌系带过短过紧，有无腭异常等。

④大小便次数、颜色及量。

⑤是否处于安全状态。

（3）母婴关系：母婴之间的接触、互动及母亲对婴儿需求的反应和处理。

（4）哺乳姿势：母亲的姿势、婴儿的姿势及含接情况。

（5）支持系统：家庭成员对母乳喂养的认知、态度、支持的情况。

4.评估方法

（1）问诊

①与产妇交谈，了解其精神及心理状态。

②产后时段内母婴情况是否适合母乳喂养。

③母乳喂养担忧的问题。

④哺乳的感受（用表 9-5 评估母亲对母乳喂养的自我效能感）。

（2）视诊

①观察乳房外观、乳头和乳晕大小、是否凹陷、扁平、有无手术瘢痕等。

②观察母婴之间的互动。

③观察哺乳过程、哺乳姿势、含乳姿势及哺乳后乳房情况。

④母亲的情绪等。

⑤婴儿口腔情况。

⑥婴儿吸吮频率和速度。

（3）触诊

①无特殊无须进行检查，当母亲担忧乳房或乳头时方进行检查。检查乳房是否先天性乳腺组织发育不良、有无肿块，检查的乳头拉伸，乳头能否向外突出，必要时用乳头测量卡测量大小。

②检查唇舌系带过短过紧，有无高腭弓、腭裂等。

（4）听诊：婴儿吸吮声。

（5）母乳喂养自我效能评估：必要时母乳喂养自我效能评估表评估母亲对母乳喂养的效能。

（二）指导

1.母婴不分离

（1）建立良好的母乳喂养模式：新生

☆ ☆ ☆ ☆

儿出生后母婴情况良好，应立即行皮肤接触，不干扰或以最少干扰完成第一次哺乳。2020 年中国新生儿早期基本保健技术专家共识中提出的生后 90min 的保健措施：新生儿娩出后，立即将新生儿仰卧置于母亲腹部干毛巾上，在 5s 内开始擦干新生儿，在 20 ～ 30s 内完成擦干动作，并彻底擦干，若新生儿状况良好，应保持新生儿与母亲持续，至少 90min。皮肤接触时母婴之间无须用任何衣物隔开，不需要清洁乳房，母亲身体会为婴儿带来有益菌群定植。测量体重和身长、体格检查和注射疫苗等常规保健操作应推迟到出生 90min 后进行。出生后最初 2h 内婴儿是处于警醒和灵敏的状态，让新生儿爬行自寻含接乳房，有研究观察显示，母婴皮肤接触让新生儿从宫腔到外界的调节，过程经历 9 个自然阶段：哭闹、放松、觉醒、活动、爬行、休息、熟悉、吸吮、睡眠，新生儿完成此过程，约经历 55min 后开始吸吮。母亲通过触摸、爱抚、交谈和亲吻等情感接触，能刺激婴儿本能行为的信息回应，建立母儿之间的依恋感情，因此皮肤接触有效帮助新生儿从宫腔过渡到外环境，稳定新生儿的体温及血糖，只要母婴都适应，鼓励他们不间断进行，如母亲精神疲倦或病情不能进行皮肤接触时，可鼓励父亲代替完成，过程中应采取合理的监测及安全预防措施，医护人员及时观察、评估和应对任何母婴不适的信号。

（2）建立母婴关系：消除限制母婴的惯性思维。由于母亲产后疲倦或认为刚分娩母亲的泌乳量不能满足婴儿需要，许多家属主动照顾婴儿，母亲亲子接触被动的剥夺，家属会选择添加配方奶，这可能会引起母乳喂养的负面的影响，如泌乳延迟、婴儿乳头混淆等。应综合评估母亲产后精神及病情，合理安排指导喂哺时机，倾听他们所顾虑的问题，给予相关母乳喂养知识宣教，指导母乳喂养，做到早开奶，按需哺乳。

2. 关注母婴产后情况，提高母亲的舒适度

（1）准确了解母亲的孕期、分娩情况，关注其进食、精神、膀胱、子宫收缩及阴道出血等，对产后的风险防范措施到位。

（2）提供安静舒适环境，帮助母亲所需的休息。

（3）产后初期母亲可能有各种不适和疼痛，如子宫收缩痛、伤口疼痛、乳头疼痛等，应帮助母亲采取减轻疼痛的措施，适当按医嘱给予镇痛药。

（4）让母亲采取自己最舒适的体位，给婴儿尝试喂哺，倾听母亲需求，给予足够鼓励和赞扬的情绪支持，感同身受，理解母亲身体不适及情绪不稳定。

（5）剖宫产术后 24h 内，母亲腹部切口疼痛不适、输液监护等使母亲体位受限，以致让母亲产生畏惧，可协助及指导采取半躺式、69 式或侧躺式的喂养姿势。

3. 关注高风险因素，尽早给予协助

（1）重点关注有妊娠期分娩期合并症和并发症、乳腺发育不良、乳头扁平 / 凹陷，既往不良的母乳喂养经历、新生儿为低体重儿、早产儿等高风险因素母婴。严密观察有否易怒，颤抖，呼吸急促，嗜睡，精神萎靡等临床表现，根据婴儿的风险性进行血糖监测，监测血糖的频率与时间以血糖值稳定情况设定。

（2）婴儿出生后经历 1 ～ 2h 的爬乳过程后进入较长的睡眠，期间可能没有含接乳房，可指导不间断母婴皮肤接触，或将婴儿放置母亲乳房位置，唤醒婴儿，刺激觅食本能行为，或者打开包裹、换尿片，摇晃和温柔刺激等。个别婴儿无法唤醒，了解产时有否使用镇静药，需要严密观察其反应、呼吸、哭声、肌张力等情况，必要时予血糖测量进行低血糖的鉴别，排除异常情况可等待 1h 重复唤醒措施。

（3）如有高风险或其他因素影响下未能有效吸吮，必要时使用合适的辅助工具或补充喂养，评估母乳喂养的母亲手挤奶技巧掌握情况，可以增加乳汁供应量，维持泌乳。

4. 给予母亲持续心理社会支持

（1）了解母亲对母乳喂养担心的原因，通过良好的沟通与宣教消除其顾虑。

（2）告知母亲与家属，婴儿早期常见生理与行为，避免错误判断导致不必要的焦虑及添加。

（3）与母亲及家庭讨论支持方案，告知方案的效果及风险，共同制定与实现。若母婴分离的母亲指导保持泌乳技巧（详见本章第七节母婴分离的母乳喂养评估与指导部分）。

5. 确保有效含势及吸吮

（1）指导母亲正确及舒适的哺乳姿势：合适的哺乳姿势能够促进有效含接及乳汁的移出。大部分的母亲往往忽略哺乳姿势的舒适，会通过调整自己的身体来迁就婴儿，如将乳房塞入婴儿嘴巴，婴儿腹部未贴近母亲的腹部，扭脖子吸吮等不良姿势常常出现，往往容易引起乳头损伤、哺乳时疼痛、摄入不足等哺乳问题发生，因此应指导母亲采用正确及舒适的姿势哺乳，见表9-6。

母亲可以采取各种不同的姿势哺乳，喂哺时母亲取舒适的体位，将婴儿抱近自己的身体，与婴儿腹对腹贴近，之间没有过多衣服阻挡，手臂托着婴儿头部、肩膀和臀部，使婴儿的身体与乳房平齐，身体有支撑，感觉舒服。婴儿的脸对着乳房，乳头在婴儿鼻下与上唇之间，下巴贴乳房，鼻子轻微上扬，呈"闻花香"姿势，头部与身体呈一直线，含接时呈不对称衔乳。拇指和示指放在乳头上下两侧，拇指和示指要距离乳头一定的位置，以不影响婴儿含乳为宜。呈"C"形或"U"形，婴儿出现含接乳房困难时，可采用乳房三明治塑形法，拇指和示指放在乳晕上下 $0.5 \sim 1cm$ 位置，挤压呈扁平形状，与婴儿嘴巴扁椭圆形匹配，能够轻松深含接乳房。常用的哺乳姿势有半躺式、侧卧式、摇篮式、交叉摇篮式、橄榄式、69式，鼓励新手母亲在产后初期多用生物养育法的体位，又称半躺式哺乳。

①摇篮式（图9-1）：母亲取坐位，选择带有靠背的座椅，可根据母亲的舒适度将后背椅添加软枕，使上半身得到支撑，双脚掌自然地支撑在地面，也可根据情况给予脚凳，让母亲全身放松。将婴儿头部枕在母亲一侧的手肘处，婴儿的头部可以自由活动，手掌轻托婴儿臀部，保持手臂水平位置，如婴儿

表 9-6　常用哺乳姿势的应用

姿势	优点	缺点
摇篮式	常用姿势，常用于大龄婴儿	①母亲不能很好控制婴儿头部或颈部扭曲；②需要靠背椅子；③承托在婴儿的手部容易失去支撑而下移，影响含接；④会阴切开术、剖宫产或痔疮不舒适
交叉摇篮式	很好控制婴儿头部，容易放到乳头位置，适合早产儿	①有些母亲感到需要将婴儿头部伸向对侧方向而不舒适；②婴儿胸部容易朝向天空
侧卧位	减轻疲劳，使身体放松，适合剖宫产术后母亲，减轻腹部伤口的受压不适	母亲不易看到婴儿是否含接好
橄榄球式	适合早产儿、剖宫产术后、双胎，能看到婴儿含接情况	①需要指导姿势；②容易触发踏步反射
半躺式	增加母婴接触，让婴儿能够深含乳房，能让婴儿主动寻乳，母亲感到放松舒适	①巨大乳房母亲不适合；②需要指导姿势；③母亲担心影响婴儿呼吸，不太愿意接受

☆ ☆ ☆ ☆

一侧手臂可以绕到母亲的腋窝下，增加母婴身体的贴近，如果母亲前臂较短，婴儿头部可以枕在前臂处，让婴儿腹部贴近母亲身体，乳头对着婴儿的鼻尖与上唇之间，由于母亲身体后靠椅背，承托在婴儿的手部容易失去支撑而下移，可在母亲的腿上垫一个枕头可以支撑婴儿的身体。

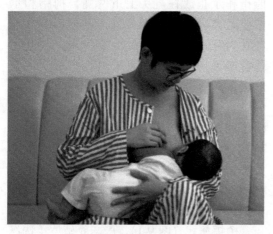

图9-1　摇篮式

②交叉摇篮式（图9-2）：母亲取坐位，选择带有靠背的座椅，可根据母亲的舒适度将后背椅添加软枕，使上半身得到支撑，双脚掌自然地支撑在地面，也可根据情况给予脚凳，让母亲全身放松。母亲一手托起乳房，一手掌承托婴儿头部，前臂托抱颈和肩部，送到对侧乳房哺乳，婴儿横贴在母亲胸前。

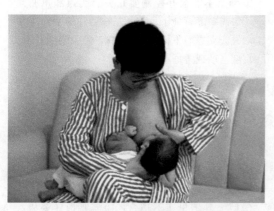

图9-2　交叉摇篮式

③侧卧位（图9-3）：母婴面对面侧卧位，母亲背部使用枕头支撑，婴儿背部用毛巾固定以稳定双方的姿势，母亲头部枕头可以稍微调高，便于母亲可以直视婴儿的脸部，侧卧方向的手臂可以自由放在枕头旁，两腿之间及背部垫以枕头。婴儿面对着乳房，腹部贴近母亲，由于刚分娩后部分母亲腹部依然膨隆，会将婴儿身体外向推出去，不利于婴儿有效含接，母亲可将臀部向后移动以使母婴能够相互贴近，易于含乳。

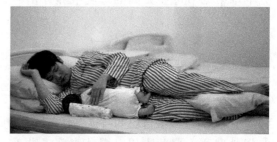

图9-3　侧卧式

④橄榄球式（图9-4）：母亲取坐位，双脚掌可以自然地支撑在地面，也可根据情况给予脚凳，让母亲全身放松。将婴儿平卧在母亲腋下，母亲上臂环绕到婴儿背部，手腕和手掌托住婴儿头部、颈和肩，前臂支撑婴儿的背部。可以利用枕头辅助垫高支撑托抱婴儿，让婴儿脸部靠近乳房。

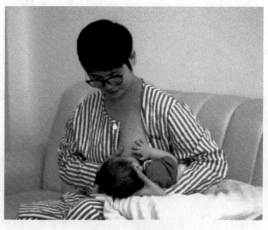

图9-4　橄榄球式

⑤半躺式（图9-5）：称为"生物养育法"，将床上或沙发向上调高45°～60°，母亲向后半躺，让婴儿趴在母亲胸前，使其脸颊靠近乳房，靠近乳房一侧手臂托扶婴儿头颈部，并用枕头垫手臂给予支撑，让婴儿自主转头、寻乳。

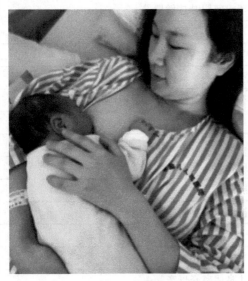

图9-5　半躺式

（2）观察新生儿吸吮频率与速度、吸吮是否有声音、吞咽是否协调、含乳情况，见表9-7。

（3）观察一次完整哺乳过程，评估婴儿吸吮的有效性，喂哺结束的方式与婴儿反应，是否放松、哭闹、扭动身体、满足等，母亲乳房的情况，哺乳过程感受，根据情况给予恰当支持，避免过度干预造成干扰。

（4）了解喂养情况：产后24h内对母乳喂养至少评估2～3次，特殊情况增加次数，每班监测应做好记录及交班，做到连续性观察。

6.追踪与评价　评价母亲是否掌握哺乳姿势，母婴关系是否建立；婴儿含乳姿势及喂养情况，24h大小便是否各有1次或以上。对母婴分离期的母亲，应关注其情绪，是否挤奶、要求及注意事项。

二、产后24～48h母乳喂养评估与指导

（一）评估

1.评估环境与用物准备　详见本章第五节一、第1个24h母乳喂养评估与指导部分。

2.评估工具　母婴母乳喂养进程评估工具（mother-infantBreastfeeding progress tool，MIBPT），该量表以母婴双方在母乳喂养过程中均起重要作用为出发点，评估喂养过程中母亲和婴儿双方的条目内容，每一项由评估者勾选"是"或"否"。该量表用于医务工作者评估，便于在评估的同时进行有针对性的喂养指导和健康教育，见表9-8。

表9-7　吸吮、含乳的评估表

吸吮频率与速度	营养性吸吮：每秒1次		非营养性吸吮：每秒2次
呼吸模式	呼气缩短		吸气延长
吞咽	发生在呼吸间隙中，不干扰正常呼吸		
协调	出生后2～3d内规律吸吮节律未形成，吸吮较少，每次吞咽前有数次短而快的一阵吸吮动作		
含乳姿势	婴儿	鼻子轻微上扬，嘴巴张得很大120°～160°，唇外翻，深含乳房，嘴巴为不对称型（下唇含更多乳晕），下巴贴着乳房，脸颊鼓起呈圆形，下颌运动幅度大	
	母亲	哺乳后乳房外观圆润，未被拉伸	

引自：Karen Wambach，Becky Spencer. 母乳喂养与人类泌乳学. 北京：人民卫生出版社，2021：57.

☆★☆☆

表 9-8　母乳喂养进程评估表

母乳喂养进程良好的表现	母乳喂养可能存在问题的表现
母婴关系（饥饿信息）	
母亲	
母亲看起来健康	母亲看起来生病，情绪低落
轻松和舒适	紧张和不舒服
母婴之间有情感联系的表现	母婴没有眼神接触婴儿
婴儿	
婴儿看起来很健康	婴儿看起来昏昏欲睡
平静和放松	烦躁不安与哭闹
饥饿时会主动寻找乳房	没有主动寻乳或者不能靠近乳房
哺乳姿势与含接乳房	
乳房	
乳房看起来健康	乳房看起来发红，肿，或者疼痛
没有疼痛或者不舒服	乳房或者乳头疼痛
支持乳房的手指远离乳头	支持乳房的手指停留在乳晕
婴儿位置	
婴儿的头部和身体成一条直线	婴儿的颈部和头扭转吃奶
抱紧婴儿靠近母亲的身体	婴儿身体离开母亲
婴儿的整个身体有支托	婴儿仅有头、颈部有支托
婴儿接近乳房，鼻子对乳头	婴儿下唇 / 下巴对乳头
婴儿含乳	
婴儿的上唇部位看到更多的乳晕	婴儿下唇部位看到更多乳晕
婴儿嘴巴张很大	婴儿的嘴巴没有张大
婴儿下唇外翻	婴儿嘴唇朝前或者内翻
婴儿下巴贴紧乳房	婴儿下巴与乳房之间有空隙吮吸
吮吸	
深而慢，且有停顿的吮吸	快和浅的吮吸
吮吸时，两颊鼓起	吮吸时，两颊凹陷
吃完奶，婴儿放开乳房	母亲将婴儿移开乳房
母亲有喷乳反射的表现	没有喷乳反射的表现

引自：UNICEF/WHO.Breastfeeding Promotion and Support in a Baby friendly Hospital -20 hour Course.[2009-5-19]. https：//www.mcsprogram.org/wp-content/uploads/2018/04/BFHI-20-hour-course.pdf.

3. 评估内容

（1）母亲的评估

①一般情况、面色、精神状况、生命体征、饮食、睡眠、活动、用药及输液情况。

②疼痛状况。

③乳房情况：有否充盈、乳头有无疼痛 / 皲裂等。

④子宫收缩、恶露、伤口等。

⑤对母乳喂养的认知、哺乳的感受。

（2）婴儿的评估

①体温、面色、呼吸、反应、清醒度、黄疸值等。

② 24h 大小便次数、颜色及量。

③体重：体重下降是否异常。

④哺乳后的表现。

（3）母婴关系：母婴之间的接触、互动及母亲对婴儿需求的反应和处理。

（4）喂养情况

①喂养方式、24h 喂养次数及时间、按时 / 按需哺乳、有无补充喂养，补充的原因、补充次数和量、补充喂养的方式。

②观察哺乳过程了解哺乳姿势和含乳姿势。

（5）家庭成员对母乳喂养的认知、态度、支持的情况。

4. 评估方法

（1）问诊

①与产妇交谈，了解其精神及心理状态。

②产后时段内母婴情况是否适合母乳喂养。

③母乳喂养担忧的问题。

④哺乳的感受。

（2）视诊

①观察乳房外观、乳头是否皲裂或哺乳后乳头是否变形等。

②观察母婴之间的互动。

③观察哺乳过程、哺乳姿势、含乳姿势及哺乳后乳房情况。

④母亲的情绪等。

⑤婴儿吸吮频率和速度。

（3）触诊：无特殊无须进行检查。

（4）听诊：婴儿吸吮和吞咽声。

（二）指导

1. 识别"夜间人类"特点，哺乳与休息同步调整

（1）婴儿出生后第二天晚上，会出现哭闹增多，哺乳需求变得频繁，甚至有难

以安抚和满足的现象，安抚婴儿哭闹最简单添加配方奶，婴儿过度喂养后，胃部膨胀，大脑血液到胃部供应血液助消化，会出现长时间睡眠，这就给母亲造成假象，婴儿确实是因为母亲乳汁不足而哭闹，这对后续的喂养造成影响，我们应提前告知母亲及家属这是婴儿早期的正常行为，避免他们的焦虑及压力，父母可以尝试轮流与婴儿进行皮肤接触，怀抱，使用襁褓，轻柔摇动，温柔对话或哼歌等措施安抚婴儿。

（2）个别婴儿会表现非常活跃，在母亲乳房一会儿吸乳一会儿哭闹，容易将空气吞咽到胃部，引起不适，需要给予拍嗝舒缓。如婴儿哭闹不止，采取安抚措施无效，应全面评估查找原因，是否有效吸吮，婴儿口腔结构是否异常，肌肤接触实施如何等。

（3）由于产后的护理与治疗，卫生员进病房的打扫清洁，亲人不断的探视，以及同病房的干扰，母亲白天不能充分休息而劳累，在夜间无精力很好地照顾婴儿，鼓励母亲与婴儿同步睡眠，集中护理操作，与家属沟通避免住院期间亲人探视，照顾好母亲的生活需要，确保母亲休息。

2. 教会母亲读懂婴儿

（1）对于婴儿哭闹最容易及简单的做法就是添加配方奶，未考虑婴儿哭闹的各种因素，如缺乏安全感、尿片脏了、饥饿、环境闷热、冷或嘈杂、需要拍嗝等，因而教会母亲识别婴儿的各种不同需求外，根据婴儿不同时期的常见生理表现，指导母亲掌握各种安抚技巧。

（2）指导母婴 24h 不间断接触，婴儿可以分泌更多应激激素皮质醇，皮质醇会消耗更多能量和神经资源，缓解婴儿紧张，使情绪维持稳定，也便于母亲及时发现婴儿的需求。

（3）教会母亲观察婴儿表现出来的线索进行哺乳，婴儿准备吃奶的行为暗示早

☆★☆☆

期阶段表现为扭动手臂和腿运动，把手指或衣物放到嘴边觅食等，如婴儿表现为哭闹，高频叫喊，脸色变红已经是婴儿饥饿的晚期表现。如婴儿含乳 2～5min 放开乳房，考虑就乳姿势不舒适，可以对喂哺姿势进行调整，或提示是否需要给婴儿拍嗝后，把婴儿放回同侧或对侧乳房继续喂哺。如婴儿表现为停止吸吮、入睡、不再对乳房感兴趣等，是婴儿吃饱的迹象。

3. 关注母亲喂哺感受，鼓励按需哺乳

（1）了解母亲的心理状况及对母乳喂养担心的原因、家庭系统的支持等，给予心理支持和持续母乳喂养知识宣教。产后最初 2d 许多母亲乳房没有充盈感觉，不清楚自己乳汁能否满足婴儿需求，我们需要告知婴儿摄入足够的表现，减少其担心以及不必要的添加配方乳。

（2）根据母亲产后身体情况，分娩方式，指导不同体位的母乳喂养姿势，以帮助母亲找到舒适的体位，从而避免乳头损伤，确保有效吸吮，能够不限制地哺乳。

（3）了解母亲喂哺过程的感受，如出现乳头疼痛或损伤，应再次评估分析原因，给予正确处理。关注舒适的母乳喂养，可以帮助母亲达到一种放松的状态，刺激更多的催产素释放，令人产生一种愉悦的感觉，能提高母亲持续母乳喂养的意愿。

（4）母亲有否顺应婴儿需求进行哺乳，24h 母乳喂养 8～12 次及以上，两侧乳房均交替喂哺。教会母亲手挤奶方法及注意事项，对于混合喂养母亲，婴儿喂养配方奶，必须予手挤奶或使用吸乳器刺激乳房，保证泌乳量。

（5）对于母婴分离，如果母亲出院时婴儿仍在住院，鼓励母亲多陪伴婴儿，如肌肤接触、袋鼠式护理、亲喂等。并指导母亲不在医院时保持泌乳的方法、如何储存乳汁及运送乳汁等。婴儿出院时遇到母乳喂养问题时，告知到母乳喂养门诊就诊指导母乳喂养技巧。

4. 收集婴儿客观数据，判断摄入量是否足够 通过观察婴儿的精神与行为表现，母亲的哺乳的感受，婴儿大小便量与次数，生理性体重与黄疸值变化，全面结合排除乳汁摄入不足的可能。

5. 追踪与评价 评价母亲是否掌握哺乳姿势，能否掌握安抚婴儿的措施，母婴关系有否建立；婴儿含乳姿势及喂养情况，48h 大小便各有 2 次或以上。对母婴分离期的母亲，应关注其情绪，是否挤奶方法、要求及注意事项。

三、产后 48～72h 母乳喂养评估与指导

（一）评估

1. 评估环境与用物准备 详见本节一、第 1 个 24h 母乳喂养评估与指导部分。

2. 评估工具

（1）没有可靠的标准或工具评估乳房肿胀程度，各种主观判断肿胀程度的方法，例如视觉描述，罩杯尺寸，硬度或者紧实程度，皮肤张力的测量及温度记录等，但是没有一个方法获得了临床认可。

（2）母婴评估法（the mother-baby assessment，MBA）：被誉为母乳评估的"Apgar 评分"，用于记录和评估母乳喂养是否达标，该量表首次把母婴双方作为整体，评价母乳喂养过程的 5 个环节，在每个环节对母婴双方分别进行评分，见表 9-9。每人每项若符合标准，则记 1 分；不符合为 0 分。满分为 10 分。该量表评分越低，提示越容易发生泌乳启动延迟，如果得分 ≤ 3 分，则提示母婴至少一方未准备好母乳喂养；得分为 4～5 分，提示新生儿尚未完全掌握含按乳房的方法，是指导提高母乳喂养技巧的重点阶段；得分为 6～8 分，提示泌乳通畅，顺利哺乳可能性大。如果哺乳期间产妇有口干舌燥、子宫收缩痛以及感到困倦，说明婴儿摄取了充足的母乳。

表 9-9　母婴评估量表（MBA）

表现	母亲	婴儿得分
饥饿信号	能够识别到婴儿行为暗示：如婴儿烦躁，能抱、拍等适当安抚	表现出准备哺乳的行为暗示：如活跃警惕、觅食反射或哭闹
哺乳姿势	将婴儿抱至胸前适于乳头含接的范围，身体呈一直线；婴儿腹部贴母亲身体；对婴儿头与肩部提供支撑	觅食反射，张大嘴巴，舌包裹乳房覆盖下牙龈
乳房固定与含接	托住乳房辅助婴儿含接，嘴张大时将婴儿拉近，可挤出几滴乳汁	含住乳头全部和约 2cm 的乳晕，吸吮，有规律的吸吮脉冲和暂停
乳汁移出	有以下感受：子宫收缩，恶露增加，乳房胀痛，放松嗜睡，对侧乳汁溢出	有吞咽声，打嗝时有吐奶。快速吸吮变为营养吸吮
哺乳结束	乳房感到舒服轻松，让婴儿吃到自己结束。乳房哺乳后柔软，无硬块、疼痛	自己放开乳房，表现满足。刺激时不再出现觅食反射，脸部、四肢和手掌放松，可能转入睡

引自：Chirs Mulford. An Mother-Baby Assessment(MBA)：An "Apgar Score" for Breastfeeding. Journal of Human Lactation，1992：79-82.

3. 评估内容　详见本节二、产后 24～48h 母乳喂养评估与指导的评估部分。

4. 评估方法　详见本节二、产后 24～48h 母乳喂养评估与指导的评估部分。

（二）指导

1. 母亲在产后 48～72h 会出现生理性胀奶，胀痛不适的感觉会使母亲产生焦躁情绪，告知是乳汁生成的阶段，婴儿不限制喂哺频率及喂养时长，建议 24h 内喂哺次数至少 8 以上，平均每次喂奶时间 20min 以上，状况会随着改善，安抚母亲情绪，帮助指导其顺利过渡。

2. 根据母亲产后身体情况及分娩方式，指导不同体位的母乳喂养姿势，以帮助母婴找到舒适的体位，确保有效吸吮，母亲喂哺后乳房有无感到明显松弛。通过频繁、不限制地的母乳喂养，可以最大程度减轻生理性奶涨的情况，肿胀情况通常在 24～48h 内缓解。

3. 由于此时乳头和乳晕周围的组织张力大，婴儿吃奶时会反复尝试用力含住乳头，容易出现含接不良，引起乳头周围组织更紧张，不利于乳汁流出。可以采取以下干预措施帮助缓解疼痛、水肿程度，让乳头区域有一定柔软度，有利于婴儿含接。

（1）使用温热敷：哺乳之前使用温热敷，比较贴近皮肤，以母亲感舒服为宜，注意观察皮肤情况，避免烫伤。也可以建议母亲热水淋浴，使身体放松，有利于乳汁流出。

（2）按摩乳房或背部，刺激喷乳反射，手挤奶协助软化乳晕组织：观察婴儿能否正确地进行乳房含接或者哺乳，如果乳房胀痛，乳汁流出不畅，使婴儿不能有效含接，可以按摩乳头和乳晕，诱导 1～2 次奶汁后，可尝试让婴儿哺乳，或配合手挤奶，让乳晕部分足够柔软，便于婴儿良好含接，乳房能够顺畅出奶。此时根据乳房肿胀和乳汁移出情况，必要时哺乳后挤奶。也可以进行背部按摩，让母亲取坐位，脱去上衣，身体向前，头部枕放在手臂上，双臂交叉放在桌边，使乳房下垂，操作者站在母亲背后，在其脊柱两侧向下按摩，双手握拳，伸出拇指，用双拇指用力点压，并以小圈旋转移动，按摩数圈，在脊柱下移的同时再自颈部移到肩胛骨，持续按摩 2～3min。

（3）反向按压软化术：乳房乳晕水肿明显，乳汁不易流出，采取按压乳晕周围乳头基底部的区域，距离乳头根部 2～3cm，帮助排除乳晕周围的水肿，用力均匀、柔和，避免母亲疼痛。按压手法如下：

①乳房按摩前，清洗双手，剪短指甲，单手呈花朵抓姿，将示指、环指和拇指微弯放在乳头之后的乳晕处轻轻按摩后，轻柔捏住乳晕加压，见图9-6。

②两手手指微弯，放置在乳头两侧，向胸部方向轻轻下压约1min，见图9-7。

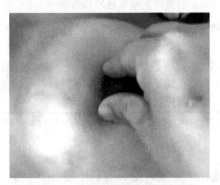

图9-6　反向按压软化术手法①

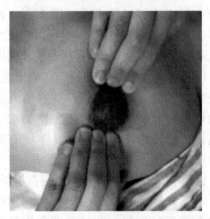

图9-7　反向按压软化术手法②

③两手各以2～3手指放置在乳头左右或上下两侧，手指伸直，以第一个指关节触碰乳头，移动1/4圈，向胸部方向轻轻下压约1min，见图9-8。

（4）根据母亲对疼痛的自我感受，可以给予适当剂量的镇痛药，如对乙酰氨基酚（扑热息痛）、布洛芬等，此类药物对于哺乳母亲来说是安全的。

（5）哺乳或排乳之后使用长毛巾或水垫冷敷，乳头没有水肿情况，注意冷敷时要避开乳头。国内外有关文献显示冷敷减轻乳房肿胀症状都有明显效果。

4. 在临床工作中，母亲可能在此阶段已办理出院，部分母亲缺乏应对方法，会寻找社会非专业机构或人员处理而加重母乳喂养问题，与母亲讲解出院后可能遇到母乳喂养问题时，通过（电话/互联网/母乳喂养门诊）寻求帮助，医护人员应电话随访，追踪了解及帮助，构建连续性的支持系统。

5. 追踪与评价：评价母亲疼痛情况，是否掌握哺乳姿势，手挤奶方法是否正确，母婴关系有否建立，哺乳前后乳房变化，乳房胀缓解情况，乳头有无疼痛/皲裂，哺乳后乳头有无变形；婴儿含乳是否有效，24h喂养次数及时间，72h大小便各有3次或以上，大便颜色是否转变。母亲对生理性胀奶状态时的应对情况等。母婴分离的母亲，是否掌握挤奶方法、要求、注意事项，24h母乳量。

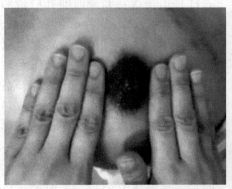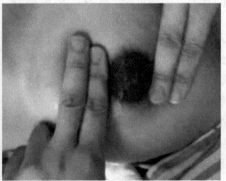

图9-8　反向按压软化术手法

（黄伟嫦　骆玉华）

第六节　哺乳期常见乳房问题评估与指导

一、乳房肿胀的评估与指导

（一）评估

1. **评估环境**　温馨、舒适、有私密性、光线适宜、温度 24 ～ 26℃。

2. **评估工具**　目前暂无明确的标准可靠的评估乳房肿胀。母乳喂养观察表，乳头测量卡。

3. **评估内容**

（1）母亲的评估

①评估母亲的一般状况：年龄、精神状态、营养状况、文化程度、社会经济地位。

②孕产史的评估：孕产次、分娩方式、分娩过程有无使用干预措施，如应用缩宫素，静脉输液，输液量。

③健康史的评估，如有无高泌乳素血症、经前是否有乳房胀痛史、乳房是否手术史、是否用药等。

④既往母乳喂养经历：是否母乳喂养过婴儿、喂养过多少个婴儿，之前有无乳房肿胀经历，如何处理。

⑤对母乳喂养的认知和担忧的问题。

⑥乳房及乳头情况：乳房形状和大小、充盈和肿胀程度；乳头和乳晕的形状和大小，乳头有无过大、有无外翻、扁平、内陷、多乳头、畸形、皲裂，乳晕是否肿胀、有没有副乳；乳房皮肤有无红肿、瘢痕及位置、局部隆起、静脉曲张等；乳汁流出是否通畅。

⑦是否母婴分离。

⑧是否挤奶，采用何种挤奶方式，如用吸奶器吸奶，评估母亲是否恰当选择及使用吸奶器的吸乳护罩和正确调节负压。

⑨饮食评估：有无过度进食汤类及油腻食物。

⑩疼痛评分。

（2）婴儿的评估

①一般资料评估：胎龄、目前月龄、单胎/双胎、出生时评分、体重及健康状况，如有无产瘤、产伤及其他异常。

②健康状况评估：有无畸形、先天性心脏病、呼吸心血管疾病、神经系统疾病；出生后有无异常，如生理性体重下降异常、低血糖、病理性黄疸等。

③口腔情况、排泄情估及体重：见本章第八节乳汁分泌不足评估与指导部分。

（3）喂养情况评估

①了解采用哪种方式喂养，喂养种类，24h 总的母乳喂养次数，每次喂养持续时间，按时/按需喂养，一侧还是双侧哺乳。

②喂养环节观察及评估：见本章第八节乳汁分泌不足评估与指导部分。

4. **评估方法**

（1）问诊：与孕妇及家庭沟通了解其对母乳喂养的知识和技能的掌握程度、母乳喂养信心担忧的问题，与乳房肿胀的相关问题等。

（2）视诊：通过视诊了解乳房大小、形状、肿胀的程度、乳头和乳晕大小、形状和位置，是否凹陷、扁平、皲裂、有无手术瘢痕等。母婴互动、母亲对婴儿哭闹反应、哺乳过程、乳房、口腔情况、母亲的情绪等。

（3）触诊：触碰乳房了解乳房肿胀的程度。表 9-10 为乳房充盈的四个阶段。触碰乳头了解乳头的结构与功能，评估乳头的形状与周围组织的关系，评估乳晕区组织的伸展性、有无水肿必要时用乳头测量卡测量大小，口腔情况。

（4）听诊：婴儿吸吮声、吞咽声。

（二）指导

乳房肿胀的处理最重要的是有效移出乳汁及缓解母亲的不适，如果乳汁没有移出或移出不充分，可能产生乳腺炎甚至乳腺脓肿，乳汁量也会减少，因此指导母亲要继续母乳喂养，保持乳汁的流动，这是

☆☆☆☆

处理的根本原则。

表9-10　乳房充盈的四个阶段

阶段	定义
+1	乳房松软，乳汁流速正常
+2	乳房坚韧但没有触痛，乳汁量流速正常
+3	乳房坚韧，有触痛，乳汁流出缓慢但可以很快获得缓解
+4	乳房坚韧并且有疼痛，乳汁流出缓慢，且无法很快缓解

引自：朱迪思·劳韦斯，安娜·斯威舍.泌乳顾问执业指南-为哺乳母亲指供咨询.上海：世界图书出版公司，2020：392.

1. 建立母亲信心　应用咨询沟通技巧倾听、了解，接纳母亲的想法和感受，讲解泌乳机制，告知乳房肿胀多数是进入泌乳Ⅱ期的表现，多数持续24～48h可自行缓解，消除母亲的担忧，帮助她建立信心。

2. 给予母亲实用性的帮助及指导，使乳汁有效移出

（1）帮助母亲采取舒适体位，同时借助一些辅助工具使悬空的部位得到支撑，既可促进舒适，也可保持有效的哺乳和含乳姿势。

（2）当婴儿愿意并可以吸吮时，检查哺乳姿势和婴儿含乳姿势是否正确，如正确，应指导母亲频繁不限制的哺乳，增加母婴肌肤接触，引导婴儿主动含乳和主动吸吮，确保24h内至少哺乳8次。在哺乳过程轻轻地按摩或施压有助于乳汁的顺利排出。如含乳欠佳，应指导母亲改善及保持正确的哺乳姿势，确保婴儿有效含乳，如可采用后躺式哺乳姿势使婴儿更深含乳，用惯用手控制姿势让婴儿更好含上乳房、哺乳前先挤出部分乳汁或采用反向按压软化乳晕使婴儿更深含乳。反向按压法如下：可以教会母亲自己做，也可以其他人来帮忙，取平卧位，重力作用会让水分回流的缓慢一些。把手指坚定而温和地，稳稳地压在乳晕和乳头底部，施予的压力以不引起疼痛为宜。根据时间长短调整压力大小、改变手指方向位置，向胸部深面按压60s或更长时间，乳晕越硬或越肿，需要的时间就越长。任何手指组合都可以使用。单手、双手都可以（反向按压图片见本章第五节产后48～72h母乳喂养评估及指导的图9-6～图9-8）。

如母亲乳头凹陷，可尝试不同的姿势抱婴儿，或对乳房塑造成"三明治"形状使婴儿易于含上乳房，应用上述方法仍不能深含乳或婴儿拒绝吸吮乳头可应用乳盾。乳盾的选择原则是：覆盖乳晕的帽沿轻薄、盾头底围比乳头根部大2mm，盾头底部有一定的硬度可以让乳头套进去保持定型。哺乳前，可以把乳盾放在温水中温热使其柔软，将乳盾由内向外翻转，折叠，将乳盾套在乳头上，将它平滑地贴在乳房上，等待婴儿寻乳，待婴儿张大嘴时尽可能深的含入（可用手压住乳盾上方），确保婴儿的嘴在乳盾上固定，不上下滑动，喂哺结束，取下乳盾，清洗并晾干，保持干燥。

（3）如婴儿拒绝吸吮乳房、经调整姿势后仍含乳欠佳或24h哺乳次数不足8次，乳汁移出无效，应帮助母亲挤出乳汁。挤奶前先刺激喷乳反射（具体方法见本章第七节母婴分离母乳喂养评估与指导），乳晕明显肿胀者，可先进行反向按压软化乳晕，反向后立即进行挤奶。也可以使用吸奶器吸奶，吸奶前先使用反向按压软化再配合手挤出一部分乳汁软化乳晕部分后，再用吸奶器吸奶，注意吸奶时的吸力不宜过大，并注意选择合适的吸乳护罩。当吸力过大及吸乳护罩不合适时可能把过多的组织液体向乳晕和乳头的方向吸引，加重乳晕的水肿，影响乳汁的移出。也可以在吸奶前通过轻轻乳房按摩、按摩颈背部、温敷乳房等形式来刺激喷乳反射，使乳汁更有效的移出。

（4）当肿胀缓解，不要再额外过度排空乳房，过度排空诱导产奶过多，增加乳腺炎和乳导管堵塞的风险。

3.缓解肿胀，促进舒适　肿胀引起的疼痛会影响母亲继续哺乳的意愿和信心，也可能影响喷乳反射，使乳汁排出缓慢。应积极采用各种方法处理疼痛，使母亲能舒适哺乳，除频繁有效移出乳汁外，以下方法也利于母亲缓解肿胀带来的不适。

（1）正确应用冷热敷帮助乳汁排出和缓解不适：冷敷是通过让局部的皮肤温度下降，血管收缩，降低局部的基础代谢率，起到止痛作用。热敷是让局部的皮肤温度上升，血管扩张，增加周围的血液循环，刺激喷乳反射，有助于乳汁的充分的排出。当乳房整体或局部充盈，但无明显肿痛时，哺乳或挤奶前可热敷 3 ～ 5min，注意温度以母亲感觉温暖即可，时间不宜过长，过度的热敷有时会加重肿胀和疼痛。当不哺乳或不挤奶时，避免热敷。如肿胀严重伴明显疼痛，特别是母亲拒绝触碰时，哺乳或挤奶前可先冷敷，减轻母亲的不适，冷敷时注意避开乳头和乳晕，以免影响喷乳反射。两次哺乳之间、哺乳后可继续冷敷，可采用冷敷垫，卷心菜叶片、冷毛巾等冷敷。

（2）指导母亲当感觉到胀奶时，及时哺乳或适度排出一些乳汁以缓解不适，但不要过度挤奶以免产生更多的乳汁。

（3）指导母亲穿着合适、无钢圈且有承托力的胸罩，但不要长时间穿戴。

（4）疼痛严重时，遵照医嘱使用镇痛药，如布洛芬、对乙酰氨基酚等。

4.追踪与评价　当乳汁得到充分的移出，乳房肿胀多数很快得到缓解，应注意评价乳汁有效移出的表现，包括哺乳／挤奶前后母亲乳房的变化，如哺乳前乳房明显充盈或肿胀，哺乳后变轻变软；整个哺乳过程乳头无疼痛、哺乳后乳头无变形或起水疱、皲裂；婴儿吸吮深而慢，可闻及吞咽声，哺乳结束婴儿表情放松，昏昏欲睡，手指放松；在纯母乳喂养的情况，大小便次数及颜色正常等，这些表现均说明乳汁移出有效。注意评价母亲的不适，可

通过疼痛评分法来了解不适是否缓解或缓解程度。如经处理 48h 后肿胀无改善，应进一步检查哺乳姿势和含乳姿势是否正确，挤奶是否有效，是否有一些不恰当的处理，如过度热敷、过度排空乳房、按摩乳房力度不合适、吸奶器吸力过大、吸乳护罩不匹配等，并针对原因作相应的改善和持续追踪。

二、乳头疼痛的评估与指导

（一）评估

1.评估环境　温馨、舒适、有私密性、光线适宜、温度24 ～ 26℃。

2.评估工具　视觉模拟评估量表（visual analogue scale，VAS），疼痛数字评定量表（numerical rating scale，NRS），乳头损伤分级量表，母乳喂养观察表，乳头测量卡。

3.评估内容

（1）母亲的评估

①评估母亲的一般状况：年龄、面色及精神状态（苍白、疲倦）、营养状况、文化程度、社会经济地位。

②孕产史的评估：孕产次、孕期、产程及分娩时的并发症、药物使用情况、干预措施、分娩方式。

③健康史的评估，如有无糖尿病、感染、乳腺炎、雷诺现象，冷敏感性，皮炎，湿疹，念珠菌感染，舌系带短缩家族史、乳头／乳房区域单纯疱疹或者带状疱疹史、到目前的治疗等。

④既往母乳喂养经历：母乳喂养态度、是否母乳喂养过婴儿、喂养过多少个婴儿，既往母乳喂养过程中是否有乳头疼痛和损伤、处理方式，离乳的原因及时间。

⑤乳房及乳头情况：乳房形状和大小、乳房是否充盈和肿胀，乳房皮肤有无红肿、感染、瘢痕及位置、是否有硬块，浅压／深压疼痛等；乳头和乳晕的形状和大小，乳头有无过大、有无外翻、扁平、内陷、多乳头、

☆☆☆☆

畸形、皲裂，乳晕是否水肿，哺乳前后乳头形状及颜色变化。

⑥乳头疼痛及损伤评估：评估疼痛出现的时间（如哺乳前、含乳时、乳汁排出时、哺乳后或泵乳时、哺乳整个过程或两次哺乳间隔期间）；疼痛持续时间（持续时长、间歇或一直存在）；疼痛出现的位置（乳头表面或根部，表浅或深部等）；疼痛的性质（如锐痛、钝痛、酸痛、烧灼痛）；疼痛的严重程度（轻度、中度、重度）；乳头受损表现及分级，见表9-11。

⑦乳汁供应量。

⑧挤奶评估：手挤奶技巧是否正确，如使用吸奶器，吸力、吸乳护罩、吸奶时长是否合适。

⑨评估母亲的心理状态、情绪、睡眠，对哺乳的感受等。

（2）婴儿的评估

①一般情况评估：出生时胎龄、目前月龄、单胎/双胎、出生时体重及体重增长，健康状况，如有无产伤及其他异常，头面部特征是否对称。

②健康史：有无畸形、先天性心脏病、呼吸心血管疾病、神经系统疾病；是否有就医或住院经历，原因是什么，目前是否需要继续治疗或用药等。

③口腔情况评估：唇、舌系带是否过短过紧，是否行舌系带切开术，有无腭畸形、鹅口疮等。

④在乳房上的行为，如有无推开、扭动、咬、咳嗽、呼吸短促，过度嗜睡等表现。

（3）喂养情况评估

①了解采用哪种方式喂养，有无使用人工奶嘴，24h总的母乳喂养次数，每次喂养持续时间，按时/按需喂养，一侧还是双侧哺乳。

②喂养环节观察及评估：评估母亲的姿势、婴儿的姿势以及在乳房上的行为、含接（嘴张大及嘴唇外翻）、吸吮的节奏、睡眠、哺乳结束以后乳头的形状和颜色，具体见本章第八节乳汁分泌不足评估与指导部分。

4.评估方法

（1）问诊：与孕妇及家庭沟通了解母乳喂养态度、目标和信心；询问母亲健康史、疼痛史、婴儿健康史、喂养情况等。

（2）视诊：通过视诊了解母亲精神状态；乳房外观及形状、乳头皮肤完整性，渗出液，是否有皮疹，着色，损伤等级；婴儿头面部特征的对称性、唇、舌系带是否过短过紧；哺乳姿势和婴儿含接姿势；哺乳结束乳头的形状和颜色变化；观察手挤奶或吸奶器吸奶是否合适。

（3）触诊：触碰乳房了解乳房肿胀的程度；触碰乳头了解乳头的结构与功能，评估乳头的形状与周围组织的关系，必要时测量乳头大小；评估乳晕区组织的伸展性、有无水肿，必要时用乳头测量卡测量大小；检查婴儿口腔情况。

（4）听诊：婴儿吸吮声、吞咽声。

表 9-11　乳头受损及分级

等级	受累部位	临床表现
Ⅰ级	乳头表面完整	乳头轻度疼痛，皮肤完整，可能出现发红（红斑）、瘀点/瘀伤、水肿/肿胀
Ⅱ级	乳头表皮有组织受损	乳头轻度疼痛，乳头皮肤表面有破损，可能出现磨损、浅裂口或裂缝、压痕、出血/血肿、浅溃疡
Ⅲ级	乳头真皮浅层糜烂	乳头皮肤破损，从表皮到真层的下层，可能出现乳头深裂痕、水疱、深度溃疡、严重糜烂
Ⅳ级	乳头真皮全层的糜烂	更深的真皮损伤，可能出现乳头部分的完全侵蚀

引自：1. 张俊平，王靖. 母乳喂养相关的乳头疼痛评估及干预. 上海护理，2021, 21(4)：72-74.
　　　 2. MOHRBACHER N.Nipple Pain and Trauma Algorithm. Piqua，OH；Evenflo；2008.

（5）应用视觉模拟评估量表（VAS）或疼痛数字评定量表评估母亲的疼痛程度；乳头损伤分级量表对乳头损伤进行分级。

（二）指导

引起乳头疼痛的原因众多，且可能多个因素混杂，其中是常见的原因是哺乳和含乳姿势不正确，应注意评估母婴情况，观察是不是含乳欠佳，逐一排查，找到引起疼痛的真正原因，针对原因从根源上解决。

1.建立母亲信心　说明疼痛只是暂时的，可以继续母乳喂养，并帮助正确喂养。

2.调整哺乳姿势和含乳技巧

（1）当婴儿含接和吸吮时，如发现婴儿嘴巴张得很小，嘴唇内翻，吸吮面颊内陷或"酒窝"，下唇下方乳晕露出较多，吸吮时母亲的乳房被牵拉或拉长，乳头拉进又拉出，哺乳结束乳变尖或楔形，乳头呈白色褶皱表现时，说明含乳不良，首先需要排除是否是舌系带等生理性因素导致的，然后进行含乳姿势的调整。婴儿不要包太多的包被和衣服，避免母婴之间造成阻碍，让婴儿身体紧贴母亲，头和身体成一直线，不要扭着颈，脸不应向下，而是微微仰上，面对母亲的乳房，鼻子正对着母亲的乳头而不是嘴巴对着乳头，做到母婴胸贴胸，腹贴腹，婴儿下巴紧贴乳房，嘴角打开大于120°，下唇含乳多于上唇。当乳头进入到婴儿口腔深部（软硬腭交界区）时，他能够更有效地进行吸吮，此时表现为婴儿嘴张得很大，下颌贴住乳房，下唇外翻，脸颊鼓起呈圆形，口腔上方有更多的乳晕，为不对称衔乳，哺乳过程乳房外观圆润，未被拉伸，母亲的乳头也不会轻易从婴儿嘴里脱落，哺乳结束后乳头的形状和颜色与哺乳前是一样的。

（2）尝试不同的哺乳姿势，以确定哪种姿势母亲最舒适。因为不同的哺乳姿势，婴儿的吸吮对于母亲的乳头乳房所施加的压力和角度有所不同的。

（3）避免将乳头塞进婴儿嘴里，有些

母亲开始哺乳时，为了让婴儿更快含乳，托起乳房或捏住乳头，把乳头塞进婴儿嘴巴，此时婴儿会保护性闭起嘴巴，在乳头顶端吸吮起来，会让母亲感觉疼痛。应指导母亲尽量让婴儿自主寻找乳头，给予足够的耐心，母亲只需稳定婴儿枕部，待婴儿嘴巴自然张到最大，将婴儿进一步抱近自己，让婴儿自己含上乳房。

（4）如果母亲乳头扁平或凹陷，让婴儿与母亲进行大量肌肤接触，自主寻乳，帮助母亲尝试不同的姿势哺乳或采用后躺式哺乳，又称"生物养育法"，母亲取半卧位，婴儿只穿尿片趴在她的胸部上方，能更好地引发母亲的本能行为和婴儿的原始反射，婴儿以俯冲式含乳，有利于深含乳。如果母亲乳头较短同时乳房肿胀，先给予手挤出一部分乳汁或采用反向按压法软化乳晕后再应用上述方法哺乳。如果母亲的乳头扁平、同时婴儿的舌系带较短，应用上述方法仍不能深含乳或婴儿拒绝吸吮乳头可应用乳盾。

（5）在哺乳过程中为了让母婴舒适并维持深含乳姿势，应提供一些辅助工具使悬空的部位得到支撑，如采取侧卧位，可在婴儿后背部垫上毛巾保持侧卧位。母亲保持侧卧，腰背部、两大腿之间垫以枕头，注意母亲手臂不要包围婴儿头部。取后躺式体位时头部、颈部、肩部、背部、手臂等垫以枕头或靠垫等，确保得到良好的支撑。

（6）有些母亲担心乳房堵住婴儿鼻孔，在哺乳过程中用剪刀手夹住乳房前端或用手在乳房前端上方按压，这样容易把乳头拉出，妨碍婴儿深含乳，导致乳头疼痛和损伤。如果发现乳房压住了婴儿鼻子，阻碍了呼吸，指导母亲肩部放松，将婴儿的肩背压向母亲身体方向，让婴儿的头向后仰稍稍离开乳房，必要时将婴儿身体向腿部方向稍移动，以帮助呼吸。

3.婴儿舌系带过短处理　舌系带过短会限制舌头的活动度，婴儿可能无法正常伸出舌头包裹上抬舌中部挤压下乳晕，导致浅含乳，反复舔舐，造成乳头疼痛。可先尝试调整哺乳姿势，如采用后躺式体位，借助重力作用，使婴儿含乳更深或借助乳盾使婴儿更易于含乳及含得更深，如通过以上措施仍无法改善，或舌系带明显过短，应转介至口腔科作进一步评估，结合婴儿口腔和母亲的乳房情况确定是否需要做舌系带切开术。

4. 指导正确使用吸奶器及手挤奶技巧
如母亲用吸奶器吸奶，检查吸乳护罩、吸力是否符合，吸奶时间是否过长，帮助母亲根据乳头大小选择合适的吸乳护罩，调节最大舒适负力，具体见本章第七节母婴分离母乳喂养评估与指导部分，单次吸乳时间每侧乳房以 10 ～ 15min 为宜。如采用手挤奶，应注意检查挤压部位是否正确、按压力度是否过大，指导母亲在距离乳头根部 2 ～ 3cm 处挤奶，按压力度以不感到疼痛不宜。

5. 其他原因导致的乳头疼痛处理
（1）血管痉挛：哺乳期血管痉挛引起的乳头疼痛，是一种乳头血管突然收缩而导致的剧烈疼痛，可能出现在哺乳后的一段时间或哺乳之间，主要表现为乳头有麻木感、灼热感、刺痛感，乳头的颜色从白色到蓝色再到红色。当乳头颜色恢复正常时疼痛也往往消失了。这种疼痛也会发生在暴露在寒冷的时候。对于血管痉挛引起的乳头疼痛，要避免寒冷刺激，注意保暖，如在哺乳时，身体上覆盖毯子，在温暖的房间哺，哺乳前后温热乳房，当哺乳结束后可用手心覆盖乳头片刻或在乳头上用温热的垫巾湿敷片刻。避免咖啡因、尼古丁/吸烟、减肥药、含有伪麻黄碱或苯肾上腺素的感冒药、β受体阻滞剂和其他收缩血管的药物，因为它们会引起血管收缩，加重症状，使疼痛更严重。
（2）念珠菌感染：应积极去除诱因，如改善含乳技巧、避免使用奶瓶奶嘴、注

意个人卫生、保持环境整洁，在此基础上仍不能缓解，应转介给专科医师，用抗真菌软膏或其他的念珠菌治疗的方法。如婴儿有鹅口疮，也应同时治疗。
（3）多种感染：如果有发热、炎症、发红、肿胀、渗出、脓液或其他感染迹象，可能存在多种感染（真菌和细菌），转介给专科医师进行诊治。
（4）如因婴儿咬伤所致，可给予冷敷 20min，需要时重复。
（5）如在亲喂的同时使用人工奶嘴或用奶瓶喂养，应停止使用，如在充分告知的情况下母亲或家人仍使用奶瓶喂养，指导模拟亲近母乳亲喂的方法喂养，包括以 45°或更高的角度抱起婴儿，在颈部、肩部、背部和躯干部位提供支撑，先触碰婴儿的上嘴唇，让婴儿自主寻找奶嘴，当婴儿嘴巴张开，让婴儿自己将奶嘴拉入嘴里，然后调整奶瓶角度，使其与母亲乳房的角度相似，稍抬高婴儿颈部，打开气道让婴儿吸吮 3 ～ 4 次，将奶瓶移开，再将奶瓶放在上嘴唇，重复上述步骤。
（6）不正确的停止吸奶：如母亲在婴儿正在吸吮时就把乳头从婴儿嘴里拉出来，应指导母亲让婴儿自己停止吃奶，婴儿在吸吮时不要强行拉出乳头，确需立即停止喂哺时，可以用尾指伸进婴儿的嘴里，在上下牙龈之间向下压，使婴儿张开嘴巴而中止吸吮；如婴儿因出牙或其他原因咀嚼或咬乳头，可以在喂哺前给婴儿一些冰凉的东西让他咀嚼，如牙胶。在喂哺过程多与婴儿进行眼神、抚摸和语言交流以分散注意力。

6. 帮助母亲缓解乳头疼痛
（1）保持正确的哺乳和含乳姿势，确保母亲的乳头位于婴儿口腔深处的软硬腭交界区（舒适区）。
（2）先从健侧或受伤较轻的一侧开始哺乳。轮到换边喂受伤一侧乳头的时候，乳汁更容易流出，同时婴儿也由一开始饥

饿的急迫感也已经在前面一侧没受伤的乳房吃奶时得到安抚,婴儿有可能会更温柔一些地去吸奶。

(3) 在喂奶前用手挤奶或是吸奶器吸几分钟,这能够帮助引发下奶反射并使乳头拉长易于有效含乳。

(4) 哺乳后用羊脂膏外涂,避免乳头被反复擦洗造成伤口难以愈合,或乳头水凝胶护垫,利用冷却作用帮助恢复,促进湿性愈合。使用时注意洗手,以免将细菌带入破损的皮肤。

(5) 哺乳结束后让婴儿自行松开乳房或用手指轻轻将乳头退出。

(6) 如果母亲亲喂疼痛严重时,可暂停哺乳 24 ~ 48h,待伤口恢复后继续哺乳,期间指导母亲挤奶泌乳。

(7) 必要时使用镇痛药。

7. 保持乳头清洁 保持乳头清洁对于预防感染是非常重要的。如果有乳头皮肤的损伤,建议每次哺乳后用干净的温水清洗乳头,以便清除从婴儿的口腔中可能转移到乳头的细菌。

8. 追踪与评价 针对原因采取相关措施后,应及时评价母亲疼痛的改善情况(疼痛评分)、乳汁移出情况(母亲的姿势、婴儿的姿势、含乳姿势、哺乳前后乳房变化)、婴儿的生长发育(大小便次数、颜色及体重增长)、乳头伤口愈合情况、乳房感染恢复情况等,如疼痛持续超过 2 周仍未改善,应进一步详细询问母亲和婴儿的病史和体格检查,观察哺乳整个过程,甄别出真因,给予合适的处理。

三、乳汁淤积的评估与指导

(一)评估

1. 评估环境 温馨、舒适、有私密性、光线适宜、温度 24 ~ 26℃。

2. 评估工具 视觉模拟评估量表(VAS)、疼痛数字评定量表,母乳喂养观察表,乳头测量卡。

3. 评估内容

(1) 母亲的评估

①评估母亲的一般状况:年龄、精神状态、营养状况、文化程度、社会经济地位。

②孕产史的评估:孕产次、孕期、产程及分娩时的并发症、药物使用情况、干预措施、分娩方式,分娩后身体恢复情况。

③现病史:起病情况和时间、主要症状和体征、伴随症状、病因与诱因、发病的经过、诊治经过、患病后的精神、体力、食欲等。

④健康史的评估,如有无高泌乳素血症、乳房手术史、经前是否有乳房胀痛史、积乳囊肿。

⑤既往及本次母乳喂养情况:是否母乳喂养过婴儿、喂养过多少个婴儿,之前有无乳汁淤积经历,如何处理;本次母乳喂养曾发生哪些乳房相关问题。

⑥乳房及乳头情况:乳房形状和大小、乳房是否充盈和肿胀、乳房皮肤有无红肿、感染、瘢痕及位置、是否有硬块(部位、大小、单侧/双侧、压痛、边界);乳头和乳晕的形状和大小,乳头有无过大、有无外翻、扁平、内陷、多乳头、畸形、皲裂,乳晕是否水肿、哺乳前后乳头形状及颜色变化。

⑦乳汁供应量,有无产奶过量。

⑧挤奶评估:是否挤奶,挤奶原因、次数、每次挤奶量、手挤奶/吸奶器吸奶,手挤奶技巧是否正确,吸奶器吸力、吸乳护罩、吸奶时长是否合适。

⑨评估母亲对哺乳的感受,心理状态、情绪、睡眠,压力(最近是否有负性事件或其他生活事件发生,如家庭压力、经济压力)。是否敏感、焦虑或多愁善感,是否服用抗郁药。

(2) 婴儿的评估:见本节一、乳房肿胀的评估与指导中的婴儿评估部分。

(3) 喂养情况评估:见本节二、乳头疼痛的评估与指导中的喂养情况评估部分。

(4) 支持系统评估:婴儿父亲及其他

家庭成员对母乳喂养的想法、态度和支持方式方法等。

（5）辅助检查：若乳汁淤积反复发作或经处理后48h无缓解应转介给乳腺科做腺超声检查。

4.评估方法

（1）问诊：与孕妇及家庭沟通了解母乳喂养态度、目标和信心，担忧的问题；询问母亲现病史、健康史、疼痛史、婴儿健康史、喂养情况等。

（2）视诊：通过视诊了解母亲精神状态；乳房外观及形状，乳头完整性；婴儿口腔情况；哺乳姿势和婴儿含接姿势；哺乳结束乳头的形状和颜色变化；观察手挤奶或吸奶器吸奶是否合适。

（3）触诊：触碰乳房了解乳房肿胀的程度，单侧/双侧，硬块的部位、大小、压痛及边界情况，乳头的结构与功能，评估乳头的形状与周围组织的关系，必要时测量乳头大小；评估乳晕区组织的伸展性、有无水肿，必要时用乳头测量卡测量大小；检查婴儿口腔情况。

（4）听诊：婴儿吸吮声、吞咽声。

（5）应用视觉模拟评估量表（VAS）或疼痛数字评定量表评估母亲的疼痛程度。

（二）指导

引起乳汁淤积的原因是乳汁不能及时有效的从乳房排出，因此治疗各种乳汁淤积的核心是频繁且有效的排出乳汁。应鼓励母亲继续母乳喂养，不要停止母乳喂养，停止母乳喂养会导致肿胀并加重乳汁淤积问题，甚至发展为乳腺炎或乳腺肿胀。婴儿在乳房上直接哺乳是最有效的排出乳汁方式，当婴儿能够并且愿意在乳房上吃奶时，应确保含接和吸吮有效，如婴儿无法含接、含接不良或母婴分离，应通过手挤奶或吸奶器吸奶来保证乳汁得到充分的排出。

1.充分有效的移出乳汁

（1）帮助母亲采取舒适且合适的哺乳姿势：观察一次完整的哺乳的过程，仔细评估母亲的姿势、乳房状况，婴儿的姿势、婴儿的含接和吸吮及母婴在哺乳过程中状态，确定婴儿含乳姿势是否正确及乳汁移出是否有效，如存在含乳不良，及时给予调整（详见本节二、乳头疼痛中的"调整哺乳姿势和含乳技巧"）。在含乳有效时，增加哺乳次数或根据婴儿喂养提示及时回应和哺乳，以促进乳汁的及时排出。

（2）优化哺乳技巧

①婴儿刚开始吸吮时吸吮力更强，建议母亲从患侧乳房开始哺乳，如果疼痛影响干扰了喷乳反射，可从健侧开始，当出现喷乳反射时，立即转换至患侧哺乳或者哺乳前先轻轻按摩乳房、刺激乳头等方式诱发喷乳反射后再让婴儿开始吸吮。

②如因乳晕水肿影响婴儿含乳，哺乳前可先手挤出一部分乳汁或通过反向按压乳晕使乳晕部分软化，以使婴儿更易于有效含接乳房。

③在母亲舒适的情况下，尝试变换不同的哺乳姿势，以确保淤积或堵塞的部分可以有效排出。也可采用将婴儿下巴的位置对着乳房硬块处的体位进行哺乳有助于乳汁的排出，如硬块位于乳房的外侧，可采橄榄球式，硬块位于乳房的外上限，可采用69式体位。在哺乳过程中可乳房按摩，用打圈的方式轻轻地从硬块区域向乳头方向移动，之后再轻推压肿块来疏通乳导管，促进乳汁排出。

④采用综合、连贯性技巧促进乳汁排出，如淋浴过程中母亲轻轻按摩乳房，从硬块区域向乳头方向移动，淋浴后立即采用婴儿下巴对着硬块的体位哺乳，温水、按摩、体位有利于促进喷乳反射和使乳汁更快更有效的排出。

⑤对于大而下垂的乳房，如淤积的位置位于乳房下方，可用一条小毛巾卷起来放在乳房下方，使乳房抬高，改善乳房下方的乳汁流出。

（3）手挤奶或吸奶器吸奶：哺乳后乳

房仍有充盈或胀痛感，可继续手挤奶或吸奶器吸奶以加大乳汁的排出，但若无不适则无须挤奶 / 吸奶。

　　婴儿无法或抗拒含接、含接不良或母婴分离，也应通过手挤奶或吸奶器吸奶来保证乳汁得到充分的排出。手挤奶或吸奶器吸奶前，指导母亲放松，采用一定的技巧如温敷乳房、温水浴、喝热饮料、冥想、肩背部按摩等先诱发喷乳反射再挤奶 / 吸奶，以加快加大乳汁的流速，使堵塞的部分更易于疏通。使用吸奶器时，注意合适的吸乳护罩和调节最大舒适负压，使乳汁有效移出，有条件时应用医院级吸奶器或双边吸奶器，两侧乳房同时吸奶时，可诱发更多的喷乳反射，乳汁排出更多和有效。多次短时间挤奶 / 吸奶较长时间的挤奶 / 吸奶更有效，应确保足够的挤奶次数。对于乳汁量过多的母亲，挤奶或吸奶至没有胀感即可停止，不要过度排空乳房，以免产生更多的乳汁。

　　2. 缓解不适　哺乳后 / 吸奶后或两次哺乳之间，可用冷敷垫、卷心菜叶片、冷毛巾、土豆片冷敷以减轻不适，必要时遵照医嘱服用镇痛药。

　　3. 避免乳房受压　指导母亲避免穿任何紧身的衣物，如带钢圈的胸罩，应穿着合适、无钢圈且有承托力的胸罩，睡眠时应松开或取下。经常变换睡眠体位，长时间用一个体位睡眠或侧躺喂时总是用一侧的乳房哺乳使乳房受压过久，易影响受压侧的乳房排出。

　　4. 保证充分的休息和良好的营养　疲劳、营养不良或过于油腻的食物是乳汁淤积的诱发因素之一，应保证充分的休息和均衡营养。

　　5. 乳头白点或白泡的处理　如果乳头白点或白泡没有引起疼痛或其他不适，无须特殊处理，继续观察和哺乳，同时检查婴儿的含乳姿势是否正确，确保有效的含乳姿势和按需哺乳，当婴儿吸吮有乳头

白点的乳房时，白点上的膜可能会破裂或者会有黏稠的母乳移动，从而被堵住的乳汁会被释放出来，乳汁淤积的问题就随之解决。

　　当婴儿吸吮不能解决问题时，可以哺乳前将患侧乳头浸在温水里，或温水浴 / 温湿敷料敷在乳头上使乳头变软，也可以用橄榄油 / 食用醋 / 油性物质敷乳头软化白点，然后用湿的小毛巾或纱布轻轻按摩、擦拭乳头，随后立即让婴儿直接在乳房上吸吮帮助吸通，婴儿的下巴对白点 / 白疱或硬块的位置。如果婴儿无法吸通，可以选择手挤奶，用手指在硬块方向所在的乳腺管后方使用合适的力度由乳房向乳头方向推挤，最好是配合喷乳反射进行时推挤。非必要时不用针挑破白点或白疱，针挑可导致真皮层损伤或引起感染，如反复挑，则可导致患处变厚或形成溃疡，造成反复堵奶。当以上方法全部无效，才考虑在严格消毒下用无菌针将白点刺破挑开，挑开时不需要刺很深，只需在白点或水疱的顶端或侧方挑破就行，挑破的最佳时机是在哺乳刚结束时。

　　白点或白疱被吸破或挑开会发现乳汁快速喷出，之后要注意保持出乳孔的通畅，哺乳后可用羊脂膏或凡士林涂抹乳头上。必要时局部使用抗生素预防感染。

　　如反复复发，应指导母亲避免或减少摄入含饱和脂肪高的食物。国外有报道建议以摄入卵磷脂补充剂，有助于分解脂肪颗粒，防止聚集，但目前仍缺乏有力的循证医学证据。同时进一步分析并找出并解决引起乳头白点的根本原因。

　　6. 积乳囊肿处理　积乳囊肿多数没有明显的症状，一般不需要处理，通常是身体会自行吸收，但吸收时间可能较长。如出现进行增大的积乳囊肿或合并感染时应转介至乳腺科做进一步诊治。

　　7. 追踪与评价　当乳汁被有效移出后，绝大部分的乳汁淤积会在 48h 内缓解，表

现为乳汁流出顺畅，肿胀的乳房变软，硬块缩小或消失，疼痛缓解。乳头白点或白疱被吸破后乳汁会喷涌而出，相对应乳导管处的硬块也缩小至消失。如经过 48h 处理仍没有缓解，需要进行额外的评估，包括评估措施是否有效和进一步寻找原因，转介到乳腺科做进一步检查，如超声检查，以排除脓肿或其他乳房肿块。

四、哺乳期乳腺炎的评估与指导

（一）评估

1. **评估环境**　详见本节三、乳汁淤积的评估与指导部分。

2. **评估工具**　详见本节三、乳汁淤积的评估与指导部分。

3. **评估内容**　详见本节三、乳汁淤积的评估与指导部分。除此之外增加以下评估内容。

（1）母亲健康史的评估：如有无高泌乳素血症、乳房手术史、念珠菌感染、真菌或其他细菌感染、贫血等。

（2）既往及本次母乳喂养情况：是否母乳喂养过婴儿、喂养过多少个婴儿，之前有无乳腺炎经历，如何处理；本次母乳喂养有哪些问题，如乳房肿胀、乳头疼痛 / 皲裂、乳汁淤积、乳头白点、乳导管阻塞，是否有不规范乳房按摩或通乳。

（3）辅助检查：血常规、C 反应蛋白、乳汁培养结果、乳腺超声检查和 X 线检查结果等。

4. **评估方法**　详见本节三、乳汁淤积的评估与指导部分。

（二）指导

乳腺炎虽然为炎症性疾病，但多数是由乳汁淤积发展而来，乳汁淤积则由于乳汁没有得到有效的排出所致，因此治疗乳腺炎的关键仍然频繁而有效的排出乳汁，同时予保证充分的休息、充足而均衡的营养等对症支持治疗，合理使用抗生素和镇痛药，在乳腺炎治疗期间，应给予以下母

乳喂养支持措施：

1. **建立母亲信心**　倾听及接纳母亲的感受，解释继续母乳喂养的益处及中断母乳喂养可能带来的风险，继续哺乳有利于感染乳汁的移出，而突然离乳将加速乳腺炎发展，增加乳腺脓肿的风险，让母亲充分了解后其能够积极配合治疗。

2. **充分有效的移出乳汁**　见本节三、乳汁淤积的评估与指导部分。

3. **帮助母亲减轻疼痛和水肿，促进舒适**

（1）冷热敷交替使用帮助排出乳汁和减轻疼痛：如局部无明显红肿，指导母亲哺乳前热敷，温度不宜过高，热敷过程中可同时轻轻按摩乳房刺激喷乳反射，如局部明显红肿应避免热敷。哺乳后 / 吸奶后或两次哺乳之间，可用冷敷垫，卷心菜叶片、冷毛巾、土豆片冷敷以减轻水肿和不适。

（2）对于局部皮肤红肿的母亲，可以红、肿、痛部位用 25% 硫酸镁湿敷，每次 20min，每日 3 次或 3% 高渗盐水湿敷，每次 20min，每日 3 次。

（3）指导母亲穿着合适、无钢圈且有承托力的胸罩。

（4）发热或疼痛严重时，遵照医嘱使用镇痛药，如布洛芬、对乙酰氨基酚等。

4. **合理使用抗生素**　如果经过处理，症状在 24h 内缓解，一般不需要使用抗生素。2020 年中国哺乳期乳腺炎诊治指南中提出以下情况建议使用抗生素，包括发病时症状较重，包括全身症状及局部症状。如局部明显红肿、压痛，体温高于 38.5℃，血常规白细胞计数 > 12×10^9/L；乳头皲裂伴感染；症状轻微的乳腺炎，经保守疗法 24 ～ 48h 内没有改善，或是病情进展；乳汁培养明确存在致病菌。一些母亲在症状缓解或体温正常后，因担心用药影响婴儿，会自行停药，应向母亲告知足量、足疗程使用的重要性，积极配合规范治疗。

5. **充分的休息**　疲劳是诱发乳腺炎的危险因素之一，此时的支持和照顾非常重要，

应提醒请家人或亲友帮忙分担日常家务、照顾其他孩子，如在工作期间，建议请假休息，与婴儿同步休息，尽可能卧床休息，良好的休息有利于病情的恢复和保持愉悦的心情。

6. 摄入充足的水分和均衡营养　乳腺炎时因发热和疲惫等，往往食欲欠佳，水分丢失较多，应保证足够的热量和充足的水分，进食高热量、高蛋白、高维生素、易消化吸收的清淡、均衡饮食，必要时适当补液，以维持水电解质平衡。

7. 建立良好的卫生习惯　重视手卫生清洁，按照说明书要求规范消毒吸奶器及相关配件。

8. 追踪与评价　乳腺炎的治疗关键是有效移出乳汁，应注意评价乳汁有效移出的表现，如哺乳/挤奶前后母亲乳房充盈度的变化，乳房硬块的变化，乳头有无变形或起水疱、皲裂；婴儿含接及哺乳后表现。

乳腺炎后往往乳汁量减少，应注意评价婴儿大小便、体重增长来判断摄入是否充足。注意评价母亲的不适，可通过疼痛评分法来了解不适是否缓解或缓解程度。通常经过有效的乳汁移出，抗生素治疗及对症支持治疗，乳腺炎的表现将会快速好转，如经过几天的有效管理，无明显好转，应考虑进行原因鉴别，或发热和全身症状已明显缓解或消失，但乳房硬块仍发硬、发红，触痛明显，应考虑乳腺肿胀形成，及时转介乳腺科进一步诊治。

部分母亲容易反复乳腺炎发作，应注意观察复发和迹象，如出现发热、乳房过度充盈、肿胀、乳房局部突然出现硬块或疼痛，应警惕乳腺炎再次发作，提醒母亲保证足够的休息和均衡饮食，增加哺乳次数，保持乳汁充分排出，并尽早寻找帮助。

（黄伟嫦　李正俭）

第七节　母婴分离母乳喂养评估与指导

一、评估

（一）评估环境
环境温馨、舒适、有私密性、光线适宜。

（二）评估工具
乳头测量卡、吸奶器、母乳储存容器。

（三）评估内容

1. 评估母婴分离的相关因素　母婴分离的原因，是短暂分离还是长期分离，有无建立良好的母乳喂养。

2. 母亲的评估

（1）了解母亲的一般情况，年龄、文化程度、职业、营养、心理状况，对母乳喂养知识和技能的认知，保持泌乳的方法。

（2）评估母亲的健康史及目前情况，如有无糖尿病、肥胖等代谢性疾病、有无妊娠期分娩期合并症和并发症，如重度贫血、产后出血、胎盘残留等，有无用药等。

（3）评估母亲的乳房大小、形状、对称性，乳房健康史及有无手术史，乳头乳晕大小、长短，有无乳头凹陷、扁平，乳头伸展性等。

3. 婴儿的评估　婴儿一般情况，出生时胎龄，目前月龄/年龄，单胎还是多胎，出生时情况，体重，有无先天性疾病等。

4. 喂养情况

（1）喂养方式：了解目前采用哪种方式喂养，是直接亲喂、瓶喂或其他方式。

（2）喂养次数及时间：24h 总的母乳喂养次数，按时/按需喂养，一侧还是双侧哺乳。

（3）喂养种类：了解是纯母乳喂养、几乎纯母乳喂养还是混合喂养，如混合喂养应了解添加的种类，24h 的添加次数和添加量、添加的方式。

（四）评估方法

1. 问诊　与母亲沟通了解健康史、母婴分离原因、分离的时间；婴儿一般情况，

☆☆☆☆

出生时胎龄，目前月龄/年龄；目前的喂养方式、24h的喂奶次数、补充喂养次数及量。

2.视诊 通过视诊了解乳房大小、形状、乳房高度、对称性、乳头和乳晕大小、形状和位置，手挤奶及吸奶器使用情况等。

3.触诊 检查乳房是否先天性乳腺组织发育不良、有无肿块，是否有乳房肿胀，必要时用乳头测量卡测量大小乳头大小。

二、指导

（一）产后初期母婴分离母乳喂养指导

产后初期的母婴分离多为新生儿处于高危儿状态转至新生儿科观察及救治，由于担心新生儿的病情，产妇可出现焦虑的情绪。同时，焦虑的情绪也可影响产妇的乳汁分泌，增加乳汁分泌不足的风险。另外，产妇母乳喂养认知不足及不能让新生儿频繁有效地刺激乳房，也同样会增加产妇乳汁分泌不足或乳房肿胀的风险。而新生儿与母亲分离的情况下，使用人工奶嘴进食，容易有乳头混淆或日后拒绝母亲乳房吸取乳汁的可能。因此，对产后初期母婴分离的产妇进行母乳喂养指导显得尤其重要。可参考以下几个方面进行指导：

1.做好宣教和知情选择，坚定母亲母乳喂养信心 产后初期母婴分离多数因新生儿早产、黄疸或其他疾病等入住新生儿重症监护病房，此时母乳就好被视为提供给患病婴儿的一种医疗方式，应向患儿父母告知母乳喂养的益处和重要性、泌乳机制、尽快启动泌乳并维持有效泌乳量的重要性、与母婴同室的新生儿相比更容易出现的问题、喂养方案的选择和操作流程、辅助物品准备，针对新生儿的情况提供相关信息，提供是基于循证的针对性的建议，建立母亲母乳喂养信心，提高母亲的自我效能。

2.帮助母亲促进及维持泌乳 如母亲不能直接哺乳，应鼓励指导母亲在分娩后6h内开始挤奶，24h至少8次，2～3h一次，夜间不超过5h，每次20～30min。有

研究表明越早越好。Parker（2015）等研究显示，极低体重儿的母亲在产后1h内开吸奶与在产后1～6h开始吸奶比较，产后1h开始吸奶组在产后7d泌乳量更多，产后1周吸奶总量超过1～6h组的2倍，在产后第3周吸奶量更多。因此，应尽早指导母亲开始挤奶，让母亲及家庭成员知晓母乳喂养的益处，启动和维持泌乳的方法，树立母乳喂养信心和决心。

（1）手挤奶方法：手挤奶是最容易而且也是最便宜的方式，在产后初期也利于收集初乳，每位母亲都应该学习怎样手挤奶，所有妇产科医务人员都应学会如何教母亲手挤，手挤法的方法及流程如下：

①彻底洗净双手。

②准备合适的容器，如注射器、勺子、杯子、瓶子等。

③选择安静、私密性好的环境，取舒适的体位，坐着或站着均可。

④刺激喷乳反射：乳汁是储存在乳腺的腺泡中，而不是储存在乳导管中及乳晕下方，喷乳反射使乳汁从腺泡里被挤压到乳腺导管中，再从乳头开口处流出，越快引发喷乳反射，乳汁将被挤得更多，挤奶的效率就越高。充满信心、放松、舒适、适当喝一些温热的饮料按摩后背、温敷及按摩乳房、轻轻刺激乳头等均有利于建立喷乳反射。

⑤将容器靠近乳房。

⑥将拇指和示指分开，轻轻放在距离乳头根部2～3cm处，其余手指托住乳房，将手指轻轻地向胸壁方向按压。

⑦拇指和示指相对，轻轻向内挤压。

⑧放松，手指不离开乳房皮肤。注意不要挤压乳头，避免过度用力挤压、手指摩擦或在皮肤上滑动牵拉乳腺组织。正确的挤奶不会感到疼痛，如果有痛，表示方法有误，应指导母亲重新调整。

⑨重复⑥～⑧压→挤→松动作，注意变换挤奶位置，使不同部位乳腺管内乳汁流出。

（2）吸奶器吸奶：吸奶器也是母婴分

☆ ☆ ☆ ☆

离后或婴儿吸吮有问题时启动和维持泌乳的重要工具，吸奶器的种类有很多，有手动或电动、单边或双边，个人使用或医院级电动吸奶器。

①手动吸奶器：手动吸奶器有橡皮球式、针筒式和手按压式等款式，橡皮球式吸力不易掌握，也不易清洗，存在较大的安全隐患，不推荐使用，已经很少见。针筒式手动吸奶式目前也不常见，比较常用的手按压式手动吸奶器，一般由储奶瓶、防溢出装置、连接器、吸乳护罩、手柄等组成，体积较小，拆装清洗简单，携带方便，易购买，价格也较便宜。这类吸奶器是靠手压放来产生与释放吸力，与电动吸奶器相比较费力，按压的压力不稳定，操作的难易程度差异较大，且大部分吸奶器没有刺激泌乳模式，不能有效引发喷乳反射，适合母亲偶尔使用或短期使用，或无法应用电源时使用。

②个人用电动吸奶器：个人用电动吸奶器有电池驱动式和电源驱动式吸奶器，一般由主机、储奶瓶、防溢出装置、连接器、连接导管、电源连接线、底座等组成。有单边和双边两种类型。电动吸奶器的负压稳定，一般都可调节，调节至适合每个母亲的最大舒适负压。多数有刺激模式和吸奶模式模仿婴儿吸吮，适合早产儿、住院婴儿、需要频繁挤奶、使用时间较久及外出与婴儿分开较久的母亲。个人用电动吸奶器的设计是为一位母亲供应母乳给一个婴儿或多个婴儿，如果多人使用，可能造成交叉感染风险。

③医院级电动吸奶器：医院级电动吸奶器会自动循环，可以双边同时使用，它的设计为可以多人重复使用，有专门的封闭系统，每个母亲使用有独立的吸奶配件，使用时乳汁不会进入主机，避免发生交叉感染。与个人用吸奶器相比较，因为有专门的封闭系统、马达功率大、可以双边同时吸奶、更接近婴儿的吸吮模式等，因此

它更安全、耐用、舒适高效，并可升级及可重复，它适合早产儿、患病婴儿住院母亲、口腔或神经异常致辞吸吮无力婴儿的母亲。

④手动吸奶器使用方法
- 彻底洗净双手。
- 根据说明书安装好配件及奶瓶。
- 选择安静、私密性好的环境，取舒适的体位。
- 刺激喷乳反射（方法见手挤奶）。
- 用拇指和示指扶住吸乳护罩，将吸乳护罩盖住乳头及乳晕周围，乳头对着护罩管道中央，确保吸乳护罩边缘盖住了乳房皮肤以产生真空，用手掌托住乳房，注意不要用力按压吸乳护罩以免过度压迫乳腺管影响乳汁流出。
- 指导母亲模拟婴儿的吸吮模式，先轻轻地快速按压手柄，当乳汁流出，切换较慢的按压速度，按压的力度逐渐增加，确保是在舒适状态下的最大力度。
- 重复按压放动作，当乳汁不再流出时，继续按压放动作2min后停止吸奶。
- 储存乳汁，并标记好吸奶时间、吸奶量。
- 拆卸和清洁吸奶装置。

⑤电动吸奶器使用方法
- 前3步同手动吸奶器使用方法。
- 使用无刺激模式的吸奶器，吸奶前先刺激喷乳反射（方法见手挤奶），具有刺激和吸吮模式的吸奶在使用刺激模式可刺激喷乳反射，也可提前采用放松、按摩乳房、刺激乳头等方法刺激喷乳反射。
- 用拇指和示指扶住吸乳护罩，将吸乳护罩盖住乳头及乳晕周围，乳头对着护罩管道中央，确保吸奶器护罩边缘盖住了乳房皮肤以产生真空，用手掌托住乳房，注意不要用力按压吸奶器护罩，以免过度压迫乳腺管影响乳汁流出。
- 启动刺激模式，并选择合适的速率和吸力挡位。

☆☆☆☆

- 当乳汁流出或按吸奶器的设定自动切换到吸吮模式，选择最大舒负压，从最小挡位开始逐渐增加挡位至稍感不适再调低一挡即为最大舒适负压。
- 如乳汁流出缓慢或停止，再次开启刺激模式以刺激喷乳反射。
- 储存乳汁，并标记好吸奶时间、吸奶量。
- 拆卸和清洁吸奶器装置。

3. 挤奶（吸奶）注意事项

（1）选择吸奶器的考虑因素：不同的人可能喜好不同类型的吸奶器，除了要考虑母亲的喜好，还应综合考虑婴儿出生时胎龄、年龄、婴儿情况、母亲情况、母亲乳头大小、吸奶的有效性、舒适性和安全性、是否可以更换配件或维修、母亲可承受的费用、返回职场的时间及工作情况，给予母亲客观的建议，如对于极低体重儿的母亲，母亲住院期间最好使用医院级吸奶器，出院后使用双边吸奶器，有条件时租用医院级吸奶，帮助母亲建更好的立和维持泌乳。如母亲的乳头过大或过小，应建议购买有不同尺寸吸乳护罩选择的吸奶器。如只是短暂母婴分离，母亲身体状况良好，根据母亲的喜好和可承担的费用，手动吸奶、电动单边或双边均可选。

（2）选择合适的吸乳护罩：如果吸乳护罩过小，在吸奶过程中会导致乳头与护罩管道产生摩擦、疼痛，甚至摩擦裂口，而吸乳护罩过大，则会将更多的乳晕被拉入护罩管道口，引起疼痛、乳头/乳晕肿胀、摩擦，疼痛会抑制喷乳反射，乳晕肿胀压迫乳导管，这些均影响吸奶的有效性。不同母亲的乳头大小差异较大，同一母亲的两侧乳头也可能大小不同，随着泌乳期进展乳头大小也可能发生变化，因此要根据不同的乳头大小选择并调整合适的吸乳护罩。指导母亲在选择吸奶时先测量乳头根部直径大小，根据测量值选择合适的吸乳护罩，一般是乳头根部直径值的基础上增加 3～4mm 理论上即为合适。理论上合适

的护罩，还在要实际应用时在最大舒适压力下进行综合判断，在指导时最好能够现场检查母亲的吸奶过程，乳头是否处于管道中央，护罩边缘是否压迫乳房，乳头在管道中是否自由移动，乳晕是否被拉入过多，母亲吸奶过程中有无疼痛，吸奶后乳房是否已变软及乳头乳晕处是否明显肿胀，吸奶量多少等。如乳头在吸乳护罩管道中自由移动、乳晕没有过多被拉入管道中，母亲在吸奶过程感觉舒适、吸奶后乳房明显轻松、变软。乳头乳晕没有明显变化，说明吸乳护罩合适。随着婴儿的长大，乳房大小也可能发生变化，也需要注意调整尺寸。

（3）挤奶前刺激喷乳反射：喷乳反射又称催产素反射，它是母亲乳头乳晕被婴儿吸吮或受到其他刺激引发下丘脑后叶释放催产素，催产素通过血液输送到乳腺，作用于乳腺腺泡的肌上皮细胞，使肌上皮细胞收缩，使储存在腺泡中的乳汁挤压至乳腺导管内，再经过婴儿口腔负压或模拟的负压吸出或挤出。一次哺乳或挤奶会多个喷乳反射，乳汁多时容易引发喷乳反射，乳汁少时需要较长时间才能引发。2011 年西澳洲大学 DK Prime 等分析喷乳反射的文章，一次哺乳时会有多次喷乳反射。喷乳反射的数量、持续时间、乳汁流速是哺乳或吸奶效率的关键。前 2 次喷乳反射占吸奶量的 62%。越快及越多引发喷乳反射，乳汁将被挤得更多，乳房吸得更软，乳汁生成更快。因此，挤奶前刺激喷乳反射乳房有效排空的必要条件，也是维持乳汁分泌的关键因素。喷乳反射受激素调控，受情绪、感受影响较大，如疼痛、焦虑、紧张、尴尬、压力、疲倦、吸烟、饮酒、使用药物等可能抑制喷乳反射，而充满信心、放松愉快、对婴儿正面美好的感受则可促进喷乳反射的发生。医护人员可以应用一些沟通咨询技巧，建立她的信心，减少任何疼痛或焦虑的来源，帮助母亲对婴儿产生好的、正向的感受，营造安静舒适的环

境等帮助母亲引发喷乳反射。温敷乳房或温水澡、按摩乳房、轻轻刺激乳头、按摩后背、喝温热饮料等也帮助引发喷乳反射。催产素呈脉冲式释放，因此在挤奶过程中，应指导母亲身心放松，不要一直盯着储奶瓶或有无乳汁流出，可通过听喜欢的音乐、看电视、吃点零食、喝点饮料等分散注意力或手动辅助以刺激更多的喷乳反射。

（4）调节最大舒适负压：吸奶器有很多档位，但不是越大或越小越好，吸奶器吸奶的核心是刺激喷乳反射，而不是把负压调得越大越好，当吸力过大时，可引起疼痛或不适，导致抑制喷乳反射而影响吸奶效率，还可能损伤乳房。当吸力过小时，将会影响乳汁流出的速度和吸奶量，影响乳房排空度，并增加吸奶时间。使用吸奶器吸奶，其实是模拟婴儿吸吮的方式，婴儿开始吸吮时先是快速的吸吮乳房刺激喷乳反射，再通过口腔负压及舌头蠕动的正负将乳汁吸出来，当婴儿含接正确，乳头就会被有效地吸出来，且母亲不会感到不适或疼痛。因此，吸奶器吸奶时负压首先让母亲感到舒适的，在此基础上将负压调至最大，即最大舒适负压。手动吸奶器的调节则是通过按压或抽拉手柄的速度和力度来决定负压的大小。电动吸奶器的负压调节是从最小档开始，当调节至感觉不太舒适时，往小调一档，就是最大舒适负压，此时最为舒适和高效。

4.建立泌乳目标 设立 24h 母乳量，以判断泌乳策略是否合舒适，是否需要调整，产后第 10 ～ 14d 的挤 / 吸奶量，见表 9-12。

表 9-12 产后第 10 ～ 14 天的挤 / 吸奶量目标

分类	目标
理想	＞ 750ml/24h
底线	350 ～ 500ml/24h
不足	＜ 350ml/24h

引自：童笑梅，封志纯.早产儿母乳喂养.北京：人民卫生出版社，2017；32-126.

5.记录吸乳日志 包括吸奶次数、持续时间及每一次的母乳量、24h 母乳量、24h 新生儿需要量及与目标值的差距等。记录吸乳日志，对医护人员来说可以定期回顾，评估母亲是否要求挤奶 / 吸奶，动态了解母亲的泌乳趋势，产妇也可以及时了解自己的吸乳进展和乳汁量。

6.创造机会让母婴在一起 新生儿住院期间鼓励母亲到新生儿重症监护病房探视，条件允许时进行母婴肌肤接触、袋鼠式护理，尽可能创造条件让母亲和婴儿一起，增加母婴互动，促进母乳喂养。

7.家庭或同伴的泌乳支持 家庭系统的支持对母婴分离产妇的护理亦有着重要作用，家庭的参与尤其是新生儿父亲的参与，不仅有利于父母角色的建立、心理的调试，同时也有利于早产儿出院后的成长。应鼓励父亲或其他家庭参与泌乳支持，多陪伴，参与母乳采集、保存、运送及袋鼠式护理等。有遭遇相同且已经历过此阶段的同伴支持，父母会比较信任"同伴父母"，主动与其分享自己的恐惧感与不安，容易从身心压力中解放出来，也有利于减轻母亲的焦虑和压力。

8.定期进行泌乳建立评估 评估母亲泌乳启动表现，是否有泌乳二期延迟表现，挤 / 吸奶间隔、频率、时间。如产后 2 周未达到理想乳量时，应积极再次查找母亲有无原发性疾病、妊娠合并症及并发症，并给予处理。

9.出院后的亲喂管理 母婴分离后可能会出现婴儿拒绝母亲或亲喂、流量混淆、哺乳姿势或含乳欠佳致等问题，出院前应充分评估母亲的母乳量、婴儿月龄、体重、大小便、睡眠等，以选择合适的哺乳方案。

（1）帮助母婴建立亲密信任关系：鼓励母亲不要和婴儿分开，以利于她识别和及时回应婴儿的需求，增加婴儿对她的信任感。鼓励母婴肌肤接触：让婴儿感受母亲的体温、味道、心跳，唤醒他曾经的记忆。指导母亲接触时不焦躁、不强迫、不干扰，

☆☆☆☆

多与婴儿眼神交流，抚摸，温柔说话，以利于激发母亲本能，促进喷乳反射和激发婴儿的原始反射主动寻乳。

（2）由婴儿主导母乳喂养：在充分肌肤接触基础上，给予充足的耐心，不强迫吸吮乳房，由婴儿探索、寻找并含上乳房。当婴儿第一次含上乳房时，不急于调整，以防造成婴儿挫败，待其稳定后再进行适当调整。鼓励母亲在婴儿迷糊时喂哺，不在过度饥饿及哭闹不安时喂哺。

（3）如乳汁量不足或存在流量混淆，指导母亲在喂哺过程中挤压乳房或乳旁加奶增加乳汁流速。

（4）指导母亲评估哺乳的有效性，以确认乳汁得到有效移出和婴儿吃到了足够的乳汁。

（二）母亲生病/住院母婴分离母乳喂养指导

当母亲生病/住院时，身体会做出反应，乳汁中产生抗体，以保护母乳喂养的婴儿。在某些感染或一些特殊情况下，虽然病毒会进入到乳汁中，但大部分情况下继续母乳喂养不会对婴儿造成影响，相反乳汁中的抗体能中和病毒的影响，因此应支持母亲继续母乳喂养，喂养期间鼓励休息，摄入良好的营养和充足的水分，采用利于休息的哺乳体位。母亲因某些感染、用药或身体原因需要暂停母乳喂养，应指导母亲手挤奶或吸奶器吸奶保持泌乳，挤出的乳汁尽可能喂哺给婴儿，如因一些特殊病毒感染乳汁可能对婴儿造成不良影响，可对乳汁进行消毒如巴氏消毒后再喂哺给婴儿。母亲无隔离要求，在保证休息的情形下，尽可能让母亲和婴儿在一起，减轻对母婴的心理压力，也利于建立泌乳和维持良好的泌乳量。

（三）母亲返回职场母婴分离母乳喂养指导

当母亲返回职场进行工作时，一方面，由于缺少婴儿对乳房的吸吮刺激、挤奶次数不足、工作压力大等，产妇有可能发生泌乳量减少的情况，也可导致乳房肿胀的发生。另一方面，工作压力大及婴儿夜间频繁吃奶往往会导致产妇睡眠不足。因此，对返回职场的产妇进行母乳喂养指导也有很重要的意义。可参考以下几个方面进行指导：

1. **与母亲充分讨论**　如讨论她的想法和计划，母乳喂养目标，包括持续母乳喂养时间、纯母乳喂养、部分母乳喂养、是否挤奶、挤奶方法、返回家时是亲喂还是瓶喂。了解单位是否支持母乳喂养，是否有哺乳或挤奶的工作场所、是否有充足的时间进行哺乳或挤奶。

2. **返回职场前准备**

（1）物品准备：乳垫、哺乳内衣、储奶瓶/储奶袋、背奶包、蓝冰/冰袋、吸奶器等。

（2）产假期间：指导母亲频繁母乳喂养，建立良好的母乳喂养模式，有利于母亲返回职场后保证充足的母乳量。

（3）返回职场前的3～4周练习挤/吸奶并储备一定的母乳量，储存量取决于婴儿的年龄以及婴儿是否为纯母乳喂养，如果不是纯母乳喂养，则取决于婴儿每天摄入多少其他的乳汁或固体食物。以备母乳量下降时能够补充。为避免浪费，一次的储存乳汁量满足婴儿一次的需求即可，一般1～6个月婴儿的胃容量为90～150ml，但因人而异，不同的婴儿各不相同，建议储存量为60～120ml，再储存一些30～60ml的，以备不够时能够更快加热又不浪费。待返回职场观察一段时间婴儿一次的摄入量，再按照他的摄入量储存。

①挤奶时间：在母乳喂养后30～60min至下一次母乳喂养至少间隔1h挤奶用于存奶。对于只吃一侧乳房的婴儿，可以在吃奶后立即对另一侧乳房挤奶。

②返回职场之前的1～2周内，详细记录每天的母乳喂养次数、喂养时间及每次持续时间，一次还是两侧，以评估母亲的乳房储存量。

③规划好返回职场后挤奶量：对于一

个 6 个月内纯母乳喂养婴儿，一般 24h 乳汁的平均摄入量是 750ml，个体差异较大，纯母乳喂养生长发育的婴儿，其 24h 的乳汁摄入范围为 440 ～ 1220ml，应根据每个婴儿的摄入量来计算母亲工作期间需要挤多少乳汁。以婴儿摄入 750ml 计算，然后根据母亲工作期间占 24h 的比例，如母亲每天工作 8h，占 1/3 的时间，则母亲在工作期间需挤出乳汁 250ml。

④让婴儿学习用奶瓶吃奶：对于月龄小于 3 个月的婴儿来说，寻乳、含乳、吸吮、吞咽是本能反射，而 3 个月后的婴儿很多的本能反射已消失，取而代之的是婴儿自己掌握的技能，因而越大的婴儿，越容易出现拒绝奶瓶的现象，但这并不代表需要尽早引入奶瓶，因为过早引入奶瓶，可能会干扰正常母乳喂养模式，并增加过度喂养风险和清洁消毒奶等不必要的麻烦。建议在母亲返回职场前的 2 ～ 4 周、建立良好的母乳喂养之后才开始引入奶瓶。对于拒绝奶瓶的婴儿，可尝试以下方法：

● 给予足够的耐心，不强迫婴儿吸奶瓶，当婴儿出现拒绝奶瓶时应停下来，寻找下一次的机会。

● 在婴儿不太饿的时候尝试使用奶瓶，可根据婴儿日常喂养规律，在即将要喂奶但不太饿并且情绪良好时让婴儿用奶瓶。

● 让母亲暂时外出，由家人或其他照顾者用奶瓶给婴儿喂。

● 将母亲的衣服包住奶瓶或将婴儿放在母亲的衣服上，让他感受到熟悉的气味。

● 尝试不同的奶瓶奶嘴：昂贵的奶瓶奶嘴不一定是婴儿喜欢的，可让婴儿尝试不同材质、不同形状的奶嘴，如尝试长而直的奶嘴，可能让婴儿找到像母乳喂养时深含乳感觉，尝试流速慢的奶嘴，乳汁流速慢不会让婴儿感到压力。不同的婴儿可能喜欢的形状、材质、流速等不一样，通过多尝试帮助找到喜欢合适的奶瓶奶嘴。

● 在用奶瓶喂之前，用温水将奶嘴温热

以接近体温，对于出牙期的婴儿，在喂奶前将奶嘴放在冰箱里冷藏后再让婴儿试试。

● 让婴儿主动含奶嘴，先用奶嘴轻轻触碰婴儿的唇周，当他张开嘴，让他将奶嘴吸到嘴里或沿着婴儿的上腭缓缓滑入，而不是强行塞进去。当婴儿将奶嘴含到嘴里后，可稍作调整，尽量让他含到奶嘴最宽的位置，以模拟吸吮母亲的乳房。

● 尝试在婴儿即将入睡或刚刚睡醒处于迷糊状态时把奶瓶放入他的口中，但要注意流速，如流速过快，可能导致婴儿产生压力而抗拒。

● 分散注意力：当婴儿哭闹或在含上奶嘴时因不熟悉而出现烦躁时，可与他说话、来回走动、轻轻摇晃等方式安抚，使他安静下来继续尝试。

● 把奶瓶夹在喂养者的手臂底下，用类似母乳喂养的姿势让婴儿吸吮奶瓶。

对于尝试了多种方法仍拒绝奶瓶的婴儿，也可以用杯子、勺子喂养。

⑤寻找合适的照护者，教会婴儿照护者母乳的解冻、加热和使用方法，在母亲返回职场前留有足够的时间让照护者与婴儿相处。

3. 返回职场

（1）选择合适的时间返回工作岗位：母亲刚刚上班往往压力较大，与婴儿分开也会有担忧，婴儿也可能有分离焦虑，最好在周四、周五接近周末的时间上班或者上班 2 ～ 3d 休息 1d，逐渐拉长分离的时间平稳过渡。

（2）合理安排母乳喂养时间

①早上醒来后母乳喂养一次，出门前尽可能再喂哺一次，如婴儿处于睡眠状态，应挤奶一次。

②母亲下班返回婴儿身边时即刻母乳喂养一次，如婴儿在母亲返家前饿了，尽可能减少给婴儿喂奶的量，待母亲回家时能尽快母乳喂养。

③下班后在家期间实施母乳喂养，休

☆☆☆☆

息期间全天母乳喂养，以最大限度地保持泌乳量。

（3）上班期间的挤奶：一般情况下，上班期间至少在3h内要挤奶一次，以避免乳房过度肿胀，导致出现乳房相关问题及后续出现泌乳不足。但要因人而异，因不同母亲的乳房储存容量不同，如母亲的乳房储存容量大，平时在家婴儿只吃一侧乳房即可，24h只需要喂哺5～6次，上班期间一次挤/吸奶量可达到150～200ml，那么她如果8h上班期间只需挤/吸奶1～2次即可。而如果母亲的储存容量小，平时在家婴儿都需要吃两侧乳房，一次的挤/吸奶量不足100ml，那么8h的上班期间可能需要挤奶3～4次。

为最大程度的挤/吸出更多的乳汁，应选择在一个温馨、舒适、私密性好及不受干扰的环境中挤/吸奶。根据挤奶的次数和工作情况提前合理安排工作，以保证有充足的时间轻松挤/吸奶。

（四）母乳的储存、解冻、解热和处理

1.**选择合适的储存容器**　母乳储存最好选择带盖的玻璃容器，易清洗及不易被污染，缺点是容易碎。也可以选择聚丙烯材质的储存瓶及聚乙烯材质的储奶袋。避免选择用双酚A材质（BPA）的容器，因为它为在高温加热时渗入乳汁，对婴儿的健康造成影响。也要避免选择母乳专用储存袋以外的塑料袋，因为容易漏、不耐用及有可能破坏乳汁中的营养素。对于冷藏后短期内给婴儿吃的母乳，不推荐使用储奶袋，若是长期储存的冻奶，可使用储奶袋以减少储存空间。

2.**母乳的收集**　可通过手挤奶或吸奶器吸奶收集乳汁，挤/吸奶前准备好干净的容器，彻底洗净双手，不需要清洗乳房或做全面防护。收集时不需要去掉最初的几滴乳汁。按一次吃奶量装入储存容器中。如一次的挤/吸奶量不能满足婴儿的一次吃奶量，可以将多次挤/吸出的乳汁放在同一

个储存容器，但新挤/吸出的乳汁要先放在冰箱内冷藏一段时间，再倒入到同一天内已经冷藏的乳汁中。挤出的乳汁如不是立即给婴儿吃，应放在冰箱。上班期间挤/吸出的乳汁先放在冰箱冷藏，在下班时将冷藏的乳汁、冰袋取出放到背奶包里一起带回家，路上尽量避免剧烈晃动奶瓶。

3.**储存量**　为避免浪费乳汁，应根据婴儿一次的吃奶量储存。刚开始时可能无法掌握婴儿的吃奶量，一般储存量为60～120ml，同时储存一部分30～60ml的量，以备不足时添加。当掌握了婴儿一次的吃奶量再进行调整。储奶袋不宜储存过满，留出顶部的空间，以免冷冻结冰膨胀而胀破。

4.**标识**　在每一个储奶瓶或储奶袋上标上挤/吸奶日期、时间及乳汁量。

5.**储存位置**　根据使用的时间放在冰箱的冷藏或冷冻区，尽量放在靠里面的位置，避免放在冰箱门或除霜区的附近。如条件允许，建议独立的冰箱放置，如没有独立的冰箱，应用独立一层区域放置，不要与其他食物混放。

6.**储存时间**　根据需要的时间及婴儿的不同情况各不相同，如婴儿是早产、生病住院，对疾病的抵抗力弱，医院要求的储存时间会较短，而对于健康足月儿的储存时间则会较长。表9-13和表9-14分别是国际母乳会及美国疾病预防控制中心（CDC）提供的母乳储存建议，这些指南适合健康足月儿及较大的婴幼儿。

表9-13　国际母乳会母乳储存建议

储存地点	温度	储存时间
室内温度	19～26℃	4～8h
保温包	−15～4℃	24h
冰箱冷藏室	4℃	3～8d
单门冰箱的冷冻室	−15℃	2周
冰箱的独立冷冻室	−18℃	3～6个月
冰柜	−20℃	6～12个月

引自：国际母乳会.母乳喂养的女性艺术.北京：电子工业出版社，2018：258-417.

表9-14　美国疾病预防控制中心（CDC）母乳储存建议

母乳类型	储存方法和温度		
	室温下≤25℃	冰箱冷藏室4℃	冰箱的冷冻室≤－18℃
刚挤出/吸出的乳汁	最多4h	最多4d	6个月内最佳，最多12个月
已解冻的乳汁	1～2h	最多1d（24h）	绝对不能再次冷冻
喂养后的剩下的乳汁	婴儿吃完后最多放2h，之后不能再吃		

引自：Center for Disease Control and Prevention.Proper Storage and Preparation of Breast Milk.[2022-1-24]. https：//www.cdc.gov/breastfeeding/recommendations/handling_breastmilk.htm.

7. 乳汁的解冻、加热和使用

（1）冷藏母乳的加热：冷藏的母乳可以直接用流动的温水加热，加热时手持储存容器放在流动温水下，轻轻晃动回温，避免温水碰到储奶瓶或储奶袋的封口。也可以用40℃左右的温水或用温奶器回温。不能微波炉或沸腾的水回温，因为微波炉加热后的母乳可能受热不均匀，局部过热，可能烫伤婴儿，过热也可能降低乳汁的免疫因子活性。

（2）冷冻母乳的解冻和加热：冷冻的母乳最好的方式是提前一晚放在冷藏室里解冻。也可以放在冷水下面冲，冲的过程中逐渐提高水温，还可以放在温水中水浴或温奶器中回温，将其加热到舒适的温度，即把乳汁滴在手腕上感觉温热但不烫即可。冰冻的母乳不可以在室温下解冻。

（3）冷藏及冷冻的使用：乳汁一旦恢复到室温的温度，共用抑制细菌的能力即减弱。对于冷冻的母乳解冻后24h内应吃完，不要把已经解冻的母乳再次放入冷冻室冷冻。已经加热并喂过的奶超过1～2h未用完，剩余的奶应丢弃，因为只要婴儿喝过，口腔中的细菌就会污染乳汁，因此为避免浪费，应合理储存乳汁。

（五）追踪与评价

在母婴分离期间，应评价是否掌握保持泌乳的方法，手挤奶或吸奶器吸奶方法、母乳收集、储存及使用方法是否正确，分离期间能否按照婴儿的需求安排挤奶次数以保证泌乳量，有否出现母乳喂养相关性问题如乳房肿胀、乳汁淤积以及母亲的情绪及应对情况等。

（黄伟嫦）

第八节　乳汁分泌不足评估与指导

一、评估

（一）评估环境

环境温馨、舒适、有私密性、光线适宜。

（二）评估工具

自我效能评价表、母乳喂养观察表、WHO 2006 年版生长曲线图、乳房和新生儿模型、乳头测量卡。

（三）评估内容

1. 母亲的评估

（1）评估母亲的一般状况：年龄、精神状态、营养状况、文化程度、社会经济地位。

（2）孕产史的评估：孕产次、分娩方式、分娩期间有无用药如哌替啶、地西泮、硫酸镁、分娩镇痛药物等；分娩过程有无干预措施如缩宫素引产、人工破膜、会阴侧切、无痛分娩等；有无分娩期并发症，如产后出血、胎盘残留等。

（3）健康史的评估，如有无糖尿病、肥胖、妊娠合并甲状腺功能减退、多囊卵巢综合征、乳房疾病及手术史、脑垂体功能减退、不孕症、抑郁症、哮喘、是否用药等。

（4）既往母乳喂养经历：是否母乳喂养过婴儿、喂养过多少个婴儿，纯母乳喂养及持续母乳喂养时间，之前有无母乳喂养相关问题及如何处理、离乳的原因及时间。

（5）母乳喂养教育和认知：母亲是否接受过母乳喂养知识和技能教育和指导，信息来源于哪里；对母乳喂养的认知和担忧的问题。

（6）乳房及乳头情况：妊娠期乳房有无发生变化如孕早期乳房有无胀痛、孕期乳房有无增大；乳房形状和大小、乳房是否充盈和肿胀，有无畸形如管状、不对称等。乳头和乳晕的形状和大小，乳头有无过大、有无外翻、扁平、内陷、多乳头、畸形、皲裂，乳晕是否水肿、有没有副乳；乳房皮肤有无红肿、瘢痕及位置、局部隆起、静脉曲张等。

（7）分娩后身体恢复情况。

（8）评估母亲的心理状态、对母乳喂养的信心、自我效能感，是否敏感、焦虑或多愁善感，是否服用抗郁药等。

2. 婴儿的评估

（1）一般资料评估：出生时胎龄、目前月龄、单胎/双胎、出生时评分、体重及健康状况，如有无产瘤、产伤及其他异常，处理情况如何。

（2）一般情况评估：婴儿面色是否红润，有无苍白或青紫，皮肤有无黄染，黄疸指数；呼吸是否平稳，有无急促；有无反应欠佳；清醒度如何。

（3）健康史：有无畸形、先天性心脏病、呼吸心血管疾病、神经系统疾病；出生后有无异常，如生理性体重下降异常，低血糖、病理性黄疸等。是否有就医或住院经历，原因是什么，目前是否需要继续治疗或用药等。

（4）口腔情况评估：是否有唇腭裂，舌系带是否过短过紧（包括外观情况、附着在牙龈什么位置、张嘴时舌头能抬多高及伸多长），唇系带是否过短过紧，有无高腭弓等。

（5）排泄情况：24h大便次数、量、颜色和性状及24h湿尿布数、重量、尿液颜色、是否有尿结晶。正常大小便见表9-15。

（6）体重：出生体重是多少，目前体重是多少，有否生理性体重下降，下降后是否按时恢复正常体重，体重增加是否符合标准。

（7）生长发育：应用世界卫生组织（WHO）2006年版生长曲线图对婴儿体重、身高、头图进行绘制，评估婴儿生长发育是否正常。2006年世界卫生组织（WHO）发布的生长标准以母乳喂养作为"基准"，选择8440名健康的母乳喂养儿童作为生长曲线制定的标准人群，其中纵向观察882名婴儿从出生至24月龄期间的生长发育状况，横断面调查6669名18～71月龄儿童，能够比较真实地反映儿童生长发育的理想水平，体现了人类生长的自然规律，见图9-9、图9-10。通过生长曲线图了解婴儿的生长水平，相对大部分同年龄同性别的婴儿而言，

表 9-15　不同时期婴儿大小便变化

年龄	小便尿布	大便尿布
1～2d	24h1～2次或更多	1次或更多深绿色、黑色"焦油"状胎便
3～4d	24h3次或更多，尿布感觉更重	至少2～3次，颜色持续变化、褐色、绿色、黄色、松软的"变化的大便"
5～6d	24h5次或更多，重的湿尿布	至少3～4次，完全黄色的大便，可能会很湿
7～28d	24h6次或更多，重的湿尿布	至少3～4次，黄色，水糊状，有"粗颗粒"状态
4周～6个月	每天6～8次或更多	个体差异大，有的一天多次，有的多天一次

引自：王玥菲，沈辉 .37℃的母爱我的母乳喂养书 . 北京：中国妇女出版社，2018：86.

目前的生长水平是否正常。其次，看生长速度，相对婴儿自己以前身高和体重增长是多少，目前的生长速度是否正常。正常值不是一个数值而是一个范围，一般建议的参考范围是 3% ～ 97%。

3. **母婴关系**　母婴是否有足够的接触，母亲对婴儿需求的识别及回应时机、方式，是否有互动，如眼神交流、语言交流，母亲对婴儿哭闹的反应、安抚的方法及婴儿对母亲的反应等。

4. **喂养情况**

（1）喂养方式：了解采用哪种方式喂养，是直接亲喂、瓶喂、杯喂、勺子喂或其他方式。

（2）喂养次数及时间：24h 总的母乳喂养次数，每次喂养持续时间，按时 / 按需喂养，一侧还是双侧哺乳。

（3）喂养种类：了解是纯母乳喂养、几乎纯母乳喂养还是混合喂养，如混合喂养应了解添加的种类（配方奶、葡萄糖、水、辅食等），添加的原因、每次的添加量、24h 的添加次数和添加量、添加的方式。

（4）是否挤奶：挤奶原因、挤奶时机、挤奶次数 / 时间、挤奶量、用途、手挤奶 /

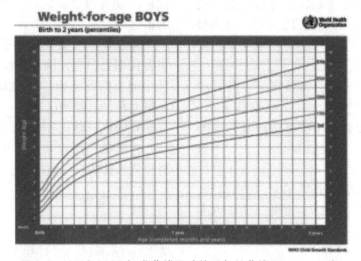

图 9-9　WHO 2006 标准曲线男孩体重年龄曲线图（0 ～ 2 岁）

引自：WHO. Child growth standards.[2006-11-11]. https://www.who.int/toolkits/child-growth-standards/standards.

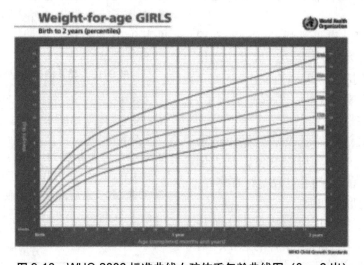

图 9-10　WHO 2006 标准曲线女孩体重年龄曲线图（0 ～ 2 岁）

引自：WHO. Child growth standards.[2006-11-11]. https://www.who.int/toolkits/child-growth-standards/standards.

☆ ☆ ☆ ☆

吸奶器。

（5）喂养环节观察和评估

①母亲怎样抱婴儿：母亲表情和动作（稳定、有信心/不协调、紧张），母亲与婴儿的距离（婴儿贴近/远离母亲），母婴情感联系（亲密联系/疏离），婴儿是否有支撑（母亲托着婴儿头臀部/无支撑）。

②母亲在哺乳过程中如何托乳房？母亲的手与乳头的距离，是否按压乳房。

③婴儿的反应如何：是否想吃，有无寻乳动作，有无哭闹、烦躁、扭动身体，是否放松、满足。

④母亲如何让婴儿含住乳房：是否按四个要点抱婴儿，让婴儿自主寻乳/母亲身体前倾迁就婴儿/捏住乳头/将乳头塞进婴儿嘴里。

⑤婴儿看上去是否含接良好：良好的含乳姿势（嘴张得很大，下颌贴住乳房，下唇外翻，脸颊鼓起呈圆形或压在母亲的乳房上，口腔上方有更多的乳晕）。"不对称衔乳"，哺乳过程乳房外观圆润，未被拉伸；含接不良（嘴巴张得不够大，嘴唇内翻，吸吮面颊内陷或"酒窝"，婴儿下唇下方乳晕露出较多，婴儿吸吮时母亲的乳房被牵拉或拉长）。

⑥婴儿能有效吸吮吗：吸吮的速度（慢而深/快而浅），是否有吞咽声，吸吮是否有声音。

⑦母亲如何结束母乳喂养：母亲在婴儿还未吃完前将婴儿抱离乳房/婴儿主动松开乳房，哺乳的持续时间。

⑧婴儿看起来满意吗：看起来很满足、疲倦/不满足、哭闹。

⑨母亲哺乳过程感觉及哺乳结束母亲乳房如何：哺乳前后乳房松软度，是否催产素反应活跃的表现，哺乳过程是否有疼痛，哺乳结束乳头的形状如何。

5. 支持系统　婴儿父亲及密切接触母婴的家庭成员或其他的照顾者的想法、对母乳喂养的态度和做法，照顾婴儿的方式

方法等。

6. 其他　最近是否有负性事件或其他生活事件发生。

（四）评估方法

1. 问诊　与孕妇及家庭沟通了解其对母乳喂养的知识和技能的掌握程度、母乳喂养信心担忧的问题，与泌乳不足的相关问题等。

2. 视诊　通过视诊了解乳房大小、形状、乳房高度、对称性、乳头和乳晕大小、形状和位置，是否凹陷、扁平、皲裂、有无手术瘢痕等。母婴互动、母亲对婴儿哭闹反应、哺乳过程、乳房、口腔情况、母亲的情绪等。

3. 触诊　检查乳房是否先天性乳腺组织发育不良、有无肿块，检查的乳头拉伸，乳头能否向外突出，必要时用乳头测量卡测量大小，口腔情况。

4. 听诊　婴儿吸吮声、吞咽声。

5. 其他　用自我效能评价表评估孕妇对母乳喂养的自我效能感。

二、指导

处理前首先区分是真实型还是假想型乳汁分泌不足，通过婴儿大小便、体重、黄疸值、血糖值等客观数据，结合婴儿的行为表现和母亲的感受以判断母亲的母乳量是否充足及婴儿是否获得了充足的乳汁，见表9-16及表9-17。

表9-16　婴儿得到充足乳汁的标志

母亲行为及表现	婴儿表现
1. 按提示哺乳，24h 至少8次	1. 清醒、活泼
	2. 喂哺后通常能休息1～2h
2. 喂哺之后乳房感到柔软	3. 吸吮良好
	4. 尿液颜色清亮
3. 喂哺过程及之后，乳头无疼痛或皲裂	5. 大小便次数正常，第5天颜色转黄
	6. 10～14d 体重恢复，每月增加≥600g

表9-17　婴儿未得到充足乳汁的标志

可靠表现	可疑表现
1. 体重增加不良：10 ～ 14d 未恢复至出生体重或 ≤ 600g/ 月 2. 小便：< 6 次 /24h，小便浓缩 3. 大便：出生 4d 后，6 周内，每天排便 < 3 次	1. 喂哺后不满足 2. 经常哭闹 3. 非常频繁吃奶 4. 喂哺时间长 5. 母亲挤不出乳汁 6. 孕期母亲乳房没有增大 7. 泌乳 Ⅱ 期延迟

（一）假想型乳汁分泌不足的指导

1. 应用咨询沟通技巧帮助母亲建立信心，提升自我效能

（1）倾听、了解和接纳：了解母亲的担忧及缺乏信心的原因，找到问题点的关键点，应用同理心接纳母亲的想法和感受，不批判或反对母亲的想法，否则容易使她失去信心，彼此的关系和信任也难以建立。

（2）详细了解母乳喂养史，找出做得好的做法和指标，如婴儿体重增长良好，充足的大小便，母婴之间的良好互动，婴儿的有效含接和吸吮，母亲乳房由哺乳前的充盈至哺乳后的松软变化，并用通俗易懂的语言或图片 / 表格向母亲说明或展示，如对体重增长良好的婴儿，将其体重、身长及头图用生长曲线图展示出来，让母亲看到增长良好的趋势，见图 9-11，告诉母亲婴儿只吃了母乳，体重一直都是往上

走的趋势，是在同龄儿中的接近第百分之八十五位了，对这些良好的指标或做法也要及时给予肯定、表扬和鼓励，有利于母亲建立信心，之后也更容易建议。

（3）给予少量及相关的信息，分享母乳喂养的知识，在通过接纳、赞赏建立母亲信心后，纠正错误的观点和做法，但不能用批判性。

2. 给予实用性的帮助

（1）说明婴儿生理特点和行为，帮助母亲学会观察及识别婴儿行为所表达的意思：如新生儿出生后开始几天后胃容量非常小，第一个 24h 只有 5 ～ 7ml，约一个玻璃弹珠的大小，72h 22 ～ 27ml，约一个乒乓球的大小，因而少量多餐，吃得频繁是他的正常生理状态。又如新生儿的哭声，它是新生儿的唯一的表达需求方式，可能是饿了、困了、排了大小便、不舒服、寂寞、缺乏安全感，医护人员应教会及协助母亲确定婴儿已经吃到足够的母亲，教会母亲观察婴儿的生理需求和行为，识别出每一个行为所表达的意思，并给予及时满足。

（2）指导母亲及家人安抚婴儿技巧：许多母亲选择添加配方奶的重要原因之一是未掌握婴儿安抚技巧，而对于哭闹最容易及简单的做法就是添加配方奶，婴儿过度喂养后往往长时间睡眠，这就给母亲造成假象，婴儿确实是因为母亲乳汁不足而哭闹。因而除了教会母亲识别婴儿的各种

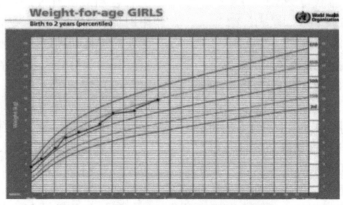

图 9-11　体重、身长及头图用生长曲线图

引自：WHO. Child growth standards.[2006-11-11]. https：//www.who.int/toolkits/child-growth-standards/standards.

☆★☆ ☆

不同需求外，还应该根据不同时期的一些常见生理和表现指导母掌握各种安抚技巧，如对于第二晚哭闹的婴儿，采用生物养育法或母婴肌肤接触婴儿的哭闹会明显减少，并能随时主动吃奶；而对于月龄小于3个月的婴儿，采用模拟子宫环境或感觉的做法，像采用包裹法、有弹性的长背巾将其背着，往往使婴儿更加安静和有安全感。而对于肠绞痛的婴儿，可以采用飞机抱（图9-12）、左右摆动、腹部按摩、拍嗝、用背巾背着婴儿（图9-13）来回走动。

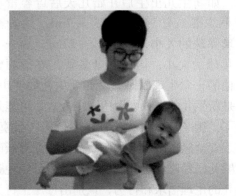

图 9-12　飞机抱

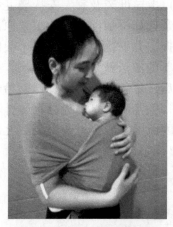

图 9-13　用背带背着婴儿

（3）促进母亲身体和心理上的舒适：指导母亲采用自己感觉舒适的体位哺乳和休息，产后初期母亲可能有各种不适和疼痛，如子宫收缩痛、伤口疼痛、乳头疼痛等，应帮助母亲采取减轻疼痛的措施，必

要时予以镇痛药。注意关注母亲的情绪变化，适时给予支持，保持正面的态度，多鼓励，少批判，感同身受，理解母亲的身体不适及情绪不稳定，以建立母乳喂养信心。

（4）指导母亲合理休息：鼓励母亲养成与婴儿同睡的习惯，可采用生物养法哺乳兼顾哺乳和休息，采用背巾解放双手减轻身体的消耗，鼓励家人多支持母亲，参与照顾婴儿，在母亲休息提供放松安静的环境和照顾婴儿。

（5）帮助母亲建立支持网络：告知母亲母乳喂养支持组织和网络，建议参加母乳喂养支持小组或微信群等，讨论她的忧虑，与更多的母亲共鸣，获得更多的哺乳技巧的帮助。

（二）真实型乳汁分泌不足的指导

对于确实存在乳汁分泌不足的母亲，在给出建议和处理措施前，同样需要先接纳母亲的想法和感受，收集母乳喂养史，并观察一次完整的哺乳过程，从母亲响应婴儿开始直至哺乳结束，以了解母亲的哺乳姿势和婴儿的含乳姿势，母婴之间的互动和情感联系，观察过程中非必要时不要去干预，以收集到真实完整的信息。

1. 鼓励母亲和婴儿24h在一起　建立亲密关系和信任感，母亲尽可能照顾婴儿，能有足够的时间观察婴儿的哺乳需求并能在第一时间给予哺乳。

2. 帮助母亲改善哺乳技巧　确保婴儿的含接和吸吮有效，不设限制的哺乳，不限时间，不限次数，在婴儿发出饥饿信号时及时进行哺乳。

3. 增加排奶次数及排奶量

（1）增加哺乳次数，非必要时避免使用安抚工具以免延长哺乳间隔时间，鼓励母婴肌肤接触，激发新生儿的本能，诱发主动寻乳，含乳和吸吮，由其主导吃奶。对于睡眠时间长的婴儿，鼓励母亲在婴儿浅睡眠时哺乳。

（2）当婴儿吃奶良好时，通过以下方

法增加泌乳量。

①进一步优化含乳技巧：可采用半躺式体位哺乳借助重力的作用使婴儿含乳更深；采用惯用手控制姿势以维持稳定的哺乳姿势；对乳头凹陷或扁平的母亲采用"三明治"支撑使婴儿含乳更容易，必要时采用乳盾以确保更深的含乳。

②哺乳时挤压乳房：这种方法由加拿大儿科医师 Jack Newman 所提出，当婴儿在乳房上停止吸吮时间较长、容易在乳房上睡着时或非营养性吸吮时，可能采取挤压乳房的方式以增加乳汁流出的速度，延长婴儿主动吸吮的时间，从而增加乳汁排出，更多的后奶，更有效的排空乳房。挤压乳房的方法是当婴儿的吸吮停顿时，母亲用一只手握住乳房，拇指和其他手指分开放在乳房的两侧，注意避开远离乳头，以防影响婴儿含接乳房，拇指和其他手指一起用力挤压乳房，当婴儿开始吸吮，手保持挤压状态，直至停止吸吮，松开手使更多的乳汁流入被挤压的区域，如果婴儿停止吸吮后自行重新吸吮，此时可以让手休息，等待下一次再挤压，如果停止挤压乳房后，婴儿也停止吸吮，又继续开始挤压乳房，不断变换挤压的位置，以便挤压到不同的位置。

③交替哺乳：当婴儿在一侧乳房吸吮停下来或只有轻轻地吸吮，转换到另一侧乳房吸吮，如无特殊，两边乳房可以交替多次，同时也可试着在一侧乳房吸吮的时间延长一点，直至婴儿自动松开或即使是挤压乳房也不再吸。

④哺乳后再挤奶：可以哺乳后立即再挤一次奶或哺乳后 30 ～ 60min 挤奶一次奶，尤其是亲喂后有补充喂养可以在两次哺乳之间挤奶一次，以增加对乳房的刺激，更有效的排空乳房。

⑤如需要补充喂养，用乳旁加奶器或贴管喂养，可以使婴儿得到额外补充喂养的同时吸吮母亲的乳房，增加对乳房的刺激。

（3）如果婴儿不能有效或拒绝母乳喂养，应进行挤奶，24h 挤奶 8 ～ 12 次，每次挤奶时间为两侧乳房共 20 ～ 30min 或至最后一滴。乳汁不再流出后，再挤 2min。挤奶时注意激活喷乳反射，使乳汁流速更快，量更多，有条件时尽量采取医院级电动吸奶器或双侧电动吸奶器，可配合乳房按摩，吸奶后再手挤奶，可增加吸奶量和乳房排空度，改善后奶的排出。在挤奶的保持母乳量时，鼓励母亲与婴儿持续进行肌肤接触，引导婴儿主动寻乳，尽快回归到乳房上亲喂。

4. 催乳剂的应用　催乳剂是指能够促进乳汁分泌的某些药物、草药或食物，某些催乳剂可能有些母亲反应良好，常用的催乳剂有葫芦巴、山羊豆、多潘立酮、甲氧氯普胺、缩宫素等。催乳是否对增加乳汁量效果如何，目前尚缺乏高质量的证据。使用前应首先全面收集哺乳史，评估整个喂养过程，并最优化非药物管理，提供最佳的母乳喂养支持，确定婴儿含接和吸吮有效，足够的吸吮次数和时间，明确引起乳汁分泌不足的原因，仔细权衡可能的益处和潜在的副作用，包括轻微的和严重的，目的是让母亲认识到对乳房的刺激和有效的乳汁移出是关键，没有增加对乳房的刺激，催乳剂将不会产生效果或效果甚微。作为助产士或国际认证哺乳顾问，也要把握权限，药物的使用应有处方权的医师开具，不能跨越权限随意为指导母亲应用某种催乳剂。

5. 营养指导　研究显示母亲的营养状况对乳汁的影响不大，但良好的营养能让母亲保持精力旺盛，减少疲劳，身体健康及增强身体抵抗力。指导母亲尽量进食多样化均衡饮食，多食蛋白质、新鲜的蔬菜水果和富含 B 族维生素的食物。

6. 补充喂养　充足的营养对婴儿的生长发育和健康非常重要，如经过频繁有效的刺激仍无法改善乳汁量或婴儿出现生理性体异常、体重增加不良、低血糖、脱水等有医疗指征情况时应给予补充喂养。补充喂养的种类，首先母亲挤出的乳汁，其次是巴氏消毒的捐赠乳汁，当没有捐赠乳汁时最后的选择是配方奶粉。补充的量不宜过多，因为多数情况下配方奶喂养的量会比母乳喂养的量大，建议每日补充量及每次喂养量见表9-18，美国哺育医学会（ABM）基于有限的研究，建议健康足月婴儿初乳的平均补充量见表9-19所示。补充喂养的方法有许多可以选择，如杯喂、勺子或滴管喂养、乳旁加奶器、手指喂养、注射器喂食，或奶瓶喂养等，目前尚无证据证明哪种方法是最佳或最差的，如从刺激泌乳来考虑，乳旁加奶器或许比较适宜的，在保证婴儿获得充足的营养同时，还可增加婴儿在乳房上的营养性吸吮，增加对母亲乳房的有效刺激，促进泌乳，但它的缺点是费用较贵、不易获得和使用，因此最好是与母亲及其家人共同讨论，选择合适及个体化的补充方法。随着母亲泌乳量的增加，应逐渐减少母乳以外的补充，以增加对乳房的刺激。当挤出的奶量完全取替配方奶时，婴儿的体重与月龄相符时，可以直接在乳房喂。

7. 记录喂养情况　有利于了解哺乳的次数和时间是否达到要求，补充量占全天总量的比例，应记录24h的母乳喂养次数，每次持续时间，挤奶的次数和时间，补充喂养次数、每次补充的量和种类，每个种类的补充量及24h的总补充量，用于判断母乳量及补充量的情况，以决定接下来是否需要减少补充量。

表9-18　每日补充量及每次喂养量

婴儿体重	最低每日补充喂养量：[100ml/（kg·d）]	最低每次喂养量8～12次/d
2.5kg	250ml	20～30ml
3.0kg	300ml	25～40ml
3.5kg	350ml	30～45ml
4.0kg	400ml	35～50ml
5.0kg	500ml	40～60ml

引自：Karen Wambach，Becky Spencer. 母乳喂养与人类泌乳学. 北京：人民卫生出版社，2021：261-275.

表9-19　健康足月婴儿初乳的平均补充量

时间（h）	摄入量（毫升／顿）
第一个24	2～10
24～48	5～15
48～72	15～30
72～96	30～60

引自：Ann Kellams，Cadey Harrel，Stephanie Omage，Carrie Gregory，Casey Rosen-Carole and the Academy of Breastfeeding Medicine.ABM Clinical Protocol #3：Supplementary Feedings in the Healthy Term Breastfed Neonate，Revised 2017.Breastfeeding Medicine，2017，12(3)：1-7.

（三）追踪与评价

母乳量是否充足，不是用一个奶量来衡定，正常生长发育的纯母乳喂养婴儿，每天的摄入量范围可从440ml到超过1220ml，因此更重要的是观察婴儿的大小便和体重变化，记录24h的大小便次数，产后初期还要注意观察大小便颜色，每周测量一次体重，不同月龄的婴儿体重增加的值有一个相对的范围，见表9-20。当婴儿的体重在相对应月龄的体重范围时，说明母亲的母乳量能够满足婴儿的生长发育需要。同时用生长曲线图评估婴儿在一段时间内，连续的纵向的成长趋势，来判断婴儿的摄入量是否充足。

表9-20　2006年WHO发布足月儿每周体重增长参考值

月龄	每周增重量（g）
0～3个月	149～243
3～6个月	80.5～143.5
6～9个月	44～96
9～12个月	31～81

引自：丽卡贝·曼内，帕特里夏·J.马腾斯，玛莎·沃克. 泌乳顾问核心课程. 上海：世界图书出版公司，2018：513-811.

（黄伟嫦　黄小斐）

第九节　哺乳期营养指导

一、评估

（一）评估环境

环境温馨、舒适、光线适宜。

（二）评估工具

体重秤、哺乳期膳食宝塔、食物模型、营养评估量表。

（三）评估内容

1. 一般情况评估　年龄、有无头晕、疲乏无力，注意力不集中，皮肤颜色有无变化，如苍白、发绀等，食欲情况。

2. 分娩情况　分娩时间、分娩方式、有无并发症和合并症。

3. 营养风险评估

（1）健康状况：有无慢性疾病，如糖尿病、甲状腺功能减退可能引起母乳不足，小肠疾病（克罗恩病、溃疡性结肠炎活动时）会出现明显营养不良，有无手术或创伤（如减肥手术可能引起营养吸引障碍），有无牙齿或口腔问题（可能影响营养物质的摄入）等。近期健康状况有无改变，有无急性疾病，有无发热、呕吐、腹泻，有无贫血等，这些可能会影响营养吸收，加速新陈代谢或导致注意力不集中等。

（2）是否素食，是严格素食还是部分素食，如绝对素食可引起维生素 B_{12} 缺乏。素食分类见表 9-21。

（3）有无使用药物，长期使用某些药物可能会消耗体内的某些维生素和矿物质，如氢化可的松、醋酸泼尼松、苯巴比妥钠、头孢呋辛、阿莫西林等可消耗维生素 B_{12}，异烟肼、醋酸泼尼松、氢化可的松、地塞米松可消耗维生素 D、庆大霉素、新霉素、妥布霉素可消耗维生素 A；有无使用营养补充剂。

表 9-21　素食饮食的分类

素质饮食类型	消费的食物种类
严格的素食主义	仅来自植物来源的食物（无任何动物食物）
乳素食	除植物性食物外，还有奶酪和奶制品
蛋素	植物食物和鸡蛋
乳卵素	植物食物、乳制品和鸡蛋
果食主义	水果、坚果、橄榄油和蜂蜜

引自：朱迪思·劳韦斯，安娜·斯威舍. 泌乳顾问执业指南 - 为哺乳母亲指供咨询. 上海：世界图书出版公司，2020：172.

（4）体重评估：孕前体重，体质指数（BMI），孕期总增加体重是否正常，目前体重。有无体重过轻、超重、肥胖，见表 9-22。体重过轻可能由于营养不良使哺乳母亲体内储存不足而无法提供足够的营养素，也预示着可能饮食失衡影响泌乳，体重超重或肥胖的哺乳母亲有发生泌乳 II 期延迟的风险。近期有无体重的突然变化，突然的体重变化可能与内分泌疾病如糖尿病、甲状腺疾病或存在严重的腹泻有关。

表 9-22　根据体质指数（BMI）进行的成人体重分类及孕期体质量增加范围的建议

孕前体质量分类	体质指数（BMI）（kg/m²）	孕期体质量增加范围（kg）
体重过轻	< 18.5	11 ～ 16
正常	18.5 ～ 23.9	8 ～ 14
超重	24.0 ～ 27.9	7 ～ 11
肥胖	≥ 28	5 ～ 9

引自：中华医学会妇产科学分会产科学组. 孕前和孕期保健指南（2018）. 中华妇产科杂志，2018，53(1)：7-13.

4. 饮食情况

（1）饮食价值和信念：有无宗教信仰和文化，以饮食习俗的态度和做法，有无对进食某些食物有限制。

（2）膳食结构的评估：至少评估 24h 摄入食物的种类和量，包括零食和饮料。

（3）烹调方法，饮食习惯，进餐餐次。

5. 过敏史　有无食物不耐受，食物或药物过敏史，具体的食物和药物名称，过敏时的表现。

6. 家族史　有家中成员无食物不耐受或过敏史，有无克罗恩病、贫血、冠心病、糖尿病等。

7. 喂养情况　24h 总的母乳喂养次数，每次喂养持续时间，按时 / 按需喂养，一侧还是双侧哺乳。是纯母乳喂养、几乎纯母乳喂养还是混合喂养，如混合喂养应了解添加的种类（配方奶、葡萄糖、水、辅食等），添加多少次，每次添加量，24h 的添加次数和添加量。

8. 实验室检查　各种生化指标如蛋白质、脂类、钙、锌、铁、维生素 A、维生素 B$_1$、维生素 B$_2$、维生素 B$_{12}$ 等是否正常。

（四）评估方法

1. 问诊　通过沟通、膳食宝塔和食物模型了解母亲对饮食的价值和信念、是否有急慢性疾病、药物和营养补充剂使用情况、饮食结构和量、饮食习惯、母乳喂养情况、过敏史、家族史、孕前体质指数、孕期体重增长情况等。

2. 视诊　通过视诊了解母亲的发育、营养状态、面容、体型、精神状态、情绪及皮肤、黏膜颜色等。

3. 测量体重。

4. 必要时采用营养评估量表评估营养状态及风险筛查。

二、指导

乳汁中的各种营养素含量相对比较稳定，除非母亲严重营养不良，一般受母亲的膳食和营养状况影响不大，因此，对于哺乳期的膳食和营养不要过于强调"营养好"或完美，以免对母亲造成压力。根据 2016 年《哺乳期妇女膳食指南》建议：哺乳期妇女膳食在一般人群膳食指南基础上增加以下 5 条内容，一是增加富含优质蛋白质及维生素 A 的动物性食物和海产品，选用碘盐；二是产褥期食物多样不过量，重视整个哺乳期营养；三是愉悦心情，充足睡眠，促进乳汁分泌；四是坚持哺乳，适度运动，逐步恢复适宜体重；五是忌烟酒，避免浓茶和咖啡。

（一）能量摄入指导

通常情况下纯母乳喂养的母亲一天用于制造乳汁需要消耗 700kcal 的能量，主要来源于母体储存的脂肪和膳食的摄入。由于每位母亲妊娠前体质指数、妊娠期体重增加情况、身体健康状况、喂养方式及体力活动并不相同，因而对于能量的增加不能一概而论，需要根据每位哺乳母亲的情况给予个体化指导。对于妊娠前体质指数超重或肥胖、混合喂养或象征性母乳喂养、体力活动少的母亲，无须增加或适当增加能量，而对于妊娠前体重过轻或妊娠期体重增加较少、有慢性消耗性疾病、纯母乳喂养的母亲则需要每日增加能量 500kcal。尽量做到能量消耗和膳食供应平衡，维护母亲自身的健康，保证乳汁的分泌，又能促进哺乳母亲最快的恢复正常体重，避免产后体重滞留。

（二）食物种类及量的指导

除母乳可以满足 6 个月内婴儿的所有营养需求，没有任何一种食物可以提供所有的营养素，无论是普通人群还是哺乳期的母亲，所需的营养素均需从不同的食物中获取，因此最推荐的补充营养方式是合理均衡的饮食，应帮助母亲建立平衡膳食理念，每日的膳食包括谷薯类、蔬菜水果类、畜禽鱼蛋奶类、大豆坚果类等食物，以满足各种营养素的需求。中国营养学会 2018

年 1 月 23 日正式颁布了《中国哺乳期妇女平衡膳食宝塔》，直观地给出了哺乳期各类食物的摄入量范围，哺乳期平衡膳食宝塔建议食物摄入量见表 9-23。

表 9-23　孕期哺乳期平衡膳食宝塔建议食物摄入量

食物	一般成人	乳母
能量 /Mj.d	6.69 ～ 10.04	9.62
谷薯（总）/g	250 ～ 400	300 ～ 350
全谷 + 杂豆 /g	50 ～ 150	75 ～ 150
薯类 /g	50 ～ 100	75 ～ 150
蔬菜 /g	300 ～ 500	300 ～ 500
水果 /g	200 ～ 350	200 ～ 400
鱼蛋禽畜（总）/g	120 ～ 200	200 ～ 250
水产类 /g	40 ～ 75	75 ～ 100
蛋类 /g	40 ～ 50	50
畜禽肉类 /g	40 ～ 75	75 ～ 100
大豆 / 坚果 /g	25/10	25/10
乳制品 /g	300	300 ～ 500
食用油 /g	25 ～ 30	25 ～ 30
食盐 /g	< 6	< 6

注：表中的能量推荐量为绝对值，但在推算食物量时，按照能量推荐值加减 10% ～ 15% 来估算了食物摄入量范围，以满足不同身高体质量个体在食物摄入和代谢上的差异，以及在安排食物时的变通（如不饮牛奶，就需要安排更多的动物肉类）

引自：苏宜香. 孕妇乳母膳食指南食物推荐摄入量解读. 临床儿科杂志，2018，36(8)：645-648.

由于产褥期的哺乳母亲体力活动较少，肠蠕动减弱，腹肌及盆底肌松弛，容易发生便秘。在不影响消化的前提下，指导母亲摄入充足的膳食纤维，达到 25 ～ 35g/d，以促进排便，维持肠道健康，富含膳食纤维的食物有全谷类、杂豆、蔬菜水果等。

（三）尊重母亲的喜好、饮食习惯和文化习俗

食物对乳汁量的影响往往与心情相关，当母亲吃自己喜欢吃的食物，按照自己喜欢的饮食习惯进食或吃认为对乳汁有影响的食物，往往心情愉悦，有积极暗示的作用，有利于乳汁的排出而产生更多的乳汁。

（四）素食母亲膳食指导

指导前应评估素食的类型，鼓励母亲进食多样化，全谷类、豆类和坚果，尽可能进食蛋类、奶类和乳制品。对于不进食动物性食物和乳制品的绝对素食母亲，建议在医师指导下补充维生素 B_{12}，有利于保证婴儿的生长发育、认知和神经系统的发展。

（五）指导摄入充足的水分

建议哺乳期母亲随身携带水或无咖啡因的饮料，当感到口渴时可以及时补充水分，另外如果尿色变深，也需要摄入更多的水分，但无须过度补充水分和汤水，有研究显示，喝汤或水并不会促进更多的乳汁分泌，相反大量喝水不利于乳汁分泌，当液体过量时，会抑制下丘脑后叶系统释放抗利尿激素，引起利尿，排出过剩的水分。同时可能抑制下丘脑位的催产素分泌，从而使乳汁排出。

（六）维生素补充剂补充指导

除了绝对素食母亲需要补充维生素 B_{12} 外，中或重度贫血的母亲应指导进食红肉、动物血和肝脏等含富含血色素性铁的食物，并建议其在医师指导下补充铁剂。膳食中还应保证钙的摄入，富含钙的食物有奶类、深绿色蔬菜、豆制品、虾皮、小鱼等，哺乳期母亲注意补充维生素 D 或多做户外活动，以促进钙的吸收和利用。

（七）忌烟酒，远离浓茶咖啡

吸烟可能造成乳汁量的减少，也可能影响婴儿呼吸、肺部感染或耳部感染，应指导母亲哺乳期间戒烟，包括家庭成员都应戒烟。哺乳期母亲如咖啡因类的食物的摄入过多，婴儿可能因为咖啡因过多而出烦躁哭闹或难以入睡，母亲应尽量避免，早产儿更需要慎重，因为他们的肝脏代谢能力会比较差。如确实需要，每日的咖啡因摄入量应少于 300mg，除咖啡含咖啡因外，一些饮料如奶茶、红茶、某些碳酸类饮料、可乐都含有咖啡因，计算咖啡因摄入量时，应注意把这些也计算

☆☆☆☆

在内。酒精可通过乳汁进入婴儿体内，大量的饮酒甚至会抑制喷乳反射和减少乳汁量。饮用一份标准酒量，在体内代谢约 2h，一份标准酒是：348ml 的啤酒；232～261ml 麦芽酒；145ml 葡萄酒；43.5ml 80 度烈酒杯。因此，如饮用了一份标准酒量后应待 2h 再哺乳，为了婴儿的健康和保证充足的乳汁，应指导母亲哺乳期间戒酒。

（八）婴儿过敏母亲的膳食指导

纯母乳喂养的婴儿如出现哭闹、皮肤湿疹、特应性皮炎、尿布疹、便血、呼吸道症状等过敏表现时，而非对母乳本身有反应，大多数是对母乳当中的牛奶蛋白或者多肽有反应，而这些牛奶蛋白和母亲的饮食中有。如果怀疑与母亲进食的食物有关，应先进行饮食管理，寻找过敏原，继续进行母乳喂养，在寻找过敏原的过程中指导母亲做好饮食日记，详细记录所有进食的食物，同时观察婴儿皮肤、胃肠道、呼吸道表现和生长发育情况，仔细观察饮食的增减与婴儿症状之间的联系。饮食管理主要是回避可能引敏的食物，引起过敏的常见食物有奶制品、鸡蛋、大豆、坚果、花生、小麦、玉米、鱼等。饮食回避首先母亲严格回避牛奶蛋和奶制品 2～4 周，通常回避几天至几周后症状会改善。如症状无改善，进一步回避鸡蛋、豆类，或如症状改善，母亲可再次引入牛奶蛋白，如无症状，说明非牛奶蛋白过敏，进一步寻找过敏原；如症状重现，说明牛奶蛋白过敏，母亲再次回避牛奶蛋白和奶制品或氨基酸配方粉喂养。建议出现以下情况时，考虑暂停母乳喂养，改为氨基酸配方粉喂养：尽管母亲饮食回避，婴儿症状持续存在且很严重；婴儿生长迟缓和其他营养缺乏；母亲饮食回避导致自身严重体重减少和影响健康；母亲无法应对心理负担。暂停母乳喂养期间，应指导母亲吸出母乳以维持泌乳，待婴儿情况好转后，可以考虑母亲严格膳食回避后的母乳喂养。

三、追踪与评价

应追踪和评价哺乳期间母亲的膳食是否均衡，进食后的反应，母亲对膳食的满意度，精神状态，各系统和器官恢复情况，体重恢复情况，是否有体重滞留或下降过快、实验室检查结果等。

（黄伟嫦　黄小斐）

第十节　离乳指导

一、评估

（一）评估环境

环境温馨、舒适、有私密性、光线适宜。

（二）评估内容

1. 评估离乳的相关因素

（1）离乳的原因：包括医疗原因、怀孕、认为母乳不足、母亲返回职场、婴儿拒绝、对母乳喂养的误解、社会因素等。

（2）必要性和迫切性：评估母婴是否做好准备？是否必须离乳？是否需要立即离乳？有无替代方案？

2. 母亲的评估

（1）了解母亲的一般情况，年龄、文化程度、职业、心理状况及对离乳的认知。

（2）健康状况及用药情况：如有无 HIV、人类嗜 T 细胞病毒 I 型、心脏病（心功能三级或四级）等不能哺乳的疾病；是否接受放疗、化疗药物等禁忌哺乳的药物；母亲是否因严重疾病需要医疗救治或无法有清醒意识来照顾自己和婴儿。

（3）乳房情况：有无乳房肿胀、乳汁淤积、乳腺管堵塞、乳腺炎等。

3. 婴儿的评估

（1）一般情况评估：目前月龄 / 年龄，

体重及健康状况，如有无先天性乳糖酶缺乏、先天性枫糖尿症、苯丙酮尿症等罕见疾病等。

（2）喂养方式：了解采用哪种方式喂养，是直接亲喂、瓶喂、杯喂、勺子喂或其他方式。

（3）24h 总的母乳喂养次数及每次喂养持续时间。

（4）喂养种类：了解是纯母乳喂养、几乎纯母乳喂养还是混合喂养，如添加了其他食物，应了解添加的种类（配方奶、葡萄糖、水、辅食等），添加量等。

4. 支持系统　婴儿父亲及家庭成员对离乳的认知和态度、照顾婴儿的方式方法。

（三）评估方法

1. 问诊　与孕妇及家庭沟通了解离乳的原因、对母乳喂养和离乳的认知、离乳的准备和应对、母婴的健康状况、目前喂养方式、种类等。

2. 视诊　通过视诊了解乳房有无发红、肿胀、局部突起等。母婴互动、母亲对婴儿哭闹反应及处理、母亲的情绪等。

3. 触诊　检查乳房是否肿胀、有无肿块、是否疼痛等。

二、指导

（一）自然离乳的指导

自然离乳产妇可能存在的护理问题是社会压力，与来自家庭成员或朋友的压力和批评有关，可从以下几点进行指导。

1. 接纳尊重母亲的决定，指导母亲尊重自己的内心感受，对于他人的提醒不回避，不反驳。

2. 母亲和婴儿商定哺乳"密语"，在限定或私密的场所哺乳。

3. 为避免在外哺乳的尴尬及异样眼光，外出时尽量寻找有隐私的场所或在哺乳用披风、披巾之类的罩衫予以遮挡。出门时备好替代品，如零食、饮料、玩具或绘本能分散注意力的东西，减少在外当众哺乳。

（二）逐渐离乳的指导

逐渐离乳主要存在以下 2 个护理问题：①婴儿拒绝奶瓶 / 母乳代用品：与喂养方式改变有关；②婴儿哭闹：与喂养方式改变及陪伴减少有关。可从以下几个方面进行指导：

1. 关注婴儿的心理和情绪变化，在亲喂的基础上缓慢、渐进逐渐减少哺乳的次数，每 2～3 天减少一次日常的哺乳，使母亲有足够的时间观察婴儿是否适应。

2. 逐渐缩短哺乳的时间。

3. 不将乳房作为安抚婴儿的方法。

4. 指导母亲在不哺乳时提供更多的接触和陪伴，给婴儿足够的额外关爱，以替代哺乳时母子之间的亲密感，如小月龄的婴儿可以给予拥抱、肌肤接触，哼唱，大月龄的婴儿可以一起做游戏、读绘本等，增加亲密感和舒适感，以稳定婴儿情绪。

5. 推迟哺乳的时间并且分散婴儿的注意力，用婴儿感兴趣的事情来推迟时间。

6. 对于小于 1 岁的婴儿，应指导母亲选择合适的母乳代用品，24h 喂哺次数及每次喂哺的量，并提前让婴儿学习用奶瓶吃奶（具本方法见第四章母婴分离"让婴儿学习用奶瓶吃奶"）。

7. 对于大于 1 岁的婴儿

（1）可以用母乳代用品、固体食物或其他乳汁替代母乳喂养。

（2）在婴儿需要时给予哺乳，但不主动提供哺乳。

（3）观察婴儿吃奶规律，在婴儿饥饿前先提供母乳代用品或定时提供点心、零食、饮料或其他食物，以减少婴儿因饥饿或口渴的哺乳。

8. 鼓励父亲或其他成员积极参与，如夜间哄睡，陪伴玩耍、游戏等。

9. 观察母亲乳房的感受及变化，无不适无须处理；如感觉胀痛，适当挤奶或冷敷以缓解不适。

☆☆☆☆

（三）突然离乳的指导

突然离乳主要存在以下3个护理问题：①乳房肿胀／乳汁淤积：与突然离乳相关；②婴儿哭闹：与母婴分离及喂养方式改变有关；③焦虑：与乳房不适、婴儿不能适应等有关。可从以下几个方面进行指导：

1. 尽量采用逐渐离乳或自然离乳，避免突然离乳。对于因健康或医疗因素母亲需要立即离乳时，与母亲、医师共同商量是否有替代方案或通过一段时间逐渐离乳，以减少乳房问题的产生。

2. 母亲易情绪激动、焦虑，应注意倾听、接纳她的感受，帮助她建立信心。

3. 指导母亲将不适降到最轻程度：如穿戴合适能提供有支撑的胸罩；胀奶不适时挤出一部分乳汁，以能够缓解不适为宜，但不能过度挤奶，以免刺激产生更多的乳汁，逐渐地减少挤奶的次数，当24h内不挤奶乳房都没有感觉到充盈感，即不需要进行挤奶；使用冷敷垫、冷敷卷心菜或者冷敷土豆片冷敷乳房以促进舒适；必要时服用镇痛药，如布洛芬。

4. 在以上方法仍无法减轻胀痛不适时，转介给医师使用药物，常用的药物用溴隐亭、维生素B₆、伪麻黄碱、含雌激素的避孕药等。

5. 注意观察是否存在乳汁淤积、乳腺炎等迹象，并给予及时处理。

6. 根据婴儿不同的年龄提供合适的代乳品或食物（见逐渐离乳指导）。

7. 稳定婴儿情绪，给予婴儿更多的陪伴和关爱。

（四）追踪与评价

离乳是一个过程，而不是一个时间点，应持续观察离乳过程中母亲的心理变化、能否应对婴儿情绪及行为变化、乳房泌乳量变化，有无乳汁淤积或乳腺炎等症状，并及时给予处理。部分母亲离乳后可能仍会持续泌乳几个月，但如离乳6个月仍然自发泌乳，应评估有无刺激泌乳的因素，有无其他乳房疾病如高泌乳素血症、垂体、子宫和卵巢等部位的肿瘤，及时转介医师进行全面的身体检查。离乳后应提醒母亲乳汁会逐渐被人体自身吸收，不必进行排残乳处理。观察婴儿在喂养方式改变后摄入是否充足，有无情绪和行为的变化，对于反应比较大的婴儿，如出现生病、哭闹频繁、拒绝使用奶瓶或母乳以外的其他食物，应延长离乳的时间，以给婴儿足够的时间适应。

（黄伟嫦　邓金霞）